EHRLICH, HERRLICH, KÖSTLICH

Wissen für Wohlbefinden und Gesundheit

Rineke Dijkinga, Orthomolekularmedizinerin und Heilpraktikerin

Impressum

Autorin: Rineke Dijkinga, www.rinekedijkinga.nl

Fotografie: Pixelwerk & Zo, außer S. 2,6,7,11,13,18,2124,27,30,32,33 34,49,60,61,67,68,74,77,78,84, 87,103,112,113,114,115,116,120,123, 136,147,158,172,183,187,192, 203,216,217,218,220,226,229,243,246, 249,251,252,256,261,263,267, 268,275,278,280,282,285,287,296, 298,300,305,307 (Jan Dommerholt) und S. 174, 175 (Dos Winkel, Sea First Foundation)

Fotos Umschlag: Pixelwerk & Zo, www.pixelwerkenzo.nl

Rezepte: Rineke Dijkinga, Birgit Flüg, www.kok-aan-huis.com

Layout: Ellen Kadijk, www.ellenkadijk.nl

Projektbegleitung: Petra Streng, www.focusprojectondersteuning.nl

Übersetzung: Hester Vuurboom, www.vuurboom.de

Druckerei: PrintSupport4U, Niederlande

ISBN-Nummer: 978-3-00-042515-8

Ein spezieller Dank gilt: Meinem Ehemann Jan für seine Liebe zum Detail, fürs Mitdenken und für seine immense Energie. Meiner Familie, insbesondere Inge, Trix, Nadine und Michel. Petra und Ellen für ihre Geduld, ihren Einsatz und ihre konstruktive Unterstützung. Henk Loves, der mich zum Schreiben dieses Buches inspiriert hat. Birgit Flüg für ihre kochtechnischen Ergänzungen und Rezepte. Ankie de Boer für das Entwickeln neuer Rezepte. Gerard Hempen Keukens (www.deguts.nl) für die Bereitstellung des Ausstellungsraums zum Fotografieren.

Dieses Buch ersetzt keine medizinische oder ernährungsfachliche Behandlung oder Beratung. Es ist nicht als Therapie gedacht, sondern als Unterstützung im breitesten Sinne des Wortes. Die Autorin und die Herausgeberin sind nicht für eventuelle Beschwerden und Nebenwirkungen verantwortlich. Menschen, die Medikamente einnehmen und sich an diese Rezepte halten, tun dies auf eigenes Risiko. Dem Leser wird ausdrücklich geraten, sich an einen Arzt zu wenden, wenn Zweifel bezüglich der eigenen Gesundheitssituation bestehen. Obwohl die Informationen in diesem Buch sorgfältig aufgenommen wurden, haften weder die Autorin noch die Herausgeberin für eventuelle Schäden als Folge eventueller Ungenauigkeiten und/oder Unvollständigkeiten in dieser Ausgabe.

Das Werk einschließlich aller seiner Teile ist urheberrechtlich geschützt. Nichts aus dieser Ausgabe darf vervielfältigt, in elektronischen Systemen gespeichert und öffentlich gemacht werden, in keiner Form und in keiner Weise, nicht elektronisch, mechanisch, durch Fotokopien, Aufnahmen oder auf andere Art und Weise ohne vorhergehende Zustimmung der Autorin.

Erste deutsche Ausgabe, März 2013

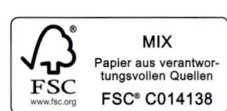

„Der beste Arzt steht in der Küche."
(Chinesische Weisheit)

„Eure Nahrung sei eure Medizin und eure Medizin eure Nahrung."
(Hippocrates)

Inhaltsverzeichnis

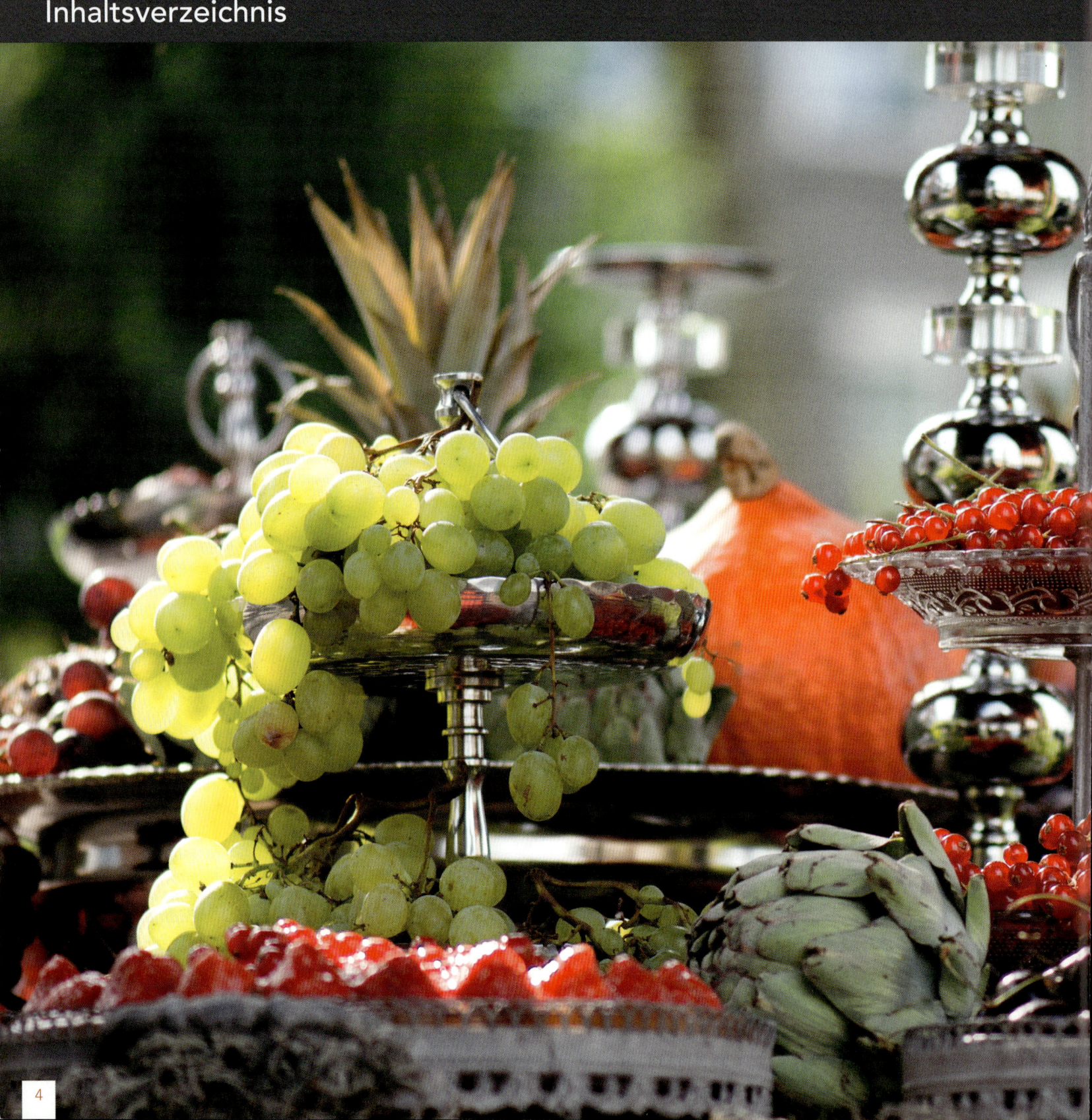

Inhaltsverzeichnis

6	Vorwort
8	Einleitung
10	Ernährung - damals und heute
14	Praktische Hinweise zur Benutzung dieses Buches
18	Warum biologisches Essen?
20	Übersicht der Symbole
21	Rezepte für das Frühstück
38	Rezepte für Aufstriche und Brotbelag
49	Rezepte für das Mittagessen – Salate als Hauptspeise
76	Rezepte für das Mittagessen – Suppen und mehr
112	Rezepte für Vorspeisen
118	Rezepte für das Abendessen
184	Rezepte für Kuchen und Gebäck
211	Rezepte für das Dessert
221	Rezepte für herzhafte Snacks
	Anlagen:
234	Wissenswertes über Nahrungsmittel
288	Glykämische Last
295	Säure-Basen-Haushalt
297	Fettsäuren
300	Antioxidantien, freie Radikale und ORAC-Werte
308	Rezepte (geordnet nach Tageszeit)
309	Rezepte (alphabetisch geordnet)
310	Nachwort
312	Literaturverzeichnis

Vorwort

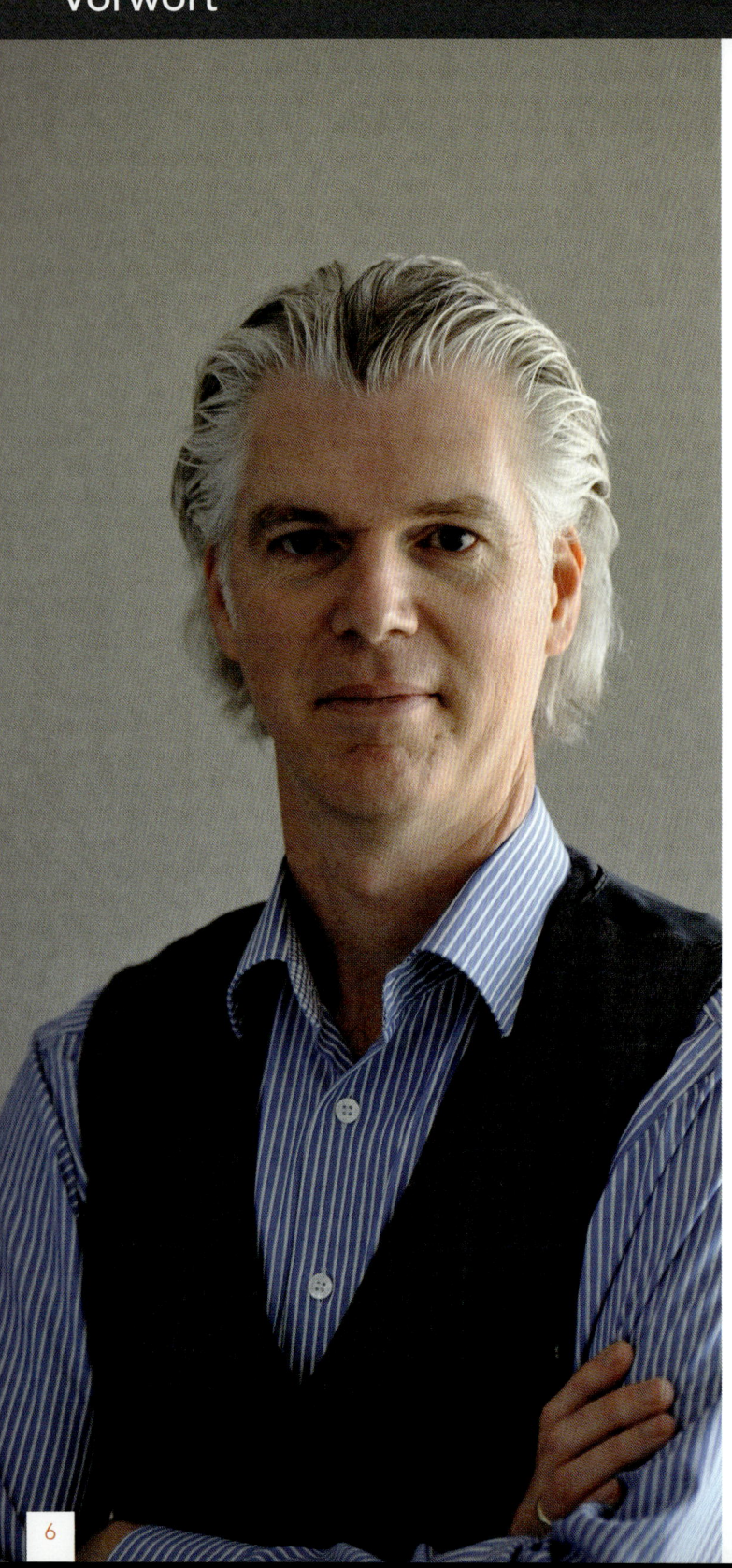

Aktiv die eigene Gesundheit stärken

Selbst aktiv die eigene Gesundheit stärken ist eine Chance, die Ihnen niemand nehmen kann. Krankheiten entstehen nicht plötzlich. Das Entstehen einer Krankheit wird nachvollziehbarer, wenn man davon ausgeht, dass bevor eine Krankheit (Pathologie) entsteht, zuerst eine Störung im natürlichen Ablauf zahlreicher wichtiger Stoffwechselvorgänge (Physiologie) stattfindet. Die Physiologie wird durch viele verschiedene Faktoren beeinflusst.

Bedenken Sie, dass jede Zelle im Körper des Menschen eine fortwährende biochemische Aktivität aufweist. Der Körper braucht nicht nur Makronährstoffe (Kohlenhydrate, Eiweiße und Fette), sondern auch Mikronährstoffe (Aminosäuren, Fettsäuren, Vitamine, Mineralstoffe usw.) für die zigtausend Vorgänge, die pro Sekunde pro Zelle stattfinden. Das alleine ist schon erstaunlich, aber diese Vorgänge werden obendrein auch noch durch hoch differenzierte biochemische sowie physikalische Vorgänge beeinflusst, die wiederum durch unser Gefühl, unser Denken und unser Benehmen gelenkt werden.

Gesundheit ist meiner Meinung nach nicht etwas, was dem Menschen zufällt, sondern etwas, an dem man arbeiten kann. Gesundheit zu erreichen ist oft schwer, Gesundheit zu erhalten vielleicht noch schwieriger.
Es ist somit auch besser über Heil-Werden zu sprechen. Es geht nämlich um den Weg zur Gesundheit. Die Gesundheit wird schließlich durch so viele Faktoren beeinflusst, dass es wichtig ist, ihr bewusst Aufmerksamkeit zu schenken.

Vorwort

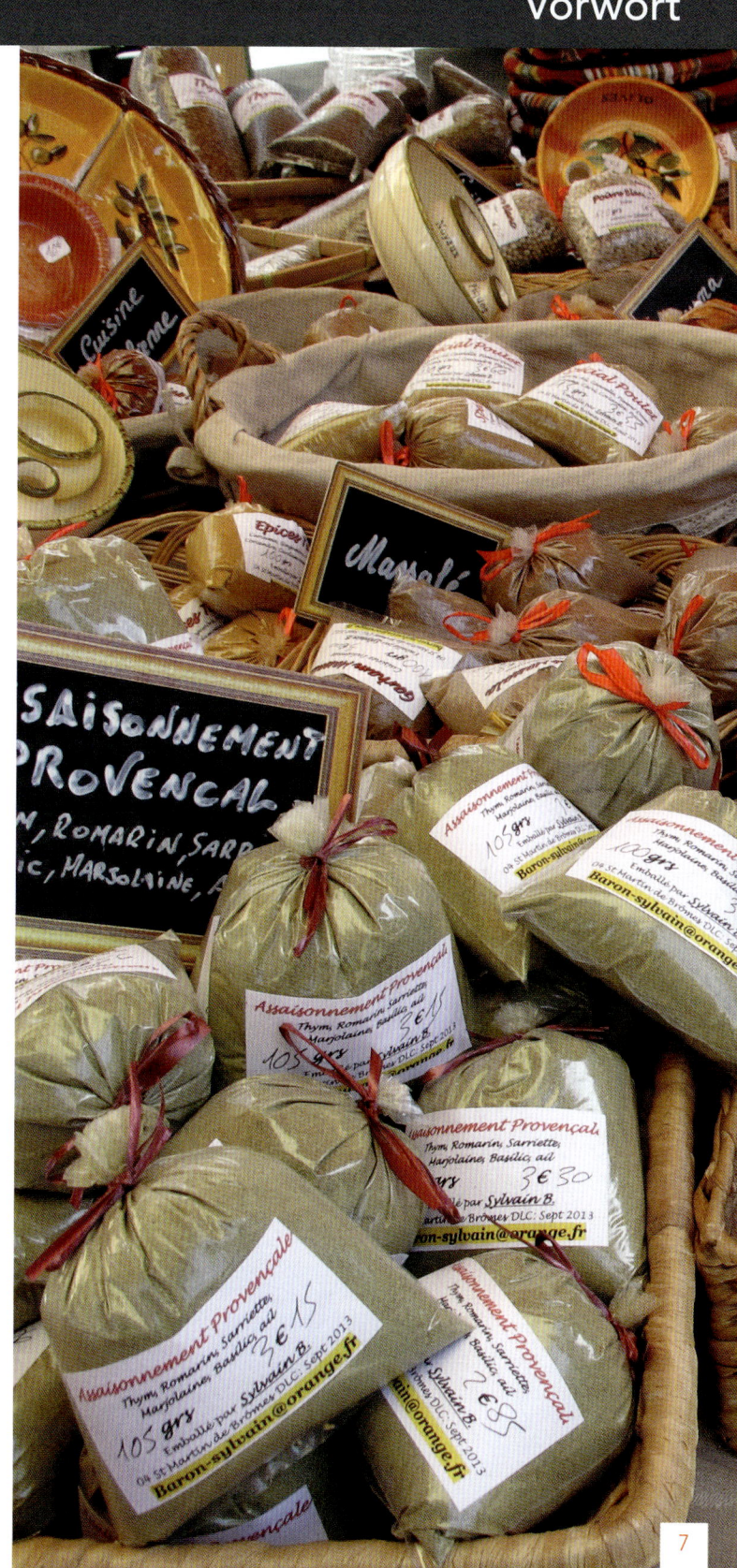

Nahrung bildet dabei das Fundament unseres Daseins. Körpergewebe erneuert sich, Neurotransmitter und Energie werden verbraucht usw. Die Fähigkeit, Körperzellen zu erneuern, hängt mit der Wahl der Nahrung zusammen, auch wenn dem Menschen viele Kompensationsmechanismen zur Verfügung stehen.

Die Lebensqualität ist von der Qualität der Nahrung abhängig. Deshalb dieses Buch. Es bietet Hilfe und Einsichten, um täglich an der eigenen Gesundheit arbeiten zu können. Unser Leben ist schließlich nicht ersetzbar und somit das höchste Gut. Man braucht kein Wissenschaftler zu sein, um dies zu erkennen.

Es gibt viele wissenschaftliche Beweise, die zur Motivation angeführt werden könnten. Um es kurz zu halten, nenne ich nur einen: Wenn Kinder täglich qualitativ hochwertige Nährstoffe bekommen, steigt der IQ innerhalb von acht Monaten [Benton, Lancet: 1998].

Gesunde Ernährung hat auch meine Gesundheit positiv beeinflusst. Ich hoffe, dass Sie mit Hilfe dieses Buches diese Erfahrung mit mir und der Autorin teilen werden.

WERDEN SIE BEWUSST GESUND.

Dirk Zoutewelle
Dozent und Therapeut in Orthomolekularer Wissenschaft und Klinischer Psychoneuroimmunologie

Einführung

„Vor dem Gebrauch Bedienungsanleitung lesen. Keine Gewährleistung bei unsachgemäßem Gebrauch."

Einführung

Stellen Sie sich vor, dass wir in der Schule im Fach „Bedienungsanleitung des Körpers" unterrichtet würden. Und dass wir lernen würden, dass **vollwertige Nahrung** eine wichtige Voraussetzung für einen gesunden Körper, einen gesunden Geist und ein gesundes Körpergewicht ist. Dann würde unser Leben vielleicht ganz anders verlaufen. Dann würden wir vielleicht jeden Tag Lebensmittel zu uns nehmen, die unseren Körper optimal mit Nahrung versorgen. Weil wir zum Beispiel gelernt haben, dass wir vollwertige Eiweiße brauchen, um unseren Körper zu reparieren, dass langsame Kohlenhydrate uns für einen längeren Zeitraum Energie zur Verfügung stellen und dass gesunde Fette als Kommunikationsmittel für unseren Körper und Geist erforderlich sind. Aber auch, dass vielerlei kleine Störungen in unserem System ernst genommen werden müssen, weil sie letztendlich zu einer größeren Störung führen können.

Leider steht ein solcher Unterricht nicht auf dem Stundenplan. Und das von Generation zu Generation überlieferte Wissen scheint überschattet zu werden, von dem was uns die Werbung über Nahrung erzählt. Ist das der Grund, warum Essen für viele Menschen nur Kalorien zählen und Appetit stillen bedeutet? Dass wir Angst haben vor Fett, obwohl **gesundes Fett** für unser Gehirn, unser Gewicht und unser Wohlbefinden enorm wichtig ist? Dass wir deshalb nicht verstehen, warum wir immer dicker werden, wenn wir immer wieder Diäten machen? Oder warum unser Cholesterinspiegel oder unser Blutdruck nicht sinken will? Dieses Buch liefert Hintergrundinformationen über unseren Körper und unsere Ernährung. Wir können uns zum Beispiel nicht glücklich fühlen, wenn wir einen Mangel an gesunden Fetten und Eiweiß haben. Und auch nicht, wenn uns bestimmte Mineralstoffe, Spurenelemente oder Vitamine fehlen.

Was wir brauchen ist vollwertige und schmackhafte Nahrung, die unseren Körper mit den richtigen Bau- und Brennstoffen versorgt. So können wir uns ganzheitlich besser fühlen, auch bei chronischen Beschwerden. Sogar dann, oder vielleicht gerade dann, kann gesunde Ernährung lebenswichtig sein.

Dass Ernährung sehr wichtig ist, wissen wir bereits seit Ewigkeiten, wie die nachfolgenden zwei markanten Aussagen beweisen:

> „Der beste Arzt steht in der Küche." (chinesische Redewendung)

> „Eure Nahrung sei eure Medizin und eure Medizin eure Nahrung." (Hippokrates)

Diese Aussagen bilden die Grundlage dieses Buches.

Wenn man sein Essen mit vollwertigen Zutaten, Kräutern und Gewürzen zubereitet, verleiht man jeder Mahlzeit und jedem Snack einen positiven Gesundheitseffekt. Mit den Informationen in diesem Buch können Sie ihr eigener Arzt in der Küche sein und ihren Körper und Geist unterstützen.

Ich wünsche viel Spaß beim Kochen und guten Appetit!

Rineke Dijkinga
Orthomolekularmedizinerin und Heilpraktikerin

Ernährung – damals und heute

> **Der Mensch ist, was er isst, aber …
> er muss zurück zu seinen Wurzeln.**

Ein Großteil der Begriffe wird in den Anlagen im hinteren Teil des Buches näher erläutert.

Damit wir gesund bleiben oder werden, brauchen wir die richtigen Bau- und Brennstoffe. Nahrung, die unsere Gesundheit unterstützt. Die Urmenschen, d.h. Jäger und Sammler, aßen etwa fünfzig Prozent Kohlenhydrate (Gemüse, Obst und Knollengewächse) und ansonsten Eiweiße (Eier, Nüsse, Samen, sowie Fleisch von Tieren, die sich den ganzen Tag bewegt hatten) und gesunde Fette (fetter Fisch, Nüsse, Samen und dergleichen). Diese Nahrungsmittel waren reich an Vitaminen, Mineralstoffen, Spurenelementen, Ballaststoffen, gesunden Fetten und Bioflavonoiden. Außerdem verwendeten sie täglich verschiedene Kräuter zum Würzen des Essens. Unsere Gene sind immer noch auf die Nahrung von vor tausenden von Jahren, als wir Jäger und Sammler waren, eingestellt. Das kommt daher, dass sich unsere Gene im Laufe der Zeit kaum oder nur wenig ändern (etwa ein halbes Prozent in einer Million Jahre). Wir sollten also versuchen unsere Gene zufriedenzustellen. Unser Körper gedeiht immer noch am besten bei Urnahrung: rein, naturbelassen, hauptsächlich biologisch, unbehandelt, ohne moderne Lebensmittelzusatzstoffe wie Transfettsäuren, Geschmacksverstärker, künstliche Aromastoffe, Glukose, künstliche Süßstoffe usw. Bei Kampagnen gegen Übergewicht, aber auch bei Ernährungsberatungen für (Leistungs-) Sportler werden noch immer zu viele Kohlenhydrate verordnet. Kohlenhydrate findet man in Brot, Nudeln, Reis, Erfrischungsgetränken, Nachspeisen, Säften und Snacks. Diese Produkte gab es vor zehntausend Jahren überhaupt nicht. Für unsere alten Gene sind sie Unbekannte. Es hört sich vielleicht komisch an, aber der Hauptteil unserer Nahrung, den wir als moderne Menschen zu uns nehmen, ist für unseren antiken Körper mit den alten Genen nicht als Nahrung wiedererkennbar. Der Großteil unserer gegenwärtigen Nahrung besteht aus Kohlenhydraten, da wir meinen, dass Fett nicht gut für uns ist. Eine markante Äußerung zu diesem Thema kommt von Prof. Dr. Frits Muskiet: „Wir leben scheinbar in der aufrichtigen, aber fatalen Annahme, dass fettarm gut für uns ist."

Was unterscheidet unsere gegenwärtige Nahrung von der Nahrung von damals?

• Unserem Essen werden viele Stoffe zugefügt, die der Urmensch nicht aß bzw. gar nicht kannte. Zum Beispiel: viel Salz, Konservierungsstoffe, Geschmacksverstärker, Aromastoffe, Transfettsäuren und nicht zu vergessen Glukose. Auch Rückstände von Pestiziden und Antibiotika kamen in der Nahrung nicht vor.

• Durch Verfahren wie Raffinieren, Pasteurisieren, Sterilisieren und die Nutzung von Kunstdünger in der Landwirtschaft hat unsere Nahrung weniger Nährwert als früher. Längere Lagerung bewirkt auch einen verminderten Nährwert. Bei vielen Lebensmitteln sind die Ballaststoffe, Vitamine und Mineralstoffe beseitigt. Diese füllen zwar den Magen, liefern den Zellen jedoch keinen Brennstoff. Ein Großteil unserer Nahrung besteht somit aus leeren Kalorien.

• Früher wurden für das Würzen des Essens viele Kräuter und Gewürze verwendet. Mit dem Einzug von künstlichen Aromastoffen und Geschmacksverstärkern sind Kräuter und Gewürze etwas in Vergessenheit geraten. Im Gegensatz zu den künstlichen Aromastoffen und Geschmacksverstärkern liefern Kräuter und Gewürze neben einem herrlichen und vielseitigen Geschmack viele gesundheitsfördernde Stoffe und Antioxidantien.

Ernährung - damals und heute

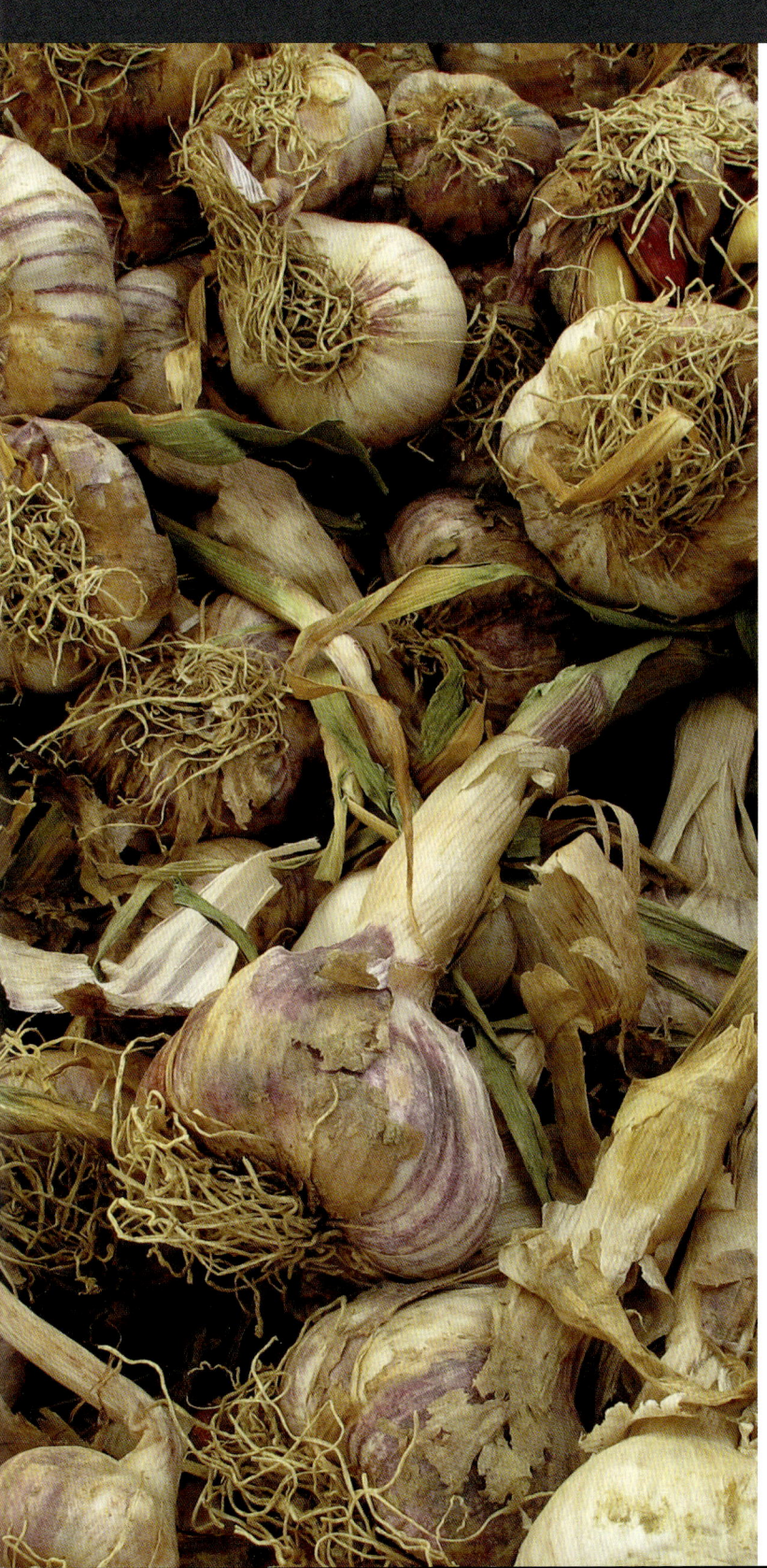

ENERGIEZENTRALEN IN UNSEREM KÖRPER

Nachdem wir unsere Nahrung aufgenommen haben, macht sie eine lange Reise durch unseren Körper. Zuerst wird die Nahrung in unserem Verdauungstrakt zerkleinert, danach in Etappen verdaut und für die Nutzung in unserem Körper aufbereitet. Alle Zellen unseres Körpers brauchen letztendlich Energie, die aus unserer Nahrung stammt. Die Energieherstellung in unserem Körper ist ein komplexes biochemisches Verfahren, auf das die modernste Fabrik eifersüchtig sein kann. Dies bedeutet auch, genauso wie in einer Fabrik, dass Störungen erhebliche Folgen auf das Endergebnis haben können. Stellen Sie sich vor, dass zu wenig vollwertige Grundstoffe in den Zellen ankommen. Dies senkt logischerweise die gesamte Energieproduktion. Oder es gibt zu wenig Hilfsstoffe wie Magnesium, Mangan, Q10 oder Vitamine, wodurch die Umwandlung in Energie nicht richtig funktioniert. Oder jemand isst so wenig schützende Stoffe (Antioxidantien) aus Gemüse, Obst und Kräutern, dass die freien Radikale (die bei der Herstellung von Energie entstehen) nicht neutralisiert werden können. Durch zu viele freie Radikale können die unterschiedlichsten Krankheiten entstehen. Vorzeitige Alterung und Burn-Out-Syndrom bei (Leistungs-) Sportlern in jungen Jahren wird zum Beispiel mit einem Übermaß an freien Radikalen in Zusammenhang gebracht. Ausführliche Informationen zu freien Radikalen und Antioxidantien finden Sie in der Anlage „Antioxidantien, freie Radikale und ORAC-Werte". Eine optimale Energieproduktion auf Zellniveau bedeutet, dass wir optimal funktionieren können. Dies gilt sowohl auf physischer, als auch psychischer und emotionaler Ebene. Die Energie, die unser Körper produziert, wird für alle Vorgänge in unserem Körper genutzt: Für die Verdauung, den Schlaf, Bewegung, Heilprozesse, das Denken und die Konzentration. Der Unterschied zwischen krank und gesund sein liegt hauptsächlich in der biochemischen Funktionsweise unserer Zellen. Eine optimale Biochemie in unseren Zellen bedeutet eine optimale Gesundheit. Gute, gesunde und vollwertige Nahrung

Ernährung - damals und heute

beeinflusst alle Vorgänge in unserem Körper. Und da unsere Zellen noch genau so funktionieren wie die des Urmenschen, bedeutet dies, dass eine optimale Biochemie zum größten Teil durch die Nahrung, die wir zu uns nehmen, bestimmt wird. Wir denken häufig nicht darüber nach, dass wir unseren Energiehaushalt und unsere Beschwerden bzw. Krankheiten über die Nahrung beeinflussen und schätzungsweise siebzig Prozent unserer Krankheiten mit richtiger Nahrung verhindern können. Leider gibt es nur wenig Fertigprodukte ohne künstliche Süßstoffe (wie Sorbit und Acesulfam), Glukose, Fruktose, Farbstoffe, Glutamate, Transfettsäure, Konservierungsmittel usw. Dies bedeutet, dass die gegenwärtige Nahrung nichts mehr mit der Nahrung von früher zu tun hat. Oben genannte Stoffe haben keinen Zusatzwert für unsere Gesundheit, sondern fördern leider die gesundheitlichen Beschwerden.

SELBST AKTIV WERDEN

Es gibt in der Nahrung also viele Zutaten, die es früher nicht gegeben hat. Und es gibt in der Nahrung viele Nährstoffe, die es früher gab und heute nicht mehr oder in geringerem Maße gibt. Ein Beispiel ist der Mineralstoff Magnesium. Magnesium findet man in der Nahrung nur wenig, der Stoff ist jedoch an über 300 Vorgängen im Körper beteiligt. Der Mineralstoff Zink an etwa 200 Vorgängen. Jeder kann sich denken, dass bei einem Mangel an derartigen Stoffen viele Vorgänge im Körper nicht optimal funktionieren können.

Tun Sie etwas für Ihre eigene Gesundheit und bereiten Sie Ihr Essen lieber selber zu. Dies bedeutet, dass Sie immer noch zum größten Teil im Supermarkt einkaufen können, dass Sie jedoch Ihr Essen ohne Fertigprodukte zubereiten. Es gibt heutzutage wenig hochwertige Snacks zu kaufen, obwohl die Werbung uns das Gegenteil glauben machen möchte. Deshalb wurde in diesem Buch der Zubereitung (selbst gemachter) hochwertiger Snacks relativ viel Aufmerksamkeit gewidmet. Wird unser Essen weniger schmackhaft, wenn wir der Urnahrung näher sind? Und wird Essen kochen viel zeitintensiver? Im Gegenteil - das Essen wird schmackhafter, weil Sie Ihre Geschmacksnerven wieder stimulieren und das Essen subtil mit Kräutern und Gewürzen würzen. Auch finden Sie in diesem Buch Rezepte, die genauso schnell zubereitet sind wie eine Fertigpizza im Ofen. Aber noch viel wichtiger ist, dass Sie ab sofort Ihrem Gewicht, Ihrer Gesundheit und Ihrem Energiehaushalt einen Gefallen tun. Auch bei chronischen Beschwerden. Es ist nie zu spät das Ruder herum zu reißen. Jede Mahlzeit, die Sie mit gesunden Zutaten zubereiten, ist eine Bereicherung. Auch wenn es nur bei einer Mahlzeit am Tag klappt, ist dies immer noch ein Gewinn für Ihren Energiehaushalt.

FEIERN UND FASTEN

Der Urmensch kannte auch Zeiten des Überflusses. Auf diese folgten jedoch immer wieder schlechte Zeiten. Unsere gegenwärtige westliche Ernährungsweise ist für den Körper wie sieben Tage pro Woche feiern und das ist für unseren Körper einfach zu viel. Gegen eine Feier dann und wann ist allerdings nichts einzuwenden. Deshalb finden Sie in diesem Buch auch reichlich Rezepte für feierliche Anlässe.

KRÄUTER UND GEWÜRZE

Kräuter und Gewürze als Antioxidantien

In den Rezepten wird viel Wert auf Kräuter und Gewürze gelegt, weil sie den Gesundheitseffekt von Mahlzeiten steigern. Kräuter und Gewürze haben von allen Lebensmitteln die größte Antioxidantienkapazität und enthalten häufig viele andere phytochemische Nährstoffe, die uns vor Krankheit schützen (siehe Anlage „Antioxidantien und freie Radikale"). Schätzungen besagen, dass wir achtzig Prozent weniger Antioxidantien essen als der Urmensch. Antioxidantien und phytochemische Nährstoffe braucht unser Körper im Kampf gegen freie Radikale und als Schutz vor Krankheiten. Durch die Verwendung von Kräutern fügt man diese Stoffe automatisch hinzu. Und es handelt sich zugleich um einzigartige natürliche Geschmacksverstärker. Essen ist eine wichtige soziale Angelegenheit, es soll schmackhaft sein und gut aussehen. Das Auge

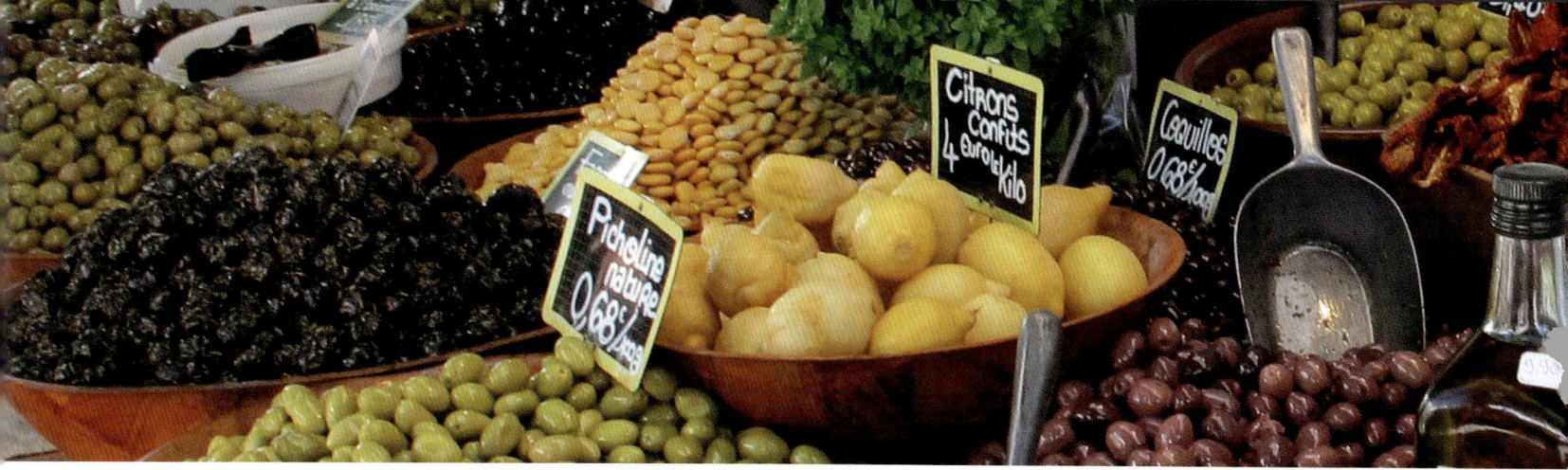

Ernährung - damals und heute

isst schließlich mit. Mit den Rezepten in diesem Buch gelingt dies spielerisch.

Heilwirkung von Kräutern und Gewürzen
Sie können im hinteren Teil des Buches in der Anlage „Wissenswertes über Nahrungsmittel" die Wirkung der einzelnen Kräuter und Gewürze auf spezifische Beschwerden und Symptome nachlesen. Wenn Sie diese Kräuter oder Gewürze täglich verwenden, können Sie Ihren Beschwerden oder Symptomen entgegenwirken und Ihren Stoffwechsel nachhaltig beeinflussen.

GESCHMACKSNUANCEN
Beim Lesen der Rezepte werden Sie sicherlich bemerken, dass die Grundzutaten oft die gleichen sind. Es sind in der Tat die Urnahrungszutaten, sprich: Gemüse, Obst, Knollengewächse, Samen, Nüsse, fetter Fisch, Öle, gesunde Fette usw. Durch die Verwendung von Kräutern und Gewürzen zaubern Sie mit den oftmals gleichen Grundzutaten jeden Tag eine gänzlich andere Geschmacksnuance.

GETREIDE
Vor Urzeiten gehörten Getreide, Molkereiprodukte, Kartoffeln und Hülsenfrüchte nicht zur Ernährung. Erst vor etwa zehntausend Jahren, mit Beginn der Landwirtschaft, haben wir angefangen diese Nahrungsmittel zu essen. Getreide bildet heutzutage für die Mehrheit der Menschen das Hauptnahrungsmittel. Viele chronische Beschwerden werden auf den übermäßigen Konsum von Getreide (hauptsächlich Weizen) und Molkereiprodukten zurückgeführt. In den Rezepten wird deshalb nie Weizen verwendet, sondern es kommen andere Getreidesorten zum Einsatz, die für die Gedärme und für den Blutzuckerspiegel viel milder sind. Deshalb werden auch häufig glutenfreie Getreidesorten verwendet. Aber berücksichtigen Sie, dass Kräuter, Gemüse, Obst, Knollengewächse, Samen und gesundes Fett Ihr Essen ausmachen sollten, da unser Körper mit seinen Urgenen nicht daran gewöhnt ist Getreide zu verarbeiten.

FLEISCH UND FISCH
In der Urnahrung gab es viel fetten Fisch und fettes Fleisch von freilaufenden Tieren. So sehr ich diesen Grundsatz der Urernährung prinzipiell befürworte, kann ich es dennoch im Hinblick auf die schwere Last für die Umwelt und den unerfreulichen Umgang mit Tieren bei konventioneller Haltung nicht befürworten heutzutage viel Fisch und Fleisch zu konsumieren. Wir brauchen jedoch für unsere Gesundheit und unseren Energiehaushalt eine Kombination aus langsamen Kohlenhydraten, Eiweißen und gesunden Fetten. Deshalb finden Sie in den Rezepten öfter pflanzliche, gesunde Fette, Eiweiße, ältere Getreidesorten und in geringerem Maße Molkereiprodukte von der Ziege und dem Schaf mit feinsäuerlichem Geschmack.

Praktische Hinweise zur Benutzung dieses Buches

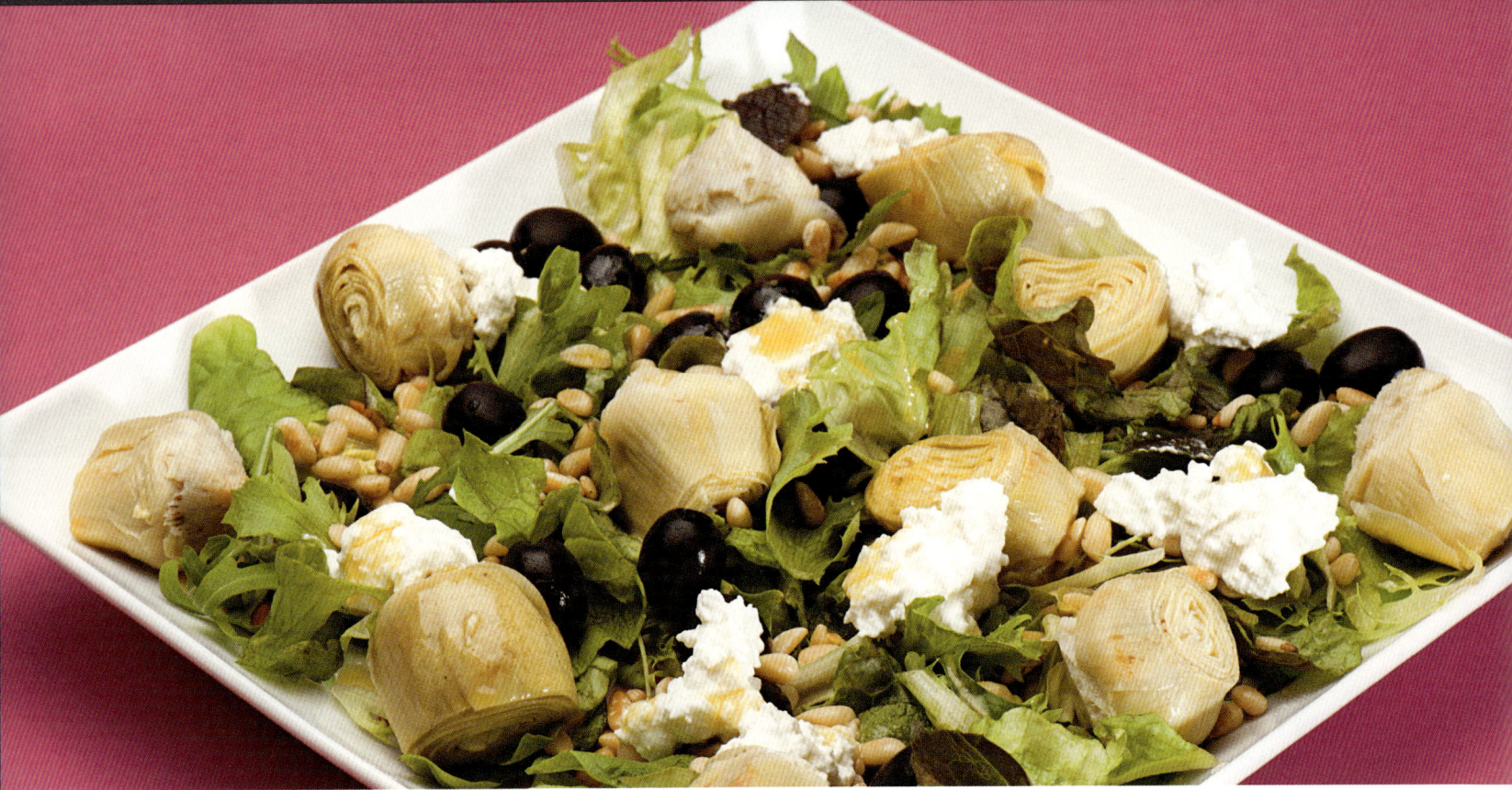

DIE NAHRUNGSMITTEL ÜBER DEN TAG VERTEILEN

• Im Buch finden Sie für jede Tageszeit Rezepte, die ihre Gesundheit positiv beeinflussen. Auch wenn Sie Beschwerden haben. Sie werden jedoch nur dann eine Veränderung bemerken, wenn Sie diese Zutaten regelmäßig essen. Wenn Sie die Zutaten nur einmal pro Woche zu sich nehmen, werden sie kaum eine Änderung herbeiführen können.

• Um die ursprüngliche, vollwertige Nahrung so gut wie möglich umzusetzen, ist es wichtig, bestimmte Zutaten über den Tag verteilt zu essen. Auf einmal vierhundert Gramm Gemüse zu essen, hat auf unsere Gesundheit weniger Einfluss, als wenn wir das Gemüse über den Tag verteilen. Das gleiche gilt für Eiweiß. Bei jeder Mahlzeit ein wenig Eiweiß essen ist bedeutend gesünder, als zum Abendbrot ein großes Stück Fleisch zu verzehren. Deshalb finden Sie für das Mittagessen viele Rezepte mit Suppen und Salaten.

• In fast allen Rezepten werden Eiweiße, gesunde Fette, langsame Kohlenhydrate und Ballaststoffe kombiniert. Der Grund hierfür ist, so weit wie möglich an die Urnahrung heranzukommen.

• Unsere gegenwärtige Ernährungsweise enthält viel Omega-6-Fettsäuren, die entzündungsfördernd sind, und wenig Omega-3-Fettsäuren, die entzündungshemmend sind. Durch die Gerichte, die Sie nach den Rezepten dieses Buches kochen, können Sie das Gleichgewicht wieder herstellen, weil Sie gesunde Fette zu sich nehmen werden. Die meisten Rezepte für das Frühstück, Mittagessen, den Snack zwischendurch und das Abendessen enthalten gesunde Omega-3- und Omega-9-Fettsäuren (siehe Anlage „Fettsäuren").

SO PRAKTISCH WIE MÖGLICH

• Auch für Berufstätige ist es einfach, gesund zu Mittag zu essen. Nehmen Sie einen Salat mit oder eine Suppe in einem

Praktische Hinweise zur Benutzung dieses Buches

Thermobehälter. So kann man sich gesund und abwechslungsreich ernähren.

• Viele Menschen möchten sich vormittags nicht die Zeit nehmen, ein Mittagessen zuzubereiten. Kochen Sie deshalb für das Abendessen etwas mehr, so dass Sie für den nächsten Tag gleich ein Mittagessen haben.

• Werfen Sie keine Essensreste weg. Heben Sie kleine Portionen Gemüse oder Reis auf, so dass Sie sich daraus ein schönes Mittagessen zubereiten können. Außerdem beugt man so der Verschwendung vor. Schätzungen zufolge werden in Deutschland etwa 25 Prozent der gekauften Lebensmittel ungenutzt weggeworfen.

• In den Rezepten werden kaum Mengenangaben gemacht. Eine bewusste Entscheidung, so dass Sie Ihren eigenen Geschmackssinn fördern können. Sie kosten das Essen und passen die Mengen Ihrem persönlichen Geschmack an. Außerdem sind die Rezepte mit größeren Portionen angegeben, so dass Sie einen Teil einfrieren oder den Rest für das Mittagessen am nächsten Tag verwenden können. Die Rezepte für das Abendessen sind in den meisten Fällen für 3 oder 4 Personen.

• „Regieren ist Vorausschauen". Das gilt sicher auch fürs Kochen. Wenn Sie zu einem bestimmten Zeitpunkt großen Appetit verspüren und Sie nichts Gesundes im Haus haben, ist die Chance ziemlich groß, dass Sie etwas weniger Gesundes zu sich nehmen. Sorgen Sie also immer dafür, dass Sie etwas Gesundes im Haus haben. Die meisten Kuchen, Kekse oder Snacks aus diesem Buch können Sie wunderbar einfrieren oder für längere Zeit im Kühlschrank aufbewahren. Wenn Sie einige Tage verreisen, nehmen Sie dann auch Ihre gesunden Snacks mit. Leider ist es nicht so einfach, unterwegs vollwertige Nahrung zu kaufen.

• Mit den Informationen aus diesem Buch können Sie selbstverständlich auch Ihre eigenen gesunden Rezepte zusammenstellen.

• Jedes Rezept ist mit einem oder mehreren Symbolen versehen. So können Sie nachschlagen, welches Rezept bei welchen Beschwerden oder Symptomen hilft, oder ob das Rezept zur Vorbeugung beiträgt. Die Symbole finden Sie auch in der Anlage „Wissenswertes über Nahrungsmittel", so dass Sie mit Ihrer Kreativität endlos neue Rezepte erstellen können.

• Jedes Wort, das ***kursiv und fettgedruckt*** ist, finden Sie in der Anlage „Wissenswertes über Nahrungsmittel" wieder. Hier wurden die Eigenschaften und Hinweise für die jeweilige Zutat zusammengefasst.

• Ihre Familie kann bei Ihrer neuen Ernährungsweise einfach mitmachen. Vollwertige Nahrung ist für jeden sehr gesund, ganz gleich ob man gesund werden oder bleiben möchte. Kochen Sie deshalb nicht für jedes Familienmitglied einzelne Mahlzeiten.

ZUTATEN EINKAUFEN

• Bei den einzelnen Rezepten gibt es vielleicht Zutaten, die Sie normalerweise nicht im Haus haben. Vor allem wenn Sie viel mit Fertigsuppen und -saucen gekocht haben, war es nicht erforderlich, Kräuter und Gewürze zu Hause zu haben. Bevor Sie Ihre Ernährung umstellen, legen Sie sich die häufig verwendeten Zutaten zu. Sie finden diese auch in der Anlage „Wissenswertes über Nahrungsmittel". Anfänglich werden Sie dadurch einige Ausgaben haben, aber viele Zutaten halten lange. Nehmen wir zum Beispiel eine Flasche Stevia. Das Produkt Stevia ist dreißig bis vierzig Mal so süß wie Zucker, also verwendet man es sehr sparsam. Auch Kokosfaser ist ziemlich kostenintensiv, aber damit kann man dann auch wunderbar Brot, Kuchen und Kekse backen. Außerdem werden Sie weniger Essen, wenn Sie vollwertige Nahrung zu sich nehmen. Das konstante Gefühl zwischen den Mahlzeiten essen zu wollen, rührt sehr oft daher, dass die Mahlzeiten aus leeren Kalorien bestehen. Man hat dann zwar den Magen voll, jedoch keine Nahrung erhalten, um die Zellen mit Energie zu versorgen.

• Wenn Sie die Möglichkeit haben, sollten Sie ein paar Küchenkräuter im Garten oder auf dem Balkon anpflanzen. So hat man die Quelle zur gesunden Ernährung immer zur Hand.

Praktische Hinweise zur Benutzung dieses Buches

- Bestimmte Zutaten erhält man nur in Naturkost- oder Bioläden. In der Anlage „Wissenswertes über Nahrungsmittel" sind diese Zutaten mit BL gekennzeichnet. Diese Produkte enthalten weniger Zusätze und keine Geschmacksverstärker, künstliche Süßstoffe, Transfettsäuren usw.
- Fast überall in Deutschland gibt es heutzutage Bioläden oder Biohöfe, deren Produkte man online bestellen kann und die gern zu Ihnen nach Hause liefern.
- Bestellen Sie im Naturkost- oder Bioladen Großpackungen mit Kräutern. Die 12 bis 15 Gramm Verpackungen im Supermarkt sind verhältnismäßig teuer.
- Falls Sie den Eindruck bekommen, dass diese Ernährungsweise kostenintensiv ist, so sei gesagt: Indem man Nahrung zu sich nimmt, die den Körper mit vitalen Nährstoffen versorgt, wird man letztendlich weniger essen und dadurch nicht teurer wegkommen. Und vergessen Sie nicht den Gewinn für Ihre Gesundheit und die Umwelt.

ZUM SCHLUSS

- Im hinteren Teil des Buches finden Sie die Anlage „Wissenswertes über Nahrungsmittel" mit Zutaten, die gesundheitsfördernd sind. Es ist wichtig, diese gesundheitsfördernden Zutaten, vor allem die Kräuter, in den Rezepten zu verwenden, da anderenfalls der positive Gesundheitseffekt des jeweiligen Rezeptes geschwächt wird. Beim Gemüse kann man oft variieren.
- Bei der Urnahrung handelt es sich hauptsächlich um Gemüse, Obst, Nüsse, Samen, Kerne, fetten Fisch und Fleisch von freilaufenden Tieren mit vielen Vitaminen, Mineralstoffen, Spurenelementen, gesunden Fettsäuren, Eiweißen, Ballaststoffen und Bioflavonoiden. Unterschiedlich variiert ergibt sich immer wieder ein neues Geschmackserlebnis.
- Die Ernährung erfolgreich umzustellen, kostet erst einmal etwas Energie. Es ist ja viel einfacher, ein wenig Wasser zu kochen und den Inhalt einer Tütensuppe unterzurühren. Selber kochen bedeutet ein Gefühl für Ihr Essen zu entwickeln. Braucht das Essen noch ein wenig mehr oder eher weniger von einem Gewürz oder Kraut? Fügen Sie deshalb am Anfang immer etwas weniger von den Gewürzen oder Kräutern hinzu, als in den Rezepten empfohlen. Es ist einfacher, noch etwas hinzuzufügen, als das Gericht später abzulöschen.
- Wir haben mit unserer modernen Nahrung einseitige Geschmacksvorlieben entwickelt. Unsere alltägliche Nahrung enthält viel Süße und Geschmacksverstärker. Andere Geschmackssensoren wurden dadurch abgestumpft. Bedenken Sie, dass es bestimmt einige Wochen dauern wird bis man sich an den puren, natürlichen Geschmack gewöhnt hat. Aber freuen Sie sich darauf, viele Geschmacksrichtungen wieder neu kennen und schätzen zu lernen.
- Bedenken Sie weiterhin, dass Ihr Körper sich an die neue und doch uralte Ernährung anpassen muss. Normalerweise essen wir zum Beispiel wenige Ballaststoffe. Also müssen sich unsere Gedärme erst mal wieder an die vielen Ballaststoffe in den Rezepten gewöhnen. Es kann auch sein, dass Sie anfangs etwas müder sind, weil Sie auf viel Zucker und schnelle Kohlenhydrate verzichten. Ihr Körper sucht ein neues Gleichgewicht und braucht dafür ein wenig Zeit.
- Aber die Belohnung der Ernährungsumstellung bleibt nicht lange aus. Ihr Körper und Geist werden Ihnen dankbar sein. Und wenn Sie sich die Zeit für das Kochen nehmen, werden die Mahlzeiten um ein vielfaches besser schmecken als die modernen Fertigprodukte.

DER BESTE ARZT STEHT TATSÄCHLICH IN DER KÜCHE

Wenn Sie wie vorab beschrieben zu kochen beginnen, entdecken Sie vielleicht das uralte Gefühl der Jäger und Sammler wieder. Nichts schmeckt besser als eine Brombeertorte mit selbst gepflückten Brombeeren oder eine Suppe mit frischen Brennnesselspitzen. Auch die Suche nach einer bestimmten Zutat auf dem Wochenmarkt kann das ursprüngliche Gefühl wiederbeleben.

Praktische Hinweise zur Benutzung dieses Buches

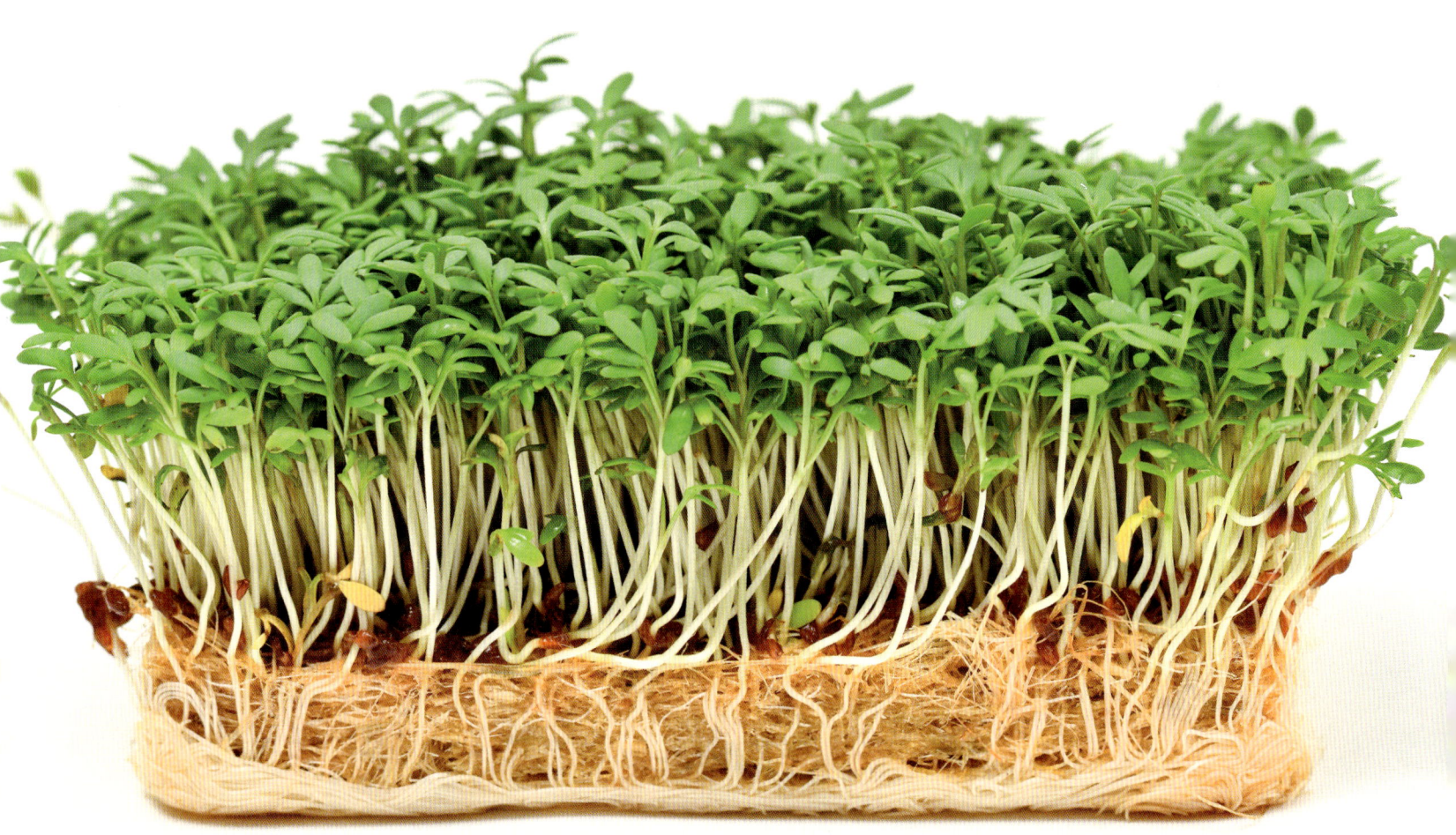

Warum biologisch?

Warum biologisch?

Sie werden sehr schnell bemerken, dass bei den Rezepten viele biologische Zutaten und Produkte verwendet werden. Nachfolgend finden Sie eine Erklärung, warum diese in den meisten Fällen einen Mehrwert für Energie, Gesundheit und ein gesundes Gewicht darstellen.

Wenn Sie nicht die Möglichkeit haben, Gemüse und Obst aus Bio-Anbau einzukaufen, denken Sie daran, dass es immer noch besser ist konventionell angebautes Gemüse und Obst zu kaufen als gar keins!

• Bio-Produkte enthalten viel weniger körperfremde Stoffe, d.h. keine künstlichen Geruchs-, Farb- und Geschmacksstoffe, keine Konservierungsmittel, keine Transfettsäuren. Die Grenzwerte für **E-Nummern** werden auf Grundlage der einzelnen Zusätze bestimmt. Hierbei wird die Gesamtmenge an Zusätzen, die man täglich mit nicht-biologischer Nahrung aufnimmt, nicht in Betracht gezogen.
• Bio-Nahrung enthält viel weniger Pestizid. Die zulässige Rückstandshöchstmenge in der gängigen Landwirtschaft wird für *einzelne* Mittel berechnet und berücksichtigt nicht die Gesamtmenge der toxischen Belastung, wenn mehrere Pestizide gleichzeitig zum Einsatz kommen.
• Bio-Gemüse enthält weniger **Nitrat**.
• Nahrungsmittel aus Bio-Anbau sind genetisch nicht modifiziert.
• Antibiotika werden nicht präventiv dem Tierfutter beigefügt.
• Die wichtigsten Nährstoffe, um schlimmen Krankheiten vorzubeugen, sind bestimmte phytochemische Stoffe. Pflanzen produzieren diese Stoffe, um sich gegen Unheil der Außenwelt (wie zum Beispiel Schimmelpilze, Strahlung, Fraß, Mikro-Organismen usw.) zu schützen. Diese Stoffe sind die wichtigsten Stoffe im Kampf gegen diverse Krankheiten, u.a. Krebs. Je stärker die Pflanze bedroht wird, desto mehr von diesen Stoffen produziert sie. Es erscheint logisch, dass eine Pflanze, die nicht gespritzt wird und deshalb sich selber schützen muss, viel mehr solcher Stoffe produziert. Siehe Anlage „Antioxidantien, freie Radikale und ORAC-Werte".
• Bio-Produkte enthalten kein Mononatriumglutamat (MNG).
• Bio-Nahrung enthält keine **Transfettsäuren**.
• Bio-Sauermilchprodukte enthalten hauptsächlich rechtsdrehende Milchsäuren, die eine **probiotische** Wirkung haben. Die Säurekultur, die bei Bio-Milchprodukten verwendet wird, ist anders als die bei den konventionell hergestellten Milchprodukten. Bei Bio-Milchprodukten ist die Fermentationsdauer länger, wodurch mehr probiotische Stoffe gebildet werden können. Außerdem kommt bei Bio-Milchprodukten ein anderes Abkühlverfahren zum Einsatz, wodurch die Fermentation länger anhält.
• Milchprodukte von biologisch gehaltenen Tieren enthalten mehr gesunde Fettsäuren (vor allem konjugierte Linolsäure -abgekürzt **CLA**- und **Omega-3-Fettsäuren**), mehr **Antioxidantien** und mehr **Vitamine**.
• Genauso wie bei einem Mensch, der sich nicht bewegt, produziert auch ein Tier im Verhältnis mehr Fett als Eiweiß. Das bedeutet, dass Tiere, die Auslauf hatten, einen höheren Eiweißgehalt aufweisen.

Das Motto der Branche „Bio? logisch!" ist tatsächlich sehr logisch!

Übersicht der Symbole

ALLE REZEPTE IN DIESEM BUCH FÖRDERN EINEN OPTIMALEN ENERGIEHAUSHALT, GESUNDHEIT UND EIN GESUNDES KÖRPERGEWICHT.

Manche Rezepte wirken besonders gut bei bestimmten Beschwerden oder Symptomen, da ganz bestimmte Zutaten, Kräuter oder Gewürze verwendet werden. In der Anlage „Wissenswertes über Nahrungsmittel" stehen detaillierte Informationen zu den einzelnen Nahrungsmitteln und ihrer Wirkung. Diese Nahrungsmittel sind natürlich für jeden Menschen gesund, sie weisen jedoch bei manchen Beschwerden oder Symptomen einen deutlichen Mehrwert auf.

Die nachfolgenden Symbole zeigen, bei welchen Beschwerden oder Symptomen die Rezepte oder die Nahrungsmittel einen Mehrwert aufweisen.

 Prävention: Gesund bleiben, gesund altern.

 Übergewicht in Kombination mit Diabetes und Blutzuckerspiegelproblemen wie Hypoglykämie und Hyperinsulinämie. **Für gleichbleibende Energie und eine ausgeglichene Stimmung ist für jeden Menschen ein gleichmäßiger Blutzuckerspiegel wichtig.**

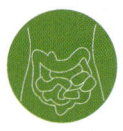 Darmbeschwerden wie Verstopfung, nervöser Darm, Lebensmittelintoleranzen oder chronische Darmentzündungen.

 Herz- und Gefäßkrankheiten, Durchblutungsstörungen und Cholesterinprobleme.

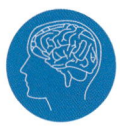 Psychische Beschwerden (Gemüt, Gedächtnis, Verhaltensproblematik).

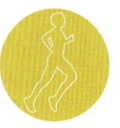 Energiehaushalt und Säure-Basen-Gleichgewicht bei Leistungssportlern und bei Menschen mit Ermüdungserscheinungen.

Sind die Zutaten wichtig, weil sie Grundlage einer gesunden Ernährung sind, steht dafür folgendes Symbol.

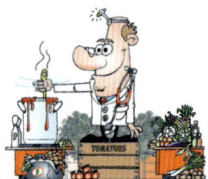

Wenn in den Rezepten bestimmte Zutaten kursiv und fettgedruckt sind, bedeutet dies, dass die Besonderheiten dieser Zutaten in der Anlage „Wissenswertes über Nahrungsmittel" zu finden sind.

Die Rezepte in diesem Buch wirken im Allgemeinen auf oben genannte Beschwerden. Wenden Sie sich an einen naturheilkundlichen Ernährungsberater oder einen Arzt bzw. Therapeuten, der auf die orthomolekulare Medizin setzt, um spezielle Lösungen für Ihre Beschwerden zu finden.

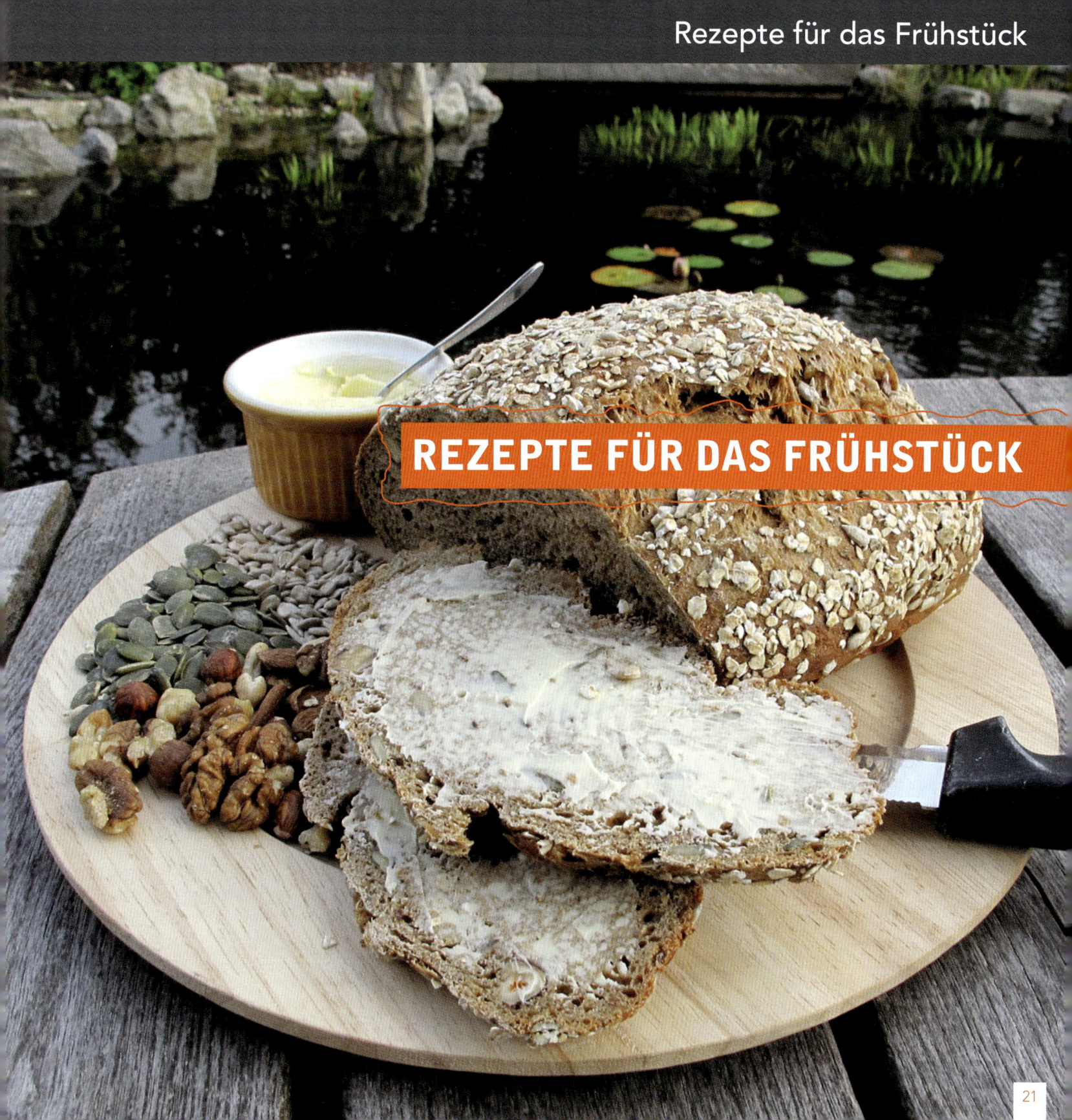

REZEPTE FÜR DAS FRÜHSTÜCK

Rezepte für das Frühstück

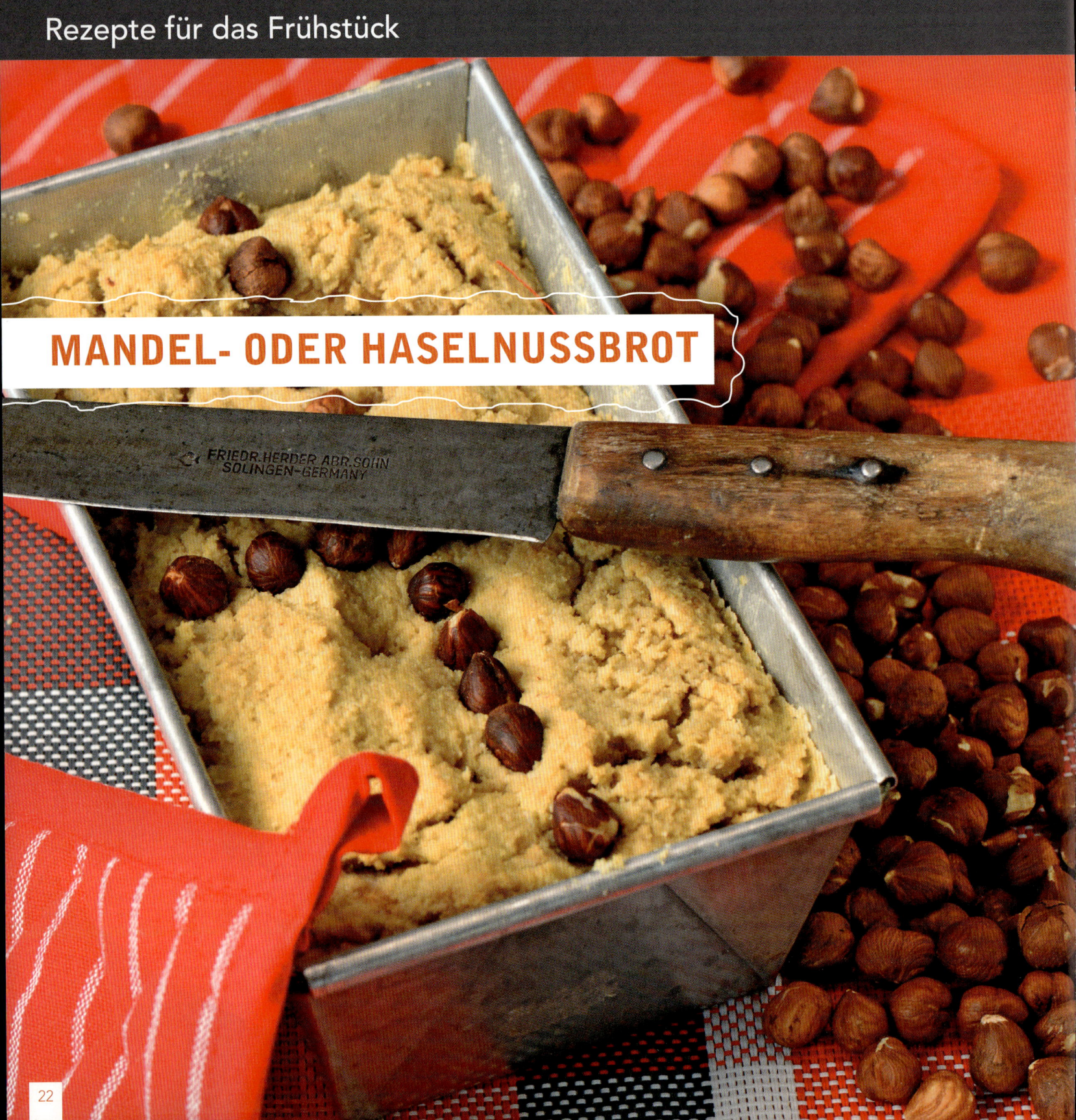

MANDEL- ODER HASELNUSSBROT

Rezepte für das Frühstück

Zubereitung:

Alle Zutaten in eine Küchenmaschine geben und vermengen. Die Kuchenform einfetten und den Boden der Kuchenform mit Backpapier auslegen. Den Teig in die Kuchenform geben und für etwa 50 Minuten bei 150 Grad im Ofen backen. Das Brot auf einen Grillrost legen und das Backpapier entfernen, danach abkühlen lassen. Das Brot im Kühlschrank aufbewahren. Nicht in Plastik einpacken, da das Brot sonst teigig wird. Nachdem das Brot aus dem Kühlschrank geholt wird, sollte man es sofort schneiden.

Zutaten:

- 400 Gramm gemahlene **Mandeln** oder **Haselnüsse**
- 4 **Eier**
- 1 ½ Teelöffel Natron (erst hinzufügen kurz bevor das Brot in den Ofen geschoben wird)
- 1 Teelöffel Salz
- ein ordentlicher Schuss **Olivenöl** oder **Kokosöl**
- 150 ml **Joghurt/Buttermilch/Hafermilch/Reismilch**
- 1 reichlicher Esslöffel **Agar-Agar** oder 30 Gramm Kokosmehl als Bindemittel

Gesundheitstipps:

• Nur *gluten*freie Getreide wie Buchweizen, Teff, Amaranth, Hirse, Quinoa, Mais, Hafer und Reis enthalten keine Gliadine. Menschen mit (Darm-)Entzündungen sollten vorzugsweise so wenig Gliadin wie möglich essen. Beachten Sie, dass glutenfreie Fertigprodukte häufig vorwiegend weißen Reis oder Mais enthalten. Diese erhöhen unseren Blutzuckerspiegel (und gehören zu den Dickmachern). Außerdem sind sie nicht nahrhaft genug, um sie oft auf den Speiseplan zu setzen.
• Durch die Kombination aus gesunden Fetten und Eiweißen (z.B. wie in Mandeln, Olivenöl und Joghurt bzw. Buttermilch) sorgt dieses Brot für ein lang anhaltendes Sättigungsgefühl.
• Verwenden Sie Jodsalz, wenn Sie Ihr eigenes Brot backen, es sei denn, dass Sie regelmäßig Meeresfisch essen. Ansonsten könnten Sie Jodmangel bekommen.
• Da dieses Brot keinen Weizen oder andere blutzuckererhöhende Stoffe enthält, ist es auch für Diabetiker und Menschen mit Übergewicht oder Blutzuckerspiegelproblemen sehr geeignet. Dieses Brot enthält jedoch, genauso wie normales Brot, **Phytinsäure**. Ergänzen Sie deshalb Ihre Nahrung mit Mineralstoffen aus Gemüse oder Obst.
• Haselnüsse enthalten sehr viel Chrom, ein Stoff der Blutzuckerspiegelschwankungen entgegenwirkt und unser Verlangen nach Kohlenhydraten reduziert. Außerdem sind Haselnüsse sehr reich an einfach ungesättigten Fettsäuren und Vitamin E.
• Brot bekommt seine spezifische Struktur durch Gluten (das mit Entzündungskrankheiten in Zusammenhang gebracht wird). Glutenfreies Brot, wie dieses Haselnussbrot, braucht deshalb ein Bindemittel, damit es eine ähnliche Struktur bekommt. Empfehlenswert ist die Verwendung von hochwertigem Kokosmehl. Es ist nicht besonders preiswert, dafür aber sehr ergiebig. Fügen Sie für ein Brot etwa 30 Gramm Kokosmehl oder 2 Teelöffel von einem anderen Bindemittel zu.

Rezepte für das Frühstück

Zubereitung:

Die Äpfel reiben. Ananas (oder getrocknete Früchte) in kleine Stücke schneiden und mit dem Buchweizen vermengen. Danach das Salz, die Gewürze, den Zitronensaft und die geriebene Zitronenschale, das Eiweiß, das Kokosöl und das Kokosmehl untermischen. Das Gemisch in sechs feuerfeste Schälchen aufteilen. Die Mischung fest andrücken. Die Schälchen in den Ofen stellen und für etwa 45 Minuten bei 150 Grad backen. Für das Frühstück eine Portion mit einem Schuss Granatapfelsaft übergießen und eventuell mit einem Teelöffel Inulin-Pulver versehen. Zum Servieren kann man ein Stückchen **Butter** darauf schmelzen lassen. Die restlichen Portionen einfrieren und nach Bedarf wieder aufwärmen.

Gesundheitstipps:

- Für jeden mit chronischen Darmproblemen könnte dieses Essen ein wertvolles Frühstück sein.
- Da es sich um eine warme Mahlzeit handelt, verbraucht der Körper weniger Energie für die Verdauung.
- Die geriebenen Äpfel und der Zitronensaft enthalten Pektin. Pektin ist ein wichtiger Ballaststoff für gesunde Därme. Wenn ein Apfel gerieben wird, wird mehr Pektin freigesetzt, als wenn der Apfel geschnitten wird. Pektin senkt außerdem den Cholesterin- und den Blutzuckerspiegel.
- **Inulin** ist eigentlich für jede Person mit chronischen Darmbeschwerden ein Muss. Inulin hilft dabei, dass die Bifidobakterien im Darm überleben.
- Buchweizen ist glutenfrei. **Gluten** kann einen empfindlichen Darm überreizen und wirkt schädlich bei chronischen Darmentzündungen. Oft beruhigt sich der Darm, wenn die Menge an Gluten in der Nahrung drastisch verringert wird.

Zutaten:

- 2 **Äpfel**
- 3 Scheiben **Ananas** (oder etwa 10 getrocknete **Aprikosen** oder Pflaumen)
- etwa 200 Gramm gekochter **Buchweizen** (ganzes Korn)
- 1 Prise Salz
- 1 ½ Teelöffel **Zimt**
- 1 Teelöffel gemahlener **Ingwer**
- Saft und Schale einer halben Bio-**Zitrone**
- Eiweiß von zwei Eiern
- 1 Esslöffel geschmolzenes **Kokosöl**
- 1 Esslöffel **Kokosmehl**
- eventuell ein Schuss **Granatapfel**saft
- eventuell ein Teelöffel **Inulin**-Pulver
- eventuell ein Stückchen **Butter**

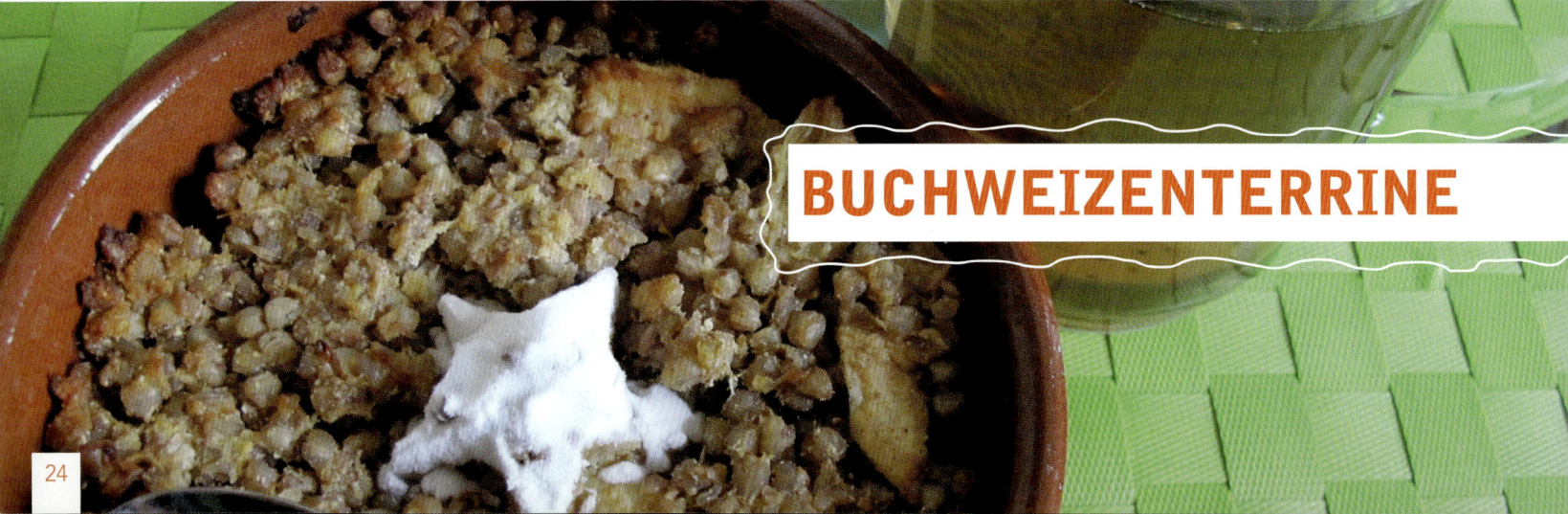

BUCHWEIZENTERRINE

Rezepte für das Frühstück

HAFERMÜSLI
Start in den Tag mit lang anhaltender Energie

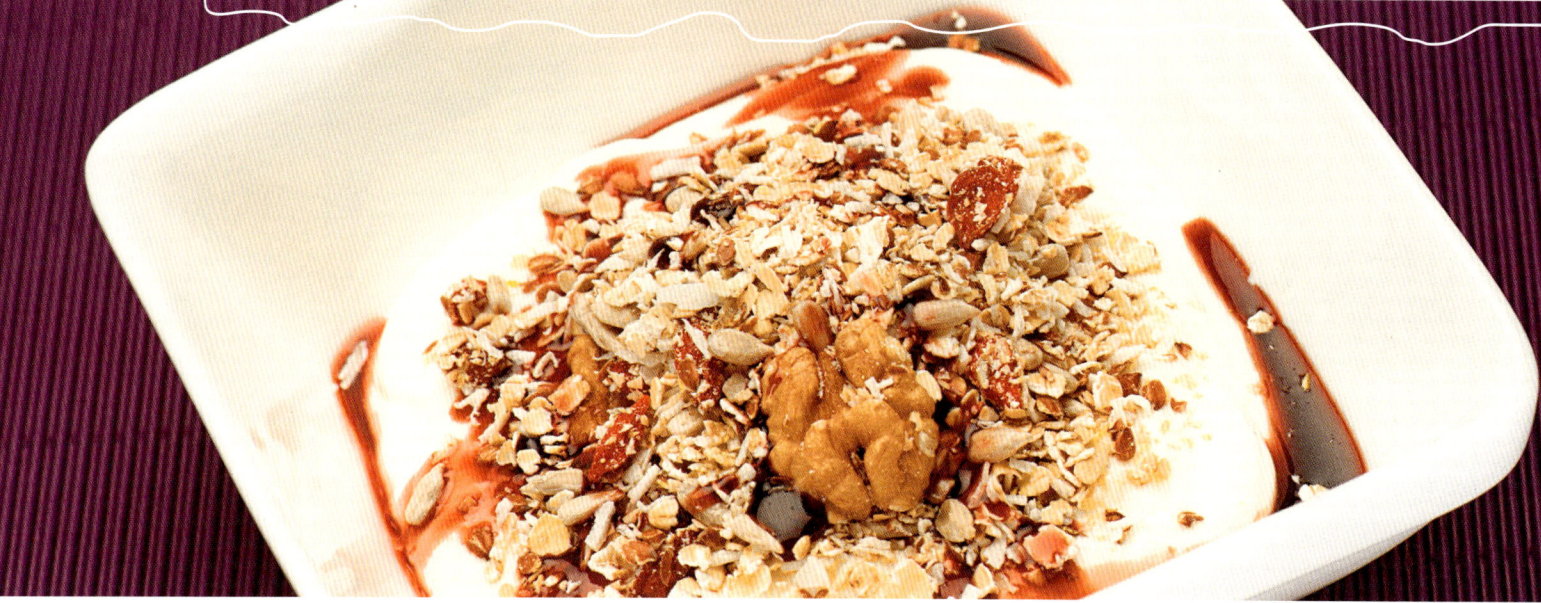

Stellen Sie sich Ihr gesundes Müsli selbst zusammen. Besonders gehaltvoll sind ungeröstete Nüsse, (geschroteter) **Leinsamen**, **Lecithin**-Granulat, **Kokosraspeln, Sonnenblumenkerne, Kürbiskerne, Sesamsaat, getrocknete Südfrüchte, Haferflocken, Haferkleie, Weizenkeime und Walnussöl**. Zum Süßen verwenden Sie Fruchtsaftkonzentrat. (Menschen mit Übergewicht, Diabetes oder Blutzuckerproblemen sollten besser kein Fruchtsaftkonzentrat verwenden. Sie können bei Bedarf ein paar Tropfen **Stevia** zufügen.)

Zubereitung:
Alle Zutaten vermengen. Bitte kühl, trocken, luftdicht und dunkel aufbewahren. Kurz vor dem Servieren die gewünschte Menge mit Walnussöl und einem Schuss Fruchtsaftkonzentrat oder Stevia versehen. Eine Prise Zimt hinzufügen. »

Zutaten:
- 30 Gramm **Leinsamen**, geschrotet
- 40 Gramm **Kokosraspeln**
- 40 Gramm **Haferkleie**
- 100 Gramm zarte **Hafer**flocken
- 60 Gramm gemischte ungeröstete Nüsse
- 50 Gramm **Sonnenblumenkerne**
- 50 Gramm **Lecithin** (für Menschen mit Cholesterinproblemen)

Rezepte für das Frühstück

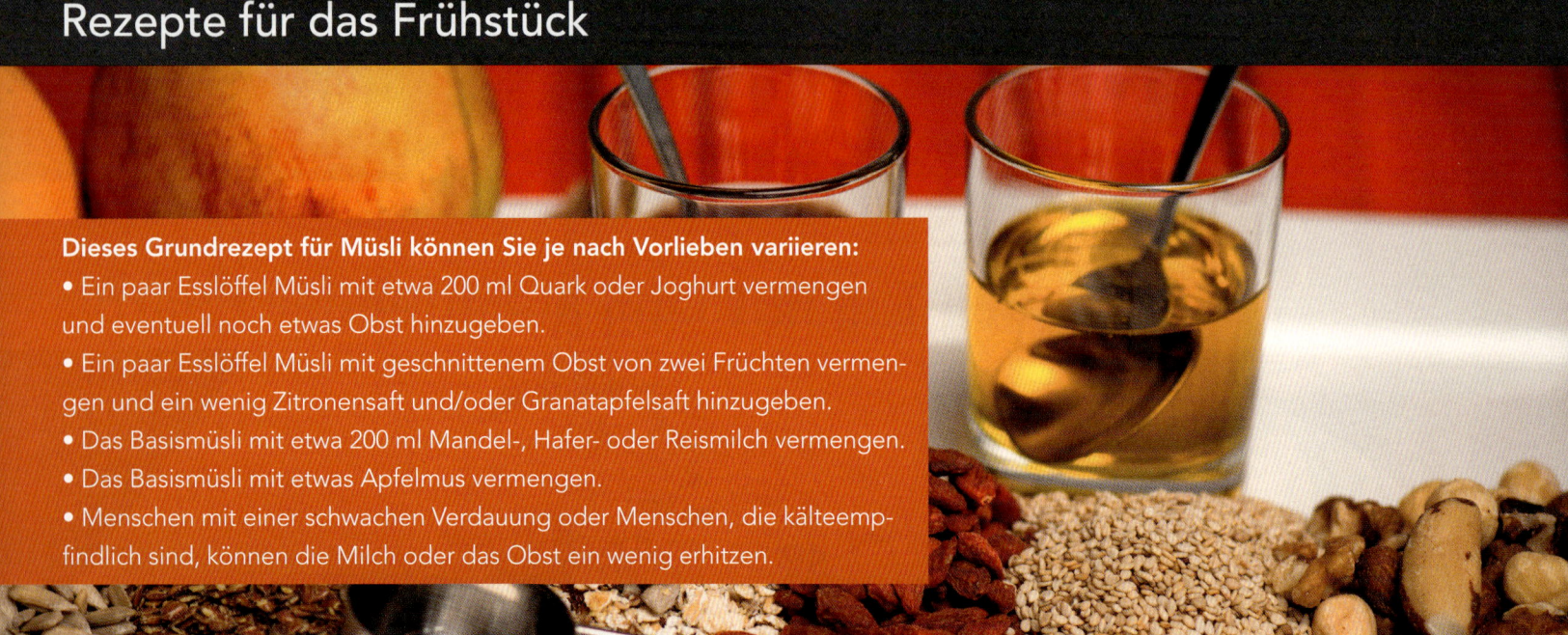

Dieses Grundrezept für Müsli können Sie je nach Vorlieben variieren:
• Ein paar Esslöffel Müsli mit etwa 200 ml Quark oder Joghurt vermengen und eventuell noch etwas Obst hinzugeben.
• Ein paar Esslöffel Müsli mit geschnittenem Obst von zwei Früchten vermengen und ein wenig Zitronensaft und/oder Granatapfelsaft hinzugeben.
• Das Basismüsli mit etwa 200 ml Mandel-, Hafer- oder Reismilch vermengen.
• Das Basismüsli mit etwas Apfelmus vermengen.
• Menschen mit einer schwachen Verdauung oder Menschen, die kälteempfindlich sind, können die Milch oder das Obst ein wenig erhitzen.

Gesundheitstipps:

• Die meisten Getreide- und Müslisorten enthalten viel **Phytinsäure**. Hafer enthält viel weniger Phytinsäure als andere Getreidesorten. • Das Frühstück ist mit Sicherheit die wichtigste Mahlzeit des Tages. Wenn Sie den Tag mit einem Frühstück beginnen, welches Ihren Blutzuckerspiegel stabilisiert, profitieren Sie den ganzen Tag davon. Unser typisch europäisches Frühstück kann dazu führen, dass der Blutzuckerspiegel stark ansteigt (Beispiele sind: Orangensaft, Cornflakes, Frühstücksdrinks, Knuspermüsli, Brot mit Marmelade, Schokoaufstrich). • Im Gegensatz zu anderen Fruchtsäften hat Granatapfelsaft kaum Auswirkung auf den Blutzuckerspiegel.
• Die gesündesten Leinsamen sind die, die Sie selber frisch mahlen. Kaufen Sie am besten ganze Leinsamen und mahlen Sie diese (zum Beispiel in einer Kaffeemühle). So nutzt man die gesunden Fette in den Leinsamen optimal. Geschrotete Leinsamen können durch die gesunden Fette schnell oxidieren. • Das Frühstück auszulassen führt zu Übergewicht, erhöht den Cholesterinspiegel und ist nicht gut für das Stresssystem. Verzichten Sie also nie auf das Frühstück. Falls Sie noch nicht so viel Appetit haben, essen Sie z.B. zuerst ein Stück Obst und frühstücken Sie dann etwas später am Vormittag.

• Fügen Sie immer etwas Walnuss- oder **Leinsamenöl** zu Ihrem Müsli hinzu. Diese Öle sind unentbehrlich für unsere Gesundheit. Im Gegensatz zu gesättigten Fetten haben diese Ölsorten einen starken **thermogenen Effekt**. Das gleiche gilt für ungeröstete Nüsse. • Natürlich können Sie dieses Müsli auch zu Mittag essen, falls Sie ein anderes Frühstück bevorzugen. Einige Menschen essen zu Mittag Brot. Das Ergebnis ist eine gehörige Blutzuckerspitze, die zu einem Mittagstief führt und sie am Spätnachmittag Lust auf Süßes verspüren lässt. Falls Ihnen das bekannt vorkommt, versuchen Sie mittags ein Müsli zu essen. • Sie können die Zutaten auch wunderbar ohne Joghurt oder Quark essen. Mengen Sie es dann einfach mit frischem Obst und geben Sie etwas **Zitronensaft** oder einen Schuss **Granatapfel**saft hinzu, damit das Müsli nicht so trocken ist. Manchmal verursacht das Frischobst Gärung im Magen-Darm-Trakt. Verwenden Sie dann lieber einige getrockneten Aprikosen, Feigen oder Pflaumen. • Menschen, die von Natur aus wenig Energie haben oder kälteempfindlich sind, können dieses Frühstück erhitzen: Stellen Sie das Frühstück für 5 Minuten auf der niedrigsten Temperatur in den Ofen.

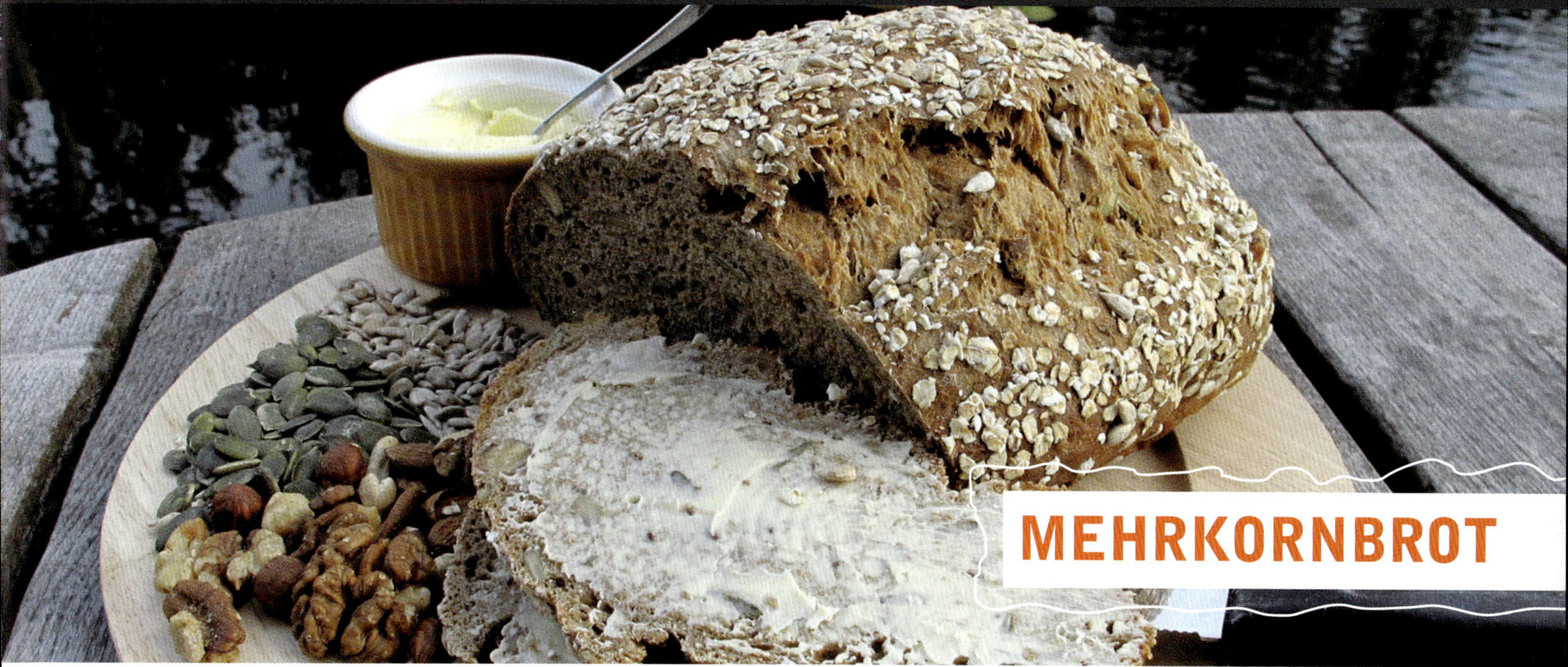

Rezepte für das Frühstück

MEHRKORNBROT

Wenn Sie gern Brot essen, empfiehlt es sich dieses mit hochwertigen Zutaten selbst zu backen. Kaufen Sie eine Mehrkornbrot-Backmischung (Achten Sie darauf, dass Sie Weizenmehl Typ 1050 statt Typ 405 kaufen). Selbstverständlich können Sie das Mehl auch direkt im Bio-Laden kaufen und selber eine Backmischung zusammenstellen. Die Brotmischung sollte keine schädlichen **Transfette** (gehärtete Fette) enthalten. Noch besser ist es, Dinkel-Backmischung oder Dinkelmehl zu kaufen oder gemahlene Mandeln hinzuzufügen. »

> „Krankheiten überfallen den Menschen nicht wie ein Blitz aus heiterem Himmel, sondern sind die Folgen fortgesetzter Fehler wider die Natur."
>
> Alte Weisheit

Zutaten:
- 500 Gramm Mehrkornbrot-Backmischung oder Dinkel-Backmischung mit Hefe
- etwa 300 ml Wasser, Buttermilch, Kokosmilch, Hafermilch oder Reismilch
- ein Schuss **Olivenöl** oder 1 voller Esslöffel geschmolzenes **Kokosöl**
- eine Handvoll **Sonnenblumenkerne** oder **Kürbiskerne**
- 2 Esslöffel Sesamsaat
- 2 Esslöffel **Hirse**
- 2 Esslöffel **Haferkleie**
- 2 Esslöffel **Buchweizenmehl**
- 1 **Ei**
- eventuell 100 Gramm gemahlene **Mandeln** (bei Übergewicht / Drang nach Süßem / Hypoglykämie)
- eventuell 2 Teelöffel **Zimt**, etwas **Kardamom**, ein Schuss Ahornsirup oder **Stevia** und gehackte Nüsse, wenn Sie ein Nussbrot daraus machen möchten.

Rezepte für das Frühstück

Zubereitung Mehrkornbrot:

Die Brotbackmischung mit den genannten Zutaten vermengen und gut durchkneten oder von der Brotbackmaschine kneten lassen. Nur das Knet- und Aufgehprogramm verwenden, damit das Brot 4 Stunden Zeit zum Aufgehen hat. So kann mehr **Phytinsäure** abgebaut werden. Den Teig in eine Backform geben oder mit der Hand ein schönes Brot formen. Das Brot anschließend im auf 150 Grad vorgeheizten Ofen etwa 45 Minuten backen.

Gesundheitstipps:

• In den Supermärkten sieht man häufig dunkelbraune Brote und Brotbackmischungen. Man denkt dann oft: je dunkler, desto gesünder. Leider enthält solches Brot oft Weizenmehl Typ 405. Die dunkelbraune Farbe rührt vom Karamellzucker. Lesen Sie deshalb immer die Zutatenliste auf der Verpackung. Unser selbstgebackenes Mehrkornbrot hat eine niedrigere glykämische Last als normales Brot und verursacht dadurch weniger Blutzuckerspiegelschwankungen, da es Ballaststoffe, Ei, (Kokos-)Öl, Kerne und Nüsse enthält. Menschen mit stark schwankenden Blutzuckerwerten sollten besser gar kein Brot essen, bis die Werte sich wieder normalisiert haben. Dann kann man langsam wieder anfangen, Brot zu essen. Man sollte allerdings kontrollieren, wie der Blutzuckerspiegel reagiert. • Menschen mit einer Laktoseintoleranz können dieses Brot essen, wenn Kokos-, Hafer- oder Reismilch verwendet wird (keine Buttermilch). • Dinkelbrot hat eine niedrigere glykämische Last als Weizenbrot. • Bei Problemen mit dem Blutzuckerspiegel können Sie ein paar Teelöffel **Inulin**-Pulver hinzufügen und einen Teil des Mehls durch gemahlene Mandeln ersetzen. Vorzugsweise verwenden Sie auch Kokosöl statt Olivenöl. • Wenn das Brotbacken leicht von der Hand geht, kaufen Sie statt Brotbackmischungen Mehl und verwenden Sie Sauerteig. Durch die Verwendung von Sauerteig wird ein großer Teil der Phytinsäure unwirksam. Versuchen Sie dann auch mal ein Brot mit Hafermehl zu backen. Hafermehl enthält auch weniger Phytinsäure.

• Phytinsäure hat den Nachteil, dass sie viele Mineralstoffe (vor allem Zink, Kalzium, Magnesium und Eisen) an sich bindet. Diese Mineralstoffe benötigen wir dringend für unsere Gesundheit, da sie bei hunderten Vorgängen im Körper beteiligt sind. Ohne diese Stoffe können viele vitale Vorgänge in unseren Körper nicht gut ausgeführt werden. • Menschen mit empfindlichem Darm vertragen Getreidesorten wie Kamut (Weizensorte Q-77) und Dinkel meistens viel besser als **Weizen**. In Naturkostläden enthält man diese schmackhaften Getreidesorten. • Manche Menschen mit empfindlichem Darm vertragen Weißmehl besser als Vollkornmehl, da Weißmehl weniger Gluten enthält. Dies kann ein Grund sein, maßvoll Weißbrot zu essen. Achten Sie dann darauf, dass Sie genügend andere Nahrungsmittel mit Ballaststoffen essen, damit Sie täglich 30-40 Gramm Ballaststoffe zu sich nehmen. • Indem Sie Kohlenhydrate aus mehreren Getreidesorten verarbeiten, verringern Sie das Risiko einer Insulinresistenz sowie von Allergien und Darmstörungen. Stärke aus älteren Getreidesorten enthält mehr Amylose. **Weizen** hingegen enthält vor allem Amylopektin. Amylopektin hat einen stärkeren blutzuckererhöhenden Effekt als Amylose. • Wenn man aus diesem Brot ein Nussbrot macht, braucht man das Brot nicht mehr zu belegen. So reduziert man Kalorien. Streichen Sie Kokosöl auf Ihr Brot. (Das leckerste Öl ist das kalt gepresste Virgin.) Sehr schmackhaft und blutzuckerspiegelsenkend. • In unserer Kultur ist es normal viel **Weizen** zu essen. Brot zum Frühstück und zum Mittagessen, Pasta zum Abendessen, Kekse zum Naschen usw. Erst vor 10.000 Jahren ist Getreide zu unserem (Haupt-) Nahrungsmittel geworden. Unser Körper ist nicht darauf eingestellt. Wenn wir viel Phytinsäure und viel Gluten zu uns nehmen, sendet unser Körper gegebenenfalls zahlreiche Signale aus, um anzuzeigen, dass diese Stoffe ihm nicht gut bekommen. Beispiele sind, wenn wir nach dem Mittagessen müde werden, ein aufgeblähtes Gefühl und Blähungen haben oder schnell wieder Appetit bekommen. Nehmen Sie diese Signale ernst und betrachten Sie Weizen als Nebenprodukt und nicht als Hauptnahrungsmittel.

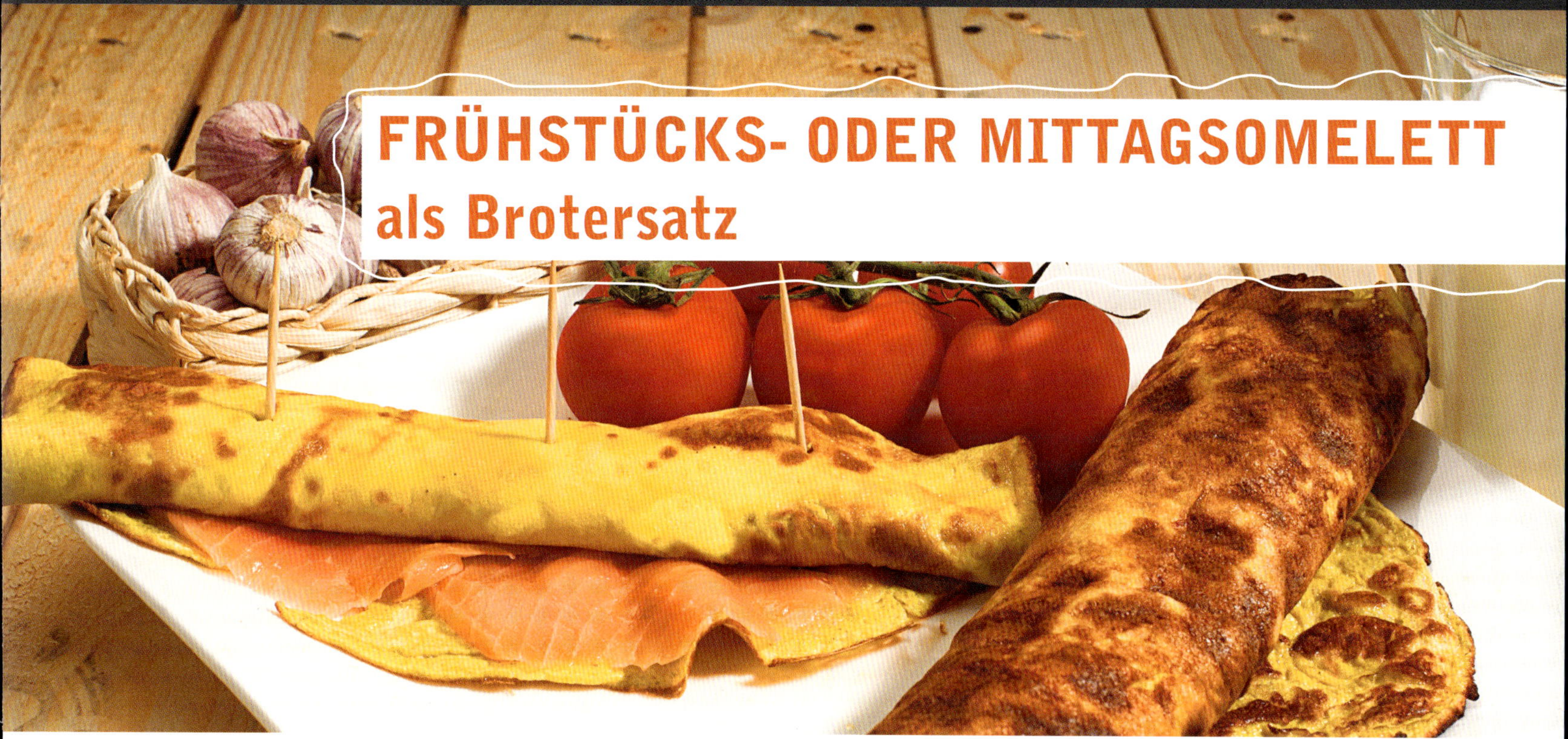

Rezepte für das Frühstück

FRÜHSTÜCKS- ODER MITTAGSOMELETT
als Brotersatz

Zubereitung:
Die Zutaten miteinander vermengen und einige dünne Omelette daraus backen. Die Omelette abkühlen lassen und anschließend beispielsweise mit einer Scheibe geräuchertem **Lachs, Avocado, Spargel, Ricotta, Gartenkresse, Tomate, Paprika, Keimen, Rucola**, grünen Kräutern oder anderen Nahrungsmitteln belegen. Die Omelette zusammenrollen und mit Spießchen zusammenhalten.

Zutaten:
- 4 oder 5 **Eier**
- eventuell 1 **Knoblauch**zehe, zerdrückt
- ein Schuss Buttermilch
- 1 Teelöffel **Kurkuma**
- 1 Teelöffel gemahlener **Ingwer**
- eventuell 1 Teelöffel gemahlener oder sehr fein geschnittener **Rosmarin**
- 1 Prise Jodsalz und **Pfeffer**
- **Kokosöl** zum Backen

Gesundheitstipps:
• Dieses Rezept ist ideal für Menschen mit Hyperinsulinämie oder Übergewicht. Dieses Omelett hält den Blutzuckerspiegel stabil und sorgt für ein langes Sättigungsgefühl. Dadurch haben Sie über den Tag verteilt länger Energie. Diäten mit viel Eiweiß sind gerade in Mode, weil man damit schnell abnehmen kann. Bedenken Sie jedoch, dass Eiweiße allein keine vollwertige Nahrung sind, dass zu viel Eiweiß säuernd wirkt (siehe Anlage „Säure-Basen-Haushalt") und wieder Übergewicht begünstigt und dass Eiweiß meistens mit vielen gesättigten Fettsäuren zusammen gegessen wird (z.B. Omelett mit Speck und Käse). Essen Sie reichlich Gemüse, wenn Sie viel Eiweiß essen. Garnieren Sie dieses Frühstück oder Mittagessen üppig mit Gemüsen und Sprossen.

• Dieses Omelett können Sie wunderbar für das nächste Frühstück oder für das Mittagessen im Kühlschrank aufbewahren.

Rezepte für das Frühstück

Gesundheitstipps:

- Hirse enthält Silicea, ein wichtiger Baustoff für unser Nervensystem und für die Erhaltung flexibler und gesunder Knochen sowie für eine schöne Haut.
- Menschen mit Übergewicht, Diabetes und Blutzuckerspiegelproblemen sollten lieber keine Hirse, sondern Quinoa verwenden. Hirse hat nämlich eine hohe glykämische Last, Quinoa eine niedrige.
- Ein Schuss Zitronensaft im Frühstück wirkt schön basisch, siehe Anlage „Säure-Basen-Haushalt".
- Im Herbst und im Winter tut es gut, dieses Gericht warm zu essen. Durch die wärmenden Gewürze wie Zimt und Kardamom ist dieses Frühstück ideal für kälteempfindliche Menschen auch in den kälteren Jahreszeiten.
- Verwenden Sie für das Abendessen Quinoa oder Hirse. Den Rest können Sie in den Kühlschrank stellen und am nächsten Vormittag zum Frühstück verwenden. Lockern Sie die Hirse oder das Quinoa mit einer Gabel und fügen Sie danach die anderen Zutaten hinzu. Sie können dieses Gericht selbstverständlich auch aufwärmen. Fügen Sie das Öl dann erst hinzu, wenn Sie den Topf vom Herd genommen haben.

Zutaten:

- etwa 3 Esslöffel gekühlte (zuvor) gekochte **Quinoa, Hirse** oder **Naturreis**.
- 1 Schuss Heidelbeer- oder **Granatapfel**saft
- 1 Prise **Zimt**
- 1 Prise **Kardamom**
- 1 Schuss Mandel-, Hafer- oder andere Milch
- ein paar Tropfen **Stevia** oder ein wenig Ahornsirup
- frisches Obst nach Bedarf (oder getrocknete **Aprikosen**, Nüsse, **Kokos**raspel, **Sonnenblumenkerne** oder **Hüttenkäse**)
- 1 Schuss **Raps**- oder Nussöl
- 1 Schuss **Zitronensaft**
- eventuell geriebene **Zitrone**n- oder **Orange**nschale (aus Bio-Anbau)

Zubereitung:

Die obengenannten Zutaten vermengen.

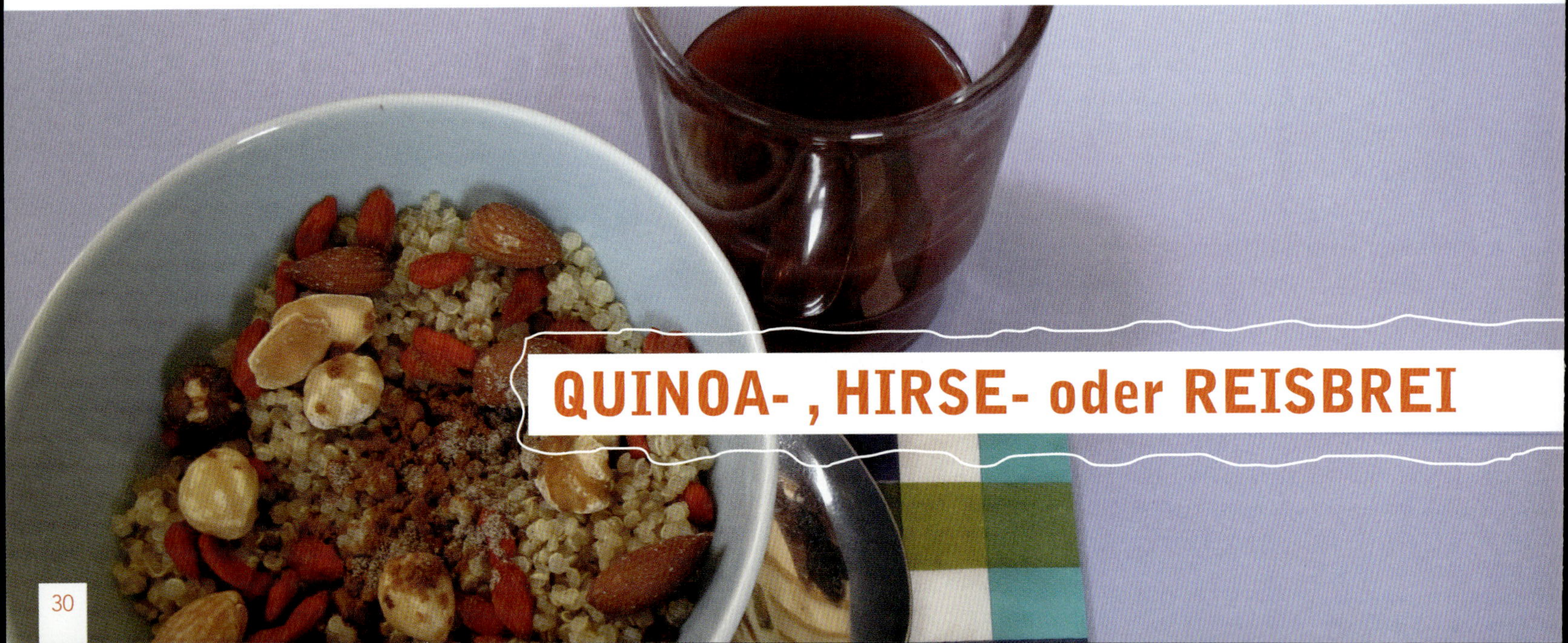

QUINOA- , HIRSE- oder REISBREI

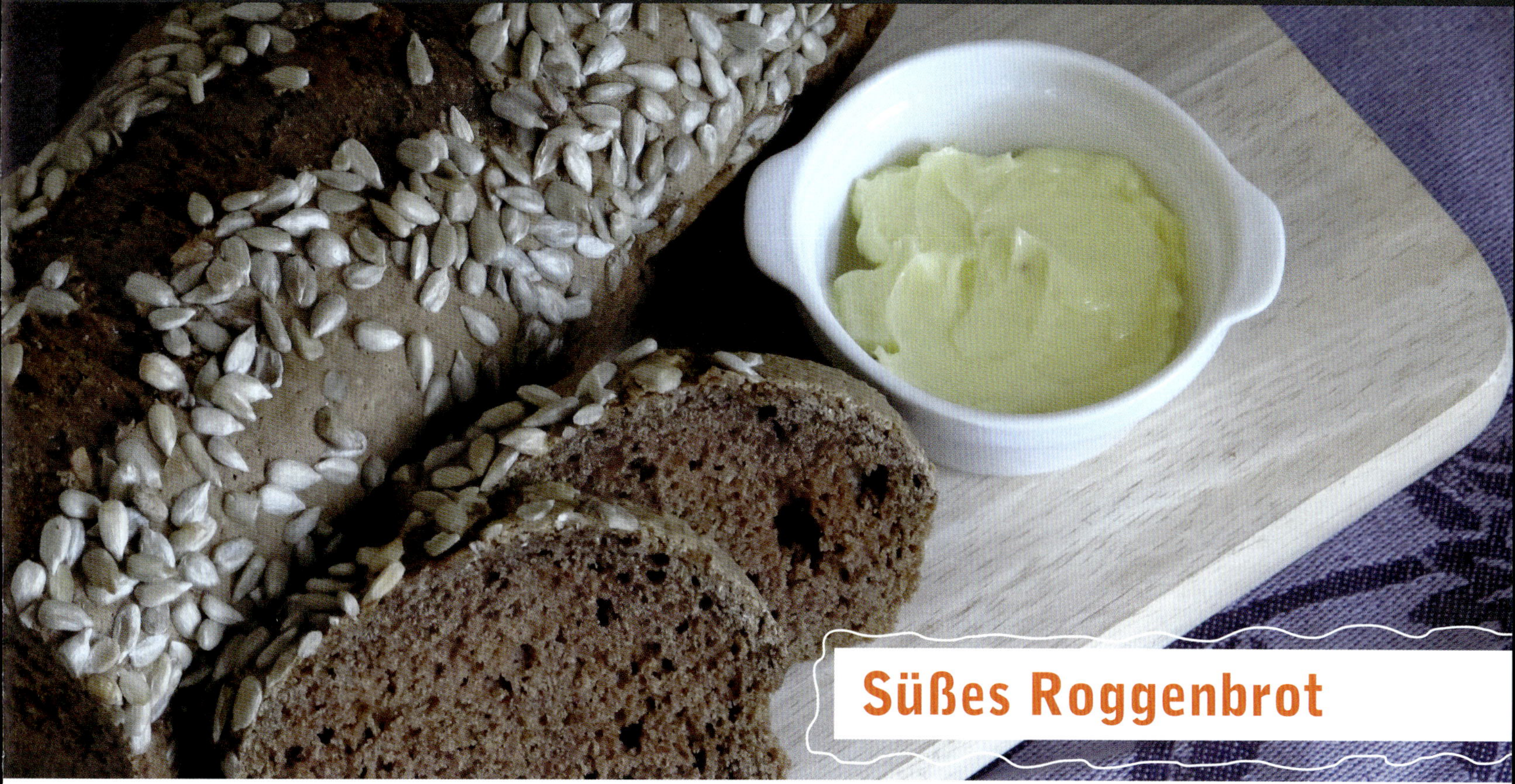

Rezepte für das Frühstück

Süßes Roggenbrot

Zubereitung:

Die Aprikosen in ein wenig Wasser quellen und auf dem Herd langsam warm werden lassen. Das Kokosöl unter die warmen Aprikosen mischen und das Ganze mit einem Stabmixer pürieren. Die anderen Zutaten mit dem Handmixer vermengen. Anschließend das Aprikosenpüree hinzugeben. Zuletzt das Natron durch ein Sieb zugeben und alles sorgfältig vermischen. Den Teig in eine Kuchenform geben und für etwa 1 Stunde bei 150 Grad im Ofen backen. »

Variation:

Geben Sie dem Teig die geriebene Schale einer Bio-Orange zu, wenn Sie den Geschmack variieren möchten.

Zutaten:

- 1 Esslöffel **Kokosöl**
- 200 Gramm **Aprikosen**
- 250 Gramm Vollkornroggenmehl
- 2 Kaffeelöffel Natron (erst hinzufügen kurz bevor das Brot in den Ofen geschoben wird)
- 4 Teelöffel **Spekulatiusgewürz**
- 1 Teelöffel gemahlenen **Zimt**
- ½ Teelöffel gemahlenen **Kardamom**
- 1 **Ei**
- 6 Esslöffel **Sonnenblumenkerne**
- eventuell 1 reichlicher Esslöffel **Inulin**-Pulver oder **Kokosmehl**, vor allem für Menschen mit trägem Darm
- 10 Tropfen **Stevia**
- 200 ml Wasser
- 1 Prise Jodsalz
- 1 Schuss **Zitronensaft**

Rezepte für das Frühstück

Gesundheitstipps Süßes Roggenbrot:

• Roggen und Roggenbrot sind ausgezeichnete Ballaststofflieferanten: Sie enthalten etwa 3 Gramm Ballaststoffe pro 50 Gramm. Für eine optimale Gesundheit (vor allem im Darm) brauchen wir etwa 30 bis 40 Gramm Ballaststoffe täglich. Südfrüchte wie Aprikosen enthalten etwa 5 bis 7 Gramm pro 50 Gramm. Mit diesem Frühstücksbrot nehmen Sie bereits eine Menge Ballaststoffe für den Tag zu sich. Vor allem, wenn Sie auch noch einen Esslöffel Inulin oder Kokosmehl hinzugeben. Eine echte Wohltat für die Darmperistaltik und für gesunde Darmbakterien. Kokosmehl besteht fast zu 55 Gramm pro 100 Gramm aus löslichen Ballaststoffen. Andere Lebensmittel können da kaum mithalten.

• Gut für den Darm zu sorgen, ist gut für die ganze Gesundheit und versorgt auch noch das Gehirn.

• Ähnliche Produkte im Supermarkt (z.B. der Kandiskuchen) bestehen fast nur aus Kohlenhydraten (null Prozent Fett) und sind mit **Glukose-Fruktose-Sirup** gesüßt. Viele Menschen denken, dass solche Produkte in eine verantwortungsbewusste Diät passen, da kein Fett darin enthalten ist. Glukose-Fruktose hat jedoch viele negative Eigenschaften, unter anderem einen schlechten Einfluss auf unser Gewicht.

• Bei festlichen Anlässen kann man dieses Gericht in schönen Förmchen servieren, damit es feierlich aussieht.

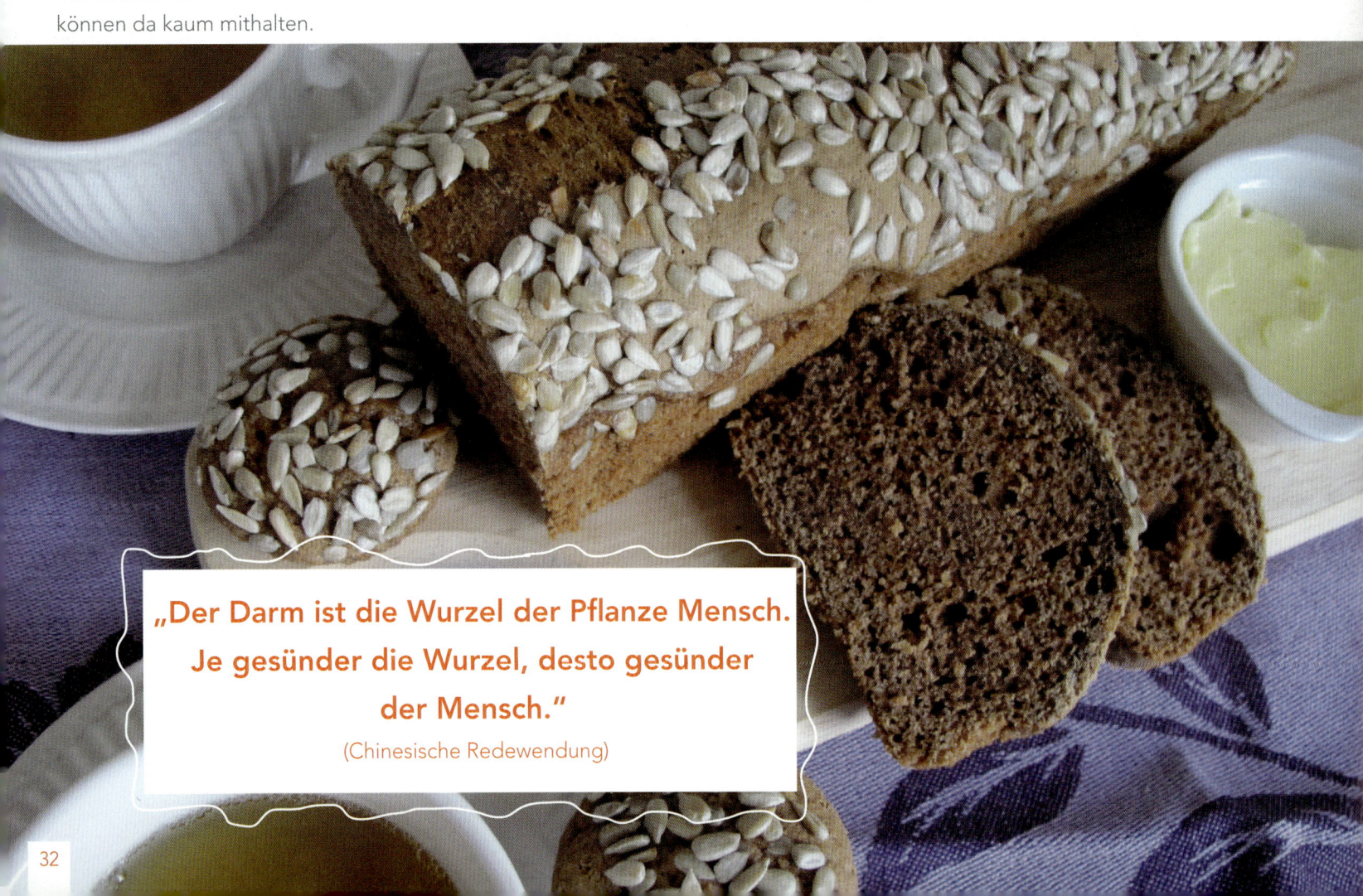

„Der Darm ist die Wurzel der Pflanze Mensch. Je gesünder die Wurzel, desto gesünder der Mensch."

(Chinesische Redewendung)

Rezepte für das Frühstück

SMOOTHIE AUS ROTER BETE UND KAROTTEN
Start in den Tag mit einem Saft voller Antioxidantien

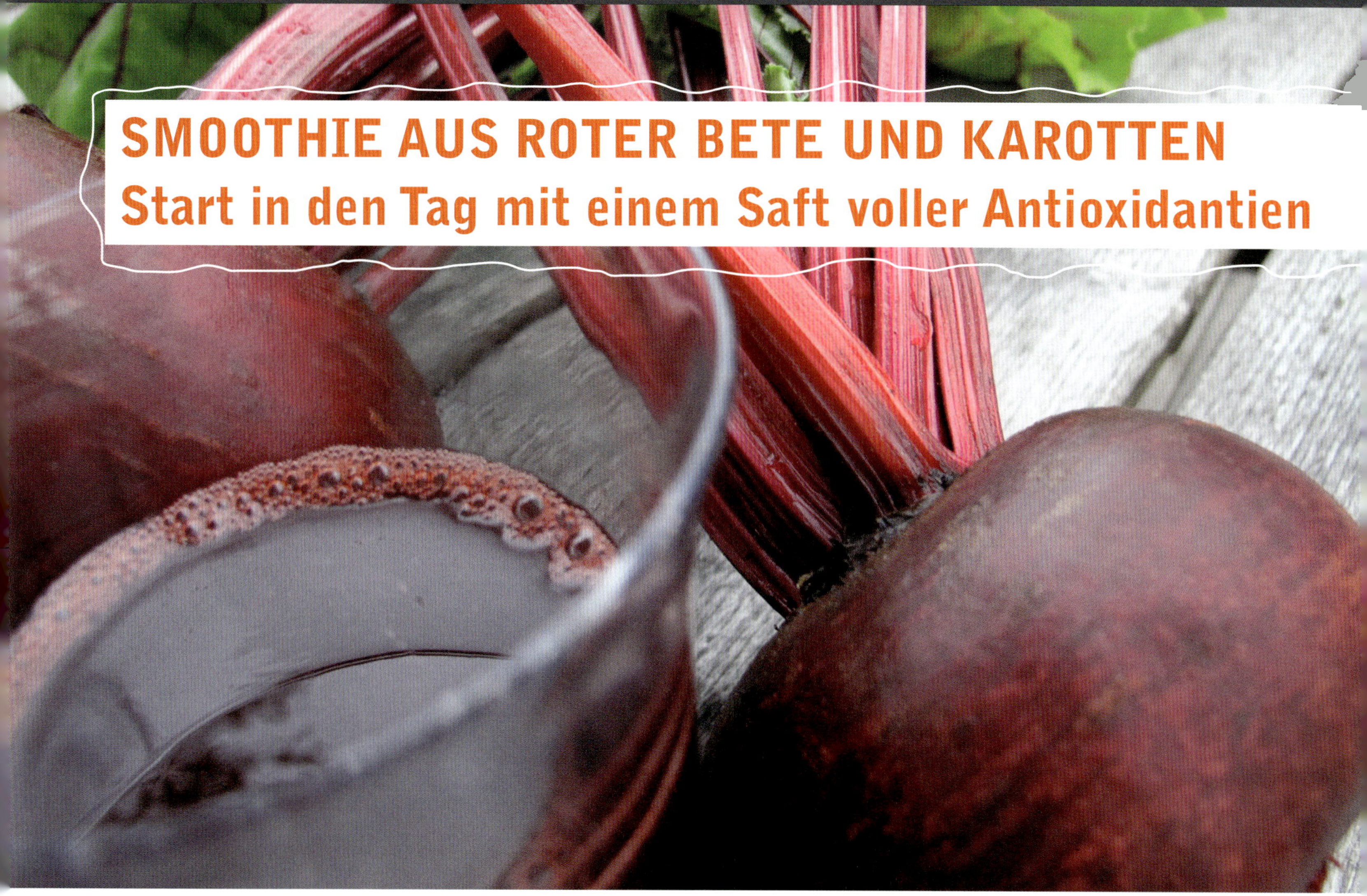

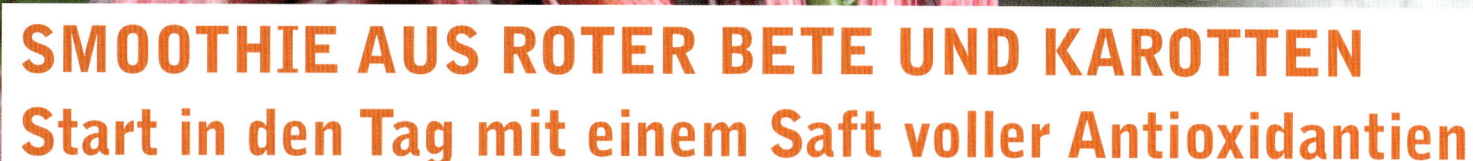

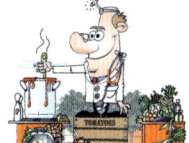

Zubereitung:

Alle Zutaten in einen Entsafter geben und entsaften. Falls Sie keinen Entsafter haben, kaufen Sie Rote-Bete-Saft und Karottensaft im Naturkostladen. Die Säfte vermengen und danach Zitronensaft, Apfelessig, gemahlene Brennnessel oder Rosmarin, Fruchtsaft und eine Prise Ingwer untermischen. »

Zutaten:
- 2 *rote Bete* oder 500 Gramm vorgekochte rote Bete
- 4 oder 5 große *Karotten*
- 3 Teelöffel gemahlene *Brennnessel* oder *Rosmarin* (wenn möglich frische Stängel verwenden)
- 1 Prise *Ingwer*
- 20 ml *Zitronensaft*
- 1 Schuss *Apfelessig*
- 1 Flasche *Granatapfel*-Ursaft 330 ml oder schwarzer Johannisbeer-Saft aus Bio-Anbau.
- 5 Tropfen *Stevia*

Rezepte für das Frühstück

Variationen:
Sie können selbstverständlich allerlei Kombinationen erstellen. Schauen Sie was Sie an Gemüse, Obst und Gewürzen im Haus haben. Auch im Internet finden Sie viele Rezepte für Smoothies. Das wichtigste ist, dass Sie abwechseln und Ihrem Geschmack folgen.

Gesundheitstipps:
• Die Bürger in Deutschland verzehren durchschnittlich weniger Obst und Gemüse als die empfohlene Tagesmenge. Die minimale Einnahme, um Ihre Gesundheit positiv zu beeinflussen, beträgt 200 Gramm Obst und 300 Gramm Gemüse täglich. Ihr Körper bekommt damit die minimal notwendige Menge an Antioxidantien, Vitaminen, Mineralstoffen, Spurenelementen und Ballaststoffen. Indem Sie Gemüsesaft oder Suppen mit viel Gemüse auf den Speiseplan setzen, ist es ein Leichtes diese Menge zu erreichen.

• Der Stoff Ellagsäure im Granatapfel bewirkt, dass vor allem Fette und Cholesterin nicht im Körper oxidieren. Somit ist es ein wichtiger Stoff im Kampf gegen Arteriosklerose. Ellagsäure scheint auch eine starke krebsvorbeugende Wirkung zu haben.

• Zitronensaft als Vitamin-C-Quelle wurde als Antioxidans hinzugefügt. Außerdem bewirkt der Zitronensaft, dass das **Nitrat** im Rote-Bete-Saft nicht in **Nitrosamine** umgewandelt werden kann. Es gibt auch nitratarmen Rote-Bete-Saft aus biologischem Anbau zu kaufen. Bio-Gemüse enthält weniger Nitrat als herkömmliches Gemüse.

• Verwenden Sie abwechselnd verschiedene Gemüsesorten für den Smoothie, so dass Sie nicht zu viel Nitrat aufnehmen. Kombinieren Sie zum Beispiel Karottensaft mit Apfel- und Cranberry-Saft. Um die Carotinoide aus den Möhren aufnehmen zu können, essen Sie dazu Nahrung mit gesunden Fetten oder geben Sie einen Schuss Rapsöl in den Saft.

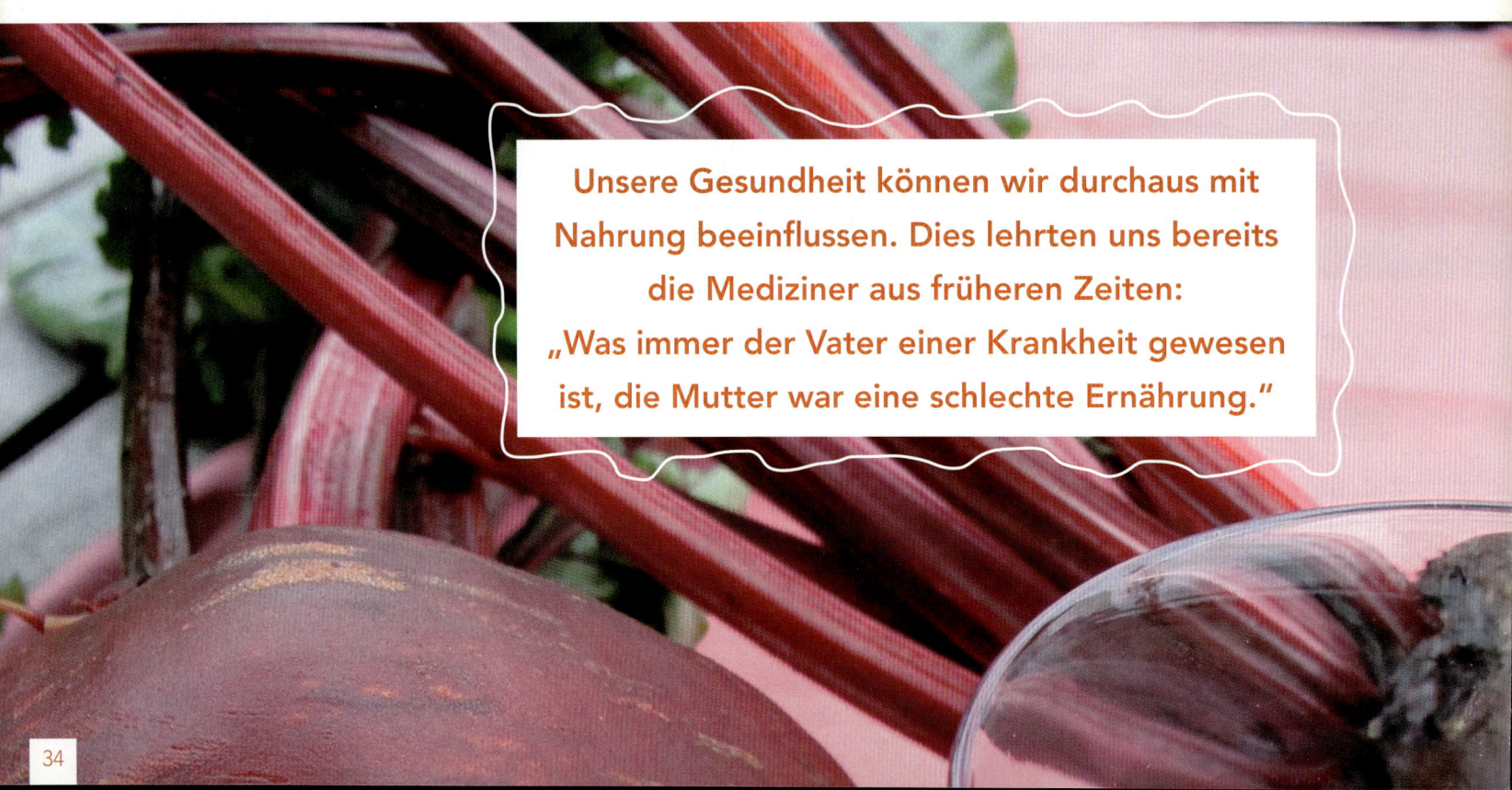

Unsere Gesundheit können wir durchaus mit Nahrung beeinflussen. Dies lehrten uns bereits die Mediziner aus früheren Zeiten: „Was immer der Vater einer Krankheit gewesen ist, die Mutter war eine schlechte Ernährung."

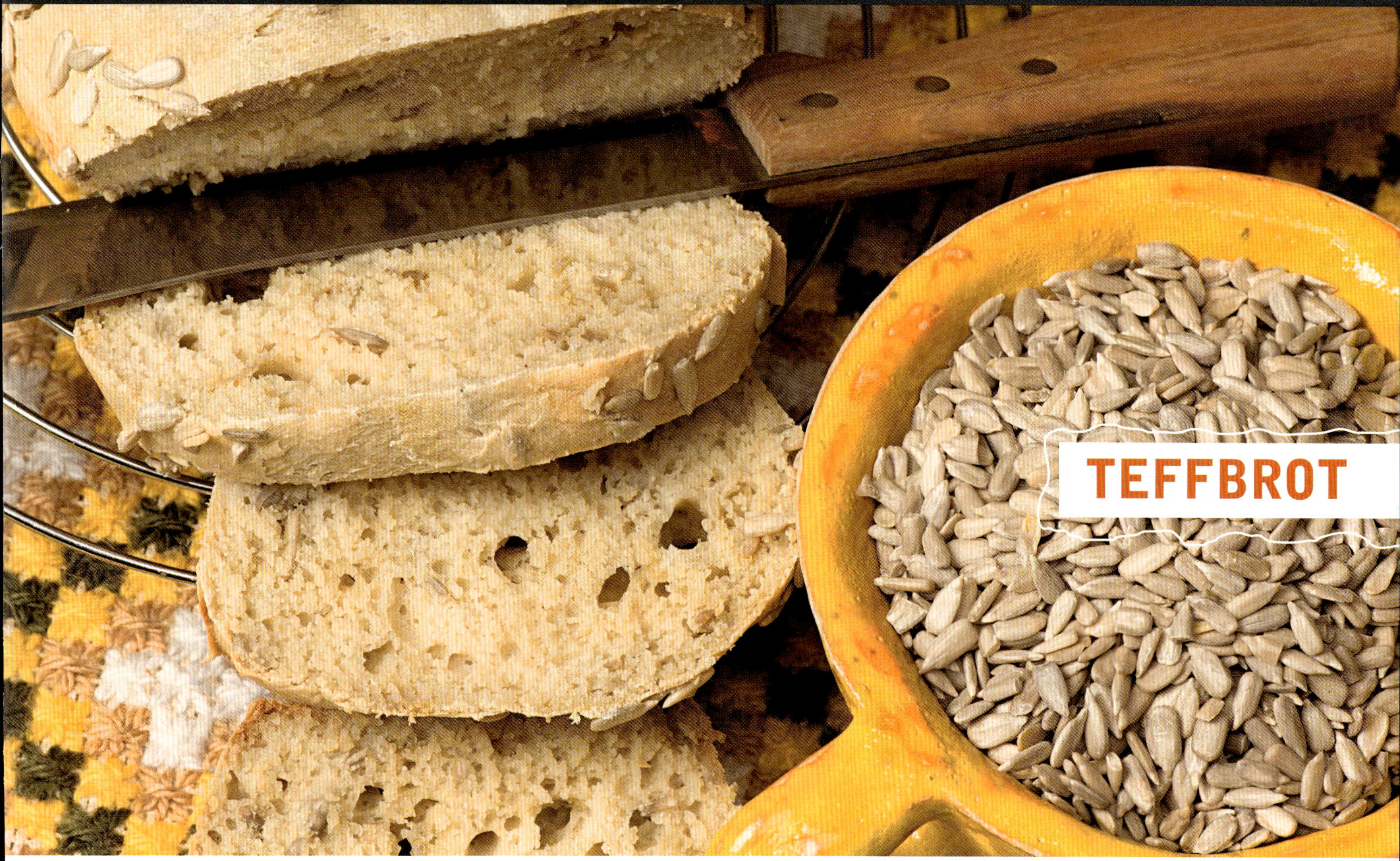

Rezepte für das Frühstück

TEFFBROT

Zutaten:
- 300 Gramm **Teff**mehl
- 3 **Eier** (oder 4 Eiweiß)
- 5 gehäufte Esslöffel Quark
- 3 Esslöffel **Sonnenblumenkerne**
- 2 Teelöffel Natron (erst hinzufügen kurz bevor das Brot in den Ofen geschoben wird)
- 2 Esslöffel **Kokosmehl**
- 2 Teelöffel **Pfeilwurzelstärke**
- 2 Esslöffel geschmolzenes **Kokosöl** oder einen ordentlichen Schuss **Olivenöl**
- etwa 250 ml Wasser
- 1 Teelöffel Jodsalz

Zubereitung:
Alle Zutaten miteinander verkneten. Falls der Teig keine schöne Substanz hat, einen Schuss Wasser hinzufügen. Etwa eine halbe Stunde aufgehen lassen. Danach das Brot in den Ofen schieben und bei 150 Grad 45 Minuten backen. Das Brot nach dem Abkühlen im Kühlschrank aufbewahren. Das Brot bröselt dadurch weniger, was das Schneiden erleichtert. »

Rezepte für das Frühstück

Gesundheitstipps Teffbrot:
• Menschen mit einer Glutenunverträglichkeit finden im Supermarkt immer mehr glutenfreie Fertigprodukte vor. Obwohl es einfach ist, diese Produkte zu kaufen, haben sie einen Nachteil: es sind oft stark blutzuckererhöhende Lebensmittel. Teff ist eine wunderbar nahrhafte Getreidesorte und hat weniger Auswirkung auf den Blutzuckerspiegel.
• Auch Kokosmehl, Quark, Kokosöl und Sonnenblumenkerne helfen dabei den Blutzuckerspiegel zu stabilisieren.
• Aus Teffmehl, kombiniert mit Quinoamehl, können Sie auch herrliche glutenfreie Eierkuchen backen.
• Teff enthält weniger **Phytinsäure** als die meisten anderen Getreidesorten. Dies bedeutet: größerer Gehalt an Mineralstoffen und dadurch einen gesünderen Körper, einen gesünderen Geist und ein gesundes Körpergewicht (siehe auch Anlage „Säure-Basen-Haushalt").

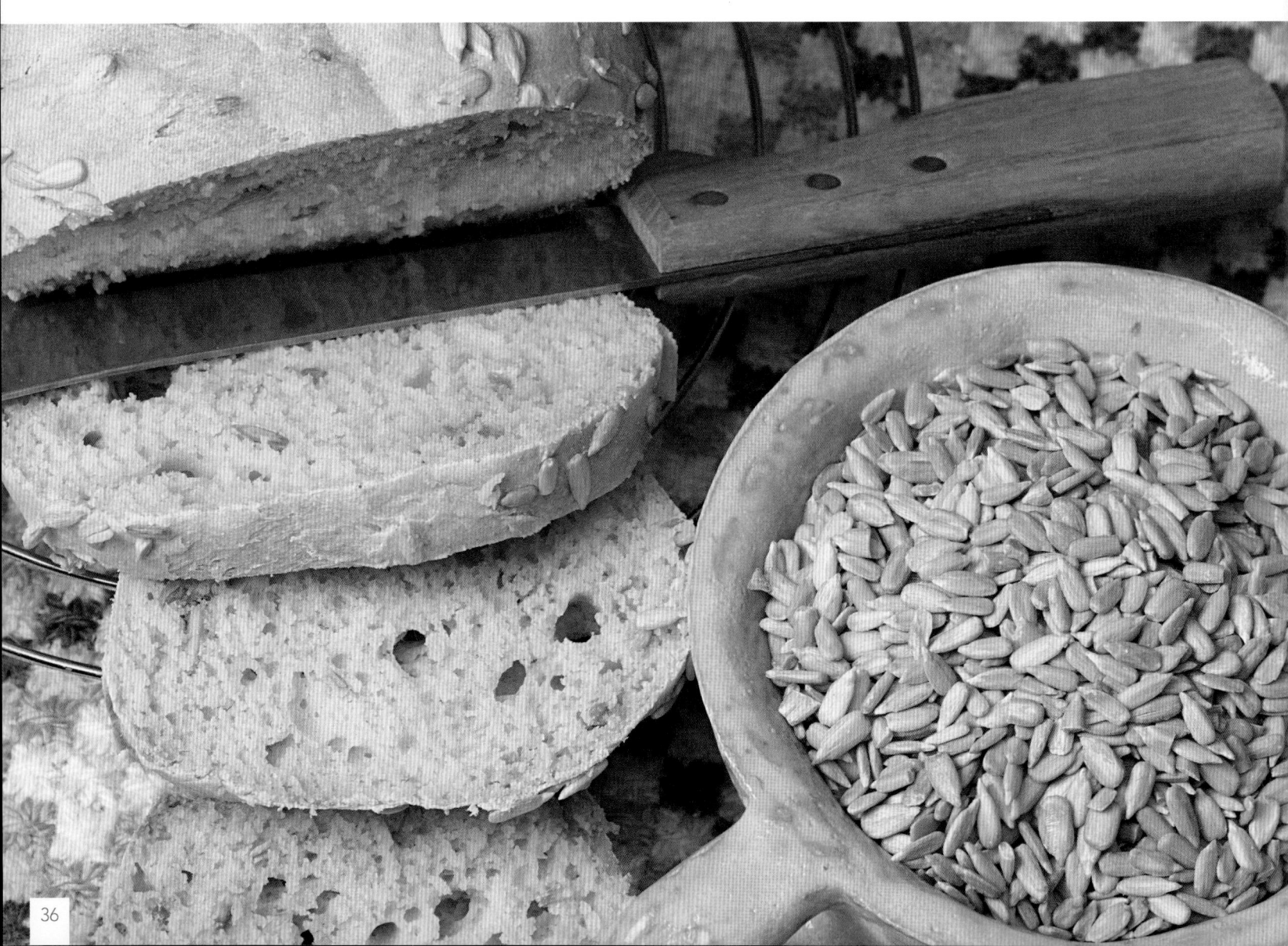

Rezepte für das Frühstück

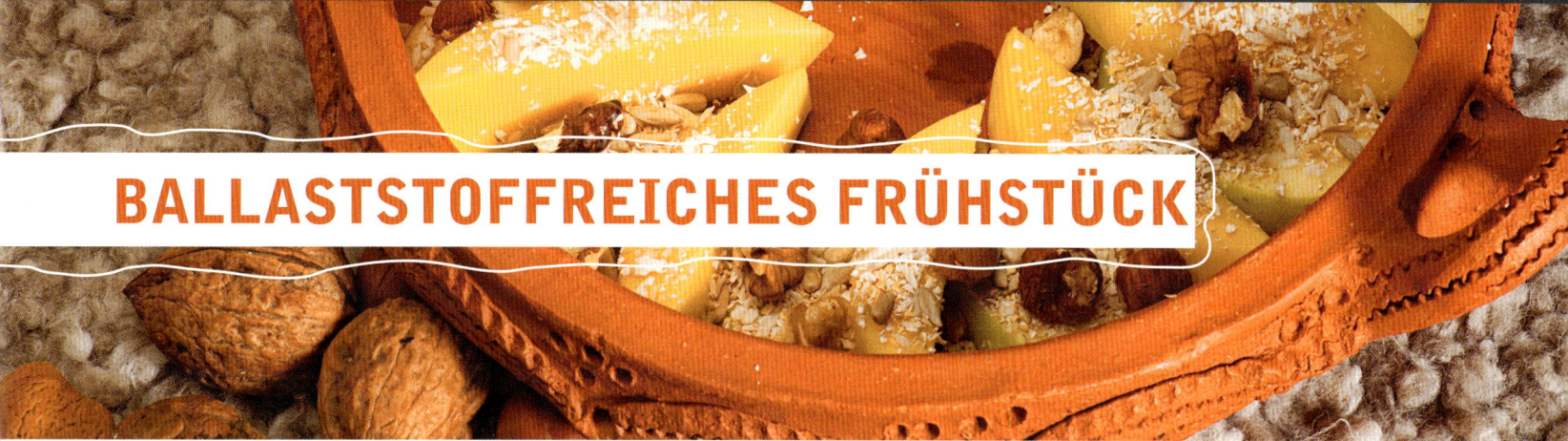

BALLASTSTOFFREICHES FRÜHSTÜCK

Zubereitung:
Die Früchte in kleine Stücke schneiden und alle anderen Zutaten darauf träufeln bzw. streuen. Die Nüsse und Sonnenblumenkerne können vorher grob gehackt werden, das gibt auch einen herrlichen Geschmack.

Gesundheitstipps:
• Die löslichen Ballaststoffe in diesem Frühstück bilden indirekt Nahrung für unsere Darmbakterien, ganz im Gegensatz zu den unlöslichen Ballaststoffen zum Beispiel im Weizen. Die löslichen Ballaststoffe werden nämlich in Buttersäure (Trivialname für Butansäure) umgewandelt. Buttersäure fördert das Wachstum und die Anhaftung der guten Darmbakterien. Ohne ausreichend lösliche Ballaststoffe können die Darmbakterien nicht überleben.

• Die löslichen Ballaststoffe sind stark blutzuckerregulierend. Je stabiler der Blutzuckerspiegel am Vormittag ist, desto größer der Nutzen für den restlichen Tag. Der Energiehaushalt ist viel gleichmäßiger, die Stimmung ausgewogener und das Verlangen nach Süßem zwischendurch wird geringer.

• Für Menschen mit hohem Blutzuckerspiegel und trägem Darm ist es empfehlenswert einen Kaffeelöffel Inulin dem Frühstück beizufügen. Inulin ist auch eine willkommene Ergänzung an Tagen, an denen wir nicht genügend Gemüse und Obst essen.

Zutaten:
- ein halber **Apfel** und eine halbe **Orange** oder zwei andere halbe Früchte
- 1 Esslöffel **Kokosraspel**
- 1 Esslöffel **Sonnenblumenkerne**
- 1 Esslöffel gemischte Nüsse
- 1 Esslöffel **Haferkleie**
- 1 Schuss **Zitronensaft**
- eventuell etwas **Stevia**
- ein Schuss **Raps-, Leinsamen-**, oder **Walnussöl**
- eventuell 1 Kaffeelöffel **Inulin**-Pulver
- eventuell ein Schuss schwarzer Johannisbeer-Saft oder **Granatapfel**-Ursaft

• Fügen Sie dem Frühstück einen Schuss gesundes Raps- oder Walnussöl bei und der Darm bekommt extra Energie in Form löslicher Ballaststoffe, Magnesium und gesunder Fettsäuren. Diese Stoffe sind Kraftstoff für den Darm. Zusammen mit ausreichend Flüssigkeit bekommt der Darm hiermit alles Wichtige für den täglichen Stuhlgang. Haferkleie enthält Lignane. Diese Ballaststoffe sind nicht nur für den Darm, sondern für die gesamte Gesundheit ein Muss.

• Die Ballaststoffe in Haferkleie sind auch unentbehrlich, um das Hormonsystem und das Cholesterin zu regulieren. Außerdem sind sie starke Antioxidantien. Wenn Sie es also einrichten können, beginnen Sie den Tag mit einem Frühstück aus Haferkleien.

Rezepte für Aufstriche und Brotbelag

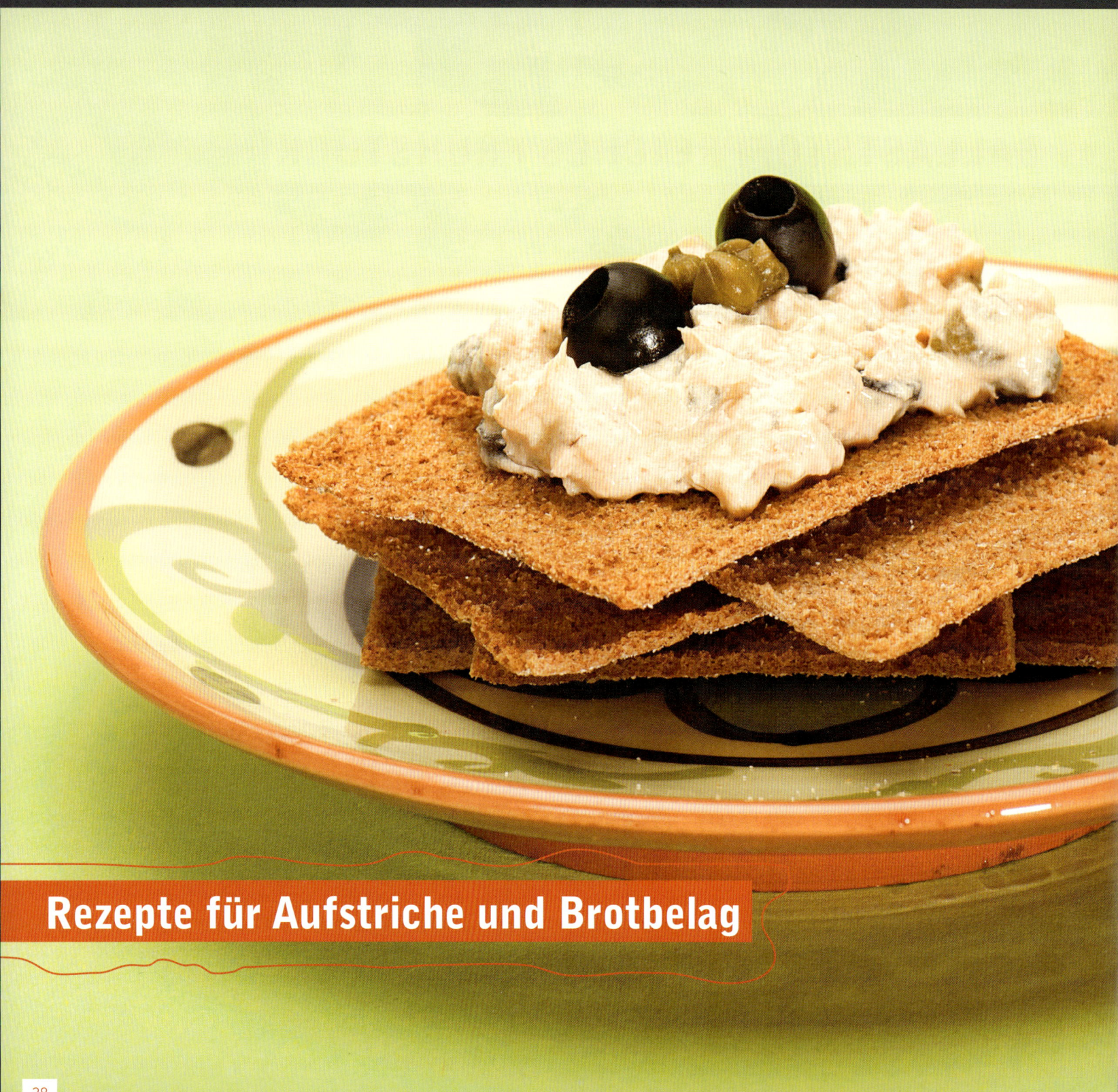

Rezepte für Aufstriche und Brotbelag

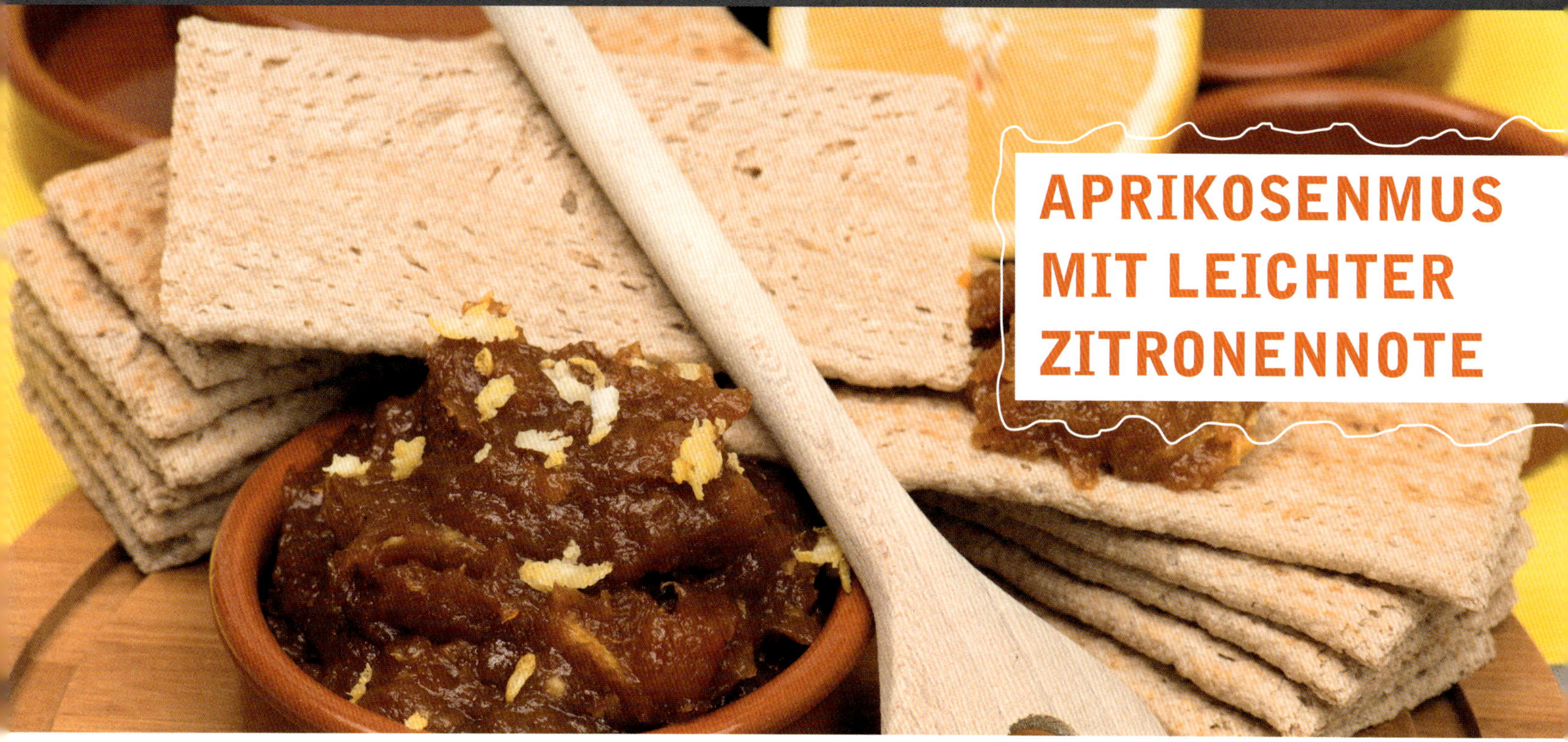

Rezepte für Aufstriche und Brotbelag

APRIKOSENMUS MIT LEICHTER ZITRONENNOTE

Zubereitung:
Die Aprikosen in einen Topf geben, mit Wasser auffüllen bis die Früchte mit Flüssigkeit bedeckt sind. Anschließend bei geringer Hitze weichkochen. Den größten Teil des Wassers abgießen. Die Aprikosen mit dem restlichen Wasser pürieren. Zitronensaft und geriebene Zitronenschale untermengen. Das Ganze abkühlen lassen.

Zutaten:
- 100 Gramm ungeschwefelte **Aprikosen**
- Saft einer halben Bio-**Zitrone**
- geriebene Zitronenschale einer Bio-Zitrone

Gesundheitstipps:
• Viele Menschen essen leidenschaftlich gern süße Brotaufstriche. Leider ist diese Kombination sehr blutzuckerspiegelerhöhend. Die meisten süßen Brotaufstriche bestehen aus „leeren" Kalorien. Versuchen Sie immer Nahrung mit Nährwert zu essen. Essen Sie so wenig leere Kalorien wie möglich.
• Aprikosen enthalten wenig Fruktose, haben ganz wenig negative Auswirkung auf Ihren Blutzuckerspiegel und sind eine gute Ballaststoffquelle. Geben Sie dieses Mus auf ein mit Kokosöl bestrichenes Roggen-Knäckebrot oder Dinkelbrötchen. Kokosöl verringert den glykämischen Wert aller Lebensmittel. Das ist auch ideal für Leistungssportler, da die Energie länger vorhält.
• Mit der Zugabe von Zitronensaft wird extra Pektin hinzugefügt. Den Ballaststoff Pektin findet man in Brombeeren, Himbeeren und in der weißen Schale von Zitronen und Orangen. Pektin verringert den Cholesterin- und Zuckergehalt und trägt zu einem gesunden Darm bei.
• Falls Sie Nusskuchen backen möchten (siehe Rezept), geben Sie einfach etwas mehr Aprikosen in den Topf, damit Sie gleichzeitig dieses Mus machen können.

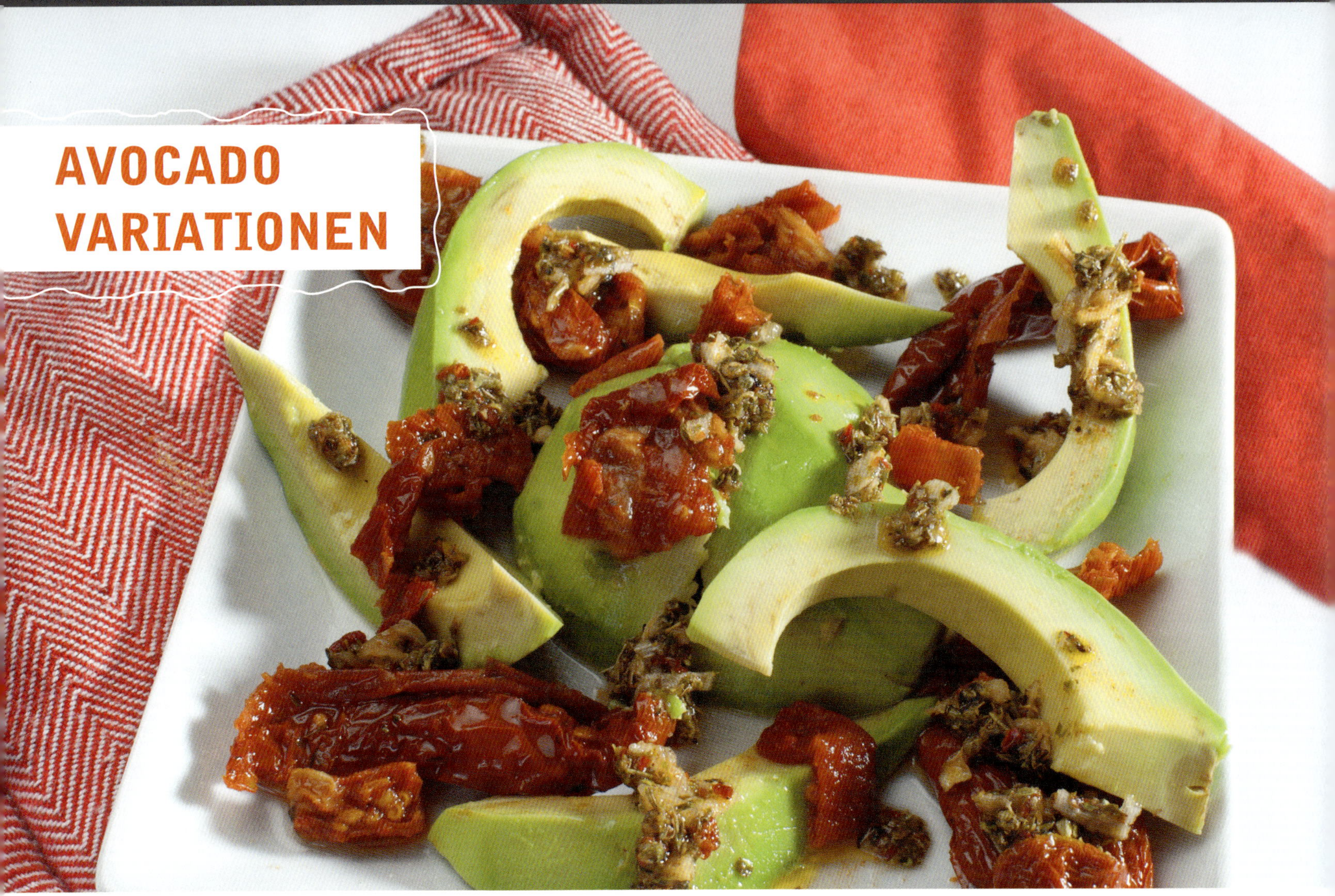

Rezepte für Aufstriche und Brotbelag

AVOCADO VARIATIONEN

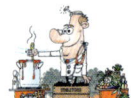

Zubereitung:
Die Avocados schälen, halbieren und den Kern herauslösen. Fruchtfleisch mit einer Gabel fein zerdrücken. Sofort Zitronensaft darüber träufeln, um eine Braunfärbung zu vermeiden. Avocados trotzdem immer kurz vor dem Servieren zubereiten, weil es trotz Zitronensaft zu einer leichten Verfärbung kommt. Danach die restlichen Zutaten gemäß Rezeptliste hinzugeben.

Zutaten:

Avocado mit Hüttenkäse
- 1 bis 2 reife **Avocados**
- 1 Becher **Hüttenkäse**
- ein Schuss **Zitronensaft**
- ein wenig Salz
- ein Schuss **Rapsöl**
- 1 Prise gemahlener **Ingwer**

Rezepte für Aufstriche und Brotbelag

Mediterrane Avocado
- 1 bis 2 reife **Avocados**
- 1 Schuss **Zitronensaft**
- 10 (fein gehackte) getrocknete **Tomaten**, **Pfeffer**, Salz, 1 Esslöffel getrocknete oder 2 Esslöffel frische **italienische Kräuter**
- 1 Prise gemahlener **Ingwer**
- 1 Schuss **Olivenöl**

Frische Avocado
- 1 bis 2 reife **Avocados**
- 1 Becher **Hüttenkäse**
- Bio-Kräutersalz
- 1 Teelöffel gemahlener **Rosmarin**, 1 Schuss **Zitronensaft**, **Pfeffer**, feingeschnittenes frisches **Basilikum**

Schlanke Avocado
- 1 bis 2 reife **Avocados**
- 1 Schuss **Zitronensaft**, Salz, **Pfeffer**, sehr fein gehacktes Koriandergrün (oder gemahlene Koriandersamen) und 1 Prise **Chilipulver**
- 1 Schuss **Rapsöl**

Avocado mit Anchovis
- 1 bis 2 reife **Avocados**
- 4 sehr fein geschnittene **Anchovis** je Avocado
- etwas **Olivenöl** und etwas **Zitronensaft**
- eventuell noch ein klein wenig sehr fein gehackte **Petersilie**

Guacamole à la Birgit Flüg
- 1 bis 2 reife **Avocados**
- 1 Schalotte, klein geschnitten
- 1 **Knoblauch**zehe, zerdrückt
- 1 cm **Chili**schote, sehr fein geschnitten
- Saft und geriebene Limettenschale einer ½ Bio-Limette
- Salz, Pfeffer und ein wenig **saure Sahne** oder Crème Fraîche

Gesundheitstipps:
- Für Menschen mit häufigen Beschwerden im Verdauungstrakt ist Avocado einer der besten Nährstoffe und sollte daher regelmäßig verzehrt werden. In Kombination mit einer Prise Ingwer ist Avocado ein probates Mittel, um den Darm zu regulieren.
- Avocado immer kurz vor dem Servieren zubereiten, ansonsten oxidiert sie und bekommt eine unschöne Farbe. Vergessen Sie nie Zitronen- oder Limettensaft hinzuzufügen, um die Oxidation soweit es geht zu vermeiden.
- Da Avocado und Hüttenkäse beide den Stoff Glutamin enthalten, ist dies eine der schönsten Darmschleimhaut-reparierenden Kombinationen. Wenn die Darmschleimhaut nicht mehr gut funktioniert, können wir Beschwerden wie Nahrungsmittelunverträglichkeiten, Allergien, chronische Darmkrankheiten usw. entwickeln.
- Glutamin ist auch ein wichtiger Brennstoff für unsere Muskeln. Menschen, die viel Sport treiben, sollten es regelmäßig zu sich nehmen. Vor allem nach schweren Wettkämpfen, um die Glutamin-Vorräte wieder aufzufüllen.
- Glutamin ist außerdem ein wichtiger Stoff um GABA herzustellen. GABA ist ein Neurotransmitter, der wie ein körpereigener Tranquilizer funktioniert. Wenn zu wenig GABA vorhanden ist, wird man ängstlich, nervös und angespannt.
- Die Kombination aus Avocado, Zitronensaft, Chilipulver und Koriander ist eine der besten Kombinationen gegen Insulinresistenz und Übergewicht.
- Wenn man auf diese Art und Weise regelmäßig Avocado zubereitet, entscheidet man sich für gesunde Fettsäuren. Rapsöl und Avocado enthalten die gesunden Omega-3- und Omega-9-Fettsäuren.
- Avocado ist ein wunderbarer herzhafter Snack: lecker und supergesund. Weitere herzhafte Snacks finden Sie unter „Rezepte für herzhafte Snacks".

Rezepte für Aufstriche und Brotbelag

BÄRLAUCHPESTO

Rezepte für Aufstriche und Brotbelag

Gesundheitstipps:
- Diese Pflanze aus der Gattung Lauch, zu der auch Zwiebel und Knoblauch gehören, wächst in feuchten, schattenreichen Wäldern. Aus der Ferne riecht man den Bärlauch bereits aufgrund seines knoblauchartigen Geruchs. Bärlauch steht zwar nicht unter Naturschutz, doch ist das Sammeln innerhalb von Naturschutzgebieten und Naturdenkmälern grundsätzlich nicht gestattet. Der Bärlauch genießt auch außerhalb von Schutzgebieten einen Mindestschutz und darf nur für den Eigenbedarf gesammelt werden. Um die Bestände zu schonen, sollte man pro Pflanze nur ein Blatt ernten und keine Zwiebeln ausgraben. Wenn Sie im Garten eine geeignete Stelle haben, kaufen Sie dann Bärlauch-Zwiebeln (zum Beispiel im Internet) und pflanzen Sie diese. Der Bärlauch ist ein wunderschöner und gesunder Bodendecker. Wenn Sie diese Möglichkeit nicht haben, kaufen Sie im Supermarkt oder im Naturkostladen frischen Bärlauch. Allerdings gibt es ihn nur im Frühjahr zu kaufen. Wenn die Bäume Blätter bekommen, verschwindet dieses Wildgemüse. Man kann jedoch das ganze Jahr getrockneten Bärlauch kaufen.
- Bärlauch hat hauptsächlich die gleichen gesunden Eigenschaften wie Knoblauch. Das Blut wird weniger zähflüssig und die Gefäße bleiben elastisch. Außerdem wirkt sich Bärlauch positiv auf den Cholesterinspiegel aus. Bärlauch ist eine Art Tonikum für die Herz- und Blutgefäße. Bärlauch hat, neben diesen positiven Eigenschaften, noch einen ganz anderen Mehrwert: Bärlauch reinigt den Darm von giftigen Schlacken. Eine Darmverschmutzung äußert sich oft in Symptomen wie träge Verdauung, häufige Blähungen oder Blähbauch. Bärlauch hilft dabei, die Verdauung im Darm zu verbessern. Und eine gesunde Verdauung ist und bleibt die Wurzel unseres Wohlbefindens.

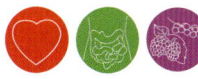

Zubereitung:
Alle Zutaten im Mixer oder mit dem Pürierstab pürieren. So viel Olivenöl hinzufügen, bis das Pesto eine schöne Konsistenz bekommt. Nach Bedarf mit Salz und Pfeffer nachwürzen.

Zutaten:
- 3 Esslöffel leicht geröstete **Pinienkerne** (oder **Sonnenblumenkerne**)
- ordentlicher Schuss **Olivenöl** (oder zur Hälfte Olivenöl und zur Hälfte **Rapsöl**)
- Salz, **Pfeffer**
- etwa 40 Gramm geriebener **Schafskäse** oder Parmesan
- nach Geschmack eine große rohe **Knoblauch**zehe
- ein ordentlicher Bund frische **Bärlauch**blätter (etwa 30 große Blätter oder mehr)

Variationen:
- Feingeschnittene Bärlauchblätter schmecken herrlich auf belegten Brötchen oder in Salaten. Auch zu Frischkäse schmecken sie phantastisch. Bereiten Sie das Gericht kurz vor dem Essen zu, weil es ansonsten einen bitteren Geschmack bekommt.
- Der getrocknete Bärlauch schmeckt nur, wenn Sie ihn nicht erhitzen. Streuen Sie ihn über Suppen, Salate, Brotaufstriche oder Brotbelag.
- Bärlauchpesto schmeckt sehr gut mit Pasta. Servieren Sie einen leckeren frischen Salat dazu.

Rezepte für Aufstriche und Brotbelag

Zubereitung:
Eier in dünne Scheiben schneiden. Alle Zutaten in einer Schüssel vermischen und abschmecken. Zum Schluss mit Bärlauch, Petersilie und Sprossen garnieren. Nachdem das Öl zugefügt wurde, sollte der Eiersalat abgedeckt werden, um Oxidation zu vermeiden.

Gesundheitstipps:
- Wenn Sie täglich ein Ei von freilaufenden Hühnern essen, hat dies keine negative Auswirkung auf den **Cholesterin**wert.
- Dieser selbstgemachte Eiersalat enthält keine **E-Nummern** oder **Transfettsäuren.** Außerdem bietet es sich an, dem Eiersalat gute Fettsäuren wie Olivenöl oder Rapsöl hinzuzufügen.
- Versuchen Sie täglich etwas Kurkuma in Ihren Gerichten zu verarbeiten. Etwa 1 Teelöffel am Tag scheint eine starke Präventivwirkung zu haben (siehe Anlage „Antioxidantien").
- Bockshornklee ist wunderbar. Er hat eine blutzuckersenkende Wirkung und ist reich an SAM (siehe Anlage „Wissenswertes über Nahrungsmittel").

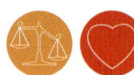

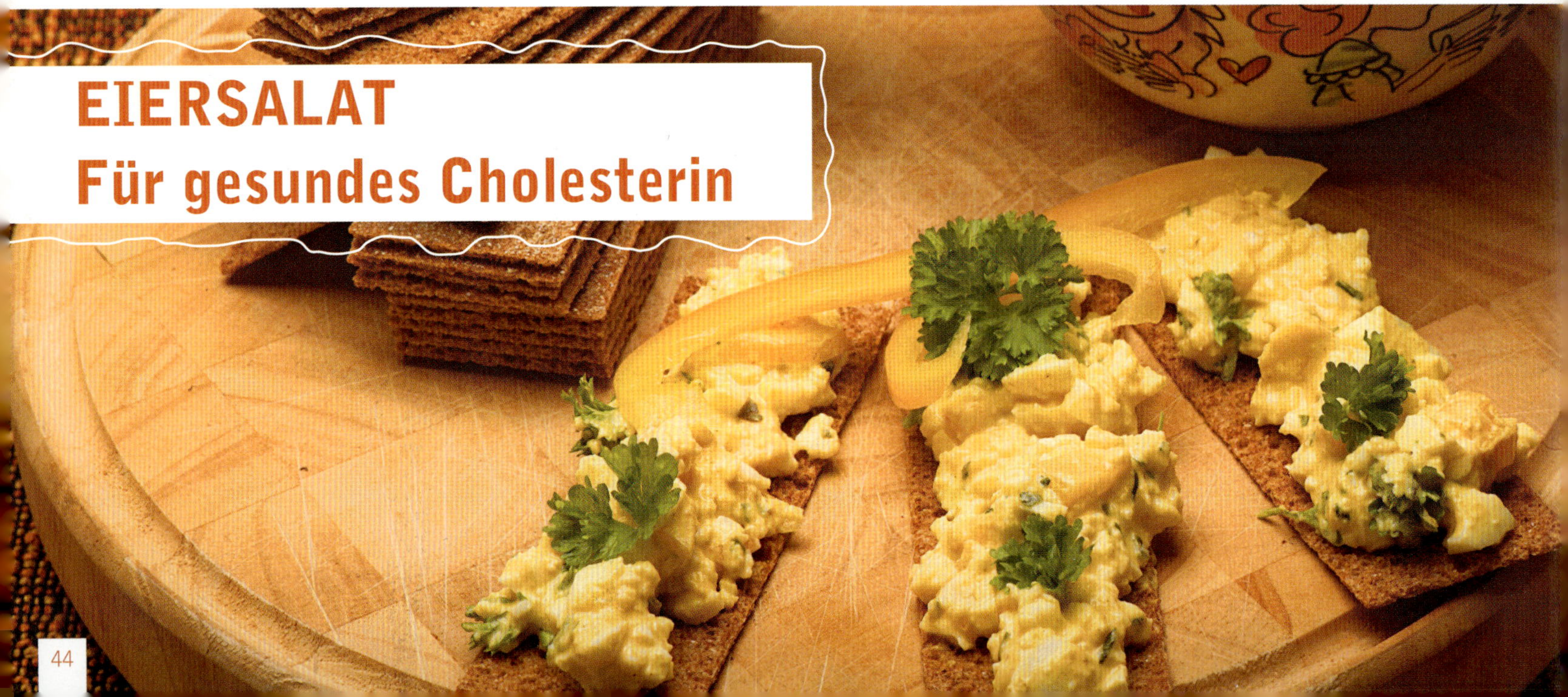

Zutaten:
- 4 fast hartgekochte **Eier**
- 2 Esslöffel vollfetter **Joghurt**, Quark oder **saure Sahne**
- kräftiger Schuss **Olivenöl** oder **Rapsöl**
- ein Schuss **Zitronensaft**
- kleiner Schuss süße Bio-**Sojasauce** ohne E621
- 1 Teelöffel Kräutersalz oder **Gemüsebrühepulver** in Bio-Qualität, oder ein Schuss **Shoyu**
- **Pfeffer**
- ½ **Paprika** in ganz dünne Streifen geschnitten
- 1 Teelöffel gemahlenes **Kurkuma** und ein wenig Curry
- 1 Esslöffel **Bärlauch**, **Petersilie** oder **Schnittlauch**, feingeschnitten
- **Keimlinge** (**Brokkolisprossen**, **Bockshornkleesprossen** oder **Gartenkresse**)

EIERSALAT
Für gesundes Cholesterin

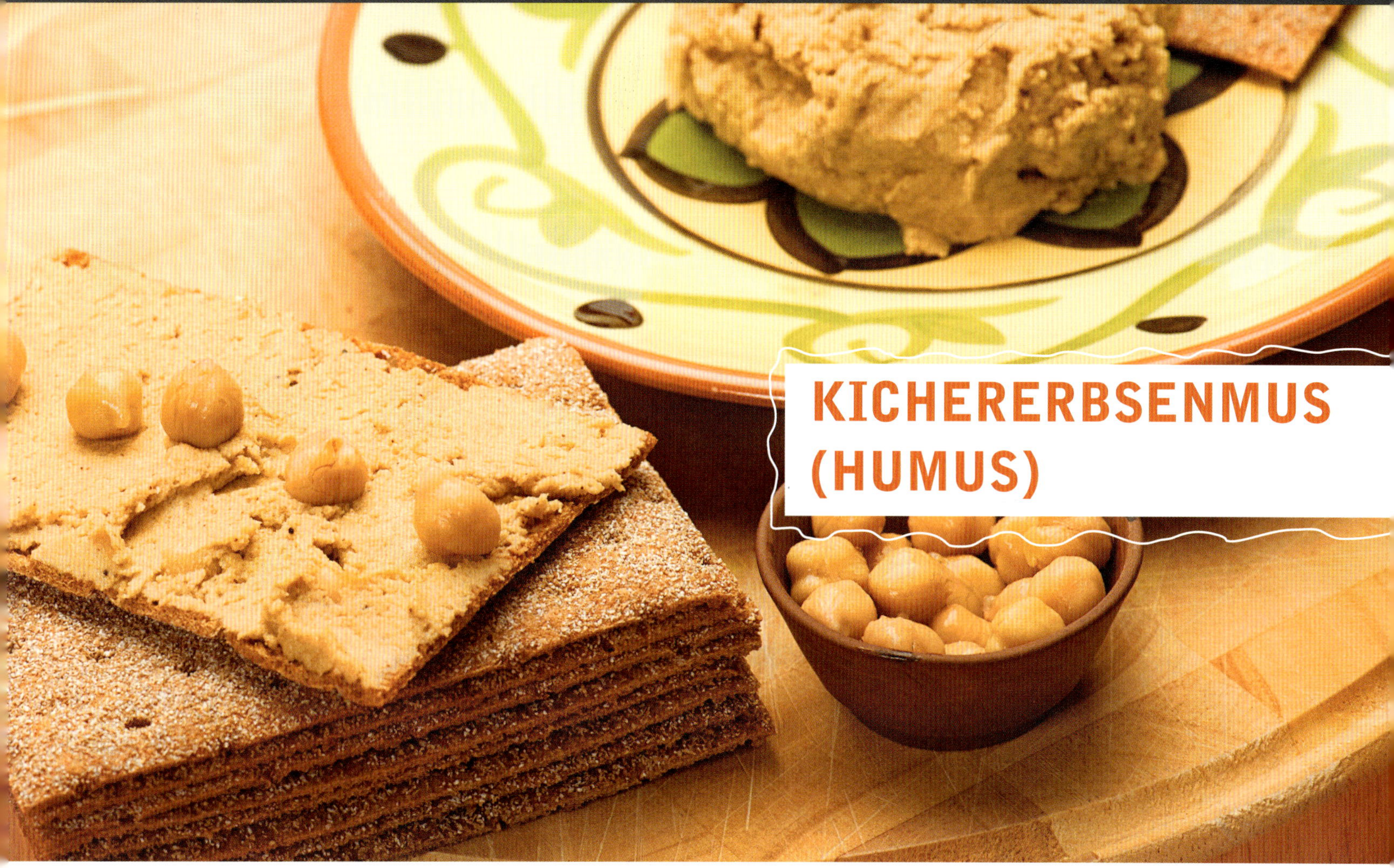

Rezepte für Aufstriche und Brotbelag

KICHERERBSENMUS (HUMUS)

Zubereitung:

Die Kichererbsen über Nacht in Wasser einweichen und danach laut Verpackungsbeilage weichkochen. Die Kichererbsen pürieren und abkühlen lassen. Natürlich können Sie auch bereits gekochte Kichererbsen verwenden. Da diese meistens salzhaltig sind, kein zusätzliches Salz mehr hinzufügen. Das Püree mit der zerdrückten Knoblauchzehe, dem Zitronensaft, dem Öl, der Sesampaste (Tahina) und eventuell mit Salz vermengen. Die Paste muss glatt sein, sollte jedoch keine allzu feste Konsistenz haben. Zuletzt die sehr fein geschnittenen Kräuter (oder die getrockneten Kräuter) untermengen. Menschen mit Übergewicht oder Problemen mit dem Blutzuckerspiegel geben ein bis zwei Teelöffel gemahlenen **Bockshornklee** dazu. »

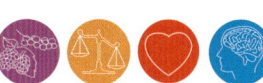

Zutaten:

- etwa 250 Gramm rohe **Kichererbsen**
- 1 **Knoblauch**zehe
- ein Schuss **Zitronensaft**
- ein Schuss **Olivenöl/Rapsöl**
- Salz (bei selbst gekochten Kichererbsen)
- **Tahina** (minimal 6 Esslöffel, mehr schmeckt besser)
- grüne Kräuter wie **Petersilie, Schnittlauch, Rosmarin** oder **Kräuter der Provence** nach Geschmack

Rezepte für Aufstriche und Brotbelag

Gesundheitstipps Kichererbsenmus (Humus):
• Sie können die Hälfte der Kichererbsen auch mit **dicken Bohnen** (frisch oder tiefgefroren) ersetzen.
• Frieren Sie einen Teil in mehreren kleinen Portionen ein. So können Sie regelmäßig Humus essen, ohne ihn jedes Mal neu zuzubereiten. Fügen Sie in diesem Fall keine Kräuter hinzu. Nach dem Auftauen können Sie jedes Mal ein anderes Kraut hinzufügen, damit Sie immer wieder ein neues Geschmackserlebnis haben.
• Humus hat durch die Kombination von Kichererbsen und Tahina eine glykämische Last von 1. Ideal wäre es zum Beispiel, Roggenbrot oder Roggenknäckebrot mit Humus zu essen. Dieser Aufstrich ist so nahrhaft, dass sie nicht viel davon essen können. Humus kann man prima mit Salaten kombinieren. So hat man ein wunderbares Mittagessen.
• Wenn Sie einige Tage Bockshornklee(sprossen) gegessen haben, riecht Ihr Schweiß nach Bockshornklee! Das ist harmlos: es wird vom Inhaltsstoff Galactomannane verursacht.

Humus ist inzwischen auch in den besseren Supermärkten erhältlich. Achten Sie darauf, dass keine chemischen Zusatzstoffe hinzugefügt wurden.

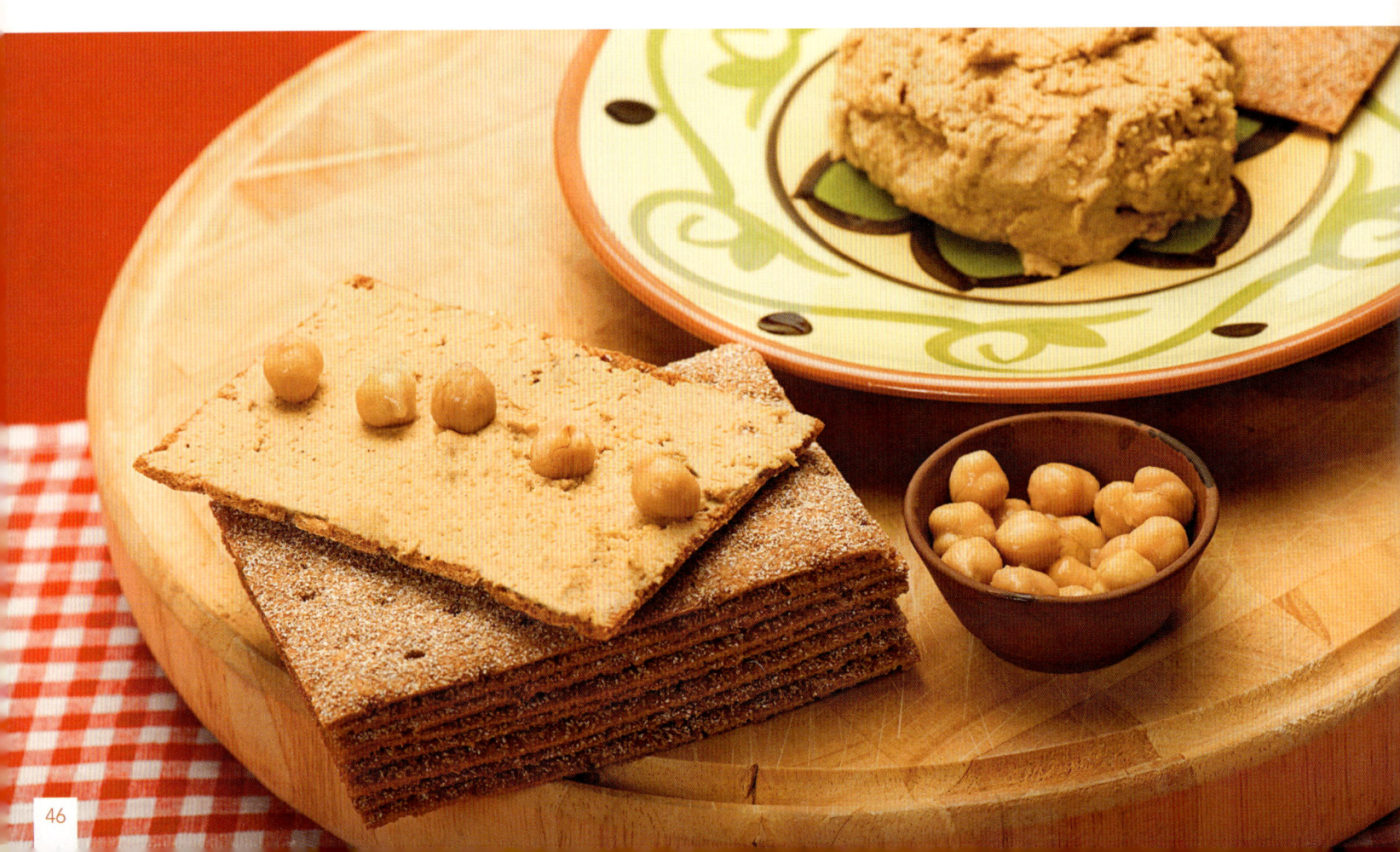

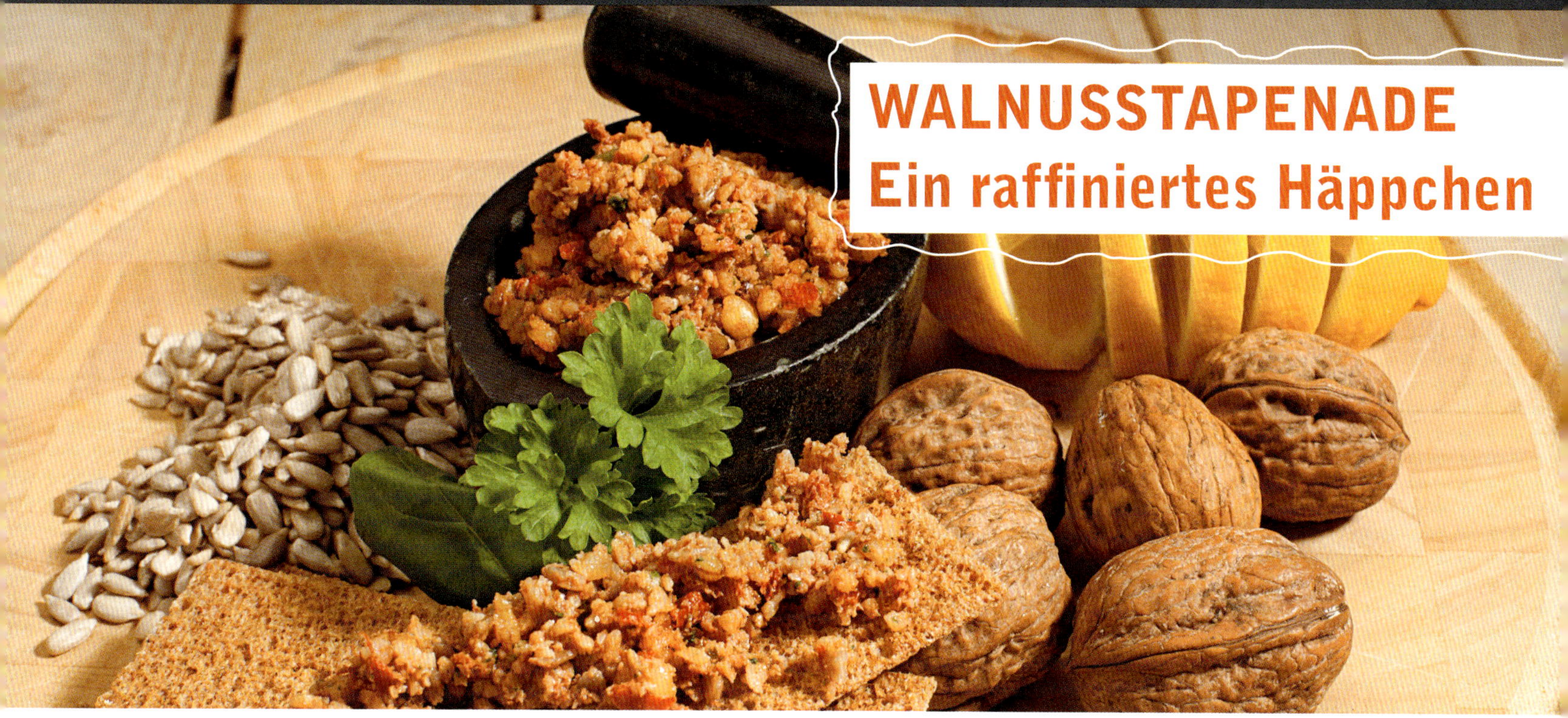

Rezepte für Aufstriche und Brotbelag

WALNUSSTAPENADE
Ein raffiniertes Häppchen

Zubereitung:

Die Walnüsse in den Mixer geben. Wenn sie feingehackt sind, die Sonnenblumenkerne dazugeben. Danach die in Stücke geschnittenen getrockneten Tomaten, das frische Basilikum und die frische Petersilie zugeben. Die Tapenade mit Öl, Salz, Pfeffer und Zitronensaft abschmecken.

Gesundheitstipps:

• Eine schönere Kombination für unsere Gesundheit ist fast nicht denkbar:

• Walnüsse und Walnussöl sind wunderbare Quellen für **Omega-3-Fettsäuren**. Die Sonnenblumenkerne sind eine Quelle für Zink und **Vitamin E**. Das Basilikum, die sonnengetrockneten Tomaten und der Zitronensaft enthalten viele **Antioxidantien**. Zink, Vitamin E und Omega-3-Fettsäuren sind wichtige Stoffe für einen gesunden Geist: zur Vermeidung von degenerativen Gehirnkrankheiten, aber auch für einen ruhigen Geist und ein sonniges Gemüt.

• Die meisten ungesunden Lebensmittel essen wir auf Feiern und vor dem Fernseher. Beugen Sie vor und bereiten Sie in kürzester Zeit diese gesunde Tapenade zu.

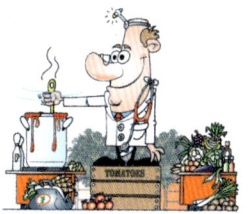

Zutaten:

- etwa 100 Gramm **Walnüsse**
- etwa 2 Esslöffel **Sonnenblumenkerne**
- etwa 5 sonnengetrocknete **Tomaten**
- 2 Stängel frisches **Basilikum**
- etwa 5 Stängel **Petersilie**
- 1 Schuss **Walnussöl**
- 1 Prise Salz und **Pfeffer**
- 1 Schuss **Zitronensaft**
- eventuell noch ein Teelöffel getrocknetes Basilikum

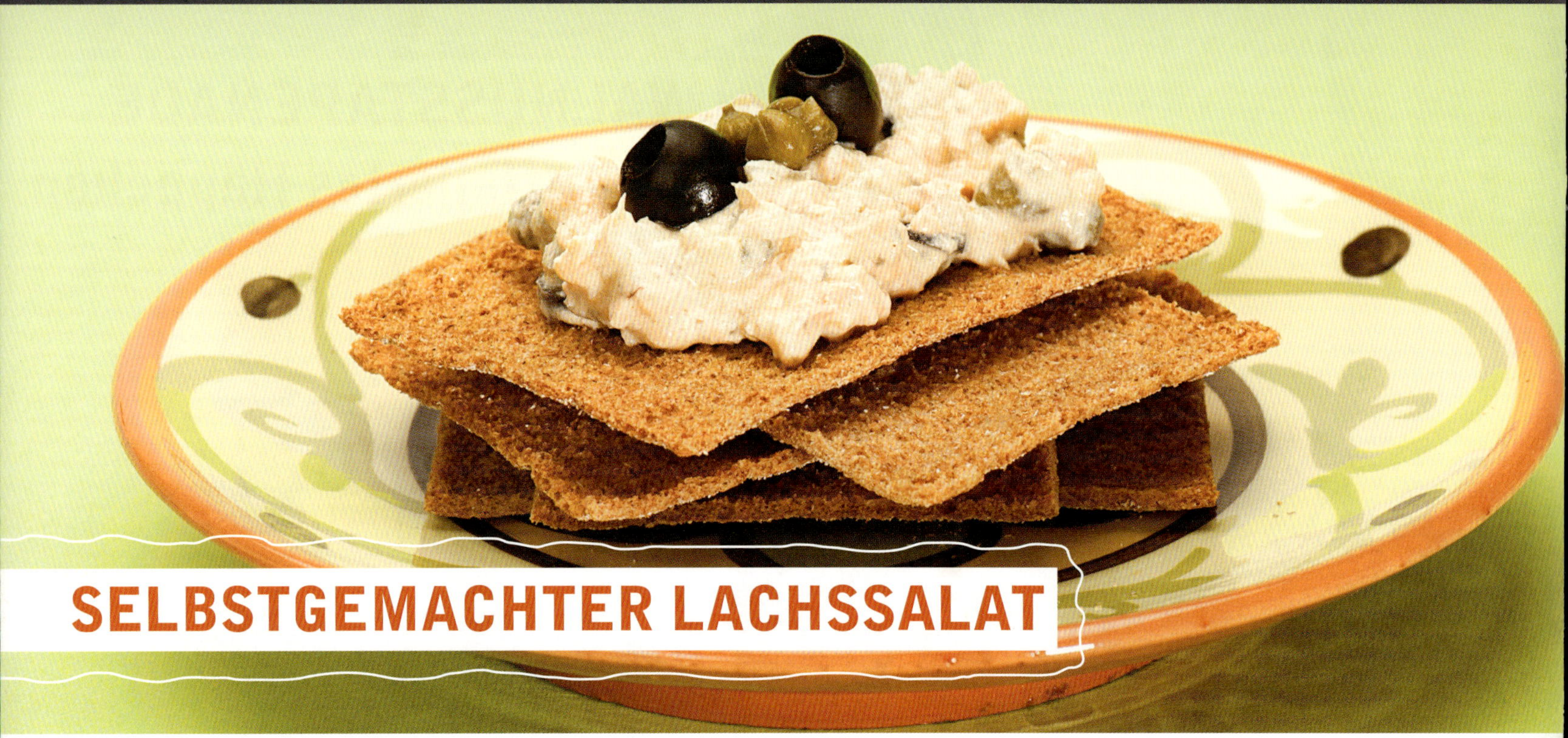

Rezepte für Aufstriche und Brotbelag

SELBSTGEMACHTER LACHSSALAT

Zutaten:
- 1 Dose **Wildlachs**
- ein Schuss **Zitronensaft**
- 2 Esslöffel **saure Sahne** oder Crème Fraîche
- **Pfeffer** und Kräutersalz oder **Gemüsebrühepulver** in Bio-Qualität
- 1 Prise gemahlener **Ingwer**
- ordentlicher Schuss **Rapsöl**

Sonstige Zutaten nach Wahl:
- 15 kleingeschnittene **Oliven**
- oder etwa 20 feingeschnittene Kapern
- oder einige kleingeschnittene Gewürzgurken mit etwas Sud
- oder ein Esslöffel rotes **Pesto**
- 5 sonnengetrocknete **Tomaten** in kleinen Stücken
- 1 ½ Teelöffel getrocknete **italienische Kräuter**
- einige Stängel feingeschnittenes frisches **Basilikum**
- eventuell noch ein Schuss **Apfelessig**

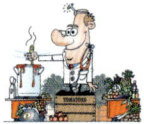

Zubereitung:
Alle Zutaten miteinander vermengen, bis eine schöne homogene Masse entsteht. Das Rapsöl als letztes hinzufügen. Danach direkt abdecken. Der Geschmack soll frisch säuerlich sein.

Gesundheitstipps:
• Mit diesem Aufstrich erhalten Sie gesunde Fette und keine schädlichen Transfettsäuren. Durch den Wildlachs bekommen Sie EPA- und DHA-Fettsäuren (siehe Anlage „Fettsäuren").
• Saure Sahne ist eine gute Grundlage für einen Aufstrich, da sie keine Transfette enthält und nur 160 Kilokalorien pro 100 Milligramm (im Vergleich: Pommes-Sauce enthält mindestens 270 Kilokalorien pro 100 Milligramm).
• Diesen Aufstrich können Sie selbstverständlich auch als Füllung, zum Beispiel für Fleischtomaten oder halbierte Paprikas, verwenden oder auf einer Scheibe Aubergine servieren.

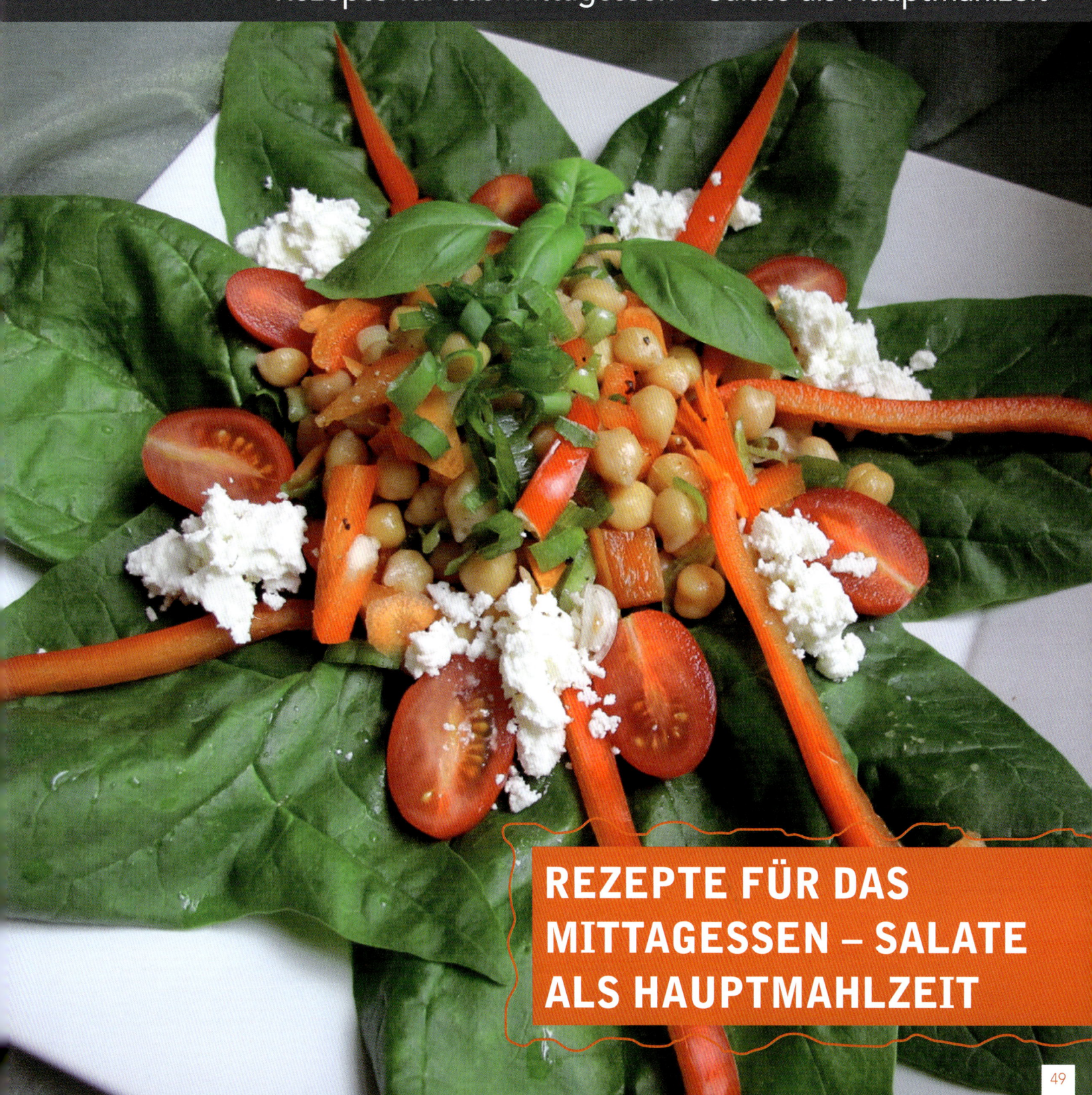

REZEPTE FÜR DAS MITTAGESSEN – SALATE ALS HAUPTMAHLZEIT

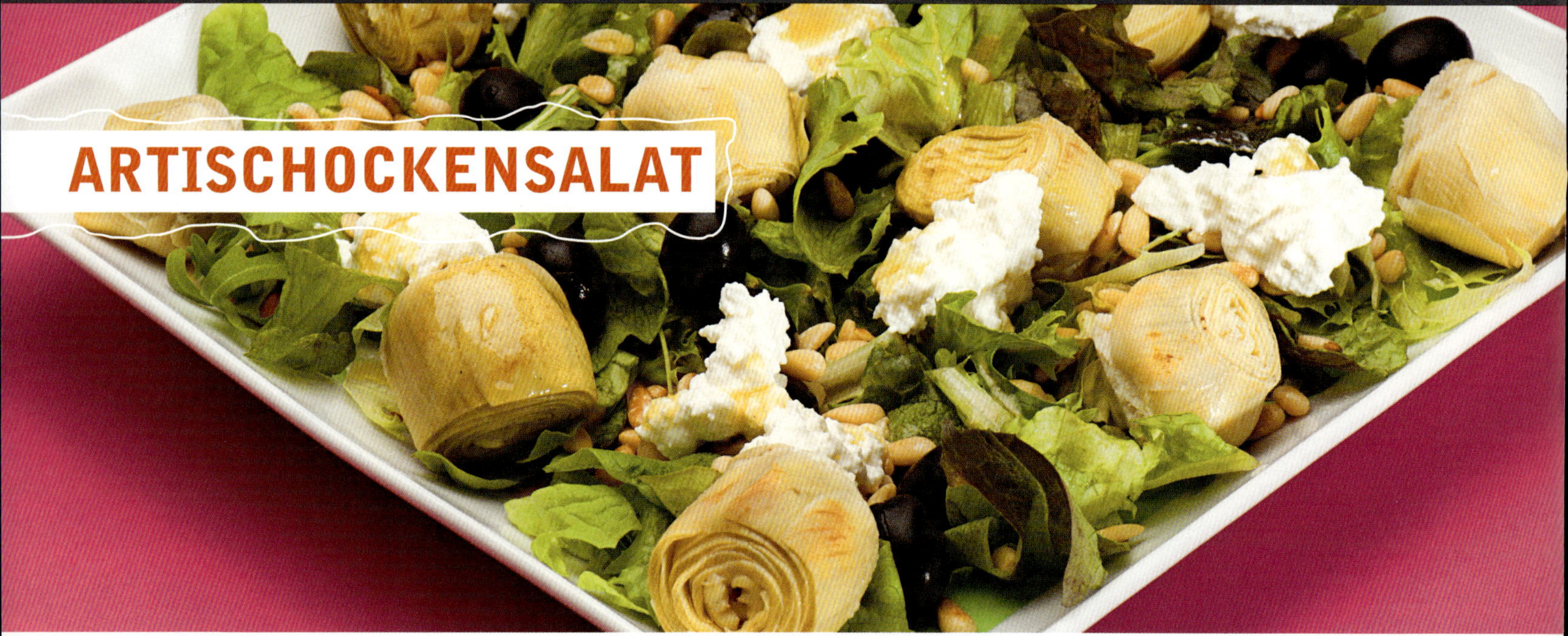

Rezepte für das Mittagessen – Salate als Hauptmahlzeit

ARTISCHOCKENSALAT

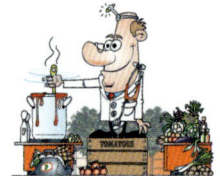

Zutaten:
- 300 Gramm verschiedene frische grüne Salatblätter wie **Spinat**, Pflücksalat, Feldsalat usw.
- 1 kleine Dose abgetropfte schwarze **Oliven**
- 1 Dose oder Glas **Artischocken**herzen
- ½ Schälchen **Sprossen**
- 100 Gramm **Hüttenkäse** oder **Ricotta**
- 2 Esslöffel **Pinienkerne** oder **Sonnenblumenkerne**

Dressing:
- ein gehäufter Teelöffel Senf, ein Schuss **Olivenöl,** ein Schuss **Rapsöl,** eine Prise **Pfeffer** und Salz, ein wenig **Stevia** und ein kleiner Schuss **Apfelessig**

Zubereitung:
Alle Zutaten für das **Dressing** vermengen. Das Dressing abschmecken. Die Salatzutaten auf einer Salatplatte anrichten und das Dressing darüber geben. Das Dressing dazu servieren, wenn die Salatmenge nicht auf einmal gegessen wird.

Gesundheitstipps:
- **Artischocke** erhöht die Absonderung von Galle, so dass der Stuhlgang geschmeidig wird. Die Erhöhung von Gallenabsonderung vereinfacht die Fettverdauung.
- Artischocke ist eine guter Beschützer und Sanierer der Leber.
- Viele Menschen leiden unter Verstopfung, da sie zu wenig gesunde Fette und zu wenig Ballaststoffe essen. Salate sind wunderbar, um sowohl gesunde Fette als auch zusätzliche **Ballaststoffe** zu sich zu nehmen.
- Hüttenkäse und Ricotta sind wunderbare Quellen von Glutamin: Ein Stoff, den unsere Darmschleimhaut, unsere Leber, unsere Nieren, unsere Muskeln und unser Gehirn verwendet, um optimal funktionieren zu können. Setzen Sie diese Lebensmittel also öfter auf den Speiseplan.
- Ein wunderbarer Salat um den Eiweißbedarf zu decken, ohne übersäuernde Eiweiße zu essen. Übersäuerung kann allerlei Beschwerden und Energieverlust verursachen. Lesen Sie die Erklärung in der Anlage „Säure-Basen-Haushalt".

Rezepte für das Mittagessen – Salate als Hauptmahlzeit

Zutaten:
- 3 gekochte **Eier**
- 3 große, gekochte, abgekühlte **Kartoffeln**
- 10 gekochte, abgekühlte **Spargel**stangen, in etwa ein Zentimeter lange Stücke geschnitten
- 10 frische **Bärlauch**blätter, klein gehackt (oder 1 ½ Teelöffel getrocknete Bärlauchblätter). Alternativ können Sie **Estragon** verwenden, da er auch gesund für den Darm ist.

Dressing:
- 1 Teelöffel **Kurkuma**
- 2 Esslöffel **Rapsöl**
- 2 Esslöffel **saure Sahne** oder ½ Becher **Hüttenkäse**
- 1 Esslöffel **Schnittlauch** (frisch oder getrocknet)
- 1 Schuss **Zitronensaft**
- etwas Salz oder **Gemüsebrühepulver** in Bio-Qualität und eventuell etwas **Shoyu**

Zubereitung:
Die Eier und die Kartoffeln schälen und in Stücke schneiden. Alle Zutaten für das **Dressing** miteinander verrühren. Das Dressing über die Eier, Kartoffeln und den Spargel geben. Anschließend Bärlauch (oder Estragon) untermengen.

Gesundheitstipps:
- Versuchen Sie so oft wie möglich das Mittagessen aus den Resten vom Vortag zu machen. So braucht man nur relativ wenig Zeit und man muss nichts wegwerfen. Wenn Sie Spargel essen, essen Sie meistens Kartoffeln dazu. Kochen Sie etwas mehr, so dass Sie am nächsten Tag die Grundlage für dieses Mittagessen haben.
- Wenn Sie einen Rest Eiersalat haben, können Sie auch Kartoffeln, Spargel und grüne Kräuter miteinander vermengen und den Eiersalat dazu servieren.
- Die Kombination von Spargel mit Ei ist ein Klassiker. Das ist nicht verwunderlich, da die Kombination sehr gesund ist. Sie bewirkt, dass das Antioxidans Glutathion hergestellt wird (siehe Anlage „Antioxidantien, freie Radikale und ORAC-Werte") und die Leberentgiftung verbessert wird.

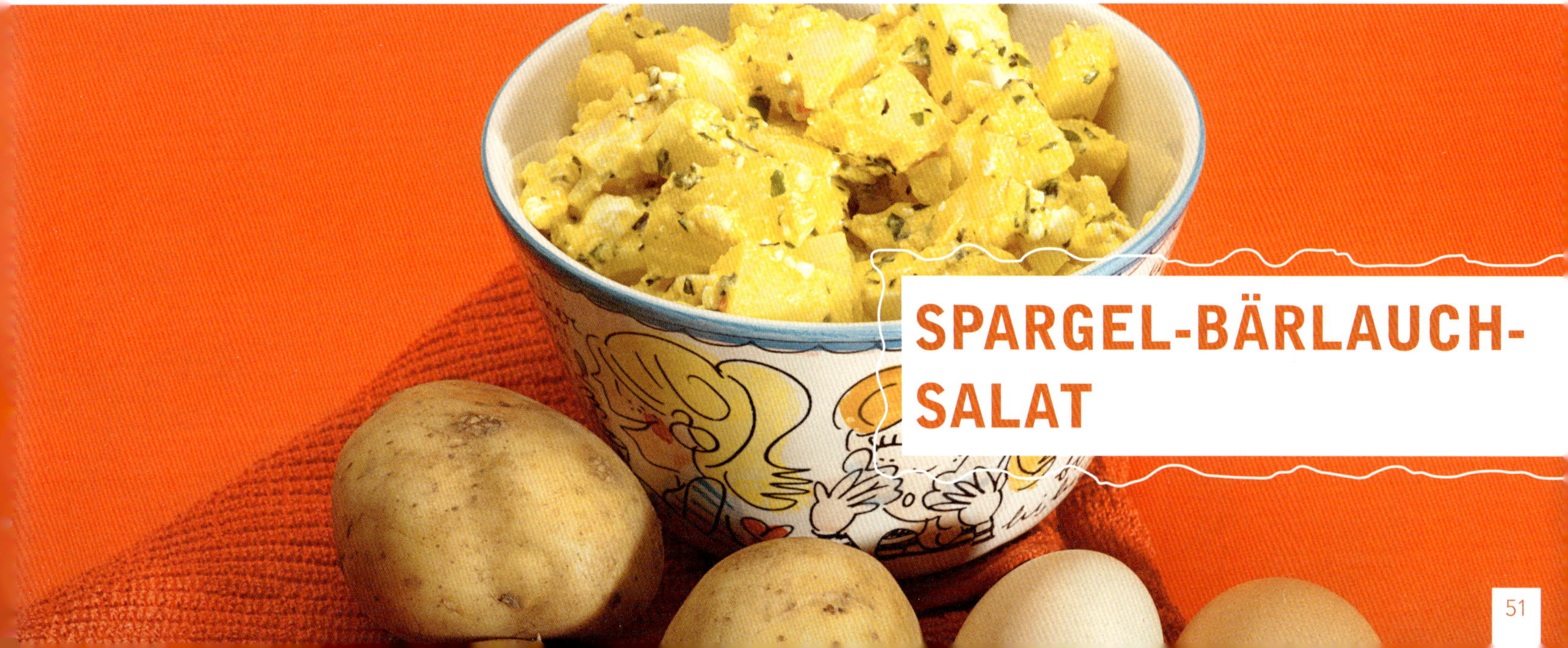

SPARGEL-BÄRLAUCH-SALAT

Rezepte für das Mittagessen – Salate als Hauptmahlzeit

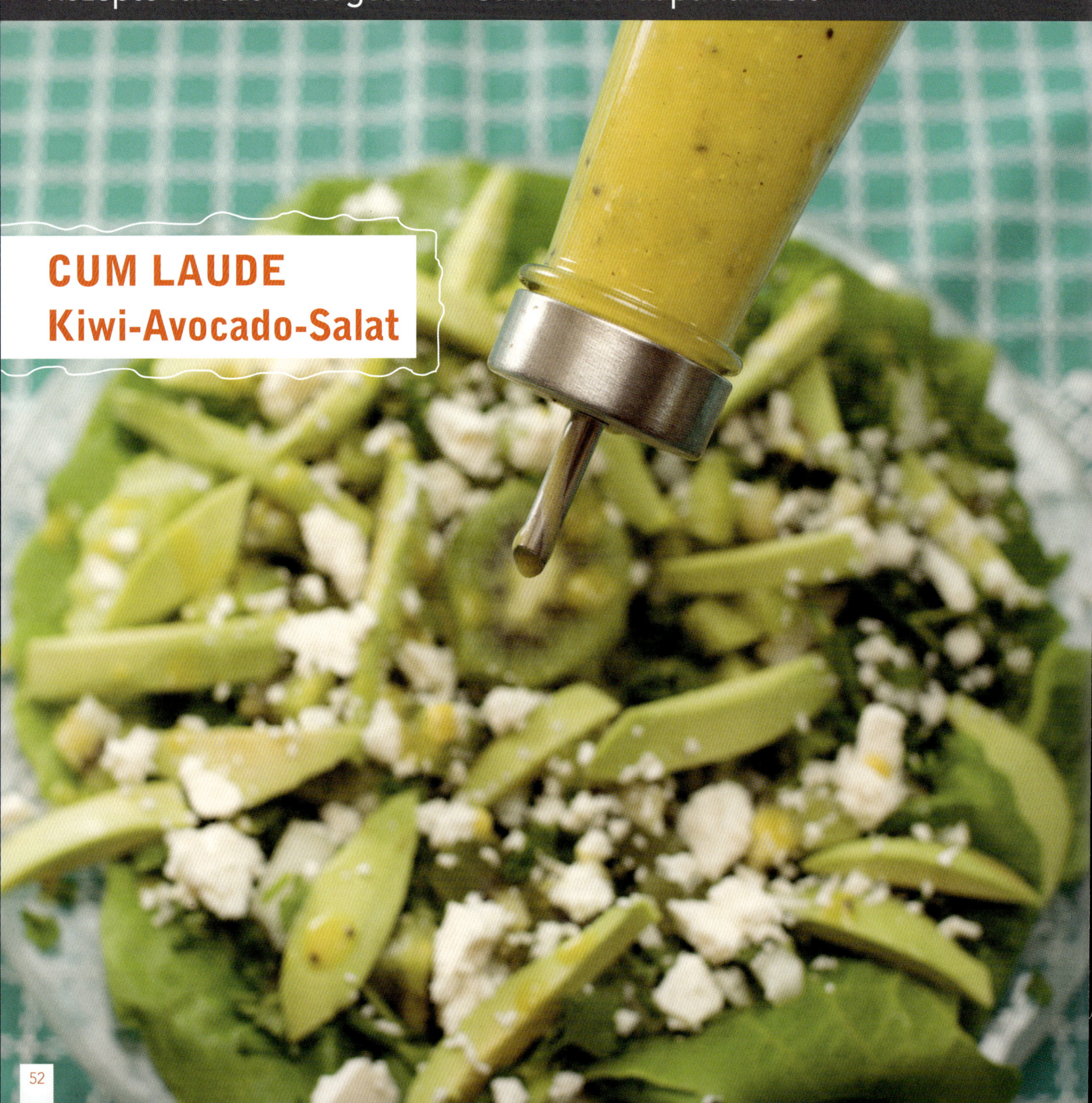

CUM LAUDE
Kiwi-Avocado-Salat

Rezepte für das Mittagessen – Salate als Hauptmahlzeit

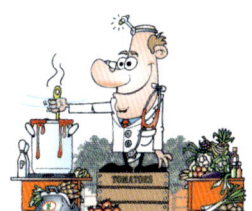

Zutaten:
- 1 großer Salatkopf
- 1 **Zwiebel**
- etwa 35 Gramm sehr fein gehackte grüne Kräuter (eine Mischung von vielerlei Kräutern wie Schnittlauch, **Rosmarin, Oregano, Basilikum, Petersilie,** Salbei, Blüten oder junge Blätter vom Borretsch, **Estragon,** Blüten der **Kapuzinerkresse** o.a.)
- 3 **Kiwis**
- 2 **Avocados**
- 200 Gramm Fetakäse aus **Schafmilch**

Dressing:
- 1 **Kiwi**
- 1 **Zitrone** aus Bio-Anbau, Saft und geriebene Schale
- 2 **Knoblauch**zehen
- **Olivenöl, Rapsöl,** ein Schuss Ahornsirup, Honigsenf, **Pfeffer** und Salz
- Insgesamt etwa 100 bis 150 ml Dressing herstellen

Zubereitung:
Die Kiwi pürieren und mit den anderen Zutaten des Dressings vermengen. Das **Dressing** abschmecken; es sollte weder zu sauer, noch zu süß sein. Den Salat waschen, die Zwiebel sehr fein schneiden, die Kräuter mit einem scharfen Messer sehr fein hacken, die Kiwis und Avocados in kleine Stücke schneiden. Die Avocados mit etwas Zitrone beträufeln, um Oxidation zu verhindern. Alle Salatzutaten kurz vor dem Servieren miteinander vermengen und den Fetakäse darüber bröseln. Das Dressing separat servieren.

Gesundheitstipps:
- Wenn es so schmackhaft sein kann für Körper, Geist, Energiehaushalt und gesundes Körpergewicht zu sorgen, warum noch ungesundes Essen mit leeren Kalorien, falschen Fetten, E-Nummern und dickmachendem Zucker oder Light-Produkten zu sich nehmen? Ein solcher Salat kitzelt bestimmt jedermanns Gaumen und fördert auf jeden Fall die Gesundheit.
- Nehmen wir zum Beispiel Avocado: Wenn wir regelmäßig Avocado auf den Speiseplan setzen, kann der Körper das wichtigste körpereigene Antioxidans **Glutathion** herstellen. So werden unsere Schleimhäute repariert (damit wir besser vor Allergien geschützt sind). Wir stellen den beruhigenden Stoff GABA her, können das Glückshormon Dopamin ausreichend bilden, gleichen unseren Säure-Basen-Haushalt aus und fügen einen wichtigen phytochemischen Stoff gegen Krebs zu.
- Und vergessen Sie nicht die anderen Nährstoffe, die in diesem Salat vorhanden sind und die wir täglich für unsere vollständige Gesundheit brauchen: frische, unbearbeitete Zutaten, viel Gemüse, viele Kräuter, gesundes Fett, gesundes Eiweiß und reichlich Antioxidantien!

Rezepte für das Mittagessen – Salate als Hauptmahlzeit

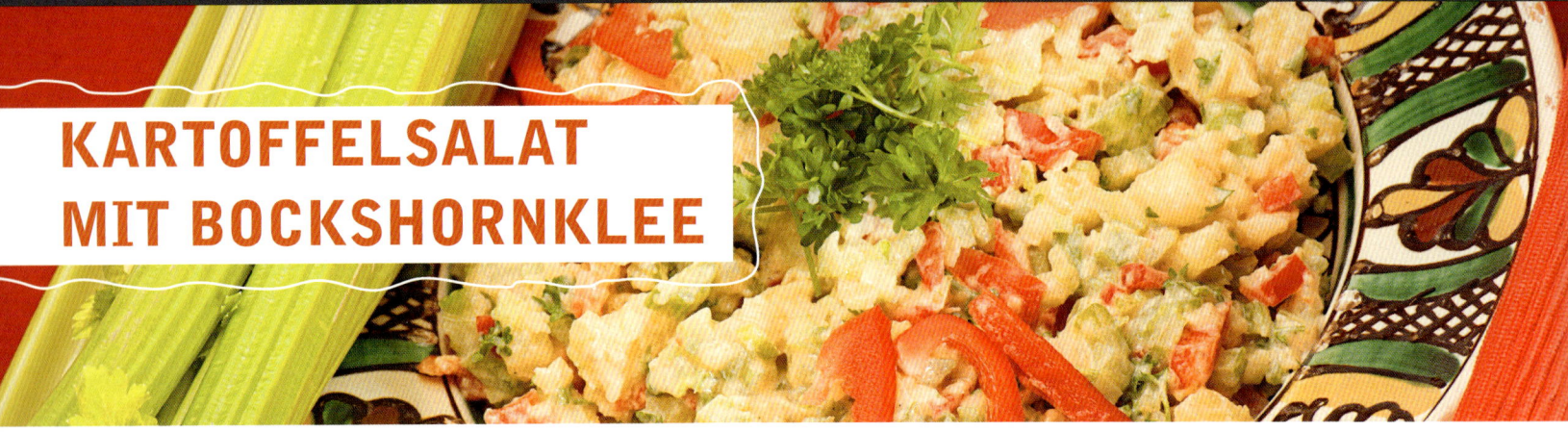

KARTOFFELSALAT MIT BOCKSHORNKLEE

Zutaten:
- etwa 400 Gramm gekochte, abgekühlte **Kartoffeln**
- 3 Teelöffel gemahlener **Bockshornklee**
- 1 feingeschnittene rote **Paprika**
- 6 Stangen **Staudensellerie**, in kleine Stücke geschnitten
- 2 Esslöffel **Bockshornkleesprossen**

Dressing:
- 2 Esslöffel **Joghurt** oder Quark (evtl. laktosefrei)
- 1 Schuss **Rapsöl** und/oder **Olivenöl**
- 1 **Knoblauch**zehe, zerdrückt
- 1 Teelöffel biologisches Kräutersalz und etwas gemahlener **Pfeffer**
- ½ Teelöffel **Kurkuma** (bei Bedarf mehr)
- 1 Schuss **Apfelessig** oder **Zitronensaft**

Für die Garnierung:
- 4 Stängel frische **Petersilie** oder ein Schälchen **Gartenkresse**

Zubereitung:
Die Kartoffeln in Würfel schneiden und die anderen Zutaten, außer dem gemahlenen Bockshornklee, dazugeben. Das **Dressing** aus den Zutaten für das Dressing zubereiten und abschmecken. Der Geschmack sollte salzig-säuerlich sein. Das Dressing über den Salat geben. Den gemahlenen Bockshornklee untermengen. Mit Gartenkresse oder gehackter Petersilie garnieren.

Gesundheitstipps:
• Kalte Kartoffeln erhöhen den Blutzuckerspiegel weniger als warme Kartoffeln. Beim Essen von kalten Kartoffeln wird weniger Insulin produziert, als beim Essen von gekochten oder gebratenen Kartoffeln, Nudeln oder weißem Reis. Weniger Insulinproduktion bedeutet weniger Fettspeicherung. In Maßen kalte Kartoffeln zu essen, ist also unbedenklich für jede Person mit Übergewicht, Blutzuckerspiegelproblemen oder Insulinresistenz. (Eine weitere Erklärung finden Sie in der Anlage „Glykämische Last".) Auch für Menschen mit Darmproblemen sind kalte Kartoffelgerichte gut geeignet.

• Gemahlenen Bockshornklee immer zuletzt dem Gericht zufügen (vor allem bei warmen Mahlzeiten), ansonsten bekommt er einen bitteren Geschmack.

• Bockshornkleesprossen gibt es selten zu kaufen. Sie können jedoch die Samen kaufen, diese 24 Stunden einweichen lassen und dann keimen lassen. Essen Sie sie regelmäßig, vor allem bei Herz- und Gefäßkrankheiten. Sie senken den Homocysteinspiegel, da sie reich an SAM sind.

• Der Staudensellerie wirkt sich gleich zweifach günstig auf den Blutdruck aus. Er wirkt flüssigkeitsabführend und er erweitert die Blutgefäße.

Rezepte für das Mittagessen – Salate als Hauptmahlzeit

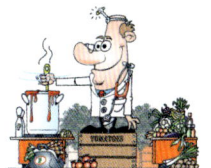

Zutaten:
- etwa 400 Gramm gekochte **Kartoffeln**, kalt
- 2 große **Fenchel**knollen, in Stücke geschnitten und kurz gedämpft
- Fenchelgrün (nach Geschmack)
- 1 Dose **Wildlachs**
- eventuell 2 gehäufte Teelöffel zerstoßene Fenchel- oder **Anis**samen oder **Sprossen**

Dressing:
- ½ Becher **Hüttenkäse**
- ein Schuss **Rapsöl, Apfelessig,** ein wenig (Kräuter-)salz, **Pfeffer,** Saft einer ½ **Zitrone**
- eventuell die geriebene Schale einer ½ Bio-Zitrone

Zubereitung:
Die abgekühlten und gewürfelten Kartoffeln und die abgekühlten Fenchelstücke in eine Schale geben. Das **Dressing** mit den genannten Zutaten zubereiten, abschmecken und untermengen. Danach das Fenchelgrün ganz fein schneiden und dazugeben. Anschließend den Wildlachs untermischen. Zuletzt die Anis- oder Fenchelsamen oder Sprossen hinzufügen.

Gesundheitstipps:
- Abgekühlte **Kartoffeln** enthalten resistente Stärke. Diese Stärke hat weniger Effekt auf unseren Blutzuckerspiegel, weil sie im Dünndarm nicht aufgenommen wird. Durch das Abkühlen kommt es zur Retrogradation: die Stärke wird verkleistert und kann somit von unseren Verdauungsenzymen nicht mehr in Glukose umgewandelt werden. Deshalb kommt die Stärke mehr oder weniger unverdaut im Dickdarm an. Hier wird sie fermentiert und in kurzkettige Fettsäuren umgewandelt.
- Kalte Kartoffeln, Hüttenkäse, Fenchel, Anis, Öl, Wildlachs und Apfelessig sind Nahrungsmittel, die alle auf ihre Art einen Beitrag zu gesunden Därme liefern und zwar hinsichtlich Verdauung, Peristaltik und Schleimhäuten. Siehe Anlage „Wissenswertes über Nahrungsmittel".

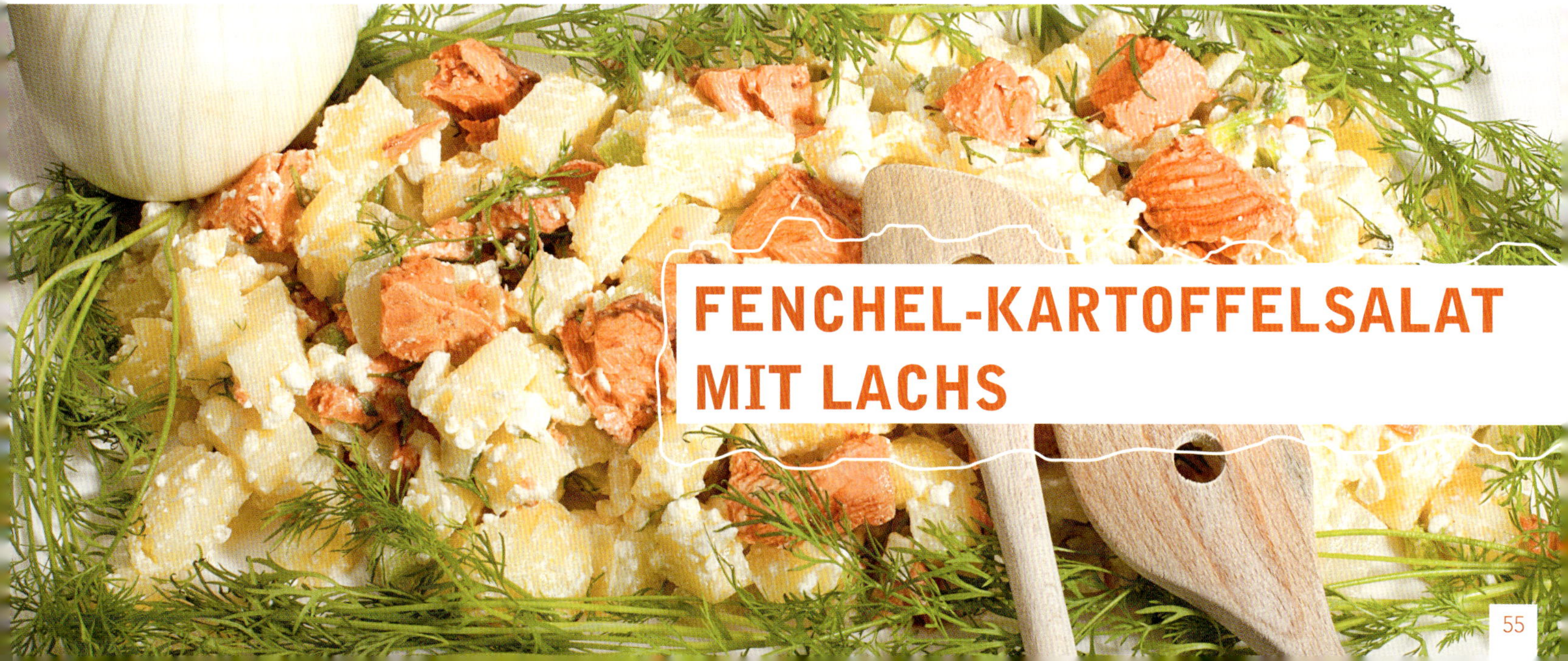

FENCHEL-KARTOFFELSALAT MIT LACHS

Rezepte für das Mittagessen – Salate als Hauptmahlzeit

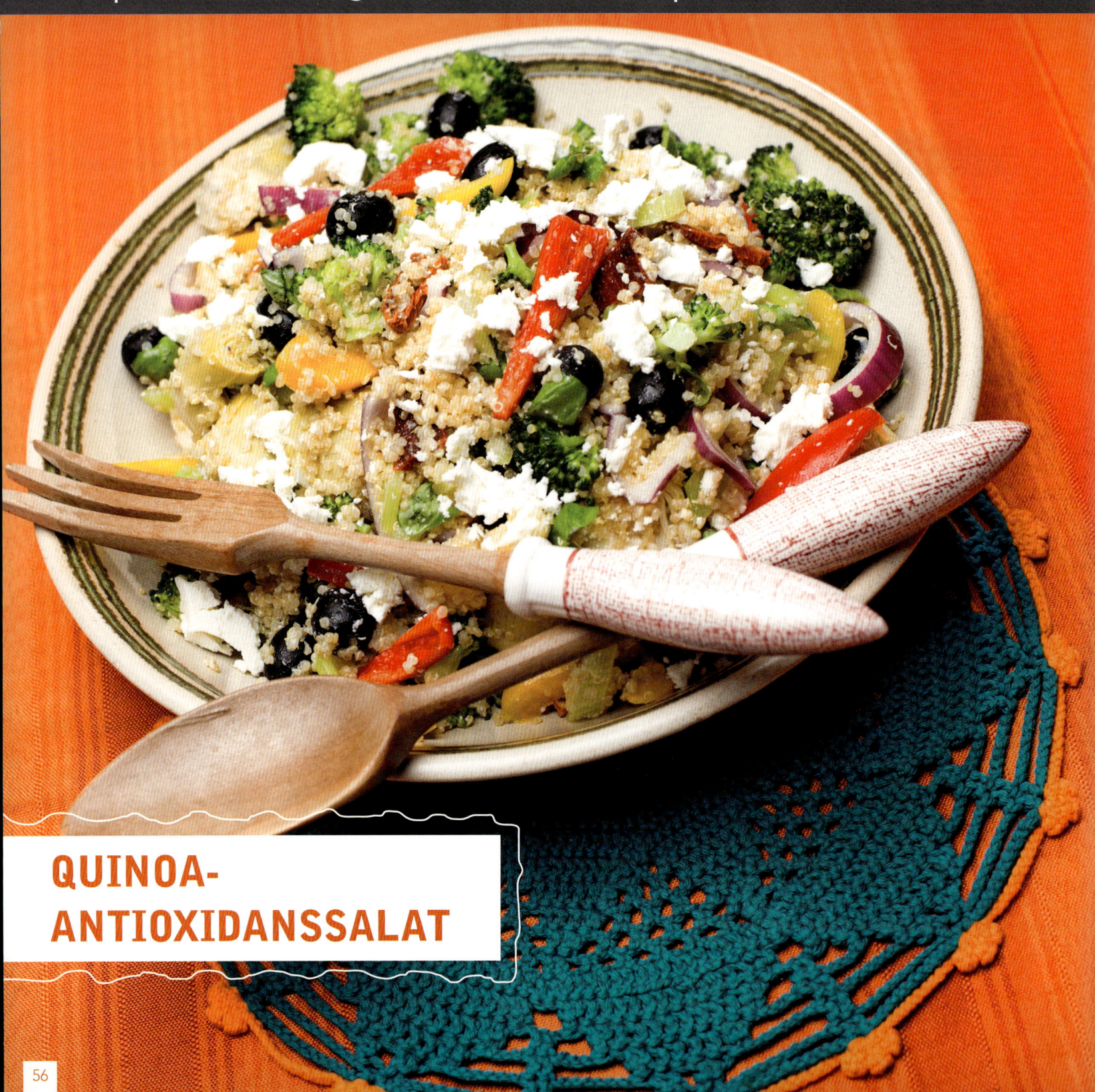

QUINOA-ANTIOXIDANSSALAT

Rezepte für das Mittagessen – Salate als Hauptmahlzeit

Zutaten:
- 250 Gramm **Quinoa**
- 1 **Brokkoli**, in Röschen geteilt
- 5 Stangen **Staudensellerie**, in kleine Stücke geschnitten
- 1 kleine Dose abgetropfte schwarze **Oliven**
- ½ Glas sonnengetrocknete **Tomaten** oder etwa 10 (kurz erhitzte) Cherry-Tomaten
- 1 rote **Zwiebel**
- eventuell 3 Esslöffel Kapern (am leckersten und gesündesten sind selbstgemachte Kapern aus **Kapuzinerkresse**)
- 1 Strauß **Oregano** und/oder **Basilikum** (frisch oder getrocknet)
- 1 rote und 1 orange **Paprika**schote
- 1 Handvoll geröstete **Pinienkerne**
- 1 Dose abgetropfte **Artischocken**herzen
- 200 Gramm Fetakäse aus **Schafmilch**

Dressing:
- 1 große **Knoblauch**zehe
- nach Geschmack: **Olivenöl** oder **Rapsöl, Pfeffer,** Salz, **Apfelessig,** Saft und geriebene Schale einer Bio-**Zitrone**

Zubereitung:
Quinoa gemäß Verpackungsangabe kochen. Anschließend abkühlen lassen. Brokkoli und Staudensellerie dämpfen und abkühlen lassen. Oliven, sonnengetrocknete Tomaten, Zwiebel, Kapern und frische Kräuter klein schneiden. Paprika in Stücke schneiden und im Ofen kurz angrillen, bis sie leicht bräunlich werden. Anschließend abkühlen lassen. Diese Zutaten sowie die Artischockenherzen vermengen. Das **Dressing** mit den genannten Zutaten zubereiten, abschmecken und über den Salat geben. Die Pinienkerne in einer Pfanne leicht anrösten und abkühlen lassen. Den Salat in den Kühlschrank stellen und mindestens zwei Stunden ziehen lassen. Vor dem Servieren die Pinienkerne und den zerbröselten Fetakäse darüber streuen.

Gesundheitstipps:
• Paprikaschoten, die ein wenig schwarz gegrillt sind, haben keine negative Auswirkung auf die Gesundheit. Schwarzes Grillfleisch oder andere schwarz gewordene Eiweiße bilden hingegen **Nitrosamine**, die sehr schädlich für die Gesundheit sind. Außerdem bilden sich beim Grillen auch so genannte aromatische Kohlenwasserstoffe. Diese sind potentiell krebserregend.

• Dieser Salat hält sich mehrere Tage und lässt sich wunderbar als Mittagessen mitnehmen. Er enthält eigentlich nur Antioxidantien und ist eine schöne Mischung aus Eiweiß, langsamen Kohlenhydraten und gesunden Fetten. Dieser Salat ist sehr farbenfroh. Jede Farbe im Gemüse und Obst hat ihre eigene schützende Wirkung im Körper. Deshalb ist es wichtig, jeden Tag Obst und Gemüse mehrerer Farben zu sich zu nehmen.

Rezepte für das Mittagessen – Salate als Hauptmahlzeit

Zutaten:
- 6 große kalte **Kartoffeln**. Ohne Kartoffeln schmeckt dieser Salat jedoch auch sehr gut!
- 1 rote und 1 gelbe **Paprika**schote
- 1 **Zwiebel**
- etwa 15 schwarze **Oliven**
- 3 gekochte **Eier**
- 1 Dose **Artischocken**herzen (zuerst abtropfen lassen)
- 5 **Tomaten**

Dressing:
- 50 ml Vollmilch-**Joghurt**
- 1 **Orange** oder **Zitrone**
- **Pfeffer** und Bio-Kräutersalz nach Geschmack
- 1 zerdrückte **Knoblauch**zehe
- 1 Teelöffel gemahlener **Ingwer** (oder etwa 1 cm frischer geriebener Ingwer)
- 1 reichlicher Schuss **Olivenöl**
- 1 reichlicher Schuss **(Apfel-)Essig**
- 1 Esslöffel Oregano und 1 Esslöffel **Kräuter der Provence** oder einige Stängel frische Kräuter, feingeschnitten

Variationen:
- nach Wahl **Schafskäse** oder **Ziegenkäse** statt Eiern
- 2 Esslöffel (getrockneter) **Bärlauch** statt Oregano und Kräuter der Provence

Zubereitung:
Das **Dressing** mit den genannten Zutaten zubereiten. Kartoffeln, Zwiebeln und Eier in dünne Scheiben schneiden, Oliven halbieren und Paprikaschoten würfeln. Anschließend das Dressing darüber geben. Mit Artischocken und gewürfelten Tomaten garnieren.

Gesundheitstipps:
- Apfelessig stimuliert die Fettverbrennung und hilft dabei, Verschlüsse der Blutgefäße zu verhindern. Knoblauch und Bärlauch haben die gleichen Eigenschaften.
- Dieser Salat verfügt über eine hervorragende Menge Antioxidantien durch folgende Zutaten: Tomaten, Paprika, Knoblauch, Zwiebel, Kräuter der Provence, Oregano, Artischocken, Ingwer, Oliven und Olivenöl.
- Essen Sie immer auch Gemüse und Obst zum Frühstück und zum Mittagessen, damit man die präventiven Wirkstoffe dieser Lebensmittel optimal nutzen kann. Laut Untersuchungen scheint der Verzehr von mindestens 5 Portionen Obst und Gemüse am Tag die beste Krankheitsprävention zu sein.

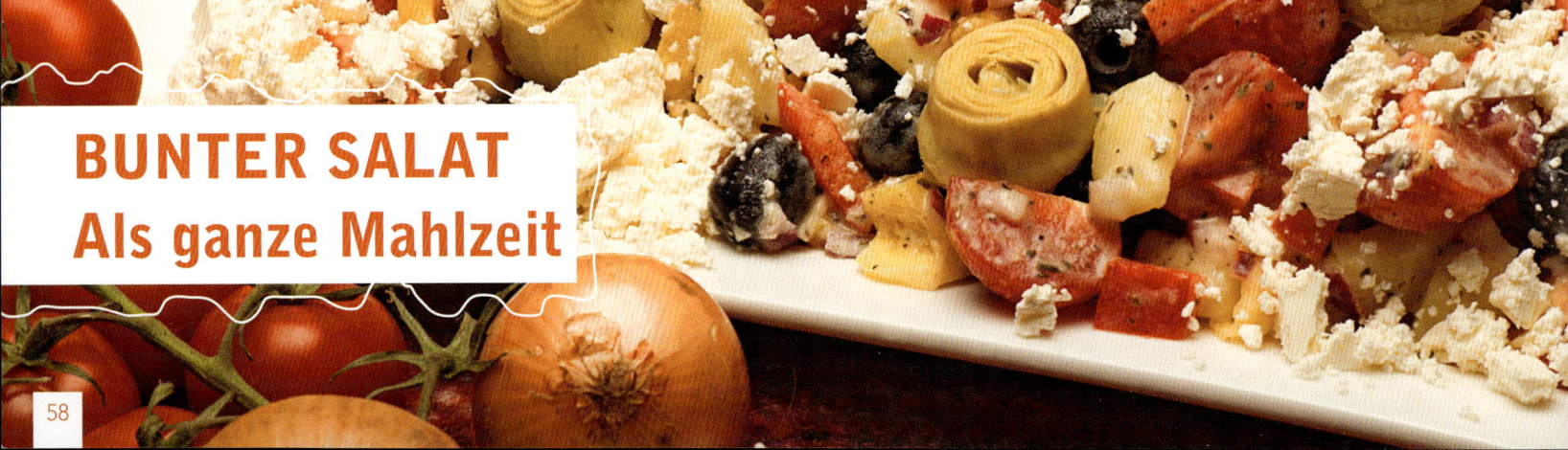

BUNTER SALAT
Als ganze Mahlzeit

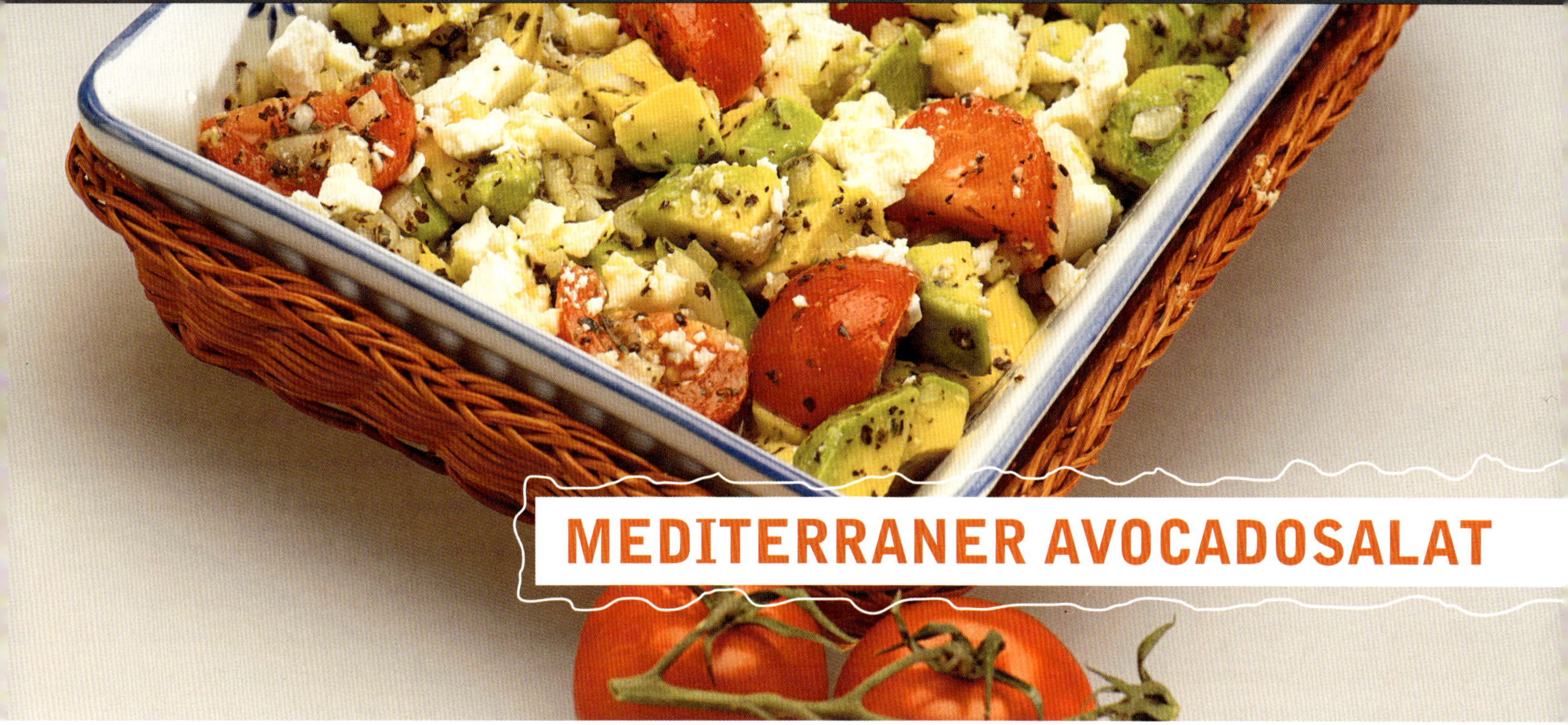

Rezepte für das Mittagessen – Salate als Hauptmahlzeit

MEDITERRANER AVOCADOSALAT

Zutaten:
- 3 Roma-**Tomaten** oder ein Schälchen Cherrytomaten
- 1 **Zwiebel**
- 1 **Avocado**
- etwa 50 Gramm Fetakäse aus **Schafmilch**

Dressing:
- 1 reichlicher Schuss **Olivenöl**
- 1 reichlicher Schuss **Apfelessig** und **Zitronensaft**
- **Pfeffer,** Salz, 1 Prise **Ingwer**
- 1 große **Knoblauch**zehe
- 2 Esslöffel frischer oder 1 Esslöffel getrockneter **Oregano**
- 1 große gepresste **Orange**

Zubereitung:
Das **Dressing** mit den genannten Zutaten zubereiten. Bei Verwendung von getrocknetem Oregano das Dressing eine halbe Stunde ziehen lassen. Tomaten und Zwiebel würfeln und zum Dressing geben. Wenn möglich einige Stunden ziehen lassen. Die Avocado kurz vor dem Servieren schälen und in ganz kleine Stücke schneiden. Sofort etwas Zitronensaft darüber träufeln, um Oxidation zu verhindern. Die Avocadostücke unterheben. Den Käse darüber bröseln oder separat servieren. Eventuell mit frischem **Oregano** oder **Basilikum** garnieren.

Gesundheitstipps:
• Dieses Gericht ist echt mediterran. Es ist ohne **Transfette**, ohne oxidiertes **Cholesterin** und lässt das Insulin nicht stark ansteigen. Fast alle Zutaten (außer dem Käse) enthalten gute Antioxidantien.
• **Schafskäse** enthält gesättigte Fettsäuren. Er enthält jedoch auch den Stoff CLA, der sich positiv auf das Herz und die Blutgefäße auswirkt und gegen Übergewicht hilft.

Rezepte für das Mittagessen – Salate als Hauptmahlzeit

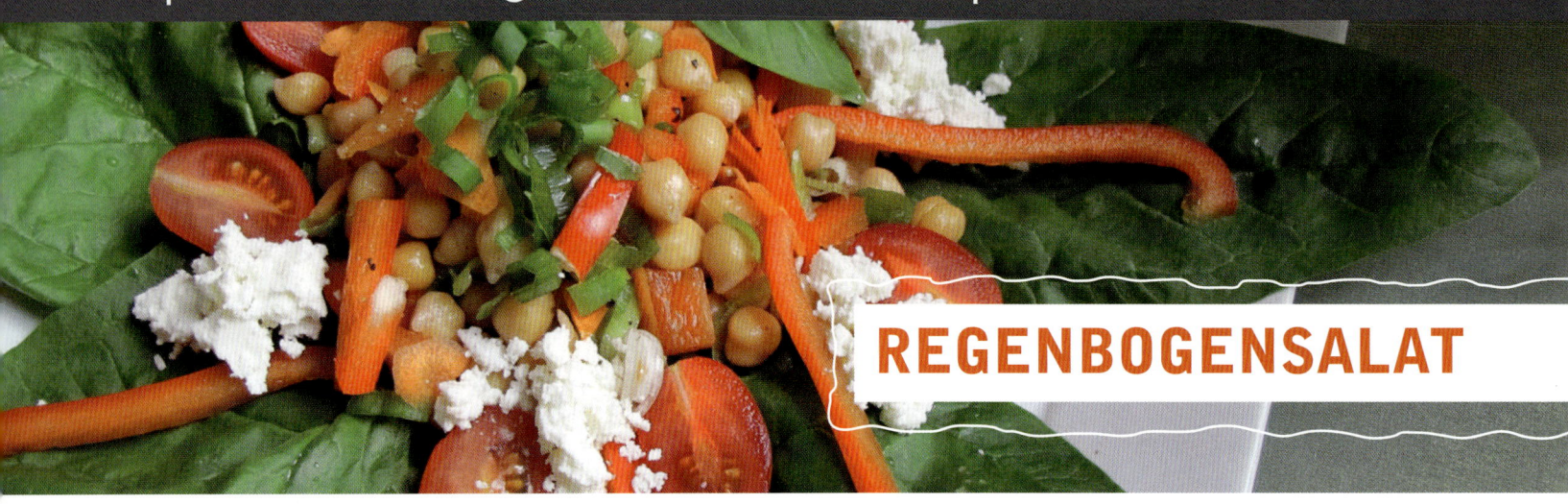

REGENBOGENSALAT

Zutaten:
- 1 große Dose **Kichererbsen** oder 2 kleine Dosen **Bohnen**
- 3 **Frühlingszwiebeln**, in feine Ringe geschnitten
- ½ gelbe **Paprikaschote**, gewürfelt
- 4 **Tomaten**, gewürfelt
- 1 Dose **Artischocken**herzen
- 2 Dosen **Wildlachs** oder etwa 150 Gramm **Ziegen-** oder **Schafskäse**
- 2 **Knoblauch**zehen, kleingeschnitten
- 2 Esslöffel **Pinienkerne** oder **Sonnenblumenkerne**
- ½ Pflanze Bio-**Basilikum**, feingeschnitten

Dressing:
- 1 ½ Esslöffel getrocknetes Basilikum, ein ordentlicher Schuss **Olivenöl**, ein ordentlicher Schuss **Rapsöl, Pfeffer, Gemüsebrühepulver** in Bio-Qualität oder 1 Prise (Kräuter-)Salz, Honigsenf, **(Apfel-)Essig**, 1 ½ Esslöffel **saure Sahne**

Zubereitung:
Die Kichererbsen unter Wasser gut abspülen. Das **Dressing** mit den genannten Zutaten zubereiten. Alle Salatzutaten, außer Pinienkerne, Knoblauchzehen und Basilikum, mit dem Dressing vermengen und einige Stunden ziehen lassen. Die Pinienkerne bzw. Sonnenblumenkerne und die Knoblauchzehen in einer Pfanne bei kleiner Flamme rösten und abkühlen lassen. Kurz vor dem Servieren über den Salat streuen. Anschließend den Salat mit frischem Basilikum garnieren.

Gesundheitstipps:
• Wenn man regelmäßig einen solchen Salat isst, erhöht man die Menge an **Antioxidantien**, **Ballaststoffen**, gesunden Fetten und Gemüse, die man zu sich nimmt. Ein Mangel an diesen Stoffen wird mit unseren Wohlstandserkrankungen (wie Übergewicht, Diabetes, Herz- und Gefäßkrankheiten, Krebs und Osteoporose) in Zusammenhang gebracht.

• Bei Rohkost bleiben Enzyme (für eine gute Verdauung) und wichtige Vitamine wie B6, B12 und Folsäure erhalten. Diese gehen beim Erhitzen, Bearbeiten und Aufbewahren größtenteils verloren.

• Ein Mangel an Vitamin B bewirkt, dass die Stimmung fällt. Die Ursache ist nicht nur, dass unsere Ernährung zu wenige Vitamine enthält. Auch die Einnahme von bestimmten Medikamenten führt dazu, dass weniger Vitamine aus der Nahrung in den Organismus gelangen. Beispiele von solchen Medikamenten sind die Anti-Baby-Pille, Metformin, Sulfasalazin, Antiepileptika, Magensäurehemmer usw. Wenn Sie diese Medikamente verwenden, sollten Sie darauf achten, regelmäßig Vitamin B mittels Nahrung aufzunehmen. Eventuell sollten Sie zusätzlich noch ein Nahrungsergänzungsmittel nehmen.

Rezepte für das Mittagessen – Salate als Hauptmahlzeit

Zutaten:
- etwa 200 Gramm (übriggebliebener) abgekühlter **Naturreis**
- 1 Glas sonnengetrocknete **Tomaten**, in Stücke geschnitten
- 1 rote **Zwiebel**, fein gewürfelt
- 2 Stängel **Zitronengras** in sehr feine Ringe geschnitten (oder eventuell gemahlenes Zitronengras)
- 3 Stängel **Petersilie**, feingeschnitten
- ½ Schälchen **Gartenkresse**, feingeschnitten
- 3 Stängel **Basilikum**, feingeschnitten
- 1 Becher **Hüttenkäse**

Dressing:
- ordentlicher Schuss **Olivenöl** und **Rapsöl**, Schuss Balsamicoessig, Saft von 1 **Zitrone**, 1 gehäufter Teelöffel **Gemüsebrühepulver** in Bio-Qualität, 1 Prise **Pfeffer**

Zubereitung:
Den Naturreis mit den anderen Zutaten vermengen. Das **Dressing** mit den genannten Zutaten zubereiten, abschmecken und zum Salat geben. Ein herrlicher Mittagssalat zum Mitnehmen.

Gesundheitstipps:
- Zitronengras wurde in früheren Zeiten bereits als Antiseptikum (gegen Bakterien, Pilze, Parasiten und Viren) verwendet. Außerdem ist es ein Tonikum (Stärkungsmittel) für die gesamte Verdauung.
- Durch die Verwendung von anderen Kräutern wie Petersilie und Basilikum fügt man dem Essen ausgezeichnete Antioxidantien zu. Laut Schätzung essen wir im Vergleich zu früher achtzig bis neunzig Prozent weniger Antioxidantien.
- Je mehr Kalorien wir essen, desto mehr freie Radikale produzieren wir und desto mehr Antioxidantien müssten wir zu uns nehmen. Ein guter Grund auf die Kalorienmenge, die wir zu uns nehmen, zu achten. Wenn Sie mehr als üblich essen, sollten Sie dies zumindest mit der Einnahme von mehr Antioxidantien kompensieren (siehe Anlage „Antioxidantien, freie Radikale und ORAC-Werte").
- Auch (Leistungs-)Sportler haben einen größeren Bedarf an Antioxidantien. Für sie ist dieses Mittagessen also prima geeignet!

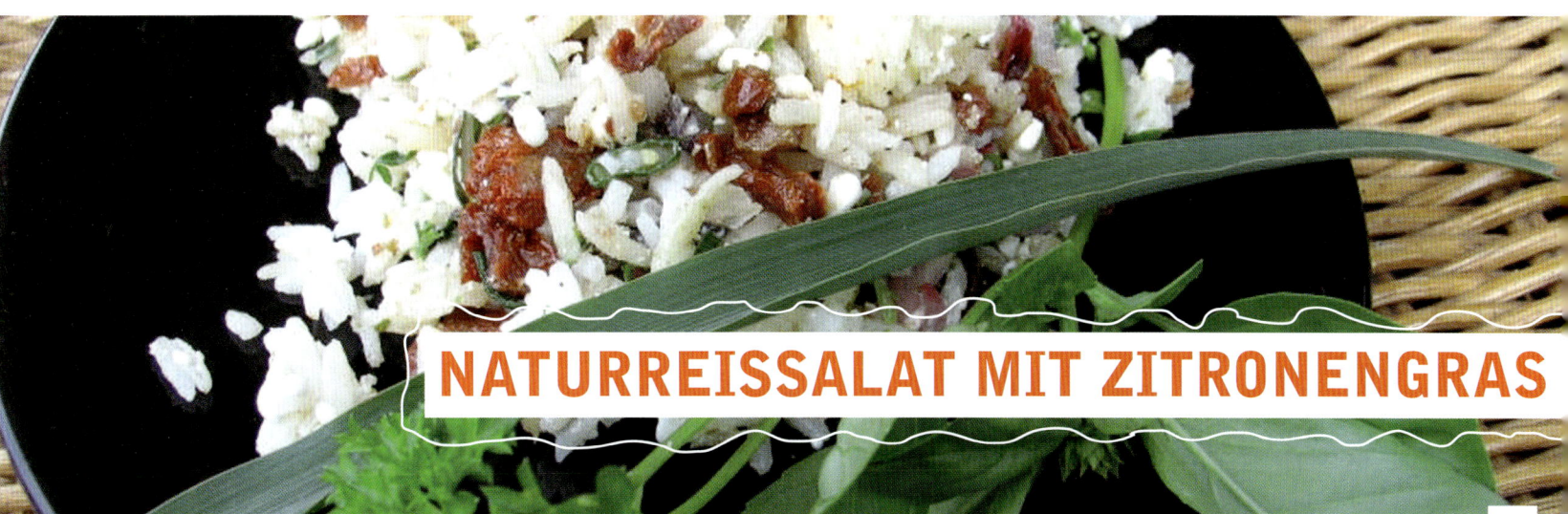

NATURREISSALAT MIT ZITRONENGRAS

Rezepte für das Mittagessen – Salate als Hauptmahlzeit

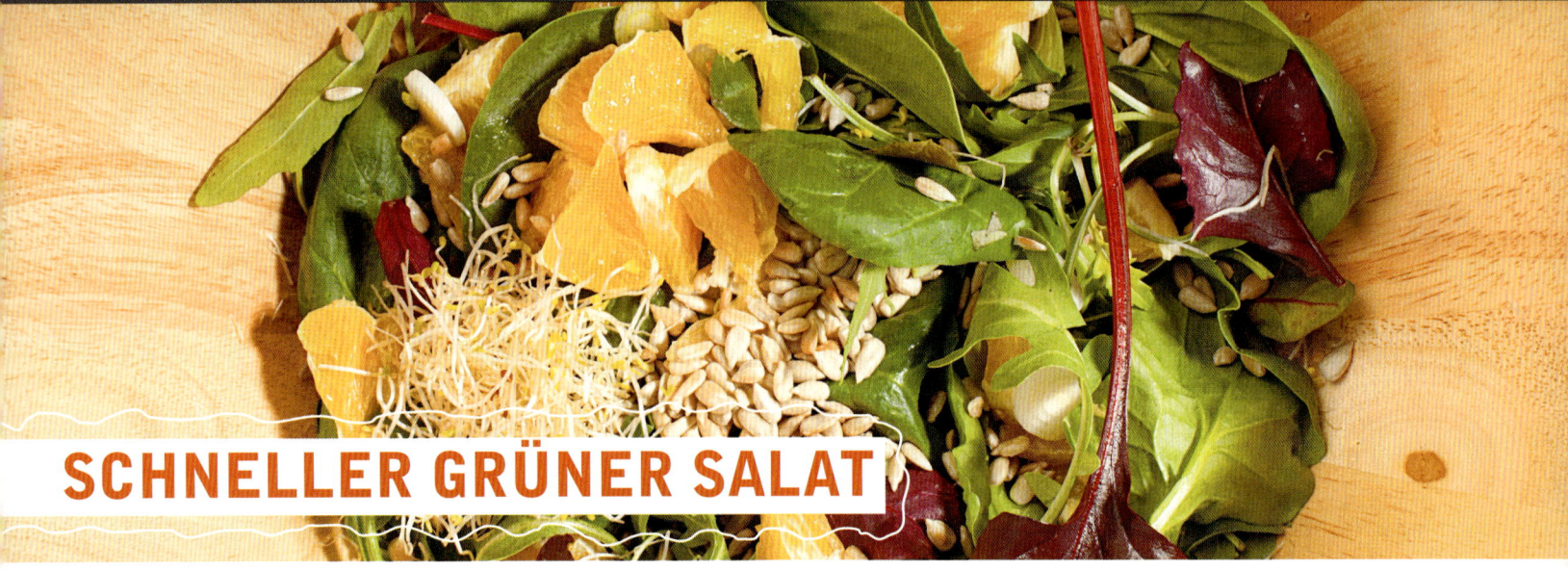

SCHNELLER GRÜNER SALAT

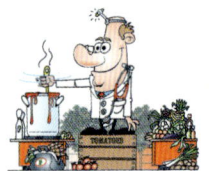

Zutaten:
- etwa 250 Gramm **Spinat, Rucola** und roter Salat
- 2 Frühlings**zwiebeln**, in Ringe geschnitten
- ½ Schälchen **Sprossen** (z.B. **Brokkolisprossen, Alfalfa**)
- 1 **Orange**, in kleine Stücke geschnitten
- Saft einer Orange
- ½ Teelöffel gemahlener **Ingwer** oder etwas frisch geriebener Ingwer
- **Apfelessig, Raps-** oder **Olivenöl**
- Salz, **Pfeffer**
- 2 Esslöffel geröstete **Pinienkerne** oder **Sonnenblumenkerne**

Zubereitung:
Dressing mit Orangensaft, Ingwer, Apfelessig, Öl, Salz und Pfeffer zubereiten. Salatzutaten auf einer Schale anrichten und das Dressing darüber gießen.

Gesundheitstipps:
- Mit diesem leicht verdaulichen Salat nehmen Sie viele Ballaststoffe und gesunde Fette zu sich.
- Die Verwendung von verschiedenen Salatsorten hat den Vorteil, dass man von den guten Eigenschaften jeder einzelnen Salatsorte profitiert (siehe auch Anlage „Wissenswertes über Nahrungsmittel" unter Rucola und Spinat).
- Spinat ist ein wertvoller Chlorophyll-Lieferant (genauso wie Brennnessel). Außerdem enthält er Magnesium. Magnesium, Chlorophyll und Ballaststoffe in Kombination mit gesunden Fetten aus Öl und Pinienkernen liefern dem Darm Energie. Unser Darm braucht täglich viel Energie für die Peristaltik. Eine gute Peristaltik fördert den täglichen Stuhlgang, der für den Mensch von vitaler Bedeutung ist. Und für das Gemüt: Je gesünder unser Darm ist, desto weniger Abfallstoffe muss unsere Leber verarbeiten und desto fitter und fröhlicher fühlen wir uns. Chlorophyll hilft Abfallstoffe zu binden, so dass unser Körper und unser Geist damit nicht belastet werden.
- Ingwer hat viele positive Eigenschaften. Eine davon ist, dass er die Aufnahme von Nährstoffen aus dem Darm verbessert. Frisch geriebener Ingwer enthält außerdem Zink, ein Spurenelement, das wichtig ist für die Blutzuckerregulierung, das Gewicht, das Hormon-, Stress- und Immunsystem.

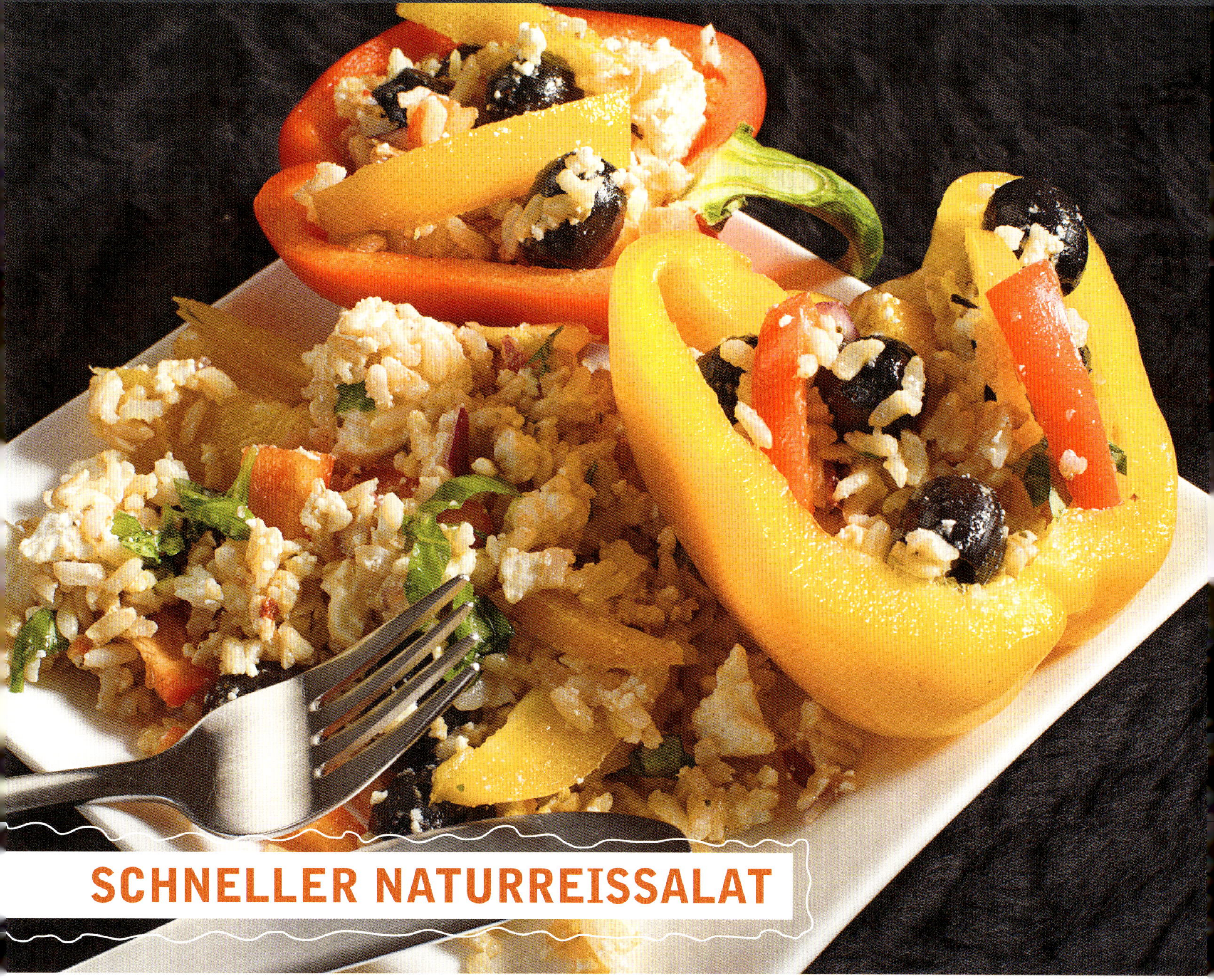

Rezepte für das Mittagessen – Salate als Hauptmahlzeit

SCHNELLER NATURREISSALAT

Zubereitung:
Das **Dressing** mit den genannten Zutaten zubereiten. Die Salatzutaten miteinander vermengen und das Dressing darüber gießen. Den Salat sofort abdecken, damit das Öl nicht oxidieren kann. »

Rezepte für das Mittagessen – Salate als Hauptmahlzeit

Gesundheitstipps Schneller Naturreissalat:

- Wenn man beim Mittagessen Gemüse statt Brot isst, ist es viel einfacher, die Menge an **Ballaststoffen,** die der Darm täglich braucht, aufzunehmen. Wenn man die gleiche Menge an Ballaststoffen aus Brot aufnehmen möchte, müsste man zwanzig Scheiben Brot am Tag essen.
- Die gesunden Eigenschaften von Naturreis gelten nicht für weißen Reis. Weißer Reis erhöht stark den Blutzuckerspiegel und enthält weniger Ballaststoffe, Vitamine und Mineralstoffe.
- Naturreis hat eine hohe glykämische Last und ist, laut Tabelle in der Anlage „Glykämische Last", nicht für Menschen mit Blutzuckerspiegelproblemen geeignet. Weil Naturreis so viele Ballaststoffe enthält, schützt er jedoch andererseits auch wieder vor Diabetes und Darmkrankheiten. Essen Sie deshalb doch regelmäßig Naturreis, aber essen Sie ihn so wie er in den mediterranen Ländern gegessen wird. Dort ernährt man sich von viel Gemüse und gesunden Fetten und von wenig Reis, Nudeln und Brot.
- Reis ist von Natur aus glutenfrei. Eine Wohltat für überreizte Därme.
- Das Gemüse in diesem Rezept kann man beliebig austauschen. Verwenden Sie das, was Sie gerade zu Hause haben.

Zutaten:
- etwa 200 Gramm abgekühlter **Naturreis**
- 2 rote **Zwiebeln**, ganz fein gewürfelt
- 1 Esslöffel getrocknete **italienische Kräuter**
- ½ rote **Paprikaschote**, ½ gelbe Paprikaschote
- 1 kleine Dose abgetropfte schwarze **Oliven**
- etwa 200 Gramm Gemüse: grüne Bohnen, **Brokkoli** o.ä.
- 100 Gramm zerbröselter Fetakäse aus **Schafmilch**
- ein paar Stängel frisches **Basilikum**

Dressing:
- 1 Schuss **Zitronensaft**
- ordentlicher Schuss **Olivenöl** und/oder **Rapsöl**
- 1 Schuss Balsamico-Essig
- Bio-Kräutersalz oder 1 Schuss **Tamari**
- **Pfeffer**
- 1 Teelöffel gemahlener **Rosmarin**

Ein Mangel an Ballaststoffen verursacht auf Dauer viele körperliche Störungen.

„Eh Stürme unseren Garten verwüsten, gibt es Zeichen, kleine Zeichen, die wir aus Faulheit ignorieren."

(Paulo Coelho)

Rezepte für das Mittagessen – Salate als Hauptmahlzeit

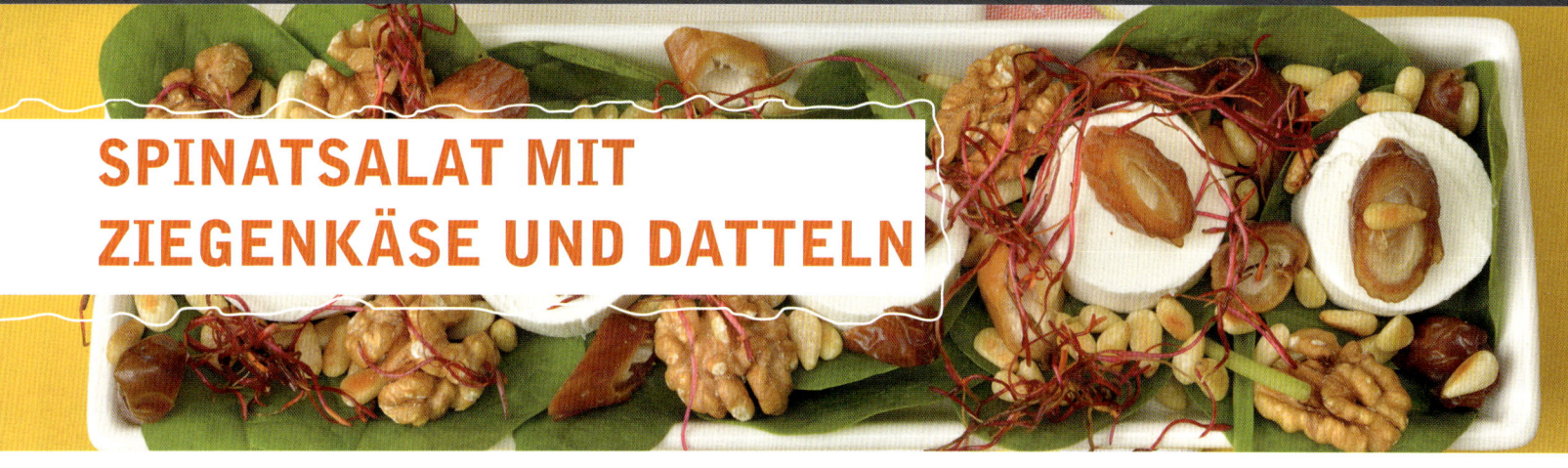

SPINATSALAT MIT ZIEGENKÄSE UND DATTELN

Zutaten:
- 300 Gramm **Spinat**
- 2 Esslöffel leicht geröstete **Pinienkerne**
- etwa 100 Gramm **Ziegenkäse**
- 10 **Datteln**
- 10 **Walnüsse**
- eventuell 5 bis 10 zarte **Löwenzahnblätter** und 5 Blüten oder Blätter der **Kapuzinerkresse**
- eine Handvoll **Alfalfa** oder andere **Sprossen**

Dressing:
- 1 ordentlicher Schuss **Rapsöl**
- **Dattelsirup**
- ein wenig **Apfelessig**
- ein wenig **Zitronensaft**
- 1 Prise Salz und **Pfeffer**
- 1 Prise gemahlener **Ingwer**

Zubereitung:
Spinat waschen und nach Belieben klein schneiden. Pinienkerne leicht anrösten und abkühlen lassen. Walnüsse zerkleinern. Ziegenkäse und Datteln in kleine Stücke schneiden. Die Kräuter sehr fein hacken. Alle Salatzutaten auf einer Schale anrichten. **Dressing** mit den oben genannten Zutaten zubereiten und abschmecken. Das Dressing abdecken und erst unmittelbar vor dem Essen über den Salat geben.

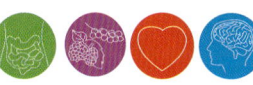

Gesundheitstipps:
• Die Löwenzahnblätter enthalten viele basische Mineralstoffe, **Cholin** und viele Bitterstoffe, die unsere Därme, Leber und Galle stimulieren.

• Verwenden Sie grüne Kräuter, wenn Sie Salat zubereiten. Variieren Sie: mal Blätter der Kapuzinerkresse, mal Schnittlauch oder feingeschnittene Schafgarbe usw. Geben Sie Ihrem Salat Farbe, indem Sie Blüten verwenden.

• Geben Sie auch immer Sprossen zum Salat. Sie enthalten ein breites Spektrum an Vitaminen und Enzymen: Stoffe, die in unserer Ernährung kaum noch vorkommen, da nahezu jedes Nahrungsmittel (industriell) bearbeitet ist. Langes Aufbewahren bewirkt übrigens auch Vitaminverlust!

• Geben Sie zum Dressing immer eine Prise Salz. Das Salz bewirkt, dass der Körper die Wirkstoffe aus dem Salat aufnehmen können.

• Hacken Sie die Kräuter ganz fein auf einem Kräuter-Schneidebrett. Kräuter verleihen dem Salat ein subtiles Aroma. Je feiner die Kräuter geschnitten sind, desto besser kommt der Geschmack zur Geltung.

• Essen Sie keine Datteln pur. Datteln lassen den Blutzuckerspiegel stark steigen. Danach sinkt er wieder rapide ab und Sie verspüren wieder Appetit. Der Blutzuckerspiegel steigt weniger, wenn Sie die Datteln in Kombination mit Ballaststoffen, gesundem Fett und Eiweiß essen (wie in diesem Salat).

Rezepte für das Mittagessen – Salate als Hauptmahlzeit

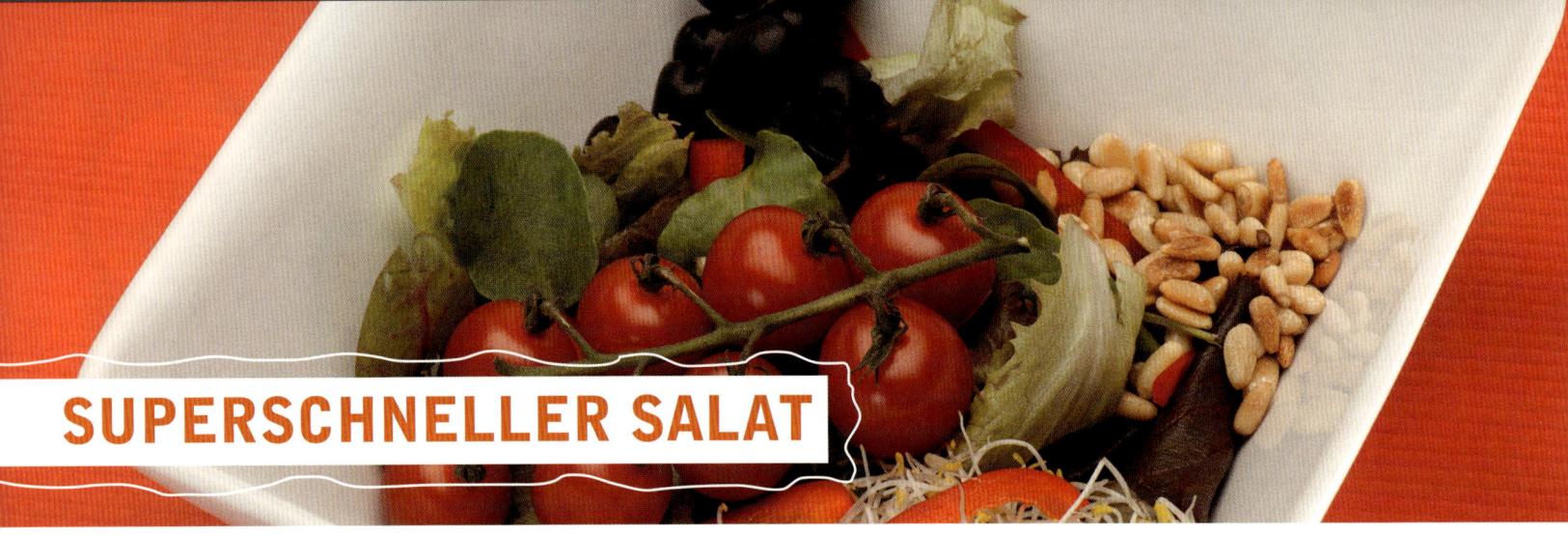

SUPERSCHNELLER SALAT

Zutaten:
- 1 Salatkopf
- 1 Schälchen Cherry-**Tomaten** aus Bio-Anbau
- ½ Schälchen **Sprossen**
- 1 geschnittene **Paprika** und/oder 5 Stangen geriebene **Staudensellerie**
- etwa 40 Gramm leicht geröstete **Pinienkerne**
- 1 kleine Dose abgetropfte **Oliven**
- 1 Handvoll feingeschnittene frische Kräuter, wie **Schnittlauch, Basilikum,** Kerbel, **Estragon** o.ä.

Dressing:
- 1 Schuss **Rapsöl** und 1 Schuss **Olivenöl**
- 1 Prise gemahlener **Ingwer**
- Salz und **Pfeffer**
- 1 Schuss Ahornsirup oder Honig oder ein paar Tropfen **Stevia**
- 1 Schuss **Zitronensaft**
- **Apfelessig**

Zubereitung:
Das **Dressing** mit den genannten Zutaten zubereiten. Die Salatzutaten miteinander vermengen. Falls die Salatmenge für mehrere Mahlzeiten ausreicht, das Dressing separat servieren. Ansonsten das Dressing über den Salat geben.

Gesundheitstipps:
• Rapsöl, Olivenöl und Pinienkerne sind eine wunderbare Quelle essentieller Fettsäuren. Sie können mit diesen Zutaten im Handumdrehen ein schmackhaftes und gesundes Dressing zubereiten und brauchen wirklich nicht auf ein Fertig-Dressing mit **E-Nummern** und **Transfetten** zurückzugreifen.

• Pinienkerne sind teuer. Eine schmackhafte Alternative sind **Sonnenblumenkerne**.

• Die Verwendung von Ingwer und Zitronensaft stimuliert die Nahrungsverbrennung. Insulinresistenz und Übergewicht wird entgegengewirkt (siehe Anlage „Glykämische Last").

Kräuter und Gewürze sind die wichtigsten Antioxidantien (siehe Anlage „Antioxidantien, freie Radikale und ORAC-Werte"). Obst und Gemüse kommen auf den zweiten Platz. Die Antioxidanswert wird pro 100 Gramm berechnet. Es ist jedoch nicht empfehlenswert 100 Gramm Kräuter oder Gewürze auf einmal zu essen. Wenn Sie diese Nahrungsmittel jedoch täglich zu verschiedenen Mahlzeiten verwenden, hilft das enorm. Außerdem können Sie Salaten immer wieder eine andere spannende Geschmacksnote verleihen, indem Sie die Kräuter variieren.

• Versuchen Sie zu jedem Essen Gemüse und/oder Sprossen zu essen. Der Gesundheitseffekt von Gemüse und Obst ist größer, wenn man sie über den Tag verteilt isst.

Rezepte für das Mittagessen – Salate als Hauptmahlzeit

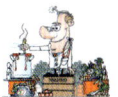

Zutaten:
- 10 **Kartoffeln** (festkochend)
- 2 Wintermöhren oder 8 kleinere **Möhren**
- 500 Gramm grüne Bohnen, vorzugsweise frisch
- 2 kleine **Zwiebeln** (ganz fein geschnitten) oder 2 Frühlingszwiebeln
- 150 Gramm vegetarischer **Thunfisch**
- 2 Esslöffel Kapern oder 2 saure Gurken (ganz fein geschnitten)

Dressing:
- **Olivenöl** und ein ordentlicher Schuss **Rapsöl**
- 1 ½ Esslöffel getrockneter **Basilikum**
- ein Schuss **Zitronensaft** und eventuell geriebene Zitronenschale einer halben Bio-**Zitrone**
- 1 ausgepresste **Orange**
- 1 große **Knoblauch**zehe, zerdrückt
- 3 Esslöffel rotes **Pesto** (mehr geht auch)
- **Pfeffer**, Salz (oder Kräutersalz oder **Gemüsebrühepulver** in Bio-Qualität)
- zum Garnieren etwa 5 bis 8 Stängel frisches **Basilikum** und eventuell 2 Stängel **Petersilie**

Zubereitung:
Kartoffeln, Möhren und grüne Bohnen in Stücke schneiden und bissfest kochen. Danach abkühlen lassen. Die fein geschnittenen Zwiebeln und Kapern oder saure Gurken untermischen. Das **Dressing** mit den genannten Zutaten zubereiten. Das Dressing soll einen schönen, frischen Zitrusgeschmack aufweisen. Nach dem Abschmecken das Dressing zu den Kartoffeln und dem Gemüse geben und vorsichtig durchmischen. Am Ende den Thunfisch hinzufügen. Mindestens eine Stunde ziehen lassen. Kurz vor dem Servieren die frisch geschnittenen Kräuter darüber streuen.

Gesundheitstipps:
- In Bio-Produkten dürfen keine **Transfettsäuren** verwendet werden. Deshalb finden Sie in den Rezepten Bio-Gemüsebrühe als Würze. Natürlich können Sie auch Bio-Kräutersalz verwenden.
- Aus dem Rest des Salates ergibt sich ein schönes Mittagessen für den nächsten Tag.
- Falls Sie ein angebrochenes Glas rotes Pesto haben, können Sie für eine längere Haltbarkeit ein wenig Olivenöl darüber gießen.
- Falls Sie Ostindische Kirsche im Garten haben, können Sie aus dem Samen herrliche Kapern herstellen. Sammeln Sie die Samen und geben Sie sie in ein Glas mit Essig und etwas Kräutersalz. Herrlich und gesund!

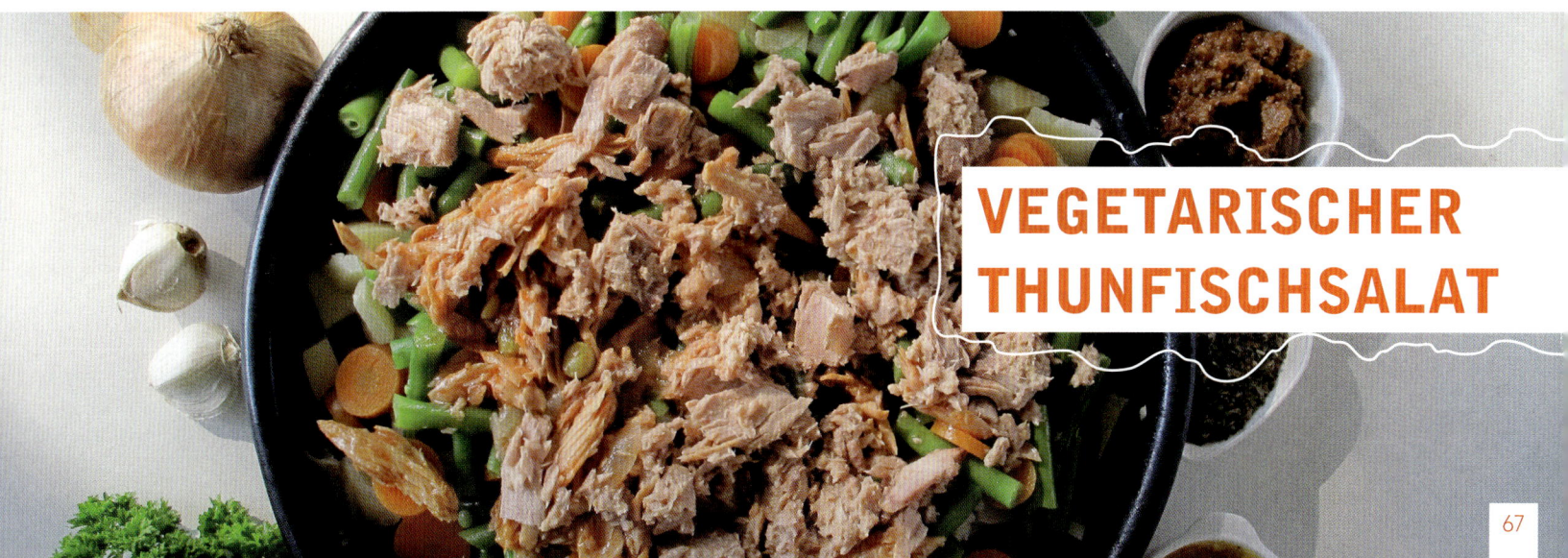

VEGETARISCHER THUNFISCHSALAT

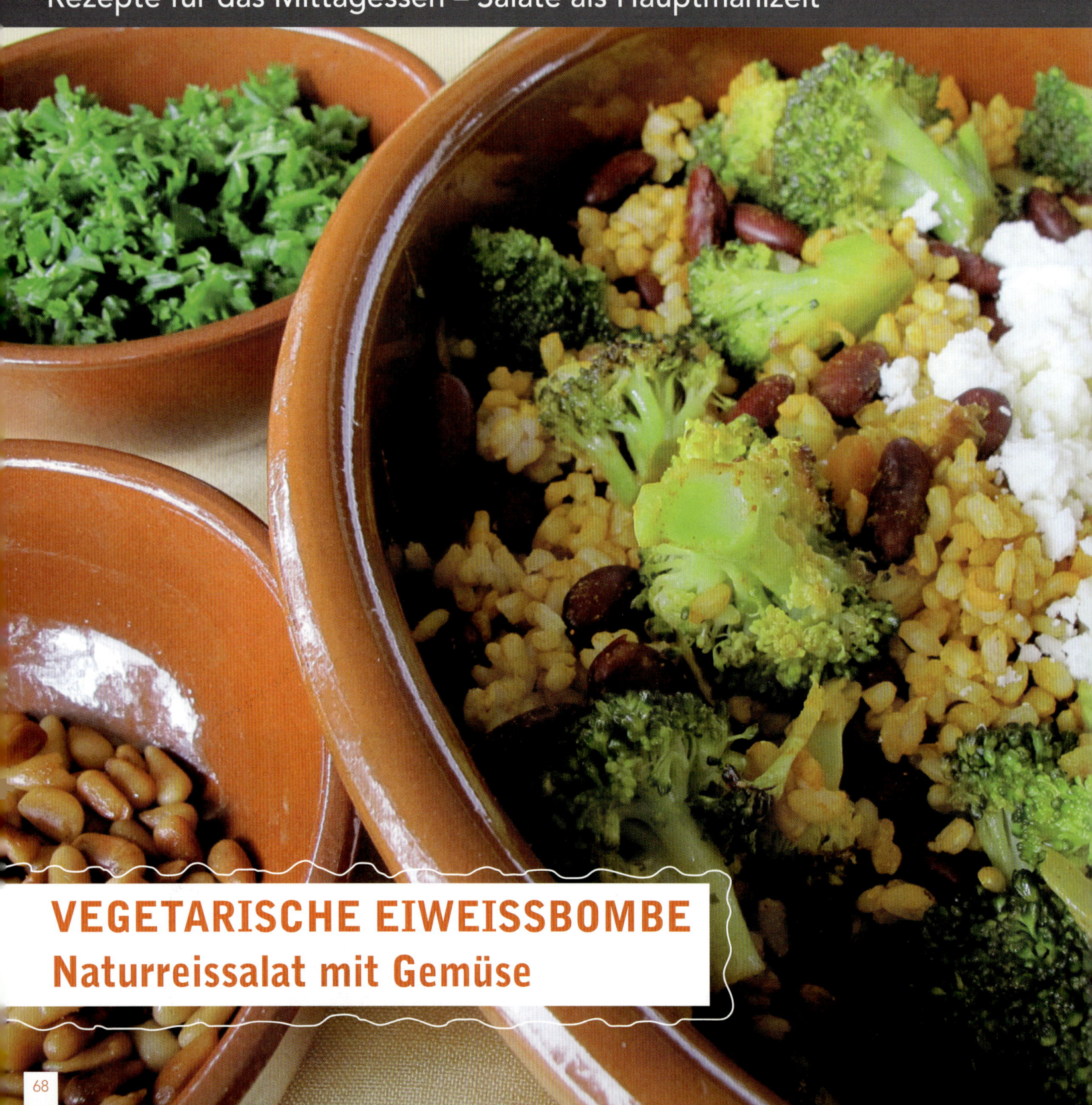

Rezepte für das Mittagessen – Salate als Hauptmahlzeit

VEGETARISCHE EIWEISSBOMBE
Naturreissalat mit Gemüse

Rezepte für das Mittagessen – Salate als Hauptmahlzeit

Zutaten:
- 1 Esslöffel **Kokosöl**
- 2 **Zwiebeln**, gewürfelt
- 2 große **Möhren**, in dünne Scheiben geschnitten
- 1 große **Knoblauch**zehe, kleingeschnitten
- 1 großer **Brokkoli**, in kleinen Röschen (oder eine andere herzhafte Gemüsesorte)
- 1 Teelöffel gemahlener **Ingwer**
- 1 Teelöffel gemahlener Curry
- 4 Teelöffel **Kurkuma**
- etwa 150 Gramm gekochter **Naturreis**
- etwa 200 Gramm **Bohnen (dicke Bohnen, rote Bohnen, Kichererbsen, braune Bohnen)** aus dem Glas
- etwa 50 Gramm Fetakäse aus **Schaf-** oder **Ziegenmilch**
- 10 Stängel **Petersilie**, ganz fein geschnitten
- etwa 5 Esslöffel geröstete **Sonnenblumenkerne**

Dressing:
- 1 Schuss **Zitronensaft**
- 1 ordentlicher Schuss **Rapsöl** und **Olivenöl**
- 1 Schuss **Apfelessig**
- 1 ordentlicher Schuss **Shoyu** oder **Tamari** und etwas **Pfeffer**

Zubereitung:
Zwiebeln, Möhren und Knoblauch in Kokosöl anbraten. Wenn das Gemüse fast gar ist, den Brokkoli hinzugeben und kurz schmoren lassen. Eventuell ein wenig Wasser zugeben, damit das Ganze nicht anbrennt. Ingwer, Curry und Kurkuma zufügen. Anschließend den Reis unterheben. **Dressing** mit den genannten Zutaten zubereiten. Danach das Dressing zum Salat geben. Den Salat mit Pfeffer, Shoyu oder Tamari abschmecken. Danach die Bohnen unterheben. Zuletzt den in Würfel geschnittenen Feta-Käse und die Petersilie zugeben. Den Salat abkühlen lassen. Kurz vor dem Servieren die Sonnenblumenkerne darüber streuen.

Gesundheitstipps:
• Naturreis ist gesund und hat viele Ballaststoffe. Setzen Sie ihn ein paar Mal pro Woche auf den Speiseplan. Naturreis wirkt jedoch auch blutzuckerspiegelerhöhend. Diese Wirkung wird gemildert, wenn man Hülsenfrüchte, Sonnenblumenkerne und Fetakäse aus Schafmilch dazu isst. Die Eiweiße in diesen Lebensmitteln bremsen den Anstieg des Blutzuckerspiegels. • Reis, Bohnen, Sonnenblumenkerne und Fetakäse bilden eine schöne Eiweißkombination. Vor allem Vegetarier, Sportler und Menschen mit chronischen Krankheiten sollten darauf achten, täglich vollwertige Eiweißkombinationen zu sich zu nehmen. Alle Neurotransmitter werden aus Aminosäuren hergestellt! • Statt den Knoblauch anzubraten, können Sie ihn auch zerdrückt oder gepresst in das Dressing geben. Der Geschmack wird dadurch intensiver. Das Essen von rohem Knoblauch ist außerdem die gesündeste Art Knoblauch zu essen. Wenn Sie nach dem Essen etwas frische Petersilie kauen, mildern Sie den Knoblauchgeruch. • Versuchen Sie drei Mal pro Woche Brokkoli zu essen. Brokkoli ist reich an Sulforaphan, ein Stoff, der eine wichtige Rolle beim frühzeitigen Ausschalten von potentiellen Krebszellen spielt. Auch andere Kohlsorten enthalten diesen Stoff, jedoch in geringeren Maßen.

Rezepte für das Mittagessen – Salate als Hauptmahlzeit

FÜNFFARBIGER SPINATSALAT

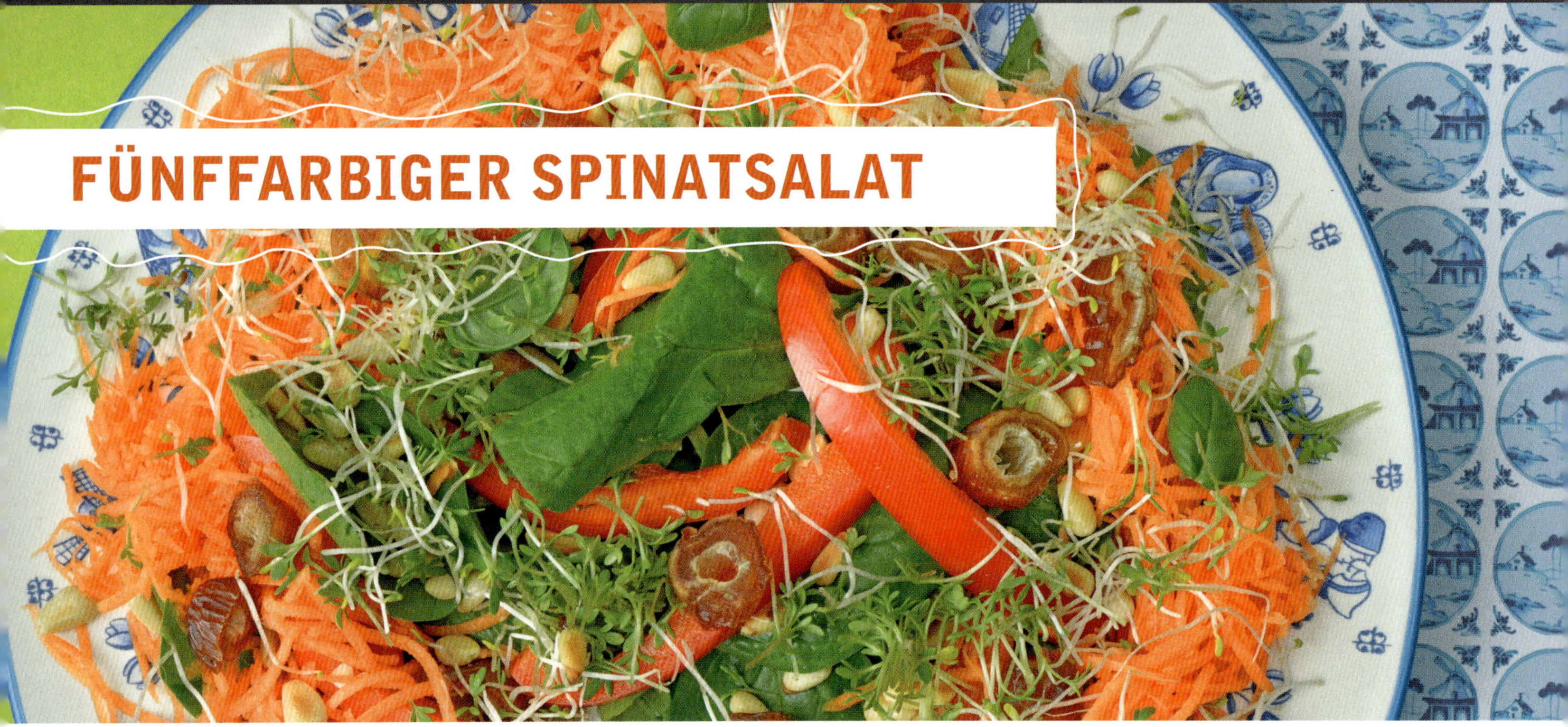

Zutaten:
- etwa 400 Gramm junge **Spinat**blätter, gewaschen
- 1 rote **Paprika**, in kleine Würfel geschnitten
- 1 große **Möhre** oder 2 kleine Möhren, gerieben
- etwa 50 Gramm leicht geröstete **Pinienkerne**
- ½ Pflanze frisches **Basilikum** aus Bio-Anbau, ganz fein geschnitten
- 1 Handvoll **Rosinen** und/oder 5 in kleine Stücke geschnittene **Datteln** oder **Feigen**
- eventuell ½ Schälchen **Gartenkresse**, feingeschnitten
- ½ Schälchen **Alfalfa** oder **Brokkoli-Sprossen,** die noch gesünder sind

Dressing:
- 1 ordentlicher Schuss Balsamico-Essig, **Rapsöl, Olivenöl,** 2 Esslöffel Honigsenf (oder Ahornsirup), **Pfeffer,** 1 Prise **Ingwer,** 1 Prise Bio-Kräutersalz

Zubereitung:
Die Salatzutaten miteinander vermengen. Das **Dressing** mit den genannten Zutaten nach eigenem Geschmack zubereiten. Kurz vor dem Servieren das Dressing über den Salat gießen.

Gesundheitstipps:
• Durch die Zugabe von Öl und Pinienkernen können die **Carotinoide** aus den verschiedenen Gemüsesorten in unsere Verdauung gelangen. Ohne Fette können wir mit diesen gesunden Stoffen nichts anfangen.

• Versuchen Sie, täglich Rohkost auf den Speiseplan zu setzen. So stellen Sie sicher, dass Sie genügend **Vitamine** und die nötigen Enzyme zu sich nehmen. Durch Erhitzung gehen nämlich viele Vitamine verloren. **Sprossen** enthalten sehr viele Reparaturstoffe.

• Gemüse, das luftdicht abgepackt ist, hat bereits einen Großteil seiner Vitamine verloren. Kaufen Sie lieber losen Spinat, Salat oder Grünkohl, wenn Sie die Möglichkeit haben.

Rezepte für das Mittagessen – Salate als Hauptmahlzeit

Zubereitung:

Naturreis geraume Zeit vorher kochen und abkühlen lassen. Das **Dressing** mit den genannten Zutaten zubereiten und abschmecken. Olivenöl oder Rapsöl reichlich verwenden, damit der Salat nicht zu trocken wird. Die Salatzutaten miteinander vermischen. Das Dressing darüber gießen.

Gesundheitstipps:

- Stressreduzierung beginnt bei der Einnahme von guten und gesunden **Omega-3-Fettsäuren**. Verarbeiten Sie täglich etwas Raps-, Leinsamen- oder Walnussöl in Ihrem Essen, da dies ein wichtiger Schritt ist, um die erforderlichen gesunden Fette aufzunehmen. Verwenden Sie diese Öle nur kalt!
- Dicke Bohnen enthalten den Stoff Levodopa, ein Vorläuferstoff vom Glückshormon Dopamin. Ein Mangel an Dopamin wird mit Suchtverhalten, ADHS und Depressionen in Zusammenhang gebracht.
- Langkochender Naturreis (45 Minuten) hat einen viel höheren Gesundheitswert als Naturreis, den man in 12 Minuten fertigkocht.
- Für Menschen, die Ihr Mittagsmahl außer Haus zu sich nehmen, ist dieses Gericht ideal. Viele Menschen essen zu Mittag belegte Brote, häufig mit Käse oder Fleisch belegt. Diese Kombination ist nicht sonderlich gut für den Blutzuckerspiegel, den Energiehaushalt und das Gewicht. Weiterhin enthält ein solches Essen keine zusätzlichen **Ballaststoffe**, Vitamine, Mineralstoffe oder Antioxidantien. Ein Salat mit viel Gemüse, gesunden Fetten, gesundem Eiweiß und Ballaststoffen ist ein enormer Gewinn für die Gesundheit.

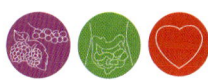

Zutaten:
- 200 Gramm langkochender **Naturreis**
- 200 Gramm **dicke Bohnen**, abgetropft
- 1 Dose **Artischocken**herzen, abgetropft
- ½ kleine Dose **Oliven**, in Stücke geschnitten
- ½ oder 1 **Paprikaschote**, fein gewürfelt
- 100 Gramm **Ziegen-** oder **Schafskäse,** zerbröselt
- etwa 10 **sonnengetrocknete Tomaten** oder Cherry-**Tomaten**, gewürfelt
- reichlich **Basilikum** oder **Gartenkresse**

Dressing:
- 1 Schuss **Rapsöl** oder **Olivenöl**
- 2 Esslöffel **Basilikum** oder **Oregano** (oder 6 Stängel frisch geschnittene Kräuter)
- **Gemüsebrühepulver** oder Kräutersalz in Bio-Qualität (oder 1 Schuss **Tamari**)
- 1 kleiner Teelöffel **Kurkuma**, ein wenig **Pfeffer**, **Zitronensaft** und 1 kleiner Schuss Balsamico-Essig

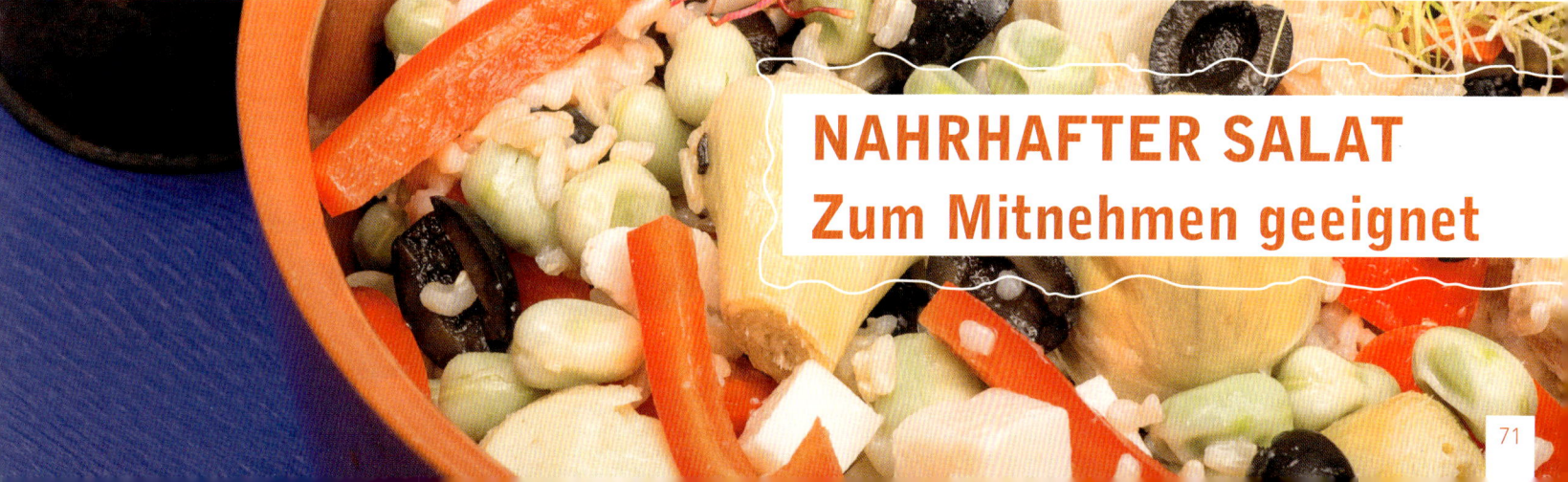

NAHRHAFTER SALAT
Zum Mitnehmen geeignet

Rezepte für das Mittagessen – Salate als Hauptmahlzeit

WALDORFSALAT

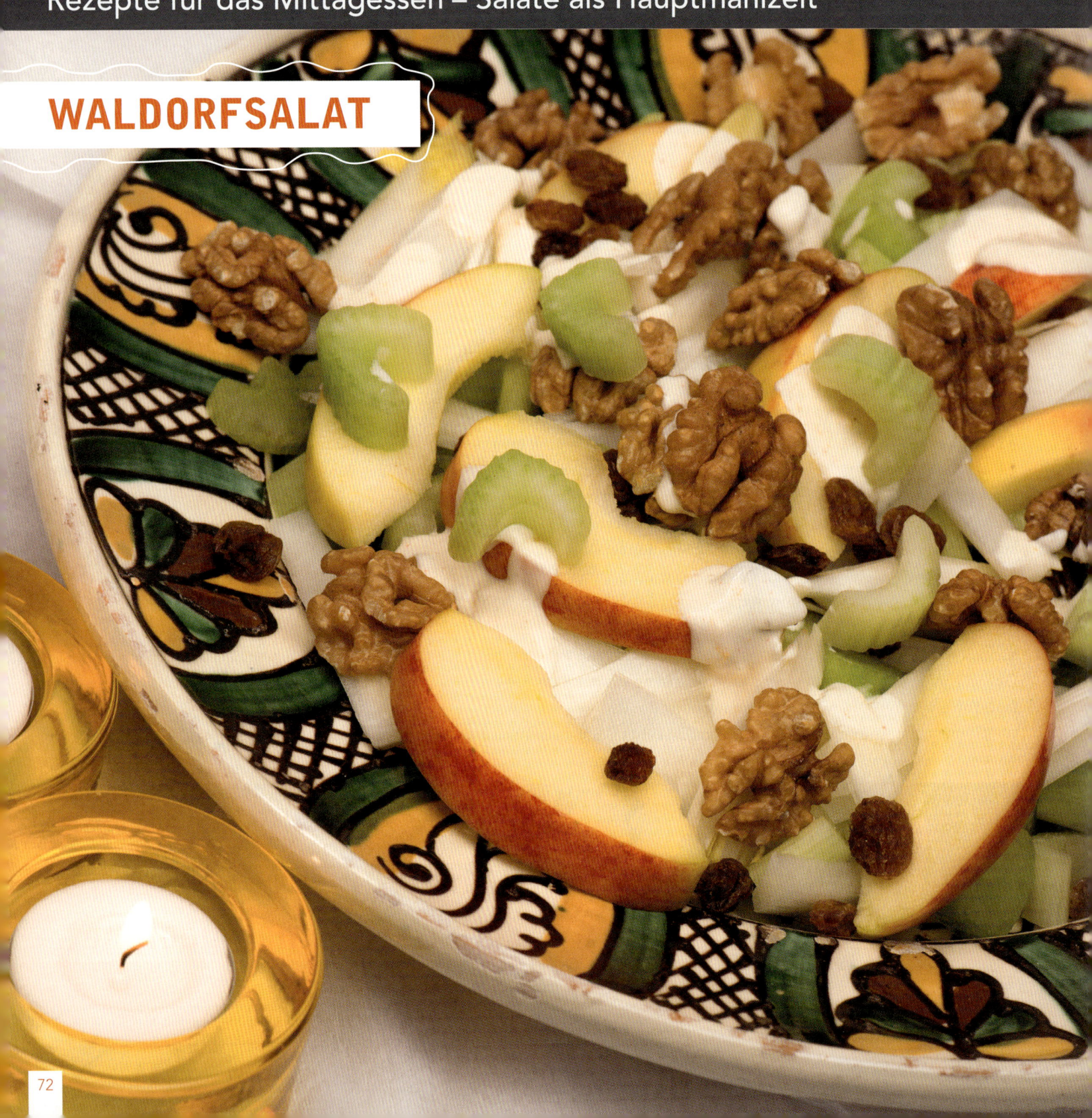

Rezepte für das Mittagessen – Salate als Hauptmahlzeit

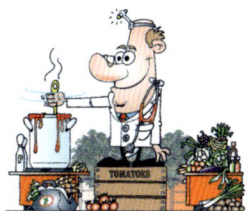

Zutaten:
- 1 **Knollensellerie**
- ½ **Staudensellerie**
- 2 **Äpfel**
- 50 Gramm **Rosinen** (oder ganz klein geschnittene **Aprikosen** für Menschen mit Übergewicht und/oder Blutzuckerspiegelproblemen)
- 5 bis 10 **Walnüsse** (bei Bedarf mehr)

Dressing:
- 1 **Zitrone**
- 6 Esslöffel Quark
- 2 Esslöffel **saure Sahne**
- Saft und Schale einer halben Bio-**Orange**
- ein wenig **Apfelessig** (falls dieser nicht vorhanden ist, nehmen Sie 1 Esslöffel Senf)
- **Cayennepfeffer** und Salz

Variation:
Verwenden Sie statt Knollensellerie 3 große in dünne Streifen geschnittene Chicorée.

Zubereitung:
Für das **Dressing** Quark und saure Sahne zusammenrühren und mit Orangensaft, geriebener Orangenschale und Senf anreichern. Falls das Dressing zu dickflüssig ist, etwas Wasser zugeben. Anschließend mit Cayennepfeffer und Salz abschmecken. Die Knollensellerie schälen und in feine Streifen schneiden. Die Streifen etwa 3 Minuten in kochendem Wasser mit etwas Salz blanchieren und danach direkt unter kaltem Wasser abspülen. Die Staudensellerie saubermachen. Das Grün beiseitelegen. Die Stangen in sehr dünne Streifen schneiden. Die Äpfel waschen, mit Schale in kleine Stücke schneiden und mit Zitronensaft beträufeln. Alle Salatzutaten vermengen und das Dressing unterrühren. Den Salat auf Tellern oder in Gläsern anrichten und mit dem Grün der Staudensellerie garnieren. Wer möchte kann gebratene Hühnerfleischstücke zugeben.

REZEPT BIRGIT FLÜG

Gesundheitstipps:
- Dieses Gericht enthält Eiweiß und Zutaten, die die Verbrennung fördern, wie Zitrone, Walnüsse, Apfelessig und Cayennepfeffer.
- Rosinen sind sehr blutzuckerspiegelerhöhend (wenn Sie sie durch Aprikosen ersetzen, haben Sie diese Wirkung nicht) und ziemlich säuernd. Rosinen sind jedoch auch schöne Antioxidantien. Mit diesem Salat nehmen Sie eine extra Portion Gemüse und Obst zu sich. Ein schöner Ausgleich für die vielen säuernden Lebensmittel, die wir oft zu uns nehmen wie zum Beispiel Kaffee, Käse, Brot, Fleisch, Nudeln, Gebäck usw. (siehe Anlage „Säure-Basen-Haushalt").

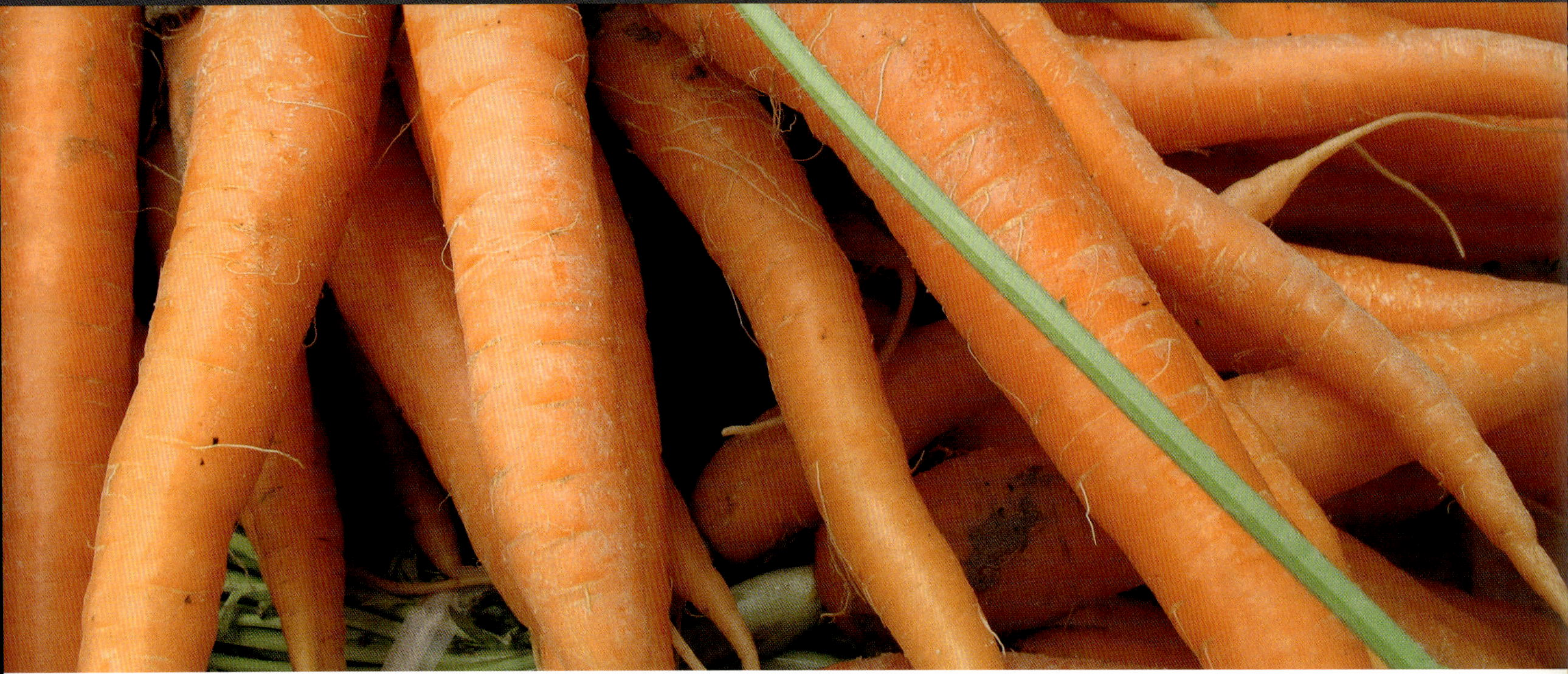

Rezepte für das Mittagessen – Salate als Hauptmahlzeit

Zutaten:
- 5 bis 6 große **Möhren**
- 20 **Walnüsse**, zerkleinert
- 2 Esslöffel Kokosraspeln
- eventuell klein geschnittene **Datteln** oder eine klein geschnittene Feige

Dressing:
- 1 Schuss **Rapsöl**
- 1 ordentlicher Schuss **Walnussöl**
- Saft einer ½ **Zitrone**
- 1 Esslöffel naturbelassener Honig (mit der Bezeichnung „Auslese" oder „Premium") oder Ahornsirup (eventuell zur Hälfte mit **Stevia**)

Zubereitung:
Möhren waschen und raspeln. Die anderen Salatzutaten zufügen. Das **Dressing** mit den genannten Zutaten zubereiten und unter den Salat rühren. Den Salat direkt abdecken, damit das Walnussöl nicht oxidiert.

Gesundheitstipps:
- Wenn man Möhren mit Öl und Kokosraspeln kombiniert, kann das Betacarotin aus Möhren in Vitamin A umgewandelt werden. (Das gleiche gilt für den Stoff Lycopin aus Tomaten. Essen Sie Tomaten mit etwas gesundem Fett.)
- Die Kombination aus Rapsöl und Walnussöl liefert eine schöne Menge Omega-3-Fettsäuren. Dieser Salat schmeckt noch besser, wenn Sie nur Walnussöl verwenden. Er wird jedoch auch etwas teurer.
- Die unlöslichen Ballaststoffe in Möhren und Kokos stimulieren die Darmperistaltik. Vor allem für Menschen mit trägen Därmen ist der hohe Gehalt an Ballaststoffen günstig.
- Wenn Sie Walnussöl im Supermarkt kaufen, achten Sie darauf, dass es echtes Walnussöl ist und kein Omega-6-Öl mit Walnussaroma.

Rezepte für das Mittagessen – Salate als Hauptmahlzeit

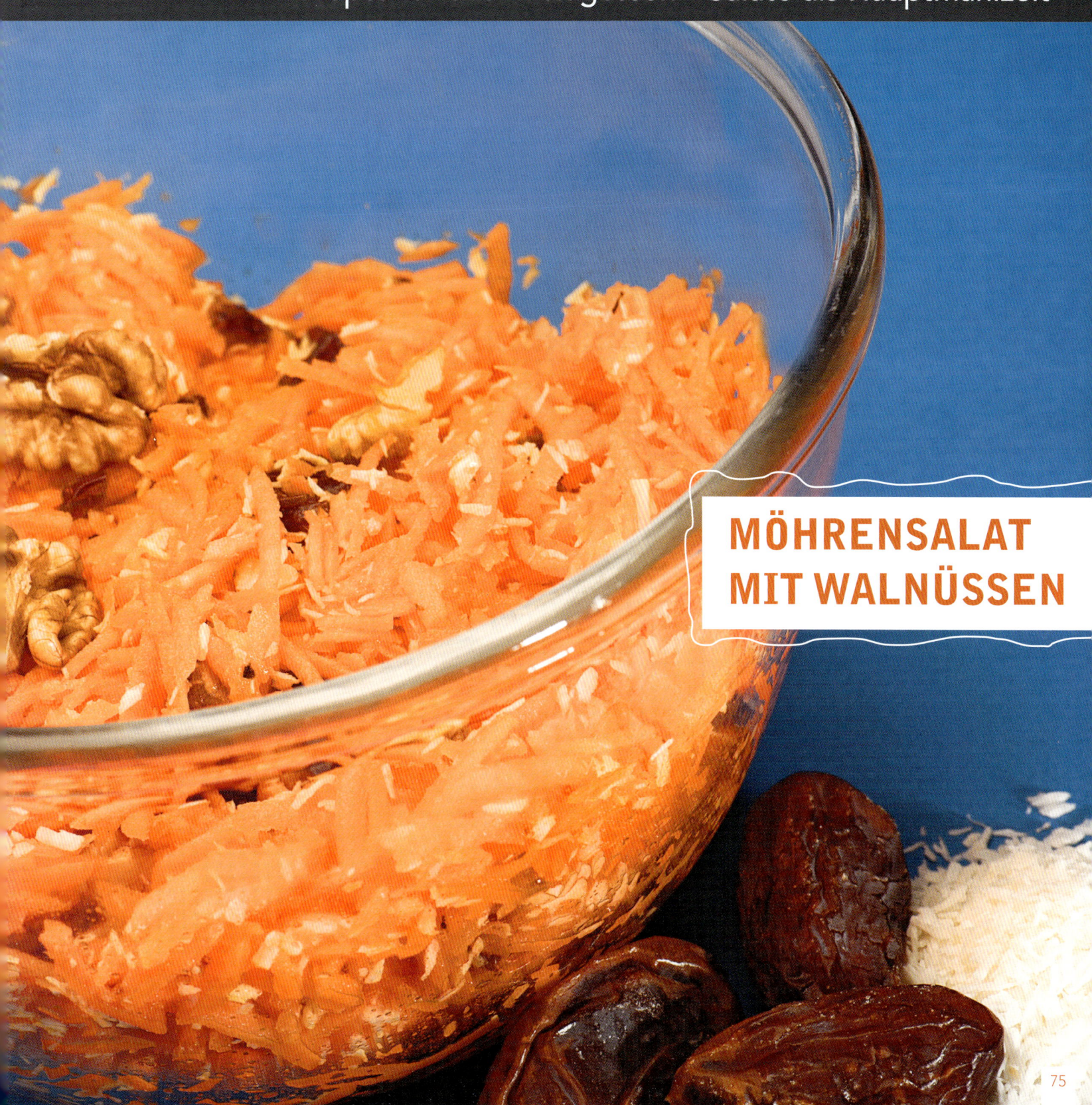

MÖHRENSALAT MIT WALNÜSSEN

Rezepte für das Mittagessen – Suppen und mehr

Rezepte für das Mittagessen – Suppen und mehr

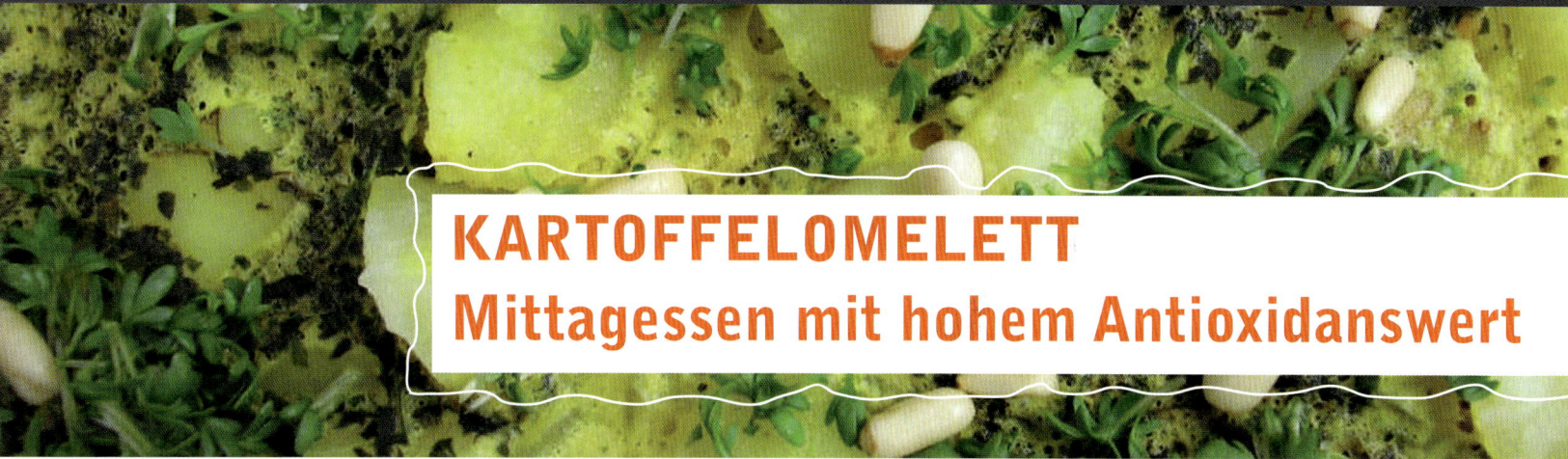

KARTOFFELOMELETT
Mittagessen mit hohem Antioxidanswert

Zutaten:
- 100 Gramm frische kleingeschnittene **Brennnessel**spitzen oder ein paar Esslöffel getrocknetes Brennnesselkraut: Falls nicht vorhanden, ein paar Handvoll frischer kleingeschnittener Spinat.
- 2 **Zwiebeln**, klein geschnitten
- 1 bis 2 **Knoblauch**zehen, zerdrückt
- 2 Esslöffel leicht angeröstete **Pinienkerne**
- 4 **Eier**
- Bio-**Gemüsebrühepulver**, Bio-Kräutersalz, **Pfeffer, Ingwer** und **Kurkuma** nach Geschmack
- 3 kalte **Kartoffeln** vom Vortag, in Würfel geschnitten
- ½ Schälchen **Gartenkresse**

Zubereitung:
Getrocknetes Brennnesselkraut mindestens eine halbe Stunde in warmem Wasser einweichen. Zwiebeln, Knoblauch und Pinienkerne in einer Pfanne mit etwas Kokosöl auf kleiner Flamme andünsten. Die Eier mit den Kräutern und Gewürzen (außer der Gartenkresse) verquirlen. Eimasse und Kartoffelwürfel zu den Zwiebeln, Knoblauch und Pinienkernen geben. Mit geschlossenem Deckel das Omelett ganz langsam in der Pfanne stocken lassen. Zuletzt klein geschnittene Gartenkresse darüber geben. Abgekühlt auch ein prima Mittagessen für den nächsten Tag.

Gesundheitstipps:
- Die Kombination von Eiweiß und Kartoffeln macht dieses Gericht zu einer sehr vollwertigen Eiweißkombination. Sie enthält mehr Eiweiße als Fleisch oder Fisch. Bei Eiweißen ist es wichtig, dass wir letztendlich alle essentiellen Aminosäuren zu uns nehmen. Essentiell bedeutet, dass unser Körper sie nicht selber herstellen kann, sondern mit der Nahrung aufnehmen muss. Die Qualität der Eiweiße drücken wir in biologischer Wertigkeit aus. Je mehr Aminosäuren das Eiweiß enthält, desto höher die biologische Wertigkeit. • Brennnesseln enthalten nicht nur Chlorophyll, sondern sind auch sehr mineralstoffhaltig. Durch Bodenverarmung enthält unsere Nahrung viel weniger Mineralstoffe. Aber auch durch einen zu hohen Konsum an Weizenmehlprodukten verfügen wir über weniger Mineralstoffe. Das **Phytat** im Weizen bindet nämlich viele Mineralstoffe, wodurch diese nicht im Darm aufgenommen werden können. • Diese Mahlzeit hat einen sehr hohen antioxidativen Wert und enthält viele Schutzstoffe durch die Kombination von Ingwer, Kurkuma, Brennnessel und Gartenkresse. Siehe Anlage „Antioxidantien, freie Radikale und ORAC-Werte". • Das Eigelb von freilaufenden Hühnern enthält Lutein, ein wichtiges Antioxidans für unsere Augen. Je gelber das Eigelb, desto mehr Lutein enthält es und desto besser sind unsere Augen vor Degeneration geschützt. (Dies gilt nicht für das Eigelb von Maishühnern.)

Rezepte für das Mittagessen – Suppen und mehr

SUPPE MIT HOHEM ANTIOXIDANSWERT

Rezepte für das Mittagessen – Suppen und mehr

Zutaten:
- 200 Gramm Suppenfleisch (vegetarisch schmeckt diese Suppe jedoch auch hervorragend)
- 4 Bio-**Gemüsebrühewürfel**
- 1 Liter Wasser
- 2 große **Möhren**, in Würfel geschnitten
- 2 **Kartoffeln** (nicht für Menschen mit Übergewicht oder Blutzuckerspiegelproblemen), gewürfelt
- 1 gelbe (oder rote) **Paprika**, in Stücke geschnitten
- 2 **Zwiebeln**, in Stücke geschnitten
- 4 Stangen **Staudensellerie**, in dünne Ringe geschnitten
- 2 **Knoblauch**zehen, zerdrückt
- 1 **Brokkoli**, in kleine Röschen geteilt
- 1 Flasche passierte Bio-**Tomaten**
- 2 Esslöffel **Kräuter der Provence**
- 1 Kaffeelöffel gemahlener **Rosmarin** (oder ein paar Stängel ganz fein geschnittener frischer Rosmarin)
- eventuell 1 Teelöffel gemahlene **Brennnessel**
- 2 Teelöffel **Kurkuma**
- 2 Teelöffel gemahlener **Ingwer**
- **Pfeffer** und Salz oder **Shoyu** nach Gusto
- eventuell als Fleischalternative 1 Dose schwarze Bohnen oder andere Bohnen

Zubereitung:
Wasser und Gemüsebrühewürfel in einen Topf geben und das Fleisch darin garen. Das Fleisch aus der Brühe nehmen und den Knoblauch und die Hälfte der Möhren, Kartoffeln, Zwiebeln, Staudensellerie und Paprika in der Brühe garen. (Das Gemüse schmeckt noch besser, wenn man es vorher in einer Pfanne mit ein wenig Kokosöl anschmort und anschließend in die Brühe gibt.) Mit dem Stabmixer alles feinpürieren und anschließend die andere Hälfte des Gemüses und den Brokkoli zur Brühe geben und bissfest garen. Wer möchte kann eine Dose Bohnen hinzufügen. Zuletzt die passierten Tomaten, das Fleisch und die Kräuter zugeben. Nicht mehr köcheln lassen. Natürlich kann das Gemüse nach Herzenslust variiert werden.

Gesundheitstipps:
- Essen Sie regelmäßig eine solche Suppe, denn damit nehmen Sie eine ordentliche Menge **Antioxidantien** und Schutzstoffe auf. Außerdem enthält Gemüse viel Vitamine, Mineralstoffe und auch Ballaststoffe. Wenn man zwei Brotmahlzeiten am Tag isst, bekommt der Körper diese Stoffe nicht ausreichend zugeführt.
- Indem man das Gemüse zusammen mit dem Kochwasser zu sich nimmt, gehen keine wertvollen Nährstoffe verloren. (Ein paar Nährstoffe gehen natürlich durch den Kochvorgang verloren.)
- Eine solche Suppe ist sehr basisch und kompensiert einen Teil unserer sauren Nahrung wie Käse, Kaffee, Zucker, Brot usw. Übersäuerung ist mitunter eine Ursache von vielen Wohlstandserkrankungen und von Osteoporose (siehe Anlage „Säure-Basen-Haushalt").

Rezepte für das Mittagessen – Suppen und mehr

BUCHWEIZEN-BRENNNESSEL-EIERKUCHEN
Einfaches Mittagessen zum Mitnehmen

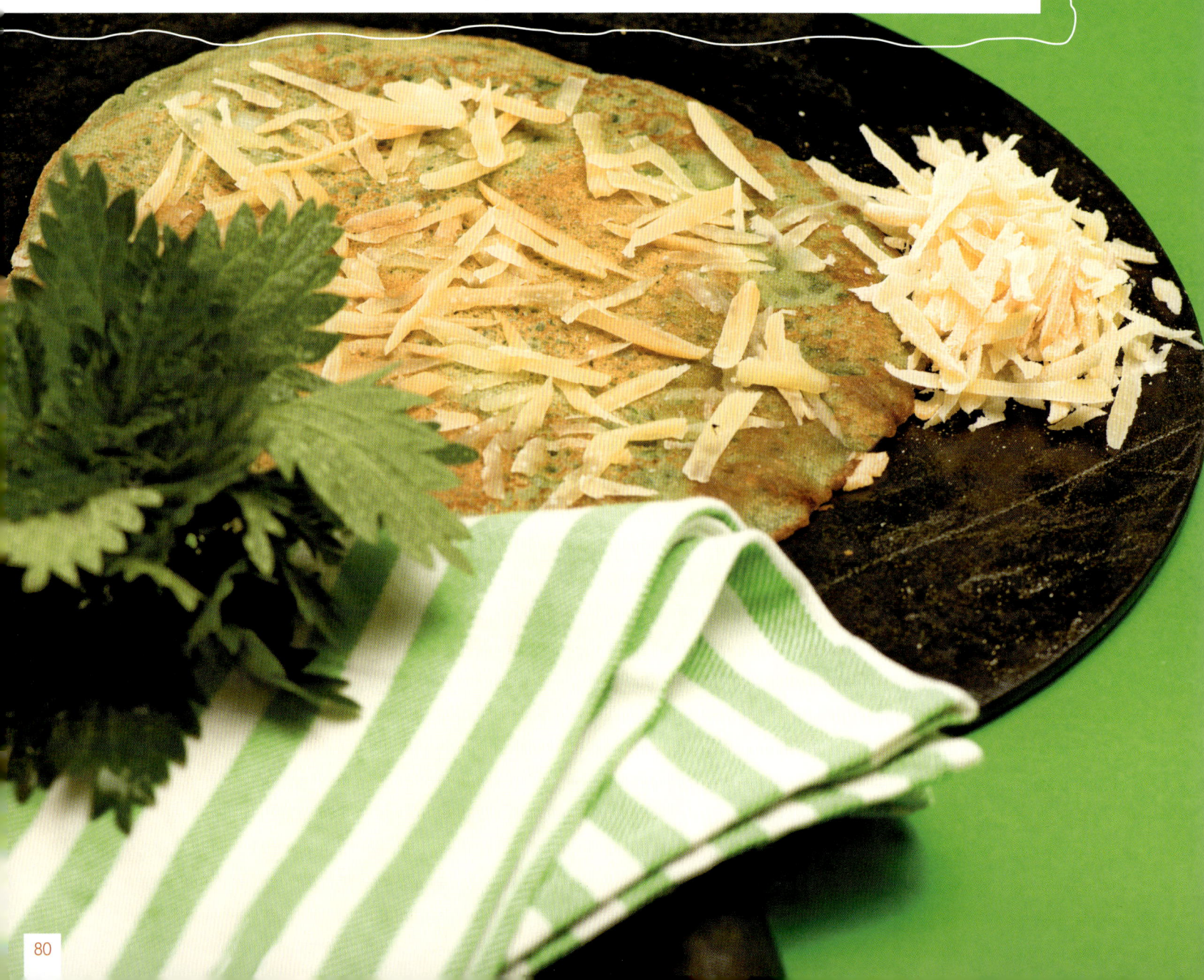

Rezepte für das Mittagessen – Suppen und mehr

Zutaten:
- etwa 200 Gramm **Buchweizenmehl**
- 1 bis 2 **Eier**
- etwa 200 ml Buttermilch (oder Wasser oder Hafermilch)
- 2 große **Zwiebeln**, in Stücke geschnitten
- 2 **Knoblauch**zehen, zerdrückt
- 1 Handvoll **Brennnessel**spitzen
- etwa 40 Gramm geriebener **Schafskäse**
- 1 Prise Bio-Kräutersalz und **Pfeffer** nach Geschmack
- **Kokosöl** zum Backen

Variation:
- Falls Sie die Verwendung von Brennnesselspitzen zu aufwendig finden, können Sie stattdessen **Estragon** oder **italienische Kräuter** zu dem Teig geben.

Zubereitung:
Den Eierkuchenteig mit Buchweizenmehl, Eier und Buttermilch zubereiten. Zwiebeln und Knoblauch in einer Pfanne schmoren. Brennnesselspitzen unter heißem Wasser waschen und kurz blanchieren. Das Wasser abtropfen lassen und die Brennnesselspitzen mit einem Mixer pürieren. Das Pürierte mit Zwiebeln, Knoblauch und Schafskäse vermischen und zum Teig geben. Etwas Buttermilch oder Wasser hinzufügen, falls der Teig zu zähflüssig ist. Anschließend die Eierkuchen in Kokosöl backen.

Gesundheitstipps:
• Ein Darm, der nicht optimal funktioniert, produziert viele Abfallstoffe. Der Leber fällt es dann immer schwerer, ihre Aufgabe der Entgiftung zu erfüllen. Deshalb ist der tägliche Stuhlgang so wichtig. Für jeden ist es wichtig, regelmäßig chlorophyllhaltige Nahrung zu essen. Chlorophyll filtert gleichsam alle Abfallstoffe aus dem Körper, indem es sie bindet. Brennnessel ist reich an Chlorophyll. Außerdem ist Brennnessel sehr reich an Mineralstoffen. Eine willkommene Ergänzung zu unserer mineralstoffarmen Ernährung.

• Auch **Zwiebeln**, **Kokosöl** und **Ballaststoffe** fördern die gesunde Darmfunktion. Die wichtigsten Voraussetzungen für den täglichen Stuhlgang sind: ausreichend gesundes Fett und gesunde Ballaststoffe, ausreichend Vitamine / Mineralstoffe / Spurenelemente, ausreichend Flüssigkeit, ausreichend Bewegung.

• Buchweizen ist eine Getreidesorte mit einer relativ niedrigen glykämischen Last (siehe Anlage „Glykämische Last"). Eine Wohltat für den Darm in einer Zeit, in der wir viele Weizenprodukte essen. Ein besonderer Stoff in Buchweizen ist das Rutin, das die Durchblutung von Gefäßen und Darm stimuliert und verbessert. Buchweizen ist außerdem die beste Quelle an Vanadium, ein Spurenelement, das eine bescheidene, aber unentbehrliche Rolle auf dem Gebiet der Gefäße, des Cholesterins und des Glukosestoffwechsels spielt.

• Lauwarm schmecken diese Eierkuchen am besten. Sie können den Rest der Eierkuchen im Kühlschrank aufbewahren. Gestapelt kann man sie auch gut einfrieren. Nahrung, in der Brennnessel verarbeitet ist, sollte man wegen Nitritbildung maximal ein Mal aufwärmen. (Siehe Anlage „Wissenswertes".)

Rezepte für das Mittagessen – Suppen und mehr

CHINESISCHE TOMATENSUPPE

Rezepte für das Mittagessen – Suppen und mehr

Zutaten:

- 2 große **Zwiebeln**, in Stücke geschnitten
- 1 **Knoblauch**zehe, zerdrückt
- 1 Esslöffel **Kokosöl**
- 1 große **Süßkartoffel**, gewürfelt
- 1 Liter Wasser und 4 Bio-**Gemüsebrühewürfel**
- 1 Teelöffel gemahlener **Ingwer** oder etwa 1,5 cm frischer Ingwer
- 1 Teelöffel **Kurkuma**
- 2 Teelöffel chinesisches Fünf-Gewürze-Pulver
- ½ Spitzkohl, in feine Streifen geschnitten oder ein Schälchen Sojasprossen oder in Stücke geschnittene grüne Bohnen
- etwa 20 Gramm Kokosnusscreme (Cream of Coconut), bei Bedarf mehr
- 1 Flasche passierte Bio-**Tomaten**
- 2 **Eier** mit Salz und nochmals ein wenig **Kurkuma** verquirlen
- bei Bedarf 1 Messerspitze Chilipaste oder eine ½ kleingeschnittene **Chilischote**

Zubereitung:

Zwiebeln und Knoblauch in wenig Kokosöl schmoren. Süßkartoffelstücke, Wasser und Gemüsebrühewürfel zugeben und garen lassen. Anschließend die Gewürze hinzufügen. Das Ganze mit dem Stabmixer pürieren. Danach Spitzkohl oder Sojasprossen und Kokosnusscreme hinzufügen. Wenn der Kohl bzw. die Sojasprossen gar sind, die passierten Tomaten zugeben. Anschließend nicht mehr kochen lassen, damit die **Antioxidantien** in den Tomaten nicht verlorengehen. Falls Sie grüne Bohnen verwenden, diese kurz in einem separaten Topf gar kochen und anschließend zur Suppe geben. Die verquirlten Eier in einer separaten Pfanne zum Omelett stocken lassen. Das Omelett in Streifen schneiden und in die Suppe geben. Beim Servieren eventuell etwas Schnittlauch darüber streuen. Wer es etwas schärfer mag, kann eine Messerspitze Chilipaste zugeben.

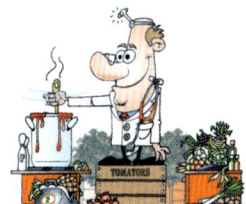

Gesundheitstipps:

• Diese Suppe ist durch die Kombination von Süßkartoffel und Ei eine nahrhafte Mahlzeit. Außerdem enthalten die Zutaten – Tomaten, Knoblauch, Ei, Süßkartoffel, Kohl, Ingwer, Kurkuma, Pfeffer und andere Gewürze – sehr viele Antioxidantien und Schutzstoffe.

• Süßkartoffeln sind reich an Betacarotin. Sie verfügen sogar über einen höheren Betacarotingehalt als Möhren, die dafür bekannt sind. Man muss sie jedoch mit (Kokos-)Öl kombinieren, um diesen Stoff aufnehmen zu können.

• Durch die Verwendung von ganz anderen Gewürzen, wie in diesem Fall das chinesische Fünf-Gewürze-Pulver und die Kokosnusscreme, erhält man eine komplett andere Geschmacksrichtung.

• Versuchen Sie, genauso wie die Japaner, dreißig verschiedene Nahrungsmittel am Tag zu sich zu nehmen. Wenn Sie an diesem Tag schon Weizen gegessen haben, essen Sie dann heute keinen Weizen mehr. Und falls Sie bereits etwas mit Tomate verzehrt haben, entscheiden Sie sich für ein anderes Gericht mit einem anderen Gemüse. Mit dieser Methode sind Sie auf dem besten Weg in Richtung Prävention und Gesundheitsförderung. Jedes Nahrungsmittel hat seine eigene Auswirkung auf die Gesundheit. Vielfalt ist das Stichwort! Außerdem hilft es, Nahrungsmittelunverträglichkeiten zu vermeiden.

Rezepte für das Mittagessen – Suppen und mehr

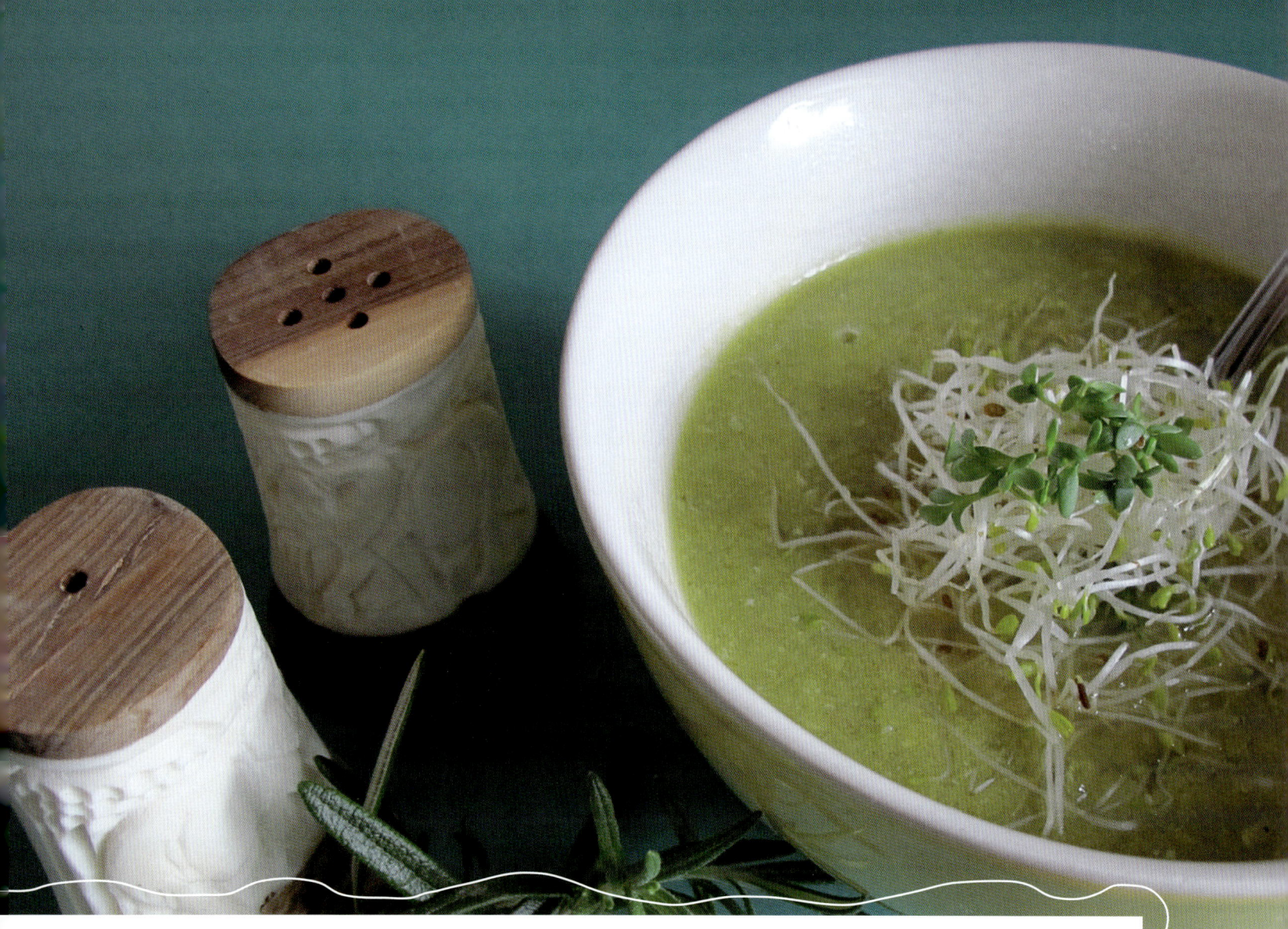

CREMIGE ERBSENSUPPE
Nahrhaft und schnell. Auf einfache Weise eine extra Portion Antioxidantien zu sich nehmen.

Rezepte für das Mittagessen – Suppen und mehr

Zubereitung:

Zwiebeln und Knoblauch in etwas Kokosöl schmoren. Anschließend Wasser mit Gemüsebrühewürfel, Erbsen, Knollensellerie oder Pastinake hinzufügen und das Gemüse garen. Danach Kräuter und Gewürze zugeben. Mit dem Stabmixer pürieren. Kurz köcheln lassen und ein rohes Ei hinein schlagen. Noch einmal mit dem Stabmixer pürieren und dann den Topf vom Herd nehmen. Zuletzt ein Schuss Olivenöl oder einen Löffel Kokosöl hinzufügen. Mit ein wenig saurer Sahne servieren, falls kein Ei zugegeben wurde. Mit etwas Sprossen garnieren.

Gesundheitstipps:

• Erbsen und Ei sind nicht nur eine gute und nahrhafte Eiweißquelle. Sie enthalten auch Cholin, das eine gute Darmperistaltik fördert. Das Gedächtnis, die Konzentration und die Reizübertragung im Gehirn profitieren ebenfalls von Cholin. Aber auch die Leber und die Cholesterinwerte sind unter anderem von ausreichend Cholin abhängig.

• Erbsen enthalten, wie alle Hülsenfrüchte, viele **Ballaststoffe**. Im Allgemeinen nehmen wir davon zu wenig zu uns. Ballaststoffe sind notwendig, um den Blutzuckerspiegel zu regulieren, ein lang anhaltendes Sättigungsgefühl zu erreichen, das Cholesterin zu senken und die Darmperistaltik zu verbessern. Am Tag sollten wir zwischen 30 und 40 Gramm Ballaststoffe essen. Wenn wir diese Menge nur aus Brot aufnehmen wollten, bräuchten wir sicherlich zwanzig Scheiben Brot am Tag.

• Die Kombination aus Knoblauch, Zwiebel, Keimen, gemahlener Brennnessel und Rosmarin macht diese Suppe zu einer Antioxidantienbombe.

Zutaten:

- 2 große **Zwiebeln**, in Stücke geschnitten
- 2 große **Knoblauch**zehen, zerdrückt
- **Kokosöl**
- 1 bis 1 ½ Liter Wasser
- 3 Bio-**Gemüsebrühewürfel**
- 750 Gramm tiefgefrorene Erbsen
- ⅓ **Knollensellerie** oder 1 **Pastinake**, gewürfelt
- 1 Kaffeelöffel gemahlener **Rosmarin**
- oder 1 Kaffeelöffel gemahlene **Brennnessel**
- eventuell **Pfeffer**, Salz oder 1 Schuss **Shoyu**
- 2 Teelöffel gemahlener **Ingwer**
- 1 **Ei** oder pro Suppenteller 1 Kaffeelöffel **saure Sahne**
- 1 Schuss **Olivenöl**
- Sprossen zum garnieren (**Brokkolisprossen, Alfalfa, Gartenkresse** o.ä.)

Rezepte für das Mittagessen – Suppen und mehr

Zutaten:

- etwa 300 Gramm **dicke Bohnen** (frisch oder tiefgefroren)
- 2 **Zwiebeln**, klein geschnitten
- 1 **Knoblauch**zehe, zerdrückt
- 2 Esslöffel leicht geröstete **Pinienkerne**
- 1 Teelöffel gemahlener **Ingwer**, etwas (Kräuter-) Salz und **Pfeffer**
- Schnittlauch, geschnitten
- 2 Esslöffel **Dill** (frisch oder getrocknet)
- 4 **Eier**
- Sprossen (**Alfalfa, Bockshornklee,** o.ä.)
- **Kokosöl** oder **Olivenöl**

Zubereitung:

Pinienkerne in einer Pfanne bei niedriger Hitze leicht anrösten. Die Eier verquirlen und mit Ingwer, Salz und Pfeffer würzen. Zwiebel, Knoblauch und dicke Bohnen in etwas Kokos- oder Olivenöl schmoren. Anschließend die Ei-Masse gleichmäßig darüber gießen. Mit geschlossenem Deckel in der Pfanne stocken lassen. Zuletzt mit Schnittlauch, Dill und Pinienkernen garnieren.

Gesundheitstipps:

- Dicke Bohnen sind (ebenso wie Bockshornklee) eine der besten Quellen an Levodopa. Aus diesem Stoff stellt der Körper das Glückshormon Dopamin her. Die Chance, dass Levodopa in Dopamin umgewandelt wird, erhöht sich durch den Verzehr von Bohnen in Kombination mit Sprossen. (Die Herstellung von Dopamin ist nämlich von der Einnahme von Vitamin B6 abhängig. Vitamin B6 ist reichlich in Sprossen enthalten.) Stress hingegen senkt die Dopaminproduktion.
- Jemand mit viel Stress sollte regelmäßig Dill und Pinienkerne auf den Speiseplan setzen. (Dill eignet sich auch hervorragend als Schlaf-Tee.)
- Eier sind (nach Molke) die vollwertigste Eiweißquelle, die man sich wünschen kann. Ei enthält alle Aminosäuren, die wir täglich brauchen. Forschungen haben ergeben, dass ein Ei am Tag nicht oder kaum Einfluss auf den Cholesterinwert hat. Es ist daher am besten, Eier von freilaufenden Hühnern zu kaufen. In stressigen Zeiten braucht man einfach gute Eiweiße.
- Stress ist alles, was der Körper als nichtnormalen Lauf der Dinge bezeichnet. Das heißt, dass eine starke Übersäuerung, starke Blutzuckerschwankungen, Entzündungen, langwährende und/oder schwere physische (Sport-)Belastungen Stress für den Körper bedeuten. Bei Stress, egal welcher Art, braucht der Körper zusätzliche Nährstoffe wie zum Beispiel Magnesium, Zink, Eiweiße, Vitamin C und Vitamin B.

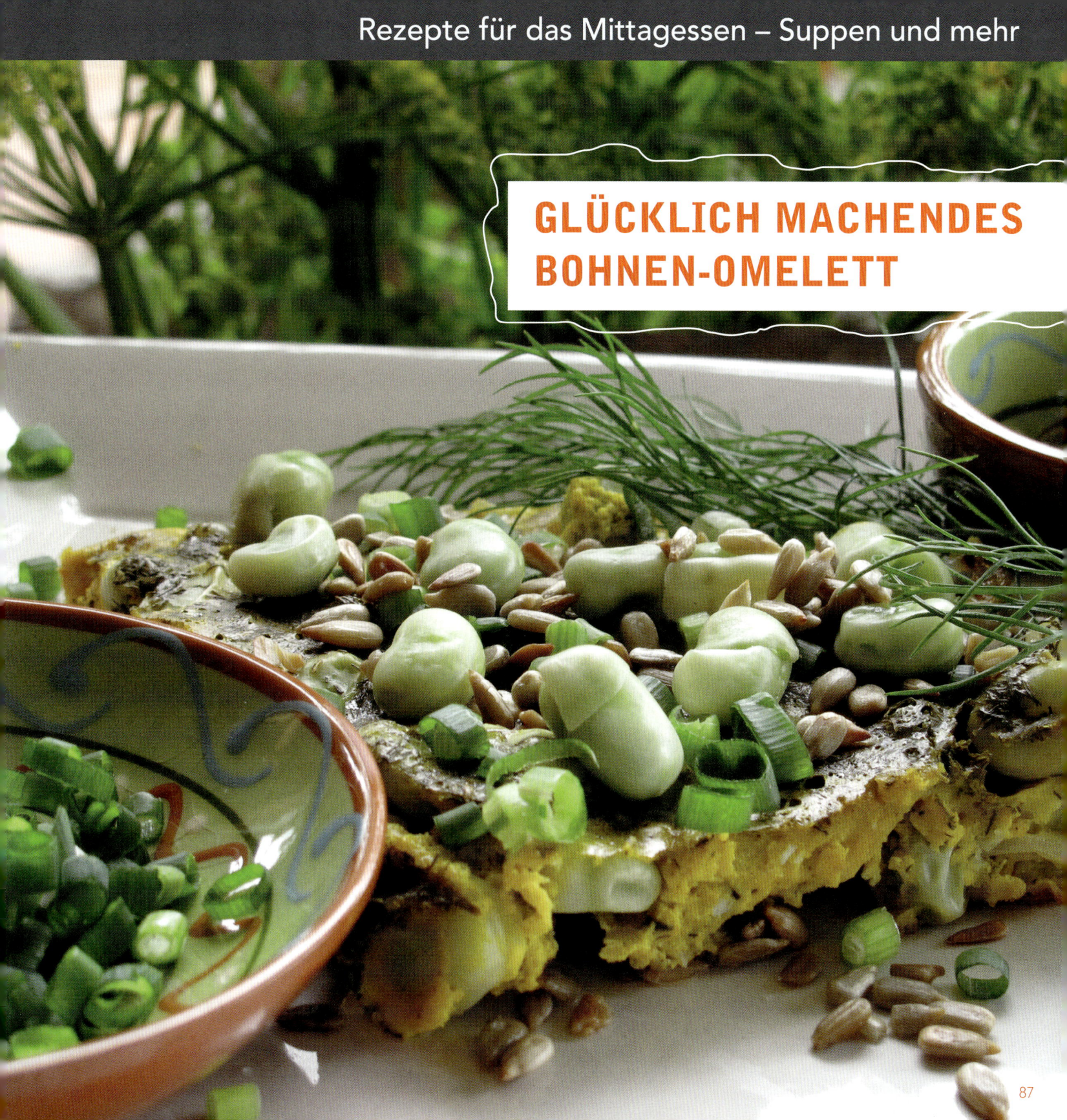

Rezepte für das Mittagessen – Suppen und mehr

GLÜCKLICH MACHENDES BOHNEN-OMELETT

Rezepte für das Mittagessen – Suppen und mehr

HERZWÄRMENDE GRÜNE SUPPE

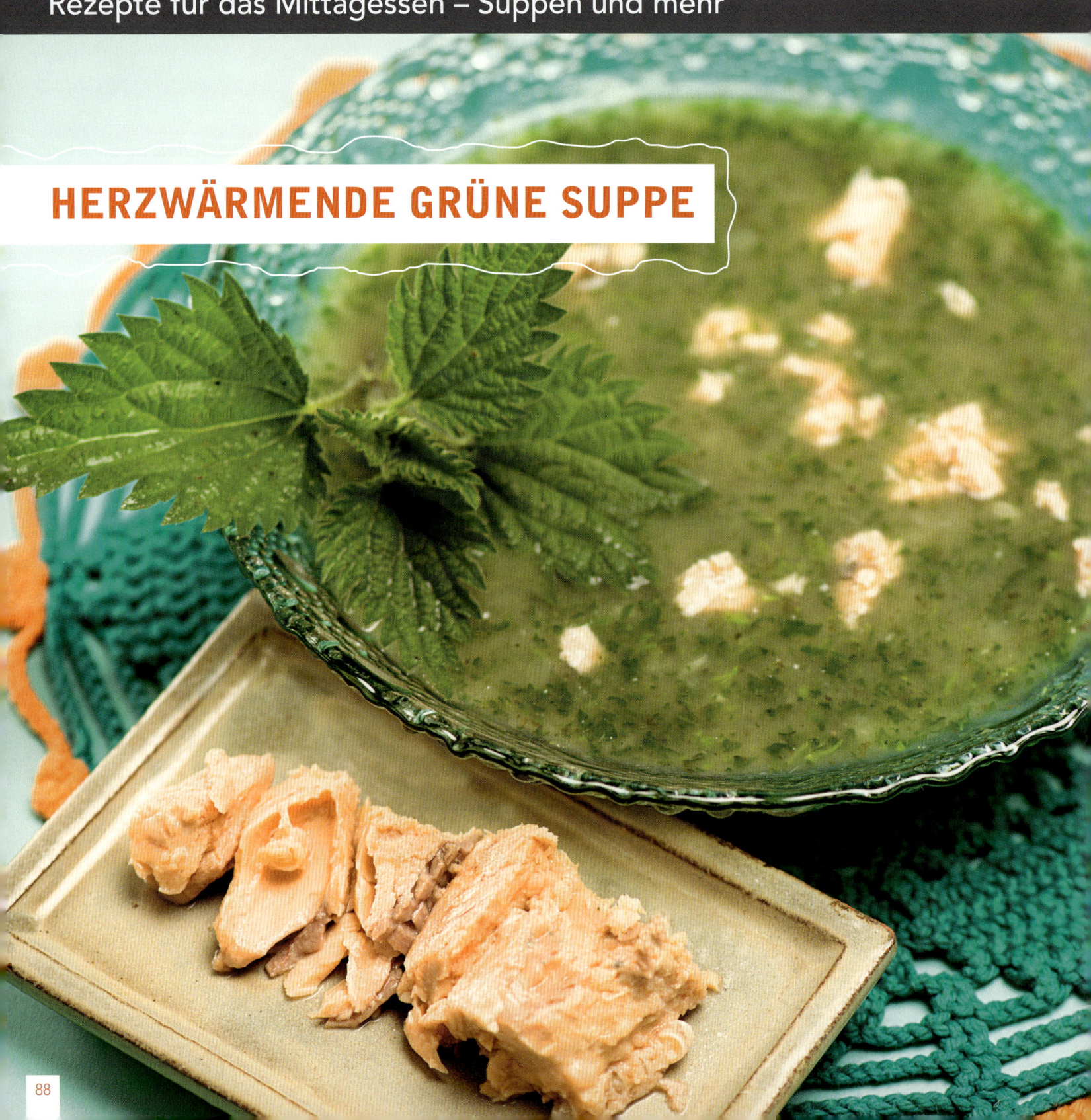

Rezepte für das Mittagessen – Suppen und mehr

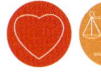

Zutaten:
- 1 **Zwiebel**, klein geschnitten
- 1 **Knoblauch**zehe, zerdrückt
- 1 Esslöffel **Kokosöl**
- 1 Liter Wasser
- 2 Bio-**Gemüsebrühewürfel**
- 1 **Brokkoli**, in kleine Röschen geteilt
- 5 Stangen **Staudensellerie,** mit Spargelschäler geschält und in feine Ringe geschnitten
- etwa 3 **Kartoffeln**, in Würfel geschnitten (Nicht für Menschen mit Übergewicht. Sie geben statt den Kartoffeln ein verquirltes **Ei** in die kochende Suppe.)
- eventuell 1 **Zucchini**, in Stücke geschnitten
- 2 Kaffeelöffel gemahlener **Rosmarin** (oder 3 Stängel ganz fein geschnittener frischer Rosmarin)
- eventuell frischer Schnittlauch zum Garnieren
- **Pfeffer**, (Kräuter-)Salz oder ein wenig **Shoyu**

Variationen:
- 1 Teelöffel gemahlene **Brennnessel** (noch schmackhafter sind 12 Brennnesselspitzen) zugeben.
- Einige Stängel junge **Schafgarbe** zerkleinern und in die Suppe geben. Lecker und gut für das Herz.
- Schmackhaft mit etwas **Wildlachs**. Oder mit zerbröseltem Fetakäse aus **Schafmilch.**
- Möchten Sie die Suppe noch gesünder und pikanter? Geben Sie den frisch gepressten Knoblauch erst dazu, wenn Sie den Kochtopf vom Herd genommen haben.
- Ersetzen Sie Ingwer und Rosmarin durch einen glattgestrichenen Esslöffel Senf.

Zubereitung:
Zwiebel und Knoblauch in etwas Kokosöl schmoren. Anschließend das Wasser mit den Gemüsebrühewürfeln zum Kochen bringen. Danach Brokkoli, Kartoffeln und Staudensellerie zugeben. Zuletzt die Zucchini zufügen und garen. Das Gemüse immer erst dazugeben, wenn das Wasser kocht. So verliert das Gemüse weniger Vitamine. Den Topf vom Herd nehmen und Rosmarin zugeben. Mit Pfeffer, Salz oder Shoyu würzen. Eventuell mit Schnittlauch garnieren.

Gesundheitstipps:
- Beim Gemüse ist Brokkoli Vorreiter bezüglich der Menge an **Antioxidantien** und Schutzstoffen. Alle Gemüsesorten sind gute Quellen an Mineralstoffen wie Kalzium und **Kalium**. Wenn Sie Brennnessel und eventuell Schafgarbe in die Suppe geben, nehmen Sie auch **Magnesium** zu sich. Damit eine gesunde Wirkung auf das Herz entsteht, müssen die Mineralstoffe Kalium, Kalzium und Magnesium im Gleichgewicht sein.
- Zwiebel und Knoblauch dürfen in einer Suppe für das Herz nicht fehlen. Kartoffeln sind auch gut für das Herz, weil sie Kalium enthalten. Leider erhöhen Kartoffeln auch den Blutzuckerspiegel. Verhindern Sie diese Wirkung, indem Sie zu dieser Suppe eine Scheibe Roggenbrot mit Kokosöl essen. So nehmen Sie ein nahrhaftes Mittagessen zu sich.
- Rosmarin darf einfach nicht fehlen. Rosmarin hat eine positive Durchblutungswirkung und gute antioxidative Kapazität.
- Eine gute Möglichkeit, eine gesunde Menge an Gemüse (etwa 300 bis 500 Gramm am Tag) zu sich zu nehmen, ist zu Mittag eine Suppe mit viel (püriertem) Gemüse zu essen. Wenn man nur zum Abendbrot Gemüse zu sich nimmt, ist diese Menge nicht zu schaffen.

Rezepte für das Mittagessen – Suppen und mehr

Zutaten:
- 300 Gramm Hafer- oder Quinoamehl
- 2 Esslöffel **Haferkleie**
- 3 **Eier**
- 500 ml Buttermilch, eventuell mit (Quell-)Wasser gestreckt
- **Pfeffer** und Bio-**Gemüsebrühepulver** nach Geschmack
- 1 Teelöffel gemahlener **Rosmarin** oder 4 Stängel ganz fein geschnittener frischer Rosmarin
- **Kokosöl**

Zubereitung:
Alle Zutaten miteinander vermischen. Die Eierkuchen in etwas Kokosöl fertigbacken. Mit Belag versehen. Die Eierkuchen rollen und mit Spießchen versehen. Essen Sie sie zum Mittagessen oder zum Abendbrot. Auch einfach zum Mitnehmen. Die Eierkuchen halten einige Tage im Kühlschrank.

Vorschläge für das Belegen der Eierkuchen:
- **Hüttenkäse** mit Gartenkräutern (frischer **Basilikum, Oregano**, Sauerampfer, **Gartenkresse, Rucola** o.ä.)
- **Avocado**mousse (siehe Rezept auf Seite 40 und 41)
- **Ziegenkäse**, Cherry-**Tomaten** und **Brokkolisprossen**
- Quark und **Waldbeeren**mix (Die Eierkuchen backt man hierzu mit einigen Tropfen **Stevia** und ohne Rosmarin und Gemüsebrühepulver.)
- Quark mit **Aprikosen**mus (siehe Rezept auf Seite 39)

Gesundheitstipps:
- Hafer ist ein sehr vielseitiges Nahrungsmittel, das vor allem auch in stressigen Zeiten gegessen werden sollte. Hafer enthält lösliche Ballaststoffe für die Därme und viele Mineralstoffe wie Kalzium, **Magnesium**, Eisen und **Silizium**. Silizium ist ein wichtiger Anti-Stress-Nährstoff. Außerdem enthält Hafer **Tryptophan,** aus dem der Körper Serotonin herstellt. Serotonin beeinflusst das Verlangen nach Kohlenhydraten und die emotionale Stabilität. Serotonin in Kombination mit Magnesium und gesunden Fetten regelt die Darmperistaltik. Nachts stellt der Körper aus Serotonin das Schlafhormon Melatonin her.
- Sie machen diese Eierkuchen noch gesünder für den Darm, indem Sie sie mit den genannten Zutaten belegen. Hafer, Hüttenkäse, Waldbeeren und Avocado sind Reparaturstoffe für den Darm.
- Backen in Kokosöl hat gute Auswirkungen auf die Gesundheit. Kokosöl enthält weniger Kalorien als gesättigtes Fett. Kokosöl enthält etwa 85% gesättigte Fettsäuren, von denen 75% MCT-Fettsäure ist (mittelkettige Triglyceriden Fettsäure). MCT-Fettsäure wird im Körper nicht als Reservefett gespeichert, sondern in direkte Energie umgewandelt (genauso wie Kohlenhydrate). Empfehlenswert für Menschen mit Übergewicht und für Sportler.

Rezepte für das Mittagessen – Suppen und mehr

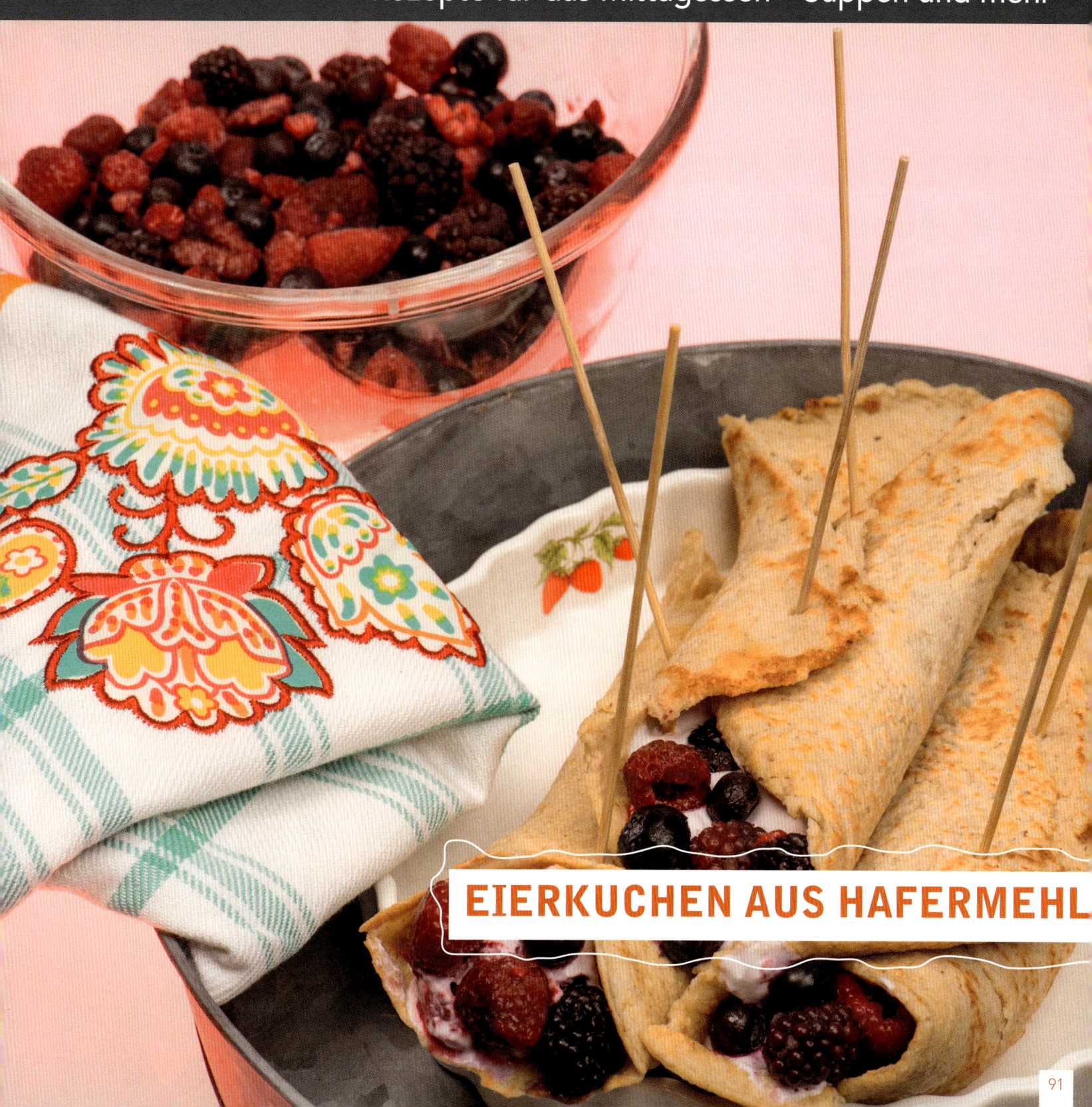

EIERKUCHEN AUS HAFERMEHL

Rezepte für das Mittagessen – Suppen und mehr

HERRLICHE PROVENZALISCHE FISCHSUPPE
Im Handumdrehen zubereitet

Rezepte für das Mittagessen – Suppen und mehr

Zutaten:

- 2 **Knoblauch**zehen, zerdrückt
- 2 große **Zwiebeln**, klein geschnitten
- 1 Kaffeelöffel **Kokosöl** und 1 Schuss **Olivenöl**
- ½ Liter Wasser
- 3 Bio-**Gemüsebrühewürfel** (oder Fischbouillon)
- ½ **Knollensellerie**, in Würfel geschnitten
- 1 rote **Paprika**schote, in Stücke geschnitten
- etwa 750 Gramm Fisch (**Wildlachs, Tilapia, Köhler**, Garnelen o.a.)
- 1 Liter passierte **Tomaten** aus Bio-Anbau
- 3 Esslöffel getrocknete **Kräuter der Provence** (frisch natürlich noch schmackhafter: nehmen Sie 1 Stängel Rosmarin, einige Salbeiblätter, einige Stängel Oregano und 2 Stängel Thymian)
- 1 Kaffeelöffel gemahlene Paprika
- **Pfeffer** und Salz nach Geschmack
- Messerspitze **Cayennepfeffer**
- **Sprossen** zum Garnieren, vorzugsweise Brokkolisprossen

Zubereitung:

Zwiebeln und Knoblauch in einer Pfanne mit etwas Kokosöl schmoren. Eventuell ein Teil der Garnelen zugeben, wenn der Fischgeschmack intensiver sein soll. Das Wasser zufügen und zum Kochen bringen. Danach Gemüsebrühewürfel, Knollensellerie und Paprika zugeben und garen. Anschließend pürieren. Fisch nach Wahl zugeben und bissfest garen. Dann die passierten Tomaten zufügen und mit Kräutern der Provence, Paprikapulver, Pfeffer, Salz und Cayennepfeffer würzen. Das Ganze darf nicht mehr köcheln, sondern nur noch warm gehalten werden. Nachdem Sie den Topf vom Herd genommen haben, fügen Sie einen Schuss Olivenöl hinzu. Mit Sprossen servieren. **Brokkolisprossen** machen die Suppe würziger und reichhaltiger an Antioxidantien. Die Suppe schmeckt pikanter und wird noch gesünder, wenn der zerdrückte Knoblauch im letzten Moment in die Suppe gegeben wird.

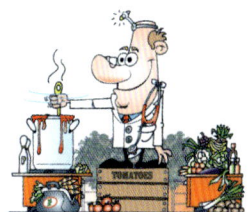

Gesundheitstipps:

- Eine schöne Kombination aus Antioxidantien durch folgende Zutaten: Tomaten, Paprika, Kräuter der Provence, Ingwer, Pfeffer und Olivenöl.
- Durch die verschiedenen Fischsorten bekommt man einen schönen Mix an Omega-3-Fettsäuren. In den meisten Supermärkten kann man tiefgekühlten Wildlachs kaufen. Dieser enthält mehr Omega-3-Fettsäuren als gezüchteter Lachs.
- Das Garen von Fisch in Gemüsebrühe ist eine gesunde Art, Fisch zuzubereiten. Fisch in Butter oder Öl zu backen, schadet den gesunden Fettsäuren. Falls Sie Fisch zum Abendbrot essen möchten, ist Dämpfen oder Pochieren die gesündeste Zubereitung.
- Brokkolisprossen haben eine ausgezeichnete Schutzwirkung. Alle Sprossen enthalten viele Enzyme und Reparaturstoffe, aber Brokkolisprossen zeichnen sich auch noch durch den Schutzstoff Sulforaphan aus. Laut der Wissenschaft ist die Schutzwirkung auch Tage nach dem Essen der Brokkolisprossen noch vorhanden. Es wurden Brokkolisprossen untersucht, bei denen 30 Gramm Sprösslinge die Schutzwirkung von 600 Gramm Brokkoli lieferten.

Rezepte für das Mittagessen – Suppen und mehr

Zutaten:
- 1 Packung **Kichererbsen**
- 1 ½ Liter Wasser
- 3 Bio-**Gemüsebrühewürfel**
- etwa 500 Gramm in kleine Stücke geschnittenes Gemüse wie **Möhren, Staudensellerie, Zwiebel, Knoblauch, Brokkoli, Knollensellerie, rote Paprika** o.a.
- 1 **Knoblauch**zehe, zerdrückt
- 1 Schuss **Olivenöl** oder **Kokosöl**
- frisch gemahlener **Pfeffer**, (Kräuter-)Salz oder 1 Schuss **Shoyu**
- 2 Teelöffel gemahlener **Kurkuma**
- mindestens 2 Esslöffel Kräuter: Thymian, Salbei, **Rosmarin** (vorzugsweise frisch, ansonsten getrocknet als **Kräuter der Provence**)

Zubereitung:
Die Kichererbsen mindestens acht Stunden in kaltem Wasser einweichen. Anschließend in diesem Wasser mit Gemüsebrühewürfeln mindestens 1 Stunde kochen, bis die Kichererbsen weich sind. Den Schaum abschöpfen, da er viel Saponine enthält. (Siehe Antinutritive in der Anlage „Wissenswertes".) Das Ganze mit dem Stabmixer pürieren. Danach das Gemüse und den Knoblauch zugeben. Anschließend die Kräuter und Gewürze zufügen. Mit Shoyu oder etwas Salz abschmecken. Kurz vor dem Servieren ein wenig Olivenöl oder Kokosöl zugeben. Schmeckt sehr gut mit einer Scheibe Roggenbrot. Am nächsten Tag schmeckt diese Suppe noch besser.

Gesundheitstipps:
- Bereiten Sie einen großen Topf Suppe zu. Jeden Tag eine Suppe zuzubereiten ist aufwendig und führt wahrscheinlich dazu, dass man öfter Brot isst. Diese Suppe kann man auch gut in kleinen Portionen einfrieren.
- Die Kräuter und Gewürze in dieser Suppe liefern ein breites Spektrum an Antioxidantien und Schutzstoffen.
- Kichererbsen haben fast keine Auswirkung auf unseren Blutzuckerspiegel. Dadurch hält das Sättigungsgefühl sehr lange an. Eine sättigende Suppe zu Mittag verringert das Verlangen nach Süßem am Nachmittag. Wenn man jedoch Kohlenhydrate (wie z.B. Brot) zu Mittag isst, ist die Chance größer, dass man am Nachmittag dem Naschen verfällt.
- Hülsenfrüchte haben neben Vorteilen auch Nachteile; sie haben eine säuernde Wirkung (siehe Anlage „Säure-Basen-Haushalt") und enthalten auch ziemlich viele **Anti-Nährstoffe**. Nicht jeder mit Darmproblemen reagiert deshalb gut auf Hülsenfrüchte, trotz der Tatsache, dass Hülsenfrüchte eine gute Ballaststoffquelle sind. Essen Sie deshalb diese Suppe nicht zu oft. Außerdem ist es auch für die Prävention und die Gesundheitsförderung am besten, wenn man täglich die Nährstoffe variiert.
- Der vorherige Punkt gilt auch für Kichererbsen und Sojamehl. Diese werden oft bei kohlenhydratarmen Diäten gegessen. In Maßen ist das nicht schlimm, jedoch lieber nicht täglich.

Rezepte für das Mittagessen – Suppen und mehr

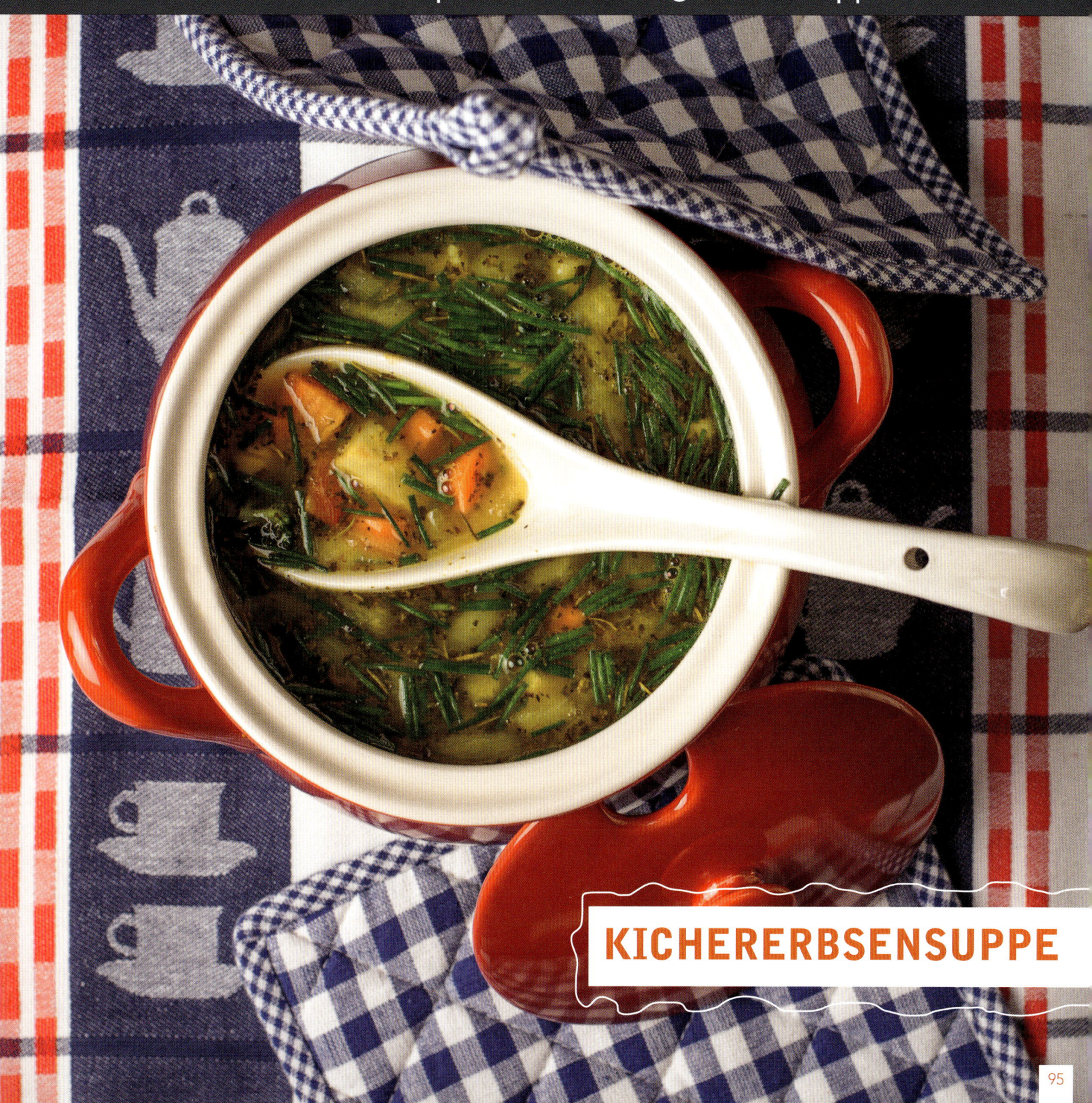

KICHERERBSENSUPPE

Rezepte für das Mittagessen – Suppen und mehr

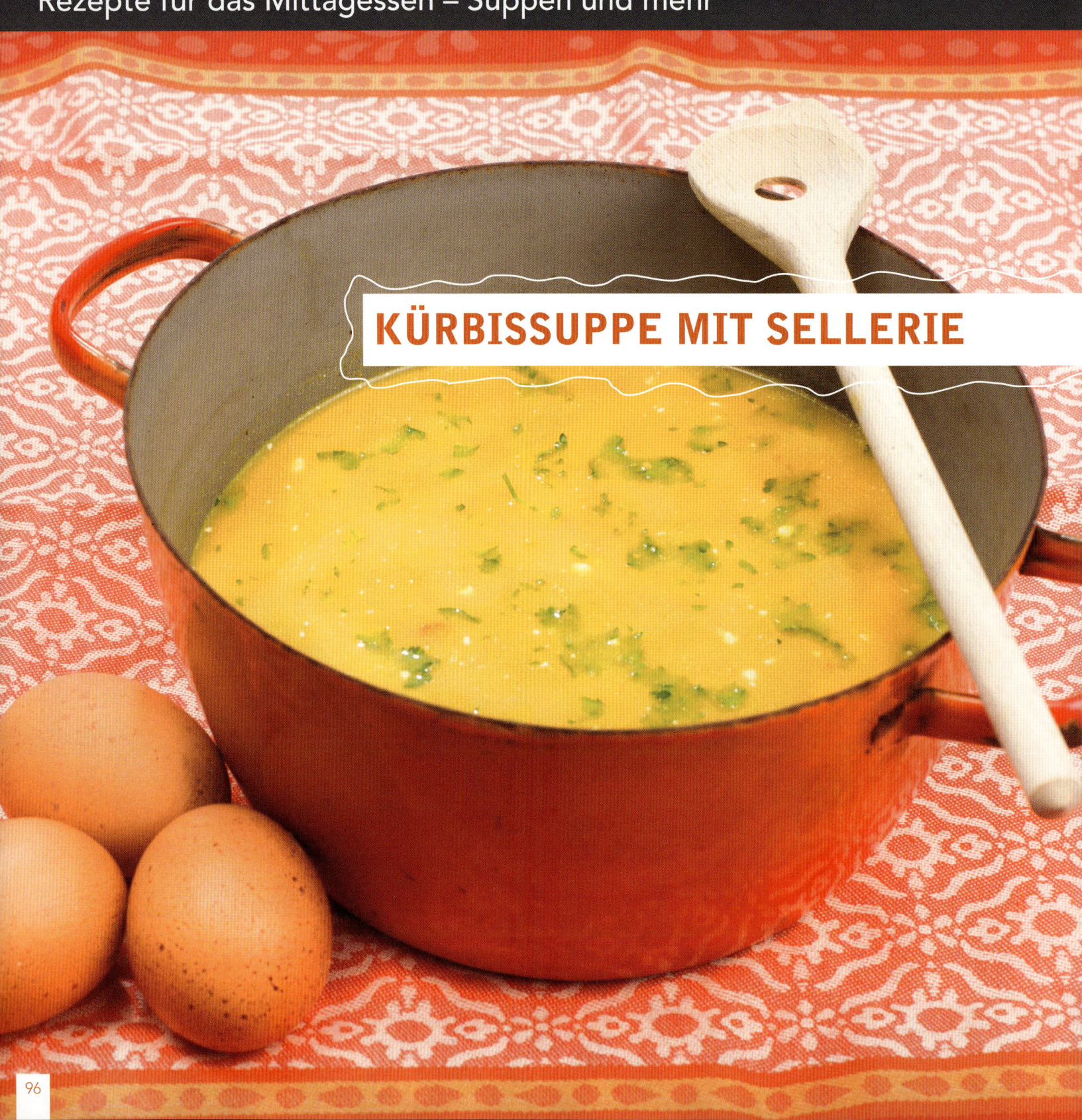

KÜRBISSUPPE MIT SELLERIE

Rezepte für das Mittagessen – Suppen und mehr

Zutaten:

- 3 **Knoblauch**zehen, zerdrückt
- 1 Esslöffel **Kokosöl**
- 1 Kaffeelöffel **Kurkuma**
- 1 mittelgroße **Knollensellerie**
- 1 mittelgroßer Hokkaido-**Kürbis**
- 2 Liter Wasser
- 4 Bio-**Gemüsebrühewürfel**
- 1 **Ei**
- **Pfeffer, Shoyu** (oder Salz)
- 1 Messerspitze **Cayennepfeffer**
- **saure Sahne**
- 1 Stängel **Petersilie,** feingehackt

Zubereitung:

Knoblauchzehen in Kokosöl schmoren und Kurkuma zugeben. Anschließend die in Stücke geschnittene Knollensellerie und den Kürbis zufügen. Danach 2 Liter Wasser und Gemüsebrühewürfel zugeben. Das Gemüse garen lassen und anschließend mit dem Stabmixer pürieren. In die kochende Suppe ein Ei schlagen und die Suppe sofort wieder pürieren, damit das Ei nicht gerinnt. Würzen mit Pfeffer und Cayennepfeffer. Mit etwas Salz oder Shoyu und Kurkuma abschmecken. Kurz vor dem Servieren einen Kaffeelöffel saurer Sahne auf die Suppe geben. Mit Petersilie garnieren.

Gesundheitstipps:

- Die Kombination Pfeffer, Kurkuma und Cayennepfeffer stimuliert die Fettverbrennung (**Thermogenese**).
- Knollensellerie darf ruhig öfter auf dem Speiseplan stehen; sie verleiht dem Gericht ein schönes Aroma (dank dem ätherischen Öl Apiin) und enthält viele Mineralstoffe wie **Kalium**, Kalzium, Phosphor, Natrium, **Magnesium** und Eisen. Eine wunderbare Suppe, um den Säure-Basen-Haushalt positiv zu beeinflussen. (Siehe Anlage „Säure-Basen-Haushalt".)

- Die Farbe des Kürbis verrät es bereits: Er ist reich an **Carotinoiden**. Außerdem enthalten Kürbisse viele **Ballaststoffe**, die für die Darmperistaltik förderlich sind. Zusätzlich enthält Kürbis **Tryptophan**, eine Vorstufe von Serotonin und Melatonin. Wenn die Tage kürzer werden, leiden wir schneller unter einem Mangel an diesen Stoffen. Eine schöne Suppe für die dunklen Tage im Jahr!

Rezepte für das Mittagessen – Suppen und mehr

Zutaten:
- 1 große **Zwiebel**, klein geschnitten
- 1 große **Knoblauch**zehe, zerdrückt
- 1 Esslöffel **Kokosöl**
- 1 Liter Wasser
- 2 Bio-**Gemüsebrühewürfel**
- 1 **Knollensellerie** (noch schmackhafter, wenn man zusätzlich noch ein ordentliches Stück Steckrübe zugibt)
- 1 kleiner Teelöffel gemahlener **Ingwer** oder ein wenig frisch geriebener Ingwer
- eventuell 2 Teelöffel **saure Sahne**
- **Petersilie** und **Schnittlauch**, geschnitten
- eventuell etwas **Pfeffer**, Salz und/oder **Shoyu**

Zubereitung:
Zwiebel und Knoblauch in etwas Kokosöl schmoren. Anschließend Wasser und Gemüsebrühewürfel dazugeben und das Wasser zum Kochen bringen. Danach das in kleine Stücke geschnittene Gemüse zugeben und garen. Anschließend mit dem Stabmixer pürieren und mit den Gewürzen abschmecken. Saure Sahne hinzufügen. Zum Schluss mit Petersilie und Schnittlauch garnieren. Eventuell Roggenknäckebrot mit Kokosöl, Wildlachs und Sprossen dazu servieren.

Gesundheitstipps:
- Der Ingwer stimuliert die Aufnahme von Vitaminen und Mineralstoffen. Außerdem verstärken Ingwer und Knoblauch den **thermogenen Effekt**. Frischer Ingwer hat noch einen Vorteil: Er enthält Zink, ein Mineralstoff, an dem es uns oft mangelt. Die Ursache dafür ist, dass unsere Ernährung **Phytinsäure** enthält und Phytinsäure Zink bindet. Zink ist von großer Bedeutung für den Blutzuckerspiegel, das Gewicht, das Immunsystem (auch hinsichtlich Allergien und Autoimmunkrankheiten), das Hormonsystem, das Stresssystem und den Appetit. Menschen mit Zinkmangel essen oft zu viel, zu wenig oder zu einseitig und kämpfen öfter mit Geruchs- oder Geschmacksverlust.
- Essen Sie immer Gemüse (als Suppe oder Salat) zum Mittag. Ansonsten ist es fast nicht möglich, den täglichen Bedarf an löslichen **Ballaststoffen** aufzunehmen. Ballaststoffe sorgen für die Darmbakterien und damit auch für einen gesunden und täglichen Stuhlgang, ganz im Gegensatz zu den ballaststoffarmen Nahrungsmitteln wie Weizenbrot, Weizennudeln usw. Da wir relativ viele ballaststoffarme Produkte zu uns nehmen, haben viele Menschen keinen täglichen Stuhlgang.
- Ballaststoffe sind auch von primärer Bedeutung, um den Blutzuckerspiegel und das Cholesterin zu regulieren.

Rezepte für das Mittagessen – Suppen und mehr

SELLERIESUPPE

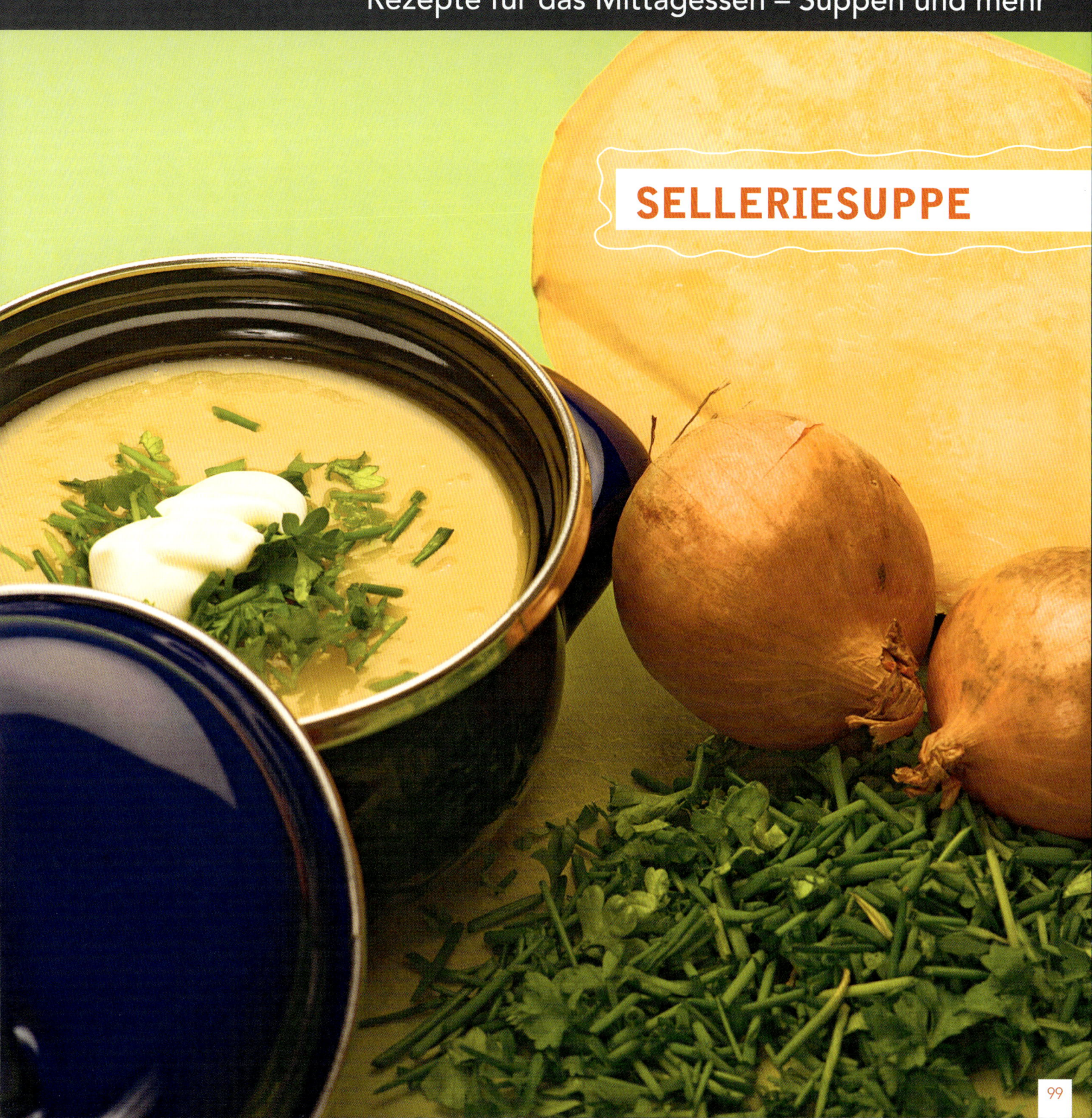

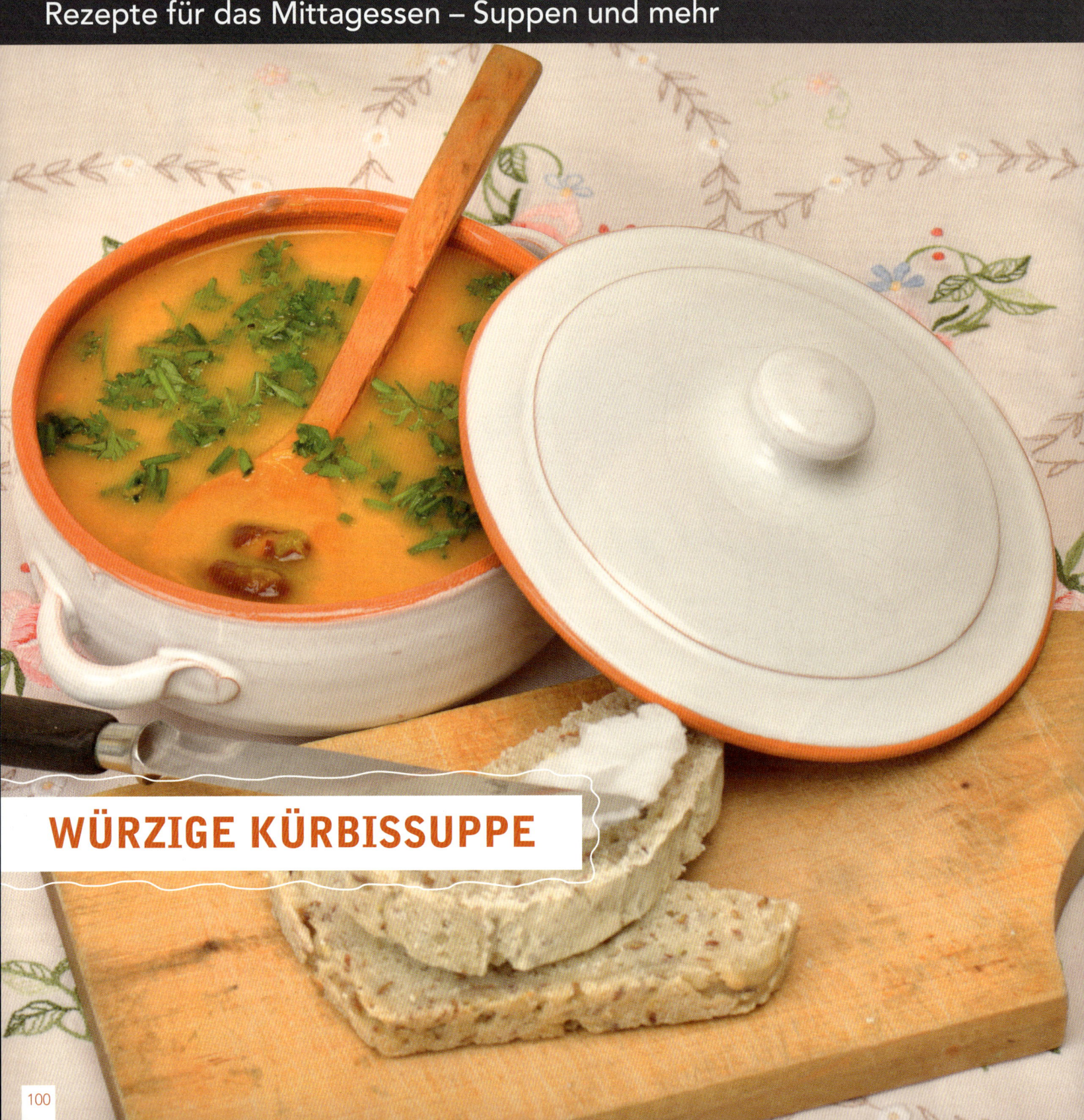

Rezepte für das Mittagessen – Suppen und mehr

WÜRZIGE KÜRBISSUPPE

Rezepte für das Mittagessen – Suppen und mehr

Zutaten:
- 1 großer Hokkaido-**Kürbis** aus Bio-Anbau
- 1 bis 2 Liter Wasser
- 2 Bio-**Gemüsebrühewürfel** pro Liter Wasser
- 1 große **Möhre**, in Stücke geschnitten
- 1 große **Zwiebel**, klein geschnitten
- 1 **Knoblauch**zehe, zerdrückt
- eventuell 1 **Paprika**schote oder 1 **Pastinake**, gewürfelt
- 3 Teelöffel Curry, 2 bis 3 Esslöffel **Kurkuma**
- 1 **Zucchini**, gewürfelt
- etwa 100 Gramm braune oder schwarze Bohnen (siehe **Hülsenfrüchte** in der Anlage „Wissenswertes")
- 2 Esslöffel Crème Fraîche oder 1 Esslöffel **Kokosöl**
- 1 Teelöffel gemahlener **Ingwer** (oder geriebener frischer Ingwer), Salz und **Pfeffer**
- grüne feingeschnittene Gartenkräuter wie Schnittlauch, **Petersilie** oder **Oregano** und eventuell ein Löffel geriebener **Schafskäse**

Gesundheitstipps:
- Kürbis und Zucchini enthalten den Stoff Cucurbitin. Dieser Stoff hat eine regulierende Wirkung auf die Serotonin- und Leptinrezeptoren im Gehirn. Störungen des Serotonin-Systems treten oft unter Stress auf und verursachen ein großes Verlangen nach Kohlenhydraten. Störungen des Leptin-Systems verursachen ein Ausbleiben des Sättigungsgefühls, so dass wir immer weiter essen. Mit dieser Suppe regulieren wir den Gehalt dieser beiden Stoffe. Hierdurch können wir gesündere Essgewohnheiten entwickeln. Außerdem wirkt diese Suppe stresssenkend.
- Wenn Sie bei sich das Fehlen des Sättigungsgefühls feststellen, streichen Sie dann lieber Nahrungsmittel mit Glukose und Fruktose von Ihrem Speiseplan. Diese Stoffe können Leptin-Resistenz verursachen. Sie sind in fast alle süßen Lebensmittelerzeugnissen im Supermarkt zu finden.
- Wenn Sie Bohnen essen, nehmen Sie auch extra gesunde Eiweiße zu sich. In stressigen Zeiten brauchen wir viele Eiweiße. Oft essen wir dann gerade Kohlenhydrate statt Eiweiße. Dadurch können stärkere Störungen in den folgenden Bereichen auftreten: Gemüt, Schlaf, Immunsystem und Hormonhaushalt.

Zubereitung:
Kürbis waschen und etwa zehn Minuten in Wasser kochen. Danach abkühlen lassen, in zwei Hälften schneiden und die Kerne entfernen. Die Schale darf gern mitverwendet werden, sofern der Kürbis aus Bio-Anbau stammt. Danach Möhre, Zwiebel und Knoblauch (und eventuell Paprika oder Pastinake) in einem Topf mit etwas Kokosöl und Kurkuma schmoren. Anschließend 1 bis 2 Liter Wasser (abhängig von der Größe des Kürbis) und Gemüsebrühewürfel zugeben und zum Kochen bringen. Nach 10 Minuten die Kürbisstücke zufügen und das Ganze garen. Nun mit dem Stabmixer pürieren. Etwas Wasser zufügen, falls die Suppe zu dickflüssig ist. Curry, Kurkuma, Zucchini, Bohnen und Crème Fraîche oder Kokosöl zugeben und einige Minuten schmoren lassen. Die Suppe abschmecken. Sie sollte schön würzig schmecken. Die Suppe mit Gartenkräutern und eventuell mit einem Löffel Schafskäse servieren. Diese Suppe lässt sich auch gut einfrieren.

Rezepte für das Mittagessen – Suppen und mehr

Zutaten:
- 1 mittelgroßer Hokkaido-**Kürbis** aus Bio-Anbau
- 2 **Zwiebeln**, klein geschnitten
- 2 **Knoblauch**zehen, zerdrückt
- 1 Kaffeelöffel **Kurkuma**
- 3 Bio-**Gemüsebrühewürfel**
- 1 Liter Wasser
- 1 gelbe oder rote **Paprika**schote, gewürfelt
- 2 **Eier**
- 1 Flasche (750 ml) passierte Bio-**Tomaten**
- ½ Teelöffel **Chilipulver**
- ¼ Teelöffel **Cayennepfeffer**
- 1 Kaffeelöffel Paprikapulver
- frisch gemahlener schwarzer **Pfeffer**
- 1 Schuss **Olivenöl** oder 1 Esslöffel **Kokosöl**
- Pecorino oder anderer **Schafskäse**, gerieben
- eventuell frisches **Basilikum**, feingeschnitten

Zubereitung:

Kürbis waschen und etwa fünfzehn Minuten in wenig Wasser gar kochen. Danach abkühlen lassen, in Stücke schneiden und Kerne entfernen. Die Schale darf gern mitverwendet werden, sofern der Kürbis aus Bio-Anbau stammt. Danach Zwiebeln und Knoblauch in etwas Kokosöl schmoren. Im letzen Moment Kurkuma zufügen. Anschließend 1 Liter Wasser und Gemüsebrühewürfel zugeben und zum Kochen bringen. Wenn das Wasser kocht, Paprika und Kürbisstücke zugeben und garen. Danach mit dem Stabmixer pürieren. Nochmals zum Kochen bringen und die Eier in die Suppe geben. Sofort wieder pürieren, damit die Eier nicht gerinnen. Nun die passierten Tomaten zugeben, aber nicht mehr zum Kochen bringen. Mit Chilipulver, Kurkuma, Cayennepfeffer, Paprikapulver und Pfeffer würzen. Einen Schuss Olivenöl oder Kokosöl zugeben. Die Suppe mit etwas Schafskäse und eventuell mit Basilikum servieren.

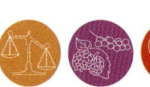

Gesundheitstipps:

• Diese Suppe enthält wohlgemerkt neun Antioxidantien und schützende **phytochemische Stoffe** (siehe Anlage „Antioxidantien, freie Radikale und ORAC-Werte").

• Wenn man Eier in die Suppe gibt, wird sie nicht nur herrlich sahnig, sondern auch noch nahrhafter.

• Chilipulver und schwarzer Pfeffer sind zwei Gewürze, die den **thermogenen Effekt** erhöhen. Dies ist wichtig für Menschen mit Übergewicht, die nur schwer abnehmen können.

• Cayennepfeffer wirkt im Allgemeinen als stärkendes Gewürz und stimuliert Herz und Kreislauf. In Ländern, in denen viel Cayennepfeffer gegessen wird, kommen weniger Herz- und Gefäßkrankheiten vor. Außerdem findet das Gewürz bei kalten Händen und Füßen Anwendung.

• Schafskäse enthält konjugierte Linolsäure (abgekürzt CLA), ein Stoff der anscheinend vor Arterienverkalkung schützt und der Bildung von Bauchfett entgegenwirkt.

• Reiben Sie den Käse immer selber. Käse, den man fertig gerieben kaufen kann, enthält nämlich häufig viel Stärke.

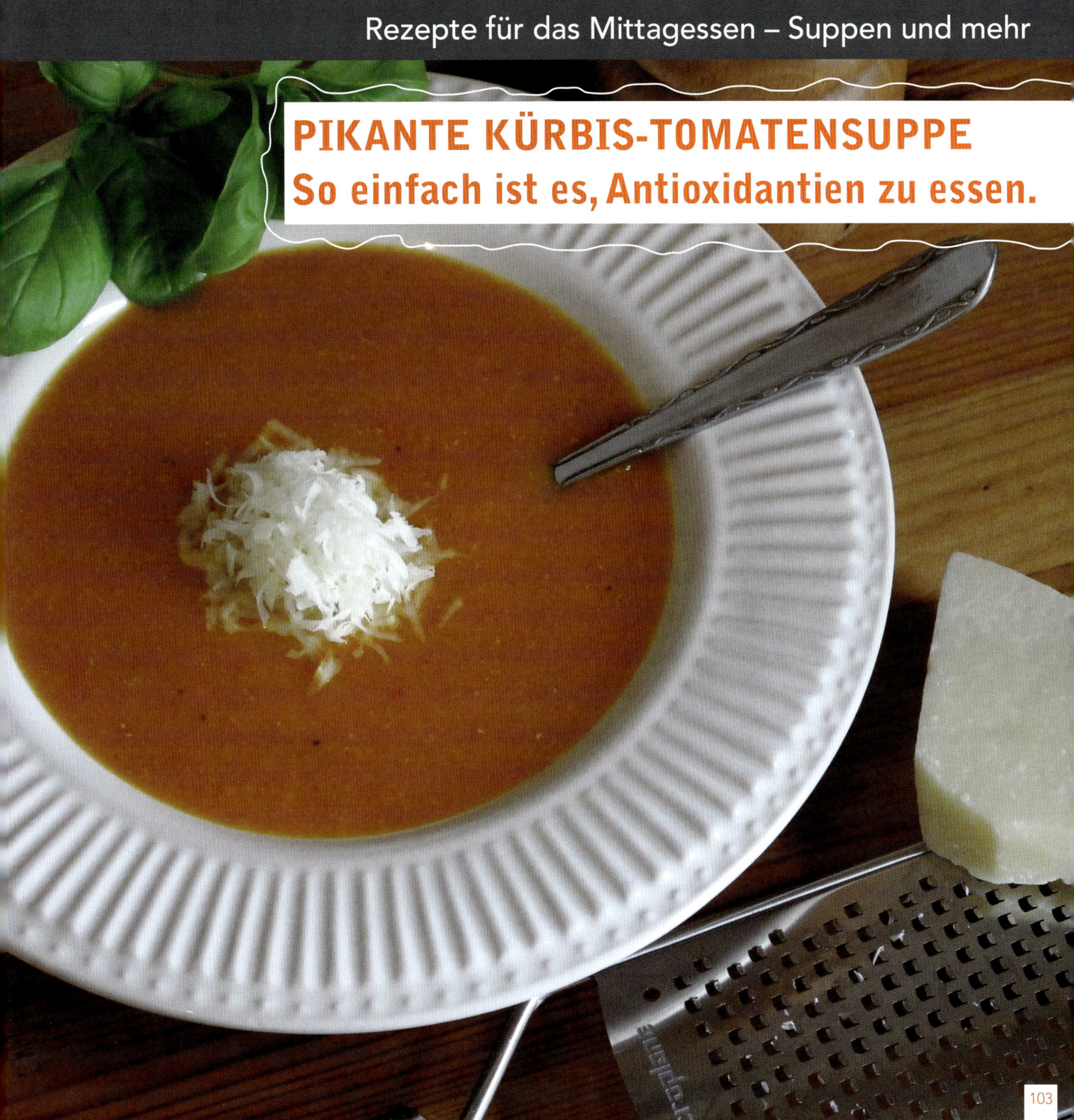

Rezepte für das Mittagessen – Suppen und mehr

LAUCHSUPPE
Reich an Ballaststoffen

Rezepte für das Mittagessen – Suppen und mehr

Zutaten:
- 1 Esslöffel **Kokosöl**
- 2 große **Zwiebeln**, klein geschnitten
- 1 große **Knoblauch**zehe, zerdrückt
- 400 bis 500 Gramm Suppenfleisch (oder stattdessen eventuell eine ½ in Würfel geschnittene **Knollensellerie**)
- 2 Liter Wasser
- 4 Bio-**Gemüsebrühewürfel**
- 1 große **Süßkartoffel** oder **Pastinake**, gewürfelt
- gemahlener **Ingwer, Kurkuma, Pfeffer**
- 2 Esslöffel **Kuzu**
- 4 große Stangen Lauch, in Ringe geschnitten
- 2 Kaffeelöffel **Estragon** (oder mehr)

Zubereitung:
Zwiebeln und Knoblauch in Kokosöl schmoren. Inzwischen das Suppenfleisch im Wasser mit den Gemüsebrühewürfeln garen. Anschließend Süßkartoffel oder Pastinake (bei der fleischlosen Variation zusätzlich Knollensellerie) zufügen und garen. Knollensellerie verleiht der Suppe einen viel kräftigeren Geschmack. Danach Zwiebel und Knoblauch zugeben. Die Suppe mit Kurkuma, Ingwer und Pfeffer würzen. Das Ganze mit dem Stabmixer pürieren. Kuzu separat in ein wenig kaltem Wasser auflösen und anschließend in die Suppe rühren. Zuletzt Lauch und Estragon zufügen und garen.

Gesundheitstipps:
- Kuzu ist ein ausgezeichnetes Bindemittel und eine sehr gute Zutat, um Schleimhäute zu entlasten und zu reparieren. Im Gegensatz zu normalen Bindemitteln hat Kuzu keine negative Auswirkung auf den Blutzuckerspiegel und den Geschmack.
- Lauch, Knoblauch, Zwiebel, Süßkartoffel und Pastinake sind allesamt gute Inulin-Quellen. Nahrung für die Darmbakterien!
- Inulin bremst den Anstieg des Blutzuckerspiegels. Fügen Sie dem Gericht Inulin zu und der Blutzuckerspiegel steigt weniger schnell. (Siehe Anlage „Glykämische Last".)
- Estragon ist nicht nur ein herrlich aromatisches Kraut, sondern hilft gegen Blähungen und ein Völlegefühl, verbessert die Verdauung von schweren Gerichten und verhindert Obstipation.

Rezepte für das Mittagessen – Suppen und mehr

Zutaten:
- 1 große **Zwiebel**, klein geschnitten
- 1 **Knoblauch**zehe, zerdrückt
- 1 Esslöffel **Kokosöl**
- gemahlener **Ingwer, Kurkuma**
- 1 Liter Wasser
- 4 Bio-**Gemüsebrühewürfel**
- 2 **Süßkartoffeln**, gewürfelt
- 1 großer Bund **Brennnesselspitzen** *
  (oder ein anderes gesundes Kraut)
- 1 Liter passierte Bio-**Tomaten**
- 2 **Eier**
- **Pfeffer**, Salz, **Shoyu** nach Geschmack

* Brennnesselspitzen mit Gartenhandschuhen pflücken und unter heißem Wasser waschen. Durch die Erhitzung verlieren die Nesselhaare ihre brennende Wirkung.

Zubereitung:
Zwiebel und Knoblauch in Kokosöl schmoren. Danach Ingwer und Kurkuma zugeben. Anschließend das Wasser und die Gemüsebrühewürfel zufügen. Das Wasser zum Kochen bringen, die Süßkartoffeln zugeben und garen. Die Brennnesselspitzen kurz mitkochen. Rohe Eier in die köchelnde Suppe geben und sofort pürieren. Dann die passierten Tomaten zufügen. Nicht mehr köcheln lassen. Abschmecken und eventuell mit Pfeffer, Salz, Shoyu, Ingwer und Kurkuma nachwürzen.

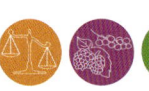

Gesundheitstipps:
- Süßkartoffeln, Zwiebeln und Knoblauch sind eine ausgezeichnete Inulin-Quelle. Dieser Stoff hilft den Blutzuckerspiegel zu regulieren und sorgt dafür, dass die guten Darmbakterien gedeihen können.
- Ein Ei in der Suppe bewirkt nicht nur einen Sättigungseffekt, sondern reguliert auch den Blutzuckerspiegel. Außerdem enthält ein Ei alle essentiellen Aminosäuren, die der Körper braucht. Essentiell bedeutet, dass der Körper den Nährstoff nicht selber herstellen kann, sondern aus der Nahrung aufnehmen muss. Sowohl für Vegetarier als auch für Sportler ist es wichtig, diese essentiellen Aminosäuren zu sich zu nehmen. Nicht alle Eiweiße sind nämlich vollwertig, d.h. enthalten alle essentiellen Aminosäuren.
- Ärzte wie Richard Beliveau und Denis Gingras empfehlen, täglich 17 spezifische Nahrungsmittel zu essen (nachzulesen im Buch „Nahrungsmittel gegen Krebs"). Diese Suppe enthält bereits 5 davon. (Siehe Anlage „Antioxidantien, freie Radikale und ORAC-Werte" für eine weitergehende Erklärung.)

Rezepte für das Mittagessen – Suppen und mehr

REINIGENDE TOMATENSUPPE

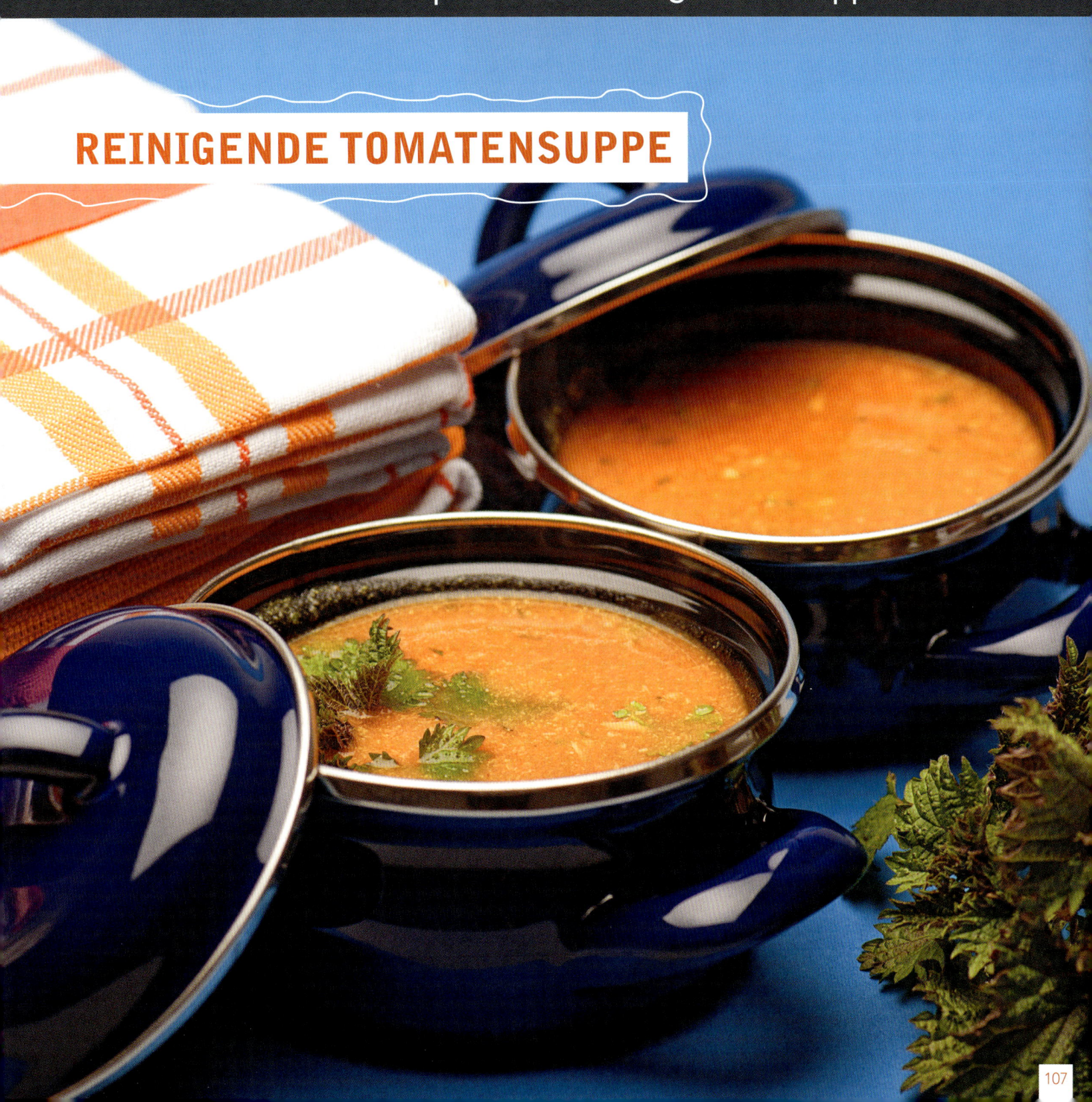

Rezepte für das Mittagessen – Suppen und mehr

VITALISIERENDE BRENNNESSELSUPPE

Rezepte für das Mittagessen – Suppen und mehr

Zutaten:
- 2 **Zwiebeln**, klein geschnitten
- 2 **Knoblauch**zehen, zerdrückt
- 1 Esslöffel **Kokosöl**
- 3 bis 4 abgekühlte gekochte **Kartoffeln** oder rohe Kartoffeln (Menschen mit Übergewicht verwenden keine Kartoffeln, sondern ¼ Knollensellerie), gewürfelt
- 3 Bio-**Gemüsebrühewürfel**
- 1 ½ Liter Wasser
- etwa 300 Gramm **Brennnesselspitzen**
- **Pfeffer**, Salz, Muskatnuss, gemahlener **Ingwer** nach Geschmack
- Gartenkräuter, feingeschnitten
- 1 Esslöffel Crème Fraîche

Zubereitung:
Zwiebeln und Knoblauch in einen Suppentopf geben und langsam in Kokosöl schmoren. Wasser und Gemüsebrühewürfeln zufügen und zum Kochen bringen. Rohe Kartoffeln bzw. Knollensellerie zugeben und garen. Brennnesselspitzen in heißes Wasser eintauchen, damit die Nesselhaare nicht mehr brennen. Die Brennnesselblätter anschließend gut waschen. Brennnesselblätter in die Brühe geben und ein paar Minuten köcheln lassen. Wer gekochte Kartoffeln verwendet, diese nun hinzufügen. Das Ganze mit dem Stabmixer pürieren. Zuletzt Crème Fraîche und Gartenkräuter zugeben.

Gesundheitstipps:
- Es gibt fast kein Kraut, das so viele Mineralstoffe wie Brennnessel enthält. Brennnessel ist sehr basisch. In Stresssituationen wird eine große Menge an Mineralstoffen verbraucht, die mit Nahrungsmitteln kaum ergänzt werden kann. Dadurch wird im Körper ein saures Milieu erzeugt (siehe Anlage „Säure-Basen-Haushalt"). Durch die Brennnesselsuppe wird das Mineralstoffgleichgewicht verbessert.
- Durch die Menge an Chlorophyll werden im Körper Abfallstoffe gebunden. Außerdem ist Chlorophyll ein sehr starker Energielieferant für die Zellen.
- Pflücken Sie Brennnesseln immer in einem sauberen Gebiet, d.h. nicht direkt am Acker- oder Wegesrand.
- Rösten Sie Brennnessel auch einmal mit etwas Butter, Salz und Muskatnuss in der Pfanne oder im Wok. Schmeckt ausgezeichnet.
- Falls Sie noch einen Suppenrest haben, kühlen Sie ihn schnell ab und wärmen Sie ihn maximal ein Mal auf (siehe **Nitrit** in der Anlage „Wissenswertes").

Rezepte für das Mittagessen – Suppen und mehr

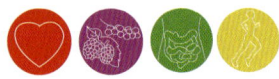

Zutaten:

- etwa 10 (neue) **Kartoffeln**
- 1 rote **Paprika**schote
- 6 **Tomaten** oder (noch schmackhafter) ein Schälchen Cherry-Tomaten
- 2 Stangen rohe **Staudensellerie** (mit dem Sparschäler schälen)
- 3 Frühlings**zwiebeln** oder ein Schälchen Gartenkresse oder andere frische Kräuter wie **Bärlauch, Oregano, Rosmarin**
- 2 Esslöffel **Pinienkerne**, geröstet
- etwa 20 schwarze **Oliven**
- 1 **Knoblauch**zehe (eventuell in kochendes Wasser tauchen, um einen milderen Geschmack zu erzeugen)

Dressing (insgesamt etwa 150 ml):

- 1 Schuss **Apfelessig**
- 100 bis 125 Gramm **saure Sahne, Hüttenkäse** oder vollfetter **Joghurt**
- 1 ordentlicher Schuss **Olivenöl** und **Rapsöl**
- schwarzer **Pfeffer**, Bio-Kräutersalz
- 2 Esslöffel getrocknete **italienische Kräuter** oder **Kräuter der Provence**
- eventuell 1 Schuss Ahornsirup oder Honig oder ein paar Tropfen **Stevia**, falls das Dressing zu säuerlich schmeckt

Variationen:

- In kleine Stückchen geschnittener **Salzhering** oder sehr klein geschnittene Stückchen **Anchovis** dazugeben (statt Pinienkernen).
- Statt **saure Sahne, Hüttenkäse** oder **Joghurt** für das Dressing zu verwenden, können Sie Fetakäse aus **Schafmilch** über den Salat bröckeln.

Zubereitung:

Das **Dressing** einige Stunden vorher zubereiten (außer bei der Verwendung von frischen Kräutern). Alle Zutaten für das Dressing miteinander vermengen und abschmecken. Das Dressing über die (am liebsten noch warmen) gewürfelten Kartoffeln geben und die in kleine Stücke geschnittenen Frühlingszwiebeln, Knoblauch, Tomaten, Staudensellerie, Oliven und Paprika dazugeben. Falls frische Kräuter verwendet werden, diese nun auch zufügen. Einige Stunden kühl stellen, damit der Geschmack intensiver wird. Kurz vor dem Servieren die Pinienkerne darüber streuen. Bei der Fisch-Variation: Erst kurz vor dem Servieren Salzhering oder Anchovis zugeben.

Gesundheitstipps:

- Neue Kartoffeln sind eine gute Quelle an **Vitamin C** und **Kalium**. Kalte Kartoffeln erhöhen den Blutzuckerspiegel viel weniger als warme.
- Auch Paprika und Tomaten sind reich an Vitamin C und **Antioxidantien**. Mit Staudensellerie nehmen Sie extra Folsäure und Kalium zu sich. Staudensellerie ist außerdem von Natur aus flüssigkeitsabführend.
- Pinienkerne enthalten so genannte OPCs. Diese Stoffe haben eine Schutzwirkung auf die Blutgefäße.
- Alle Kräuter haben eine Antioxidanswirkung. Sie bleiben die wichtigste Antioxidansquelle. Sogar Obst und Gemüse können das kaum toppen. Nur bei genügend Antioxidantien sind die Gefäßwände gegen Attacken von freien Radikalen wie oxidiertes Cholesterin, Insulin, Homocystein usw. geschützt.
- Durch Salzhering oder Anchovis fügen Sie sehr gesunde **Omega-3-Fettsäuren** für Herz- und Blutgefäße hinzu.
- Natürlich können Sie bei diesem Salat das Gemüse und die Kräuter beliebig variieren. Bedenken Sie, dass rohes Gemüse viel mehr Vitamin B und Vitamin C enthält als gekochtes Gemüse.

Rezepte für das Mittagessen – Suppen und mehr

VITAMIN-C-REICHER, KALTER KARTOFFELSALAT
Einfaches Mittagessen

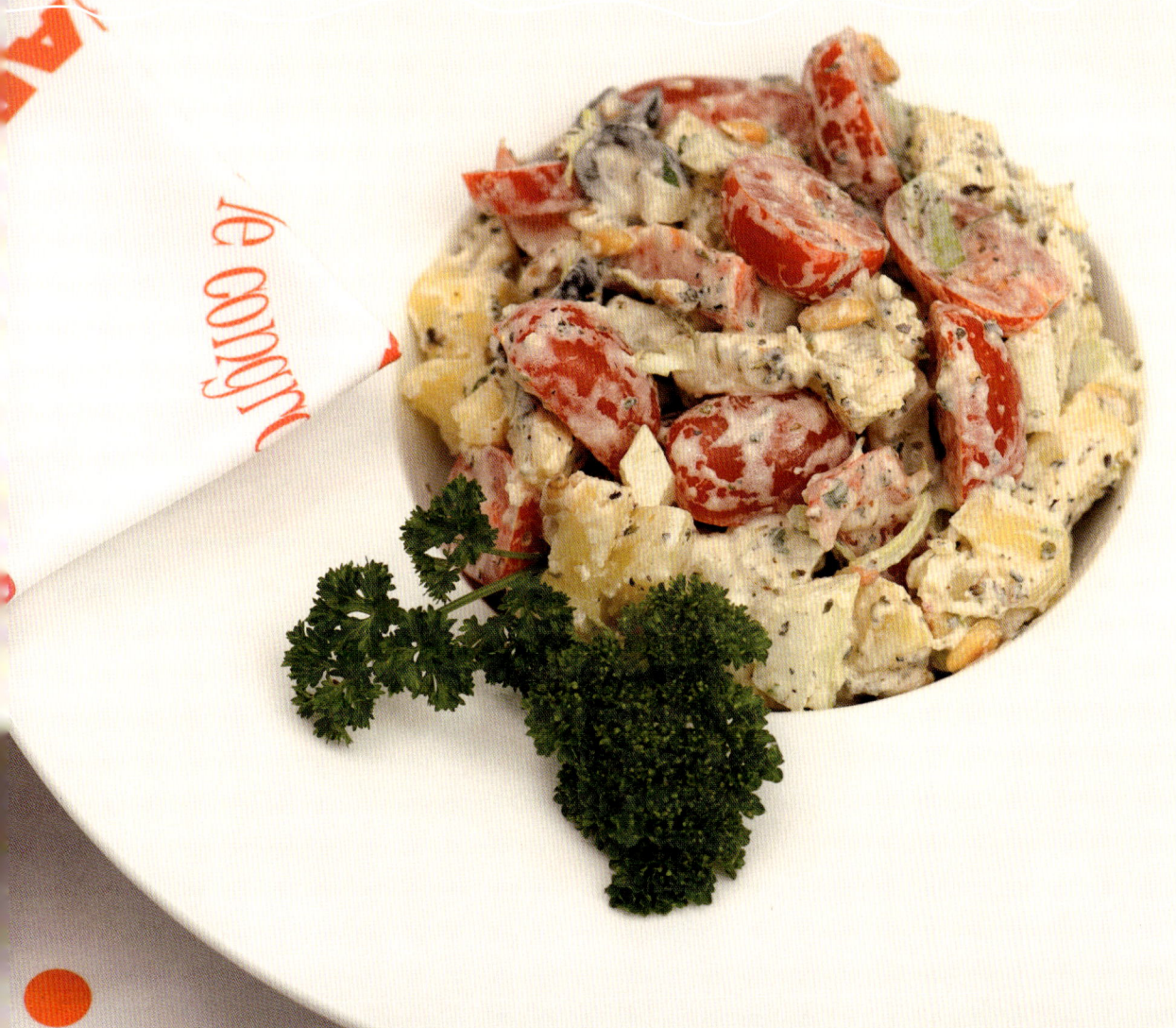

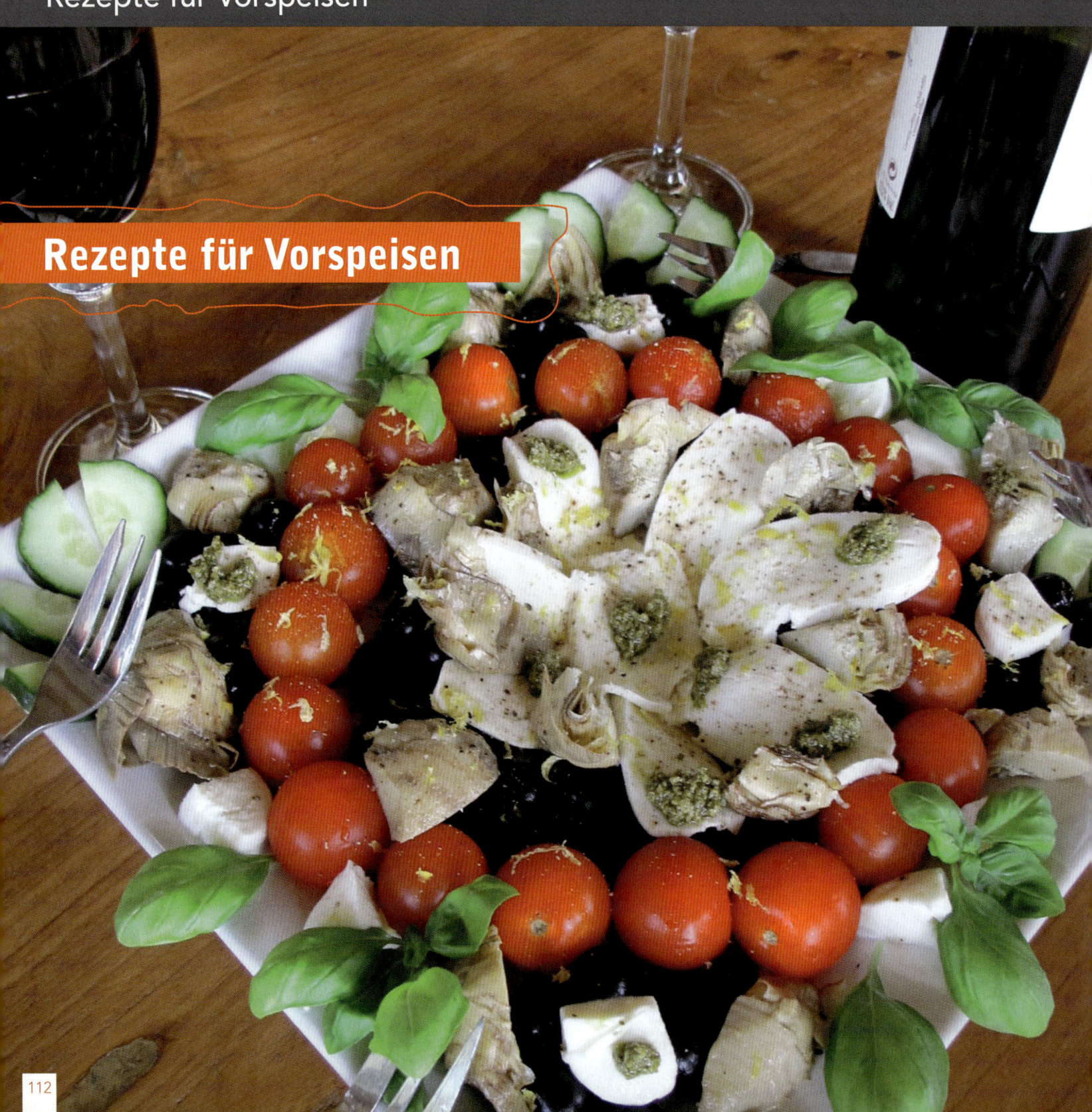

Rezepte für Vorspeisen

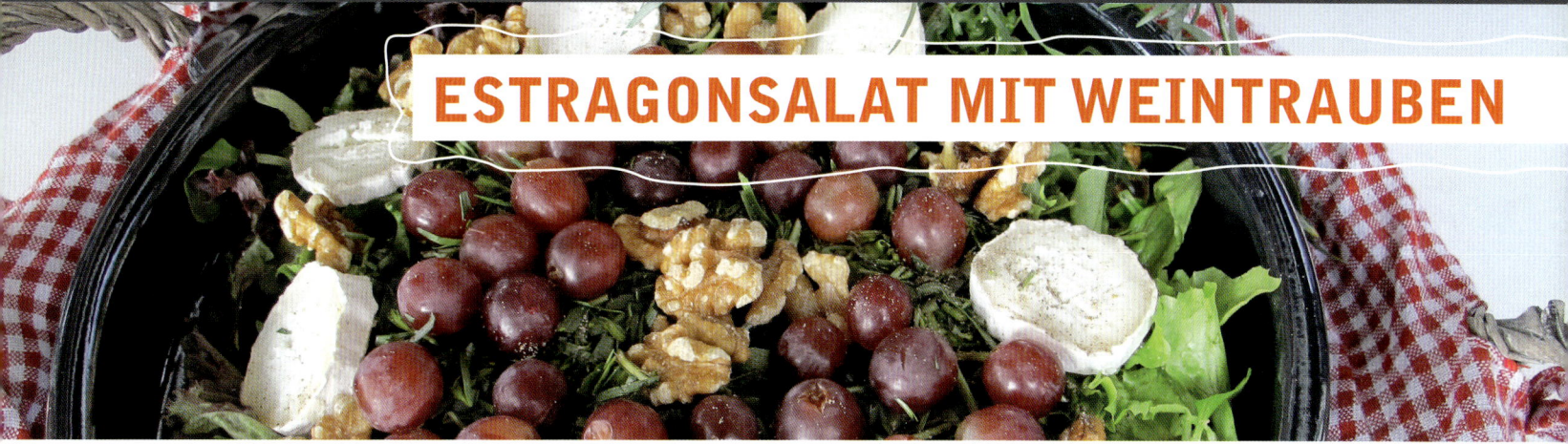

ESTRAGONSALAT MIT WEINTRAUBEN

Zutaten:
- 1 sehr fein geschnittene **Zwiebel**
- **Ziegen-** oder **Schafskäse** (der Käsegeschmack soll nicht dominant sein)
- blaue **Weintrauben**
- 15 zerbröckelte **Walnüsse**
- 2 Esslöffel leicht geröstete **Sonnenblumenkerne** oder **Pinienkerne**
- Auf einem Bett aus rotem und grünen Salat servieren. Im Winter auf einem Bett aus **Winterportulak** oder Feldsalat.

Dressing:
- 1 reichlicher Schuss Olivenöl, Apfelessig, ein wenig Ahornsirup oder Stevia, ein wenig Pfeffer und Salz
- etwa 50 Gramm frischer **Estragon**, sehr fein geschnitten

Variation für das Dressing:
- Sehr schmackhaft zu diesem Salat ist das folgende Dressing: Etwa 10 Himbeeren, 10 Erdbeeren und 10 Trauben pürieren. Anschließend das Dressing mit den oben genannten Zutaten ergänzen.

Zubereitung:
Alle Zutaten für das **Dressing** miteinander vermengen und abschmecken. (Achten Sie darauf, dass der untere hölzerne Teil des Estragonstängels nicht verwendet wird.) Die vorbereiteten Salatzutaten auf einer Platte anrichten und mit dem Dressing beträufeln.

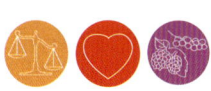

Gesundheitstipps:
• Eine ausgezeichnete Vorspeise oder ein wunderbares Mittagessen ohne schnelle Kohlenhydrate. Dieser Salat enthält eine schöne Mischung gesunder Fette, die die Verbrennung fördern (Walnüsse, Sonnenblumenkerne, Olivenöl) und Eiweiße. Die Eiweiße aus Schafs- oder Ziegenkäse sind übrigens leichter verdaulich als die Eiweiße aus Kuhmilcherzeugnissen.

• Weintrauben enthalten den Stoff **Resveratrol**. Dieser Stoff findet sich in den Kernen und der Schale. Auch wenn viele Menschen kernlose Weinbeeren bevorzugen, Weinbeeren mit Kern sind für den Körper gesünder. Dieses Gericht besteht aus einem Cocktail an Nährstoffen, der laut der Organisation TNO fast alle Präventivstoffe gegen Herz- und Gefäßerkrankungen enthält. TNO ist, nach der Fraunhofer-Gesellschaft, die zweitgrößte Forschungseinrichtung Europas.

• **Resveratrol** stand bereits im Brennpunkt des Interesses durch seine günstige Wirkung auf Herz und Gefäße. Nun steht **Resveratrol** erneut im Fokus, weil es das Wachstum von Krebszellen hemmt.

Rezepte für Vorspeisen

Zutaten:
- 2 große **Auberginen**
- **Olivenöl**
- **Pfeffer**
- Salz
- 1 Schuss **Zitronensaft**
- mindestens 1 Esslöffel getrocknete oder frische **italienische Kräuter**
- 2 **Zwiebeln**, klein geschnitten
- 2 **Knoblauch**zehen, zerdrückt
- 50 Gramm schwarze **Oliven** ohne Kern
- ½ Glas sonnengetrocknete **Tomaten**
- etwa 75 Gramm geriebener **Ziegen-** oder **Schafskäse** oder magerer Käse

Zubereitung:
Auberginen in 1,5 Zentimeter dicke Scheiben schneiden. Olivenöl, Pfeffer, Salz, Zitronensaft und italienische Kräuter vermengen. Die Scheiben in diese Mischung eintauchen. Die Scheiben anschließend im Backofen grillen, bis sie gar sind. Inzwischen Zwiebeln und Knoblauch in einer Pfanne schmoren. Danach Zwiebeln und Knoblauch und die in Ringe geschnittenen Oliven und die feingeschnittenen sonnengetrockneten Tomaten auf die Auberginenscheiben geben. Danach den geriebenen Käse darüber streuen. Die belegten Auberginenscheiben noch kurz in den Backofen zurückstellen, bis der Käse geschmolzen ist.

Gesundheitstipps:
- Aubergine ist eine wichtige Quelle für Acetylcholin. Acetylcholin ist ein wichtiger Stoff für die Reizübertragung, sowohl im Darm als auch im Gehirn.
- Magerer Käse, Ziegen- oder Schafskäse oder andere Eiweiße haben den Effekt, dass weniger Insulin hergestellt werden muss.
- Aubergine enthält sowohl gesunde Antioxidantien, als auch schützende phytochemische Stoffe, die auf ihre Schutzwirkung gegen Krebs untersucht werden. Die Kombination aus Knoblauch, Zwiebeln, Pfeffer, italienischen Kräutern und Olivenöl verstärkt diese Wirkungen.

GRATINIERTE AUBERGINENSCHEIBEN

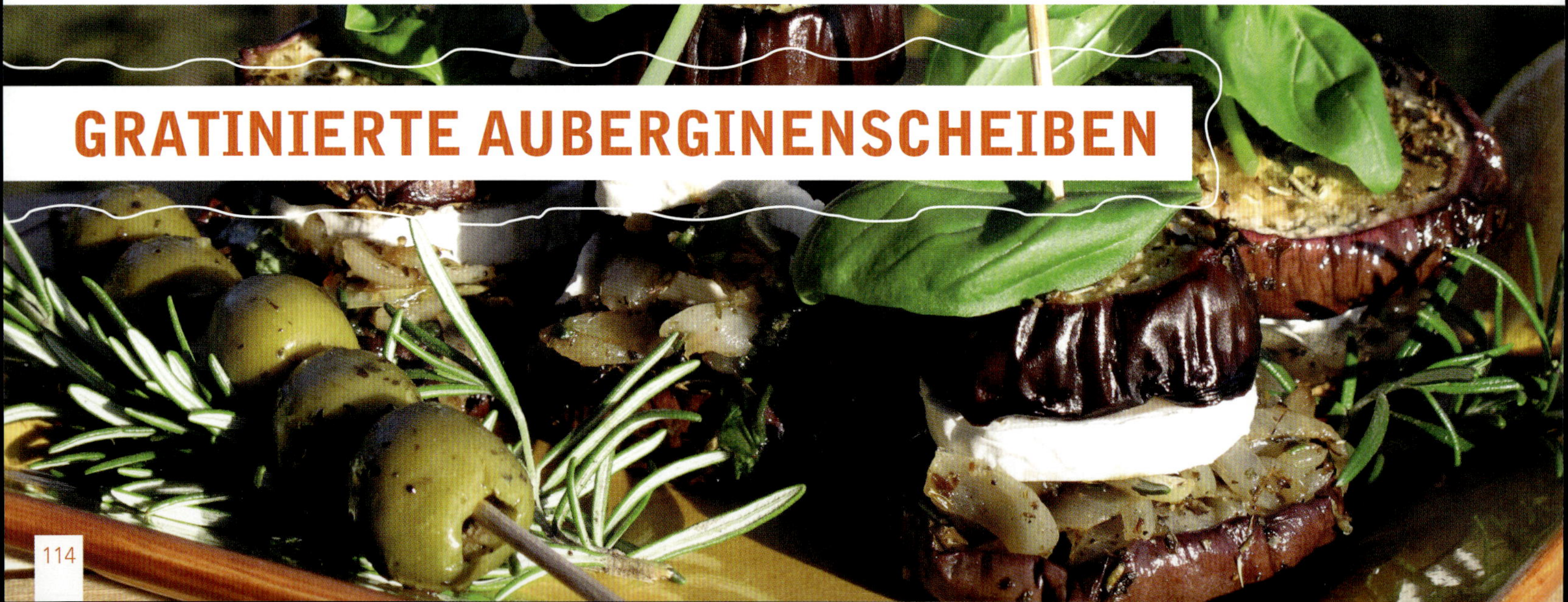

Rezepte für Vorspeisen

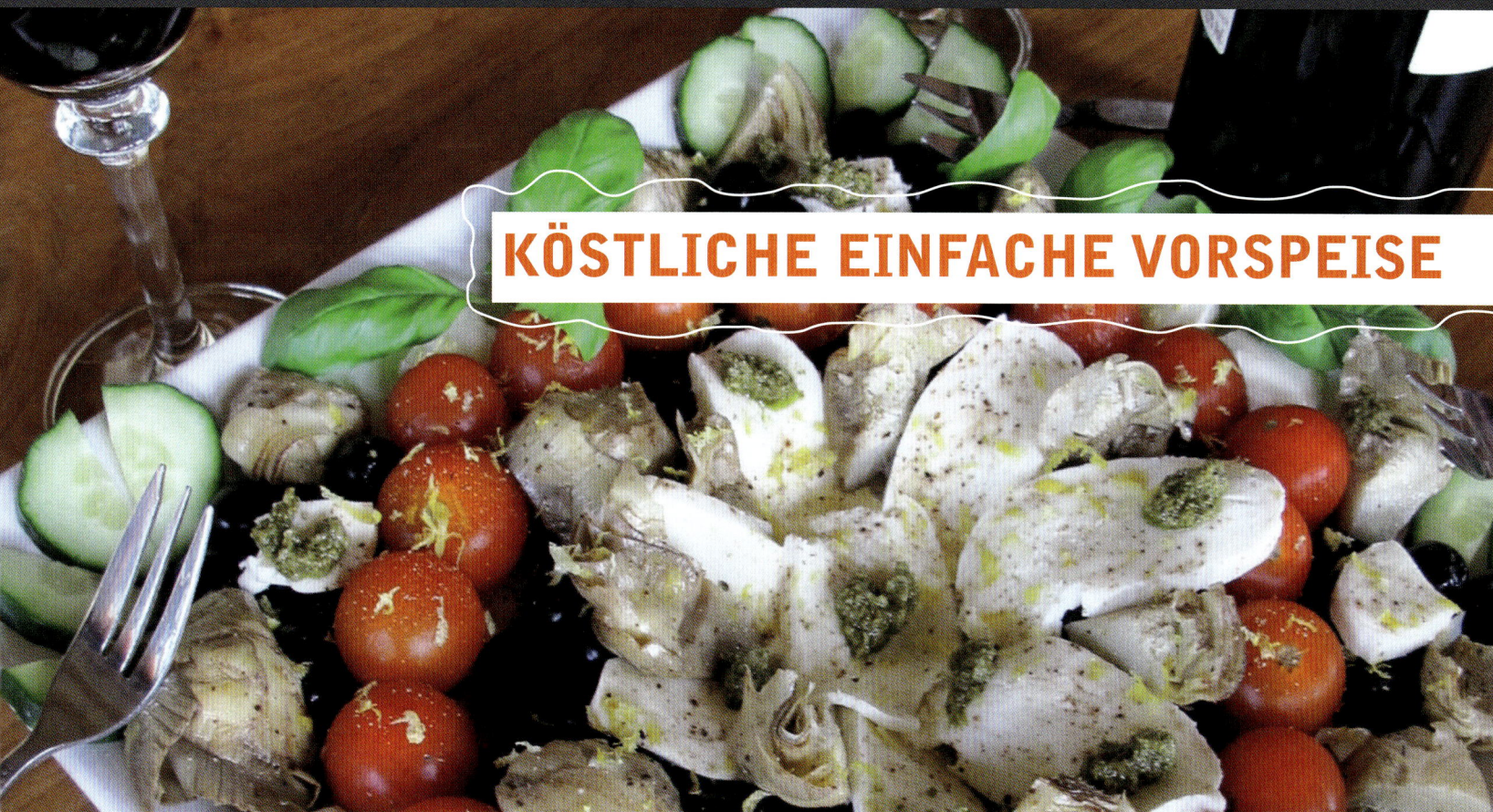

KÖSTLICHE EINFACHE VORSPEISE

Zutaten:
- 2 Päckchen **Mozzarella** oder Mini-Mozzarella-Kugeln
- 1 Päckchen Cherry-**Tomaten**
- ½ **Gurke**
- etwa 2 Esslöffel grünes Bio-**Pesto**
- etwa 40 schwarze **Oliven** ohne Kern
- ½ Pflanze frischer **Basilikum**
- 1 **Zitrone**, geriebene Schale und/oder Saft
- eventuell etwa 8 **Artischocken**herzen
- 1 ordentlicher Schuss **Olivenöl**
- frisch gemahlener **Pfeffer**
- eventuell noch 1 Prise Salz

Zubereitung:
Die Tomaten und die Artischockenherzen in Hälften schneiden. Die Gurke in Scheiben schneiden. Alle Zutaten auf einer Platte anrichten. Auf jede Kugel oder Scheibe Mozzarella einen halben Teelöffel grünes Pesto geben. Kurz vor dem Servieren Zitronensaft, geriebene Zitronenschale, frischen Basilikum, Pfeffer und Öl darüber geben. Gabeln verteilen und gemeinsam von der Salatplatte essen.

Gesundheitstipps:
- Auch wenn Sie kein Hobby-Koch sind, ist es einfach, eine schmackhafte und gesunde Vorspeise auf den Tisch zu zaubern. Sie werden erstaunt sein, wie gern Ihre Gäste gemütlich von einer Salatplatte essen.
- Wenn Sie Pesto, Zitrone, Basilikum und Cherry-Tomaten aus Bio-Anbau verwenden, haben Sie eine ausgezeichnete Mischung **Antioxidantien**.

Rezepte für Vorspeisen

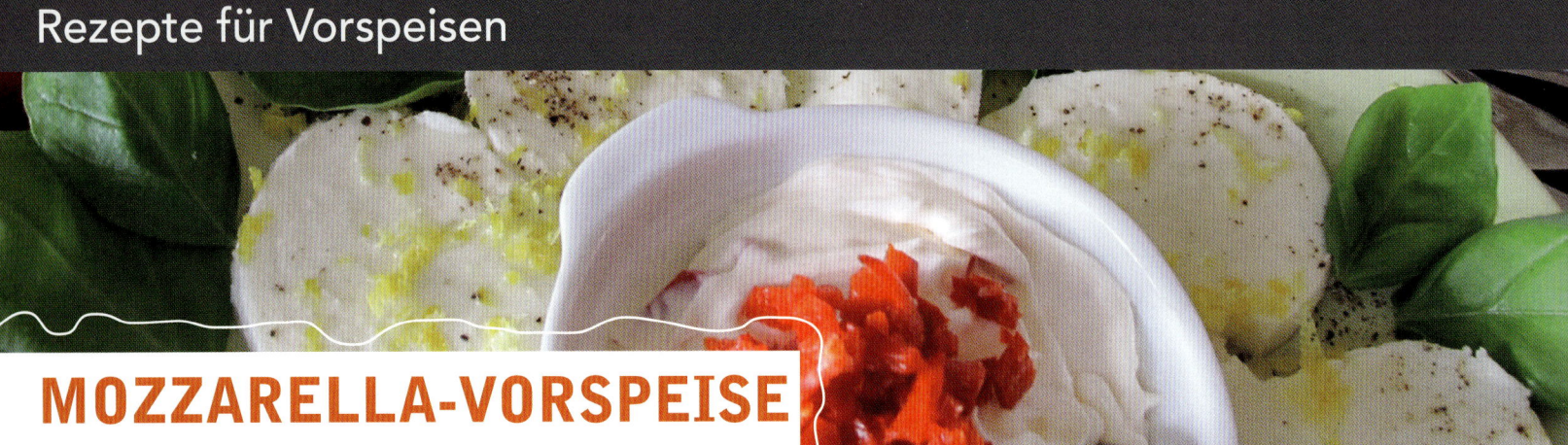

MOZZARELLA-VORSPEISE

Zutaten:
- 2 Päckchen **Mozzarella** aus Büffelmilch (oder **Ziegenkäse**)
- 6 Esslöffel **saure Sahne** oder Quark
- Meersalz
- frisch gemahlener **Pfeffer**
- 1 Bio-**Zitrone**
- 12 Blätter **Basilikum**
- **Chilischote** nach Geschmack
- **Olivenöl**

Variation:
Den Käse in Scheiben schneiden und auf einer Platte anrichten. Das **Dressing** mit (maximal) einer sehr fein geschnittenen Chilischote und einem halben Strauß Petersilie zubereiten. Mit Pfeffer, Salz, frisch gepresstem Knoblauch, Olivenöl und ein wenig Zitronensaft würzen und abschmecken. Jeder Person ein kleines Schälchen mit dem Dressing servieren. Eine Gabel zum Dippen der Mozzarellascheiben dazugeben. So kann jeder für sich die gewünschte Schärfe bestimmen.

Zubereitung:
Mozzarella in Scheiben von einem Zentimeter schneiden. Saure Sahne oder Quark darüber streichen. Die Scheiben mit Pfeffer und Salz würzen. Die Zitrone waschen. Die Hälfte der Zitrone mit einem Spargelschäler schälen und die Schale sehr klein schneiden. Die Zitronenschale und ein wenig Zitronensaft über die Scheiben geben. Das feingeschnittene Basilikum darüber streuen. Die Chilischote halbieren, die Kerne entfernen und die Schote in sehr feine Streifen schneiden. Diese Streifen über die Scheiben streuen. Zuletzt etwas Olivenöl darüber träufeln. Servieren Sie auf einzelnen Tellern oder auf einer Salatplatte, so dass jeder sich nach Wunsch nehmen kann.

REZEPT BIRGIT FLÜG

Gesundheitstipps:
- Bereiten Sie lieber eine Vorspeise aus Eiweißen und keine mit schnellen Kohlenhydraten zu.
- Wenn man schnelle Kohlenhydrate als Vorspeise isst (zum Beispiel Baguette), steigt der Blutzuckerspiegel schnell an. Danach sinkt er wieder rapide, wodurch der Appetit steigt. Wenn man anschließend mit der Hauptmahlzeit beginnt, neigt man dazu, zu viel zu essen.
- Wenn eine Vorspeise aus relativ viel Eiweiß und/oder Kalorien besteht, achten Sie dann darauf, dass der Hauptgang oder der Nachtisch nicht so viele Eiweiße und/oder Kalorien enthält. Und betrachten Sie Drei-Gänge-Menüs und kalorienreiche Vorspeisen als große Ausnahme.
- Durch Pfeffer, Zitrone und Chili aktivieren Sie die Fettverbrennung.

Rezepte für Vorspeisen

Zutaten:
- ½ bis 1 **Fenchel** pro Person
- 1 Esslöffel geriebener magerer Kuhmilchkäse oder **Ziegen-** bzw. **Schafskäse**
- 1 Prise **Cayennepfeffer**
- 1 Prise schwarzer **Pfeffer**

Zubereitung:
Das Grün vom Fenchel abmachen und aufbewahren. Anschließend den Fenchel halbieren. Kurz in einem Dampfkochtopf dünsten. Den Fenchel in eine Ofenschale geben, mit geriebenem Käse, Cayennepfeffer und schwarzem Pfeffer bestreuen und kurz im Backofen grillen. Auf einem Salatbett servieren. Mit dem feingeschnittenen Fenchelgrün garnieren.

Gesundheitstipps:
- Fenchel, Anis und Koriander enthalten den phytochemischen Stoff Anethol. Dieser Stoff hat wahrscheinlich eine hemmende Wirkung auf die Entwicklung von Krebszellen.
- Fenchel ist ein herrlich aromatisches Gemüse. Die ätherischen Öle im Fenchel haben eine ausgesprochen heilsame Wirkung auf einen unruhigen Darm.
- Wenn man mehrere Gänge isst, isst man oft mehr als sonst. Fügen Sie den Gerichten in diesem Fall Zutaten mit **thermogenem Effekt** (wie Cayennepfeffer) zu.

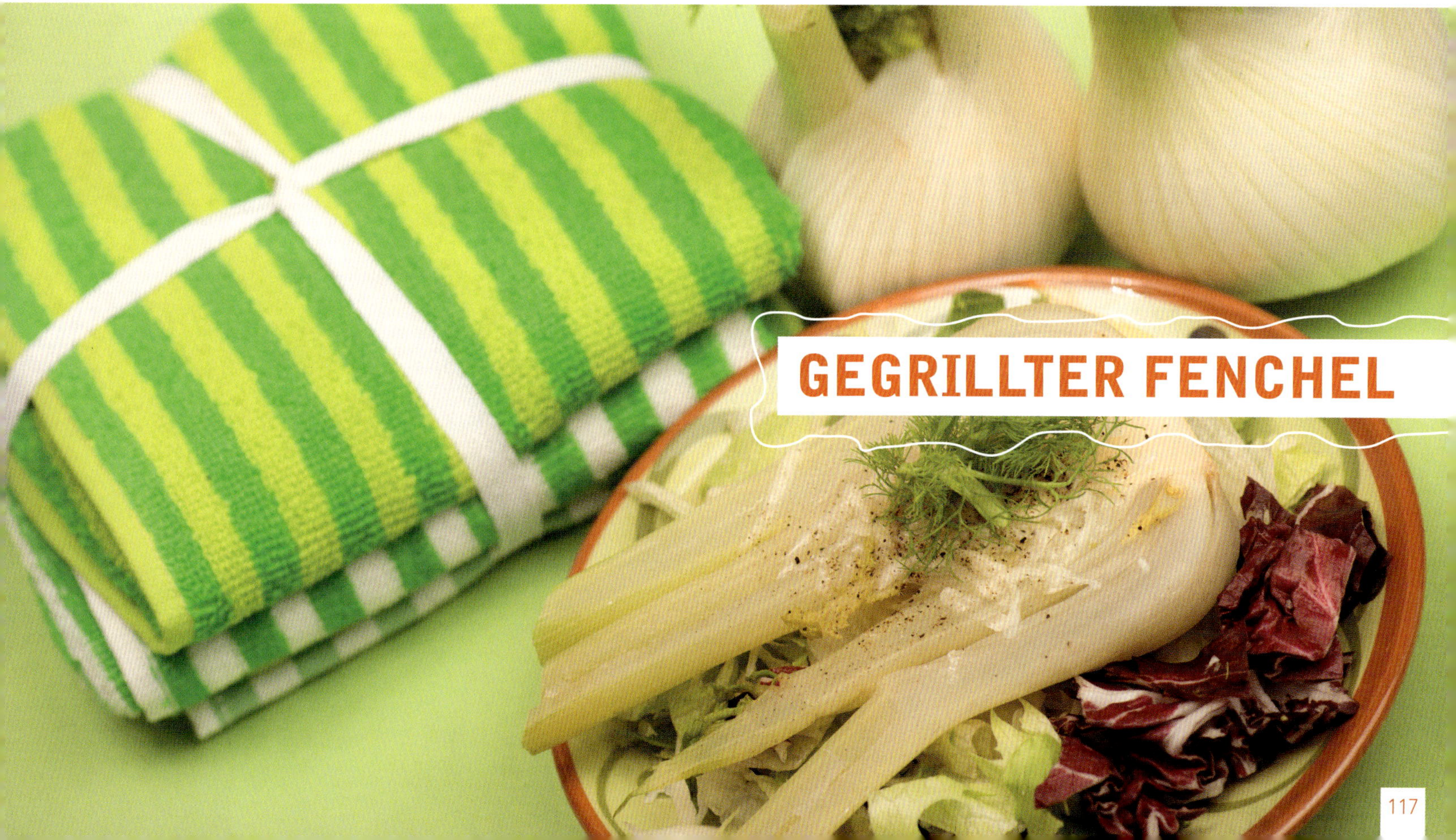

GEGRILLTER FENCHEL

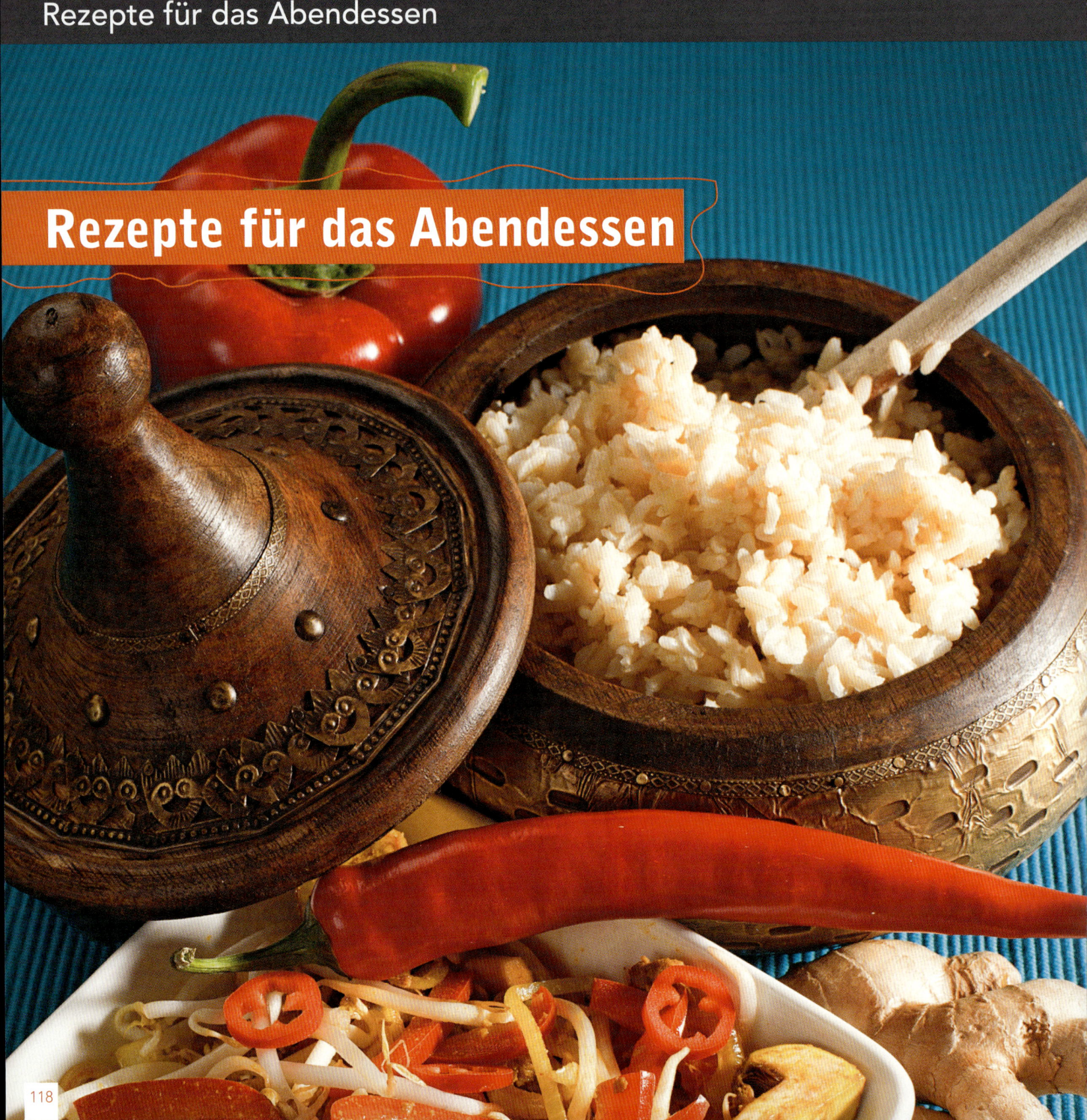
Rezepte für das Abendessen

Rezepte für das Abendessen

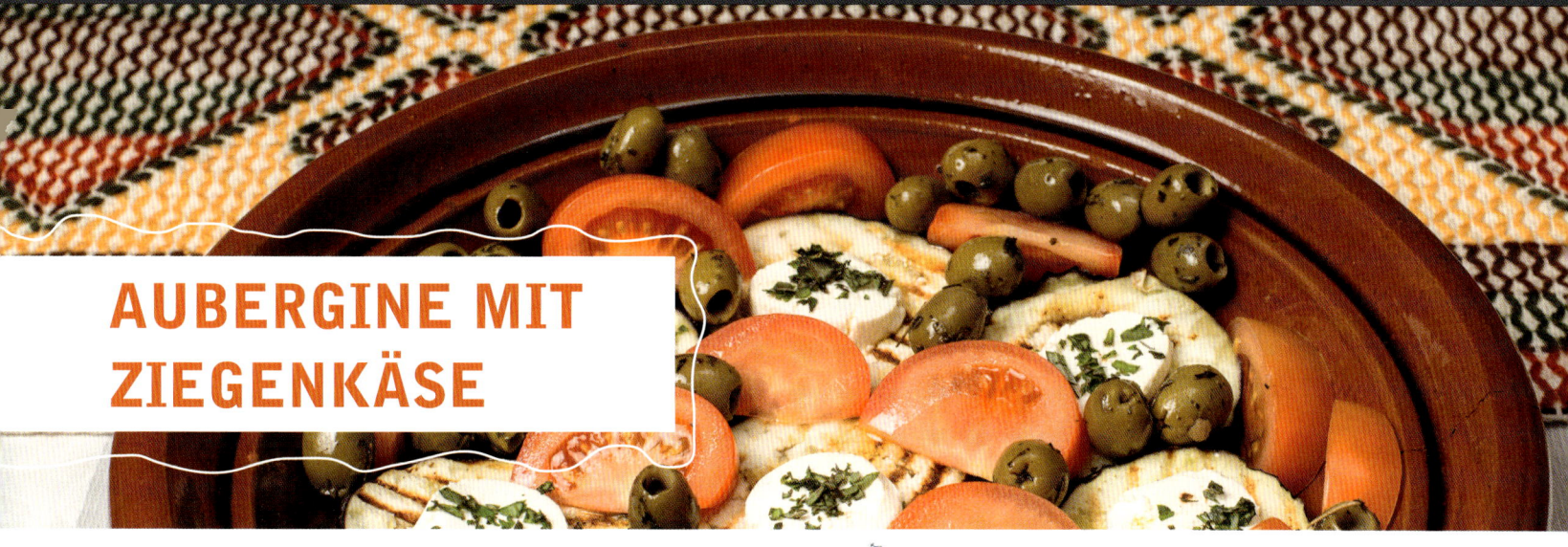

AUBERGINE MIT ZIEGENKÄSE

Zutaten:
- 2 mittelgroße **Auberginen**
- etwa 150 Gramm **Ziegenkäse**
- etwa 20 grüne **Oliven** ohne Kern
- 1 große Fleisch**tomate**
- eventuell ein paar Stängel sehr fein geschnittene frische **Kräuter der Provence**

Für die Marinade:
- 1 große **Zwiebel**
- 2 **Knoblauch**zehen
- 2 bis 3 Stängel **Thymian**
- 2 bis 3 Stängel **Rosmarin**
- 2 bis 3 Stängel **Basilikum**
- 1 reichlicher Schuss **Olivenöl**
- 1 reichlicher Schuss Weißwein
- 1 Esslöffel geschmolzenes **Kokosöl**

Gesundheitstipps:
• In diesem Buch haben fast alle Abendessenrezepte die Zutaten Knoblauch und Zwiebel, da diese Nahrungsmittel Schwefelverbindungen enthalten. Alle Gewächse aus der Gattung Lauch, wie z.B. Bärlauch, Schnittlauch und Porree, enthalten Schwefelverbindungen. Sie sind nicht nur äußerst positiv für Herz, Gefäße und Darm. Sie scheinen auch krebsabwehrende Eigenschaften zu besitzen. Siehe Anlagen „Wissenswertes" und „Antioxidantien, freie Radikale und ORAC-Werte".

• Vor allem Knoblauch kann (genauso wie Vitamin C) krebserregende **Nitrosamine** zersetzen.

• Wenn Sie keinen Garten haben, können Sie Töpfe mit frischen Kräutern auf das Fensterbrett oder den Balkon stellen. So können Sie Ihren Gerichten täglich frische Kräuter zugeben.

Zubereitung:
Zwiebel, Knoblauch und Kräuter fein schneiden. Die Zutaten für die Marinade vermengen. Die Auberginen in Scheiben schneiden und eine Stunde in der Marinade ziehen lassen. Anschließend im Backofen oder in einer Bratpfanne garen. Die Auberginenscheiben in eine Auflaufform geben. Auf jede Scheibe eine sehr fein geschnittene Scheibe Ziegenkäse legen. Die Oliven und die in Scheiben geschnittenen Tomaten dazu legen. Das Olivenöl über die Tomaten sprenkeln. Die Auflaufform noch ein paar Minuten in den Backofen stellen. Eventuell kurz vor dem Servieren Kräuter der Provence darüber streuen. Wenn gewünscht Quinoa dazu servieren.

Rezepte für das Abendessen

Zutaten:

- etwa 500 Gramm junge **Kapuzinererbsen** oder **Linsen**
- 2 **Zwiebeln,** klein geschnitten
- 2 **Knoblauch**zehen**,** zerdrückt
- **Kokosöl**
- 1 rote oder gelbe **Paprika**schote, gewürfelt
- 2 große **Möhren**, in Scheiben geschnitten oder gerieben
- ½ Spitzkohl, in Streifen geschnitten, oder etwa 500 Gramm **Brokkoli,** in Röschen zerteilt
- 1 Teelöffel gemahlener **Ingwer**
- 2 Teelöffel **Kurkuma**
- Gemüsebrühepulver, Salz oder **Tamari** und **Pfeffer**
- 2 Dosen **Hering** in Pfeffer- oder Tomatensauce, oder 1 Dose **Sardinen** oder **Anchovis**
- 2 Frühlingszwiebeln, in dünne Ringe geschnitten
- 1 Schuss **Olivenöl**
- eventuell ein paar Esslöffel **Naturreis**

Gesundheitstipps:

- Durch die farbenfrohe Kombination an Gemüse und die verschiedenen Gewürze ist diese Mahlzeit eine ausgezeichnete Antioxidansmahlzeit.
- Die Kombination von Hülsenfrüchten und Fisch macht dieses Gericht zu einer guten Eiweißquelle. Hülsenfrüchte allein bilden keine vollwertige Eiweißquelle.
- Hülsenfrüchte immer sehr gut gar kochen. Die Saponine und Lektine in Hülsenfrüchten werden durch den Kochvorgang größtenteils unschädlich gemacht. Spülen Sie deshalb auch immer den Schaum von den Hülsenfrüchten. Der Schaum enthält nämlich auch Saponine. (Siehe auch **Anti-Nährstoffe** in der Anlage „Wissenswertes".)
- Probieren Sie, ob Ihnen Hülsenfrüchte bekommen. Nicht jedermanns Darm oder Verdauungstrakt ist für Hülsenfrüchte geeignet. Kräuter wie Estragon, Bohnenkraut und Thymian können Hülsenfrüchte leichter verdaulich machen.
- Linsen, schwarze Bohnen und junge Kapuzinererbsen sind einfacher zu verdauen als braune Bohnen, Sojabohnen usw.

Zubereitung:

Hülsenfrüchte wie auf der Verpackung angegeben kochen. (Oder: Hülsenfrüchte aus dem Glas abgießen, unter kaltem Wasser abspülen und gut abtropfen lassen.) Zwiebeln und Knoblauch in etwas Kokosöl anschwitzen. Danach Paprika, Möhren und eventuell Brokkoli dazugeben und garen. Spitzkohl erst in den letzten Minuten hinzufügen und mitgaren. Gewürze dazugeben. Anschließend Hering und Frühlingszwiebeln zufügen. Die Kapuzinererbsen oder Linsen zugeben und kurz aufwärmen oder separat servieren. Zuletzt ein wenig Olivenöl über das Gemüse träufeln. Schmeckt sehr gut mit ein wenig Naturreis.

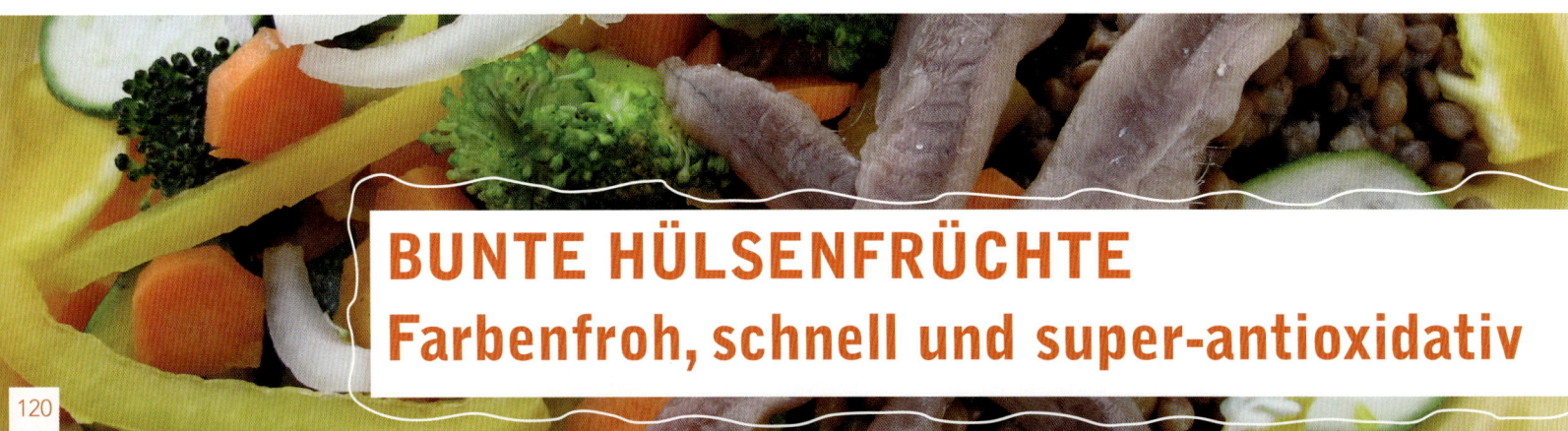

BUNTE HÜLSENFRÜCHTE
Farbenfroh, schnell und super-antioxidativ

Rezepte für das Abendessen

CHINESISCHES QUORN-HACK MIT NATURREIS

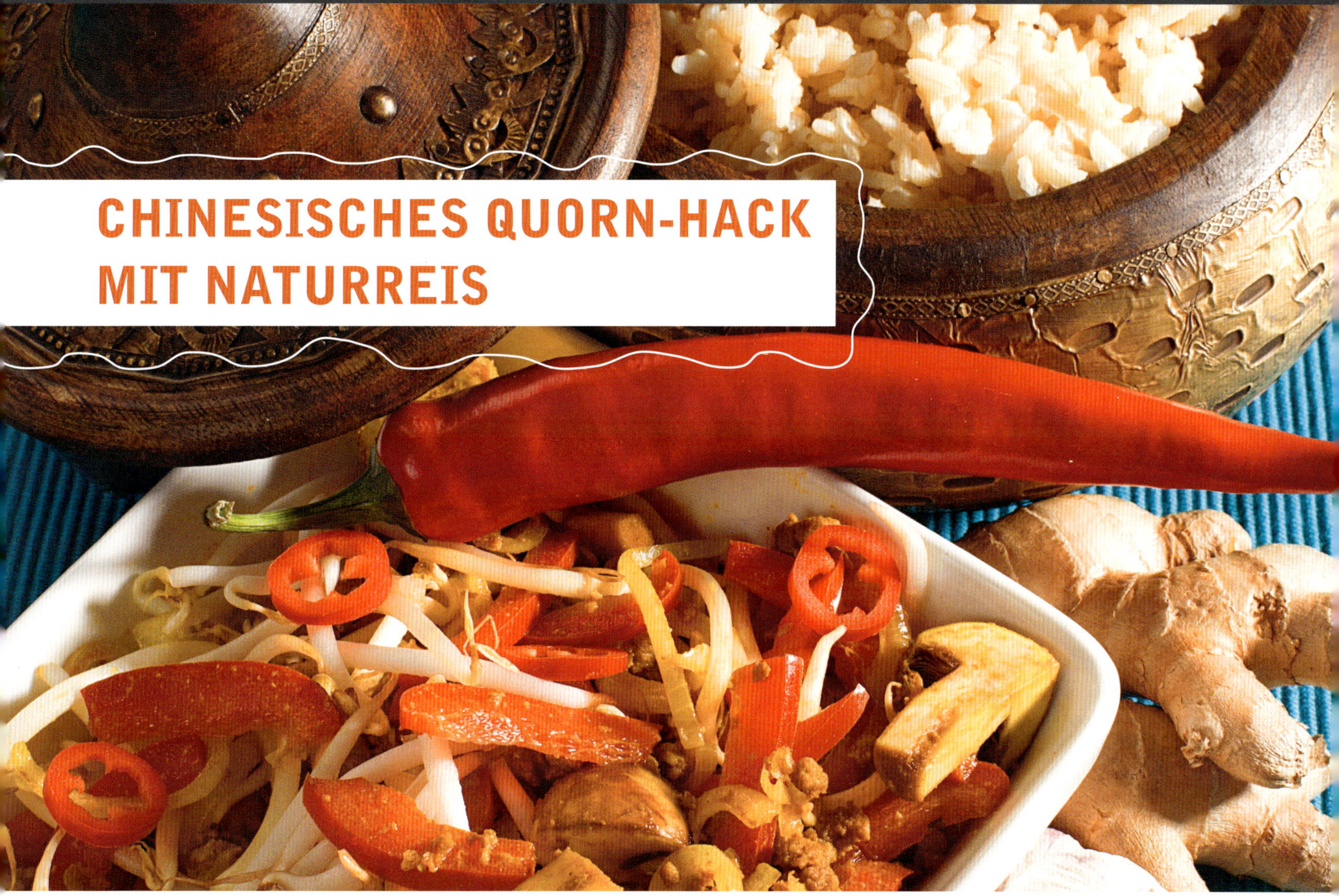

Zubereitung:

Etwa 45 Minuten vor dem Essen den Naturreis kochen. Das Quorn-Hack eventuell mit einem Teil der Kräuter und Gewürze und einem Teil süßer Sojasauce und Shoyu marinieren. Zwiebeln, Knoblauch und Quorn in ein wenig Kokosöl anbraten. Relativ schnell ein Schuss Wasser hinzufügen, damit das Ganze nicht anbrennt. Anschließend die Paprika dazugeben und bissfest garen. Danach die in kochendem Wasser eingetauchten Sojasprossen und die Champignons zufügen. Dann die Kräuter zugeben. Den Topf vom Herd nehmen und anschließend einen Schuss Olivenöl zugeben. »

Rezepte für das Abendessen

Zutaten chinesisches Quorn-Hack:

- ein wenig **Naturreis**
- 1 Päckchen **Quorn**-Hack
- etwa 10 Gramm Bio-Hackfleischgewürz
- 1 Schuss süße Bio-**Sojasauce**
- 1 Teelöffel **Kurkuma**
- 1 fein geschnittene **Chilischote** ohne Kerne oder 1 Messerspitze Chilipaste
- frisch geriebener **Ingwer**
- **Pfeffer**, Salz (oder **Shoyu**)
- 2 große **Zwiebeln**, fein geschnitten
- 2 **Knoblauch**zehen, zerdrückt
- ein wenig **Kokosöl**
- 2 große rote **Paprika**schoten, halbiert und in Streifen geschnitten
- 1 Schälchen Sojasprossen
- 1 Schälchen Kastanienchampignons, geputzt und geviertelt
- 1 Schuss **Olivenöl**

Gesundheitstipps:

• Viele Menschen mögen chinesisches Essen. Die darin oft enthaltenen Glutamate **(E621)** sind jedoch nicht gesund. Leider sind diese auch in Fertigsaucen und -suppen aus dem Supermarkt enthalten. Empfindliche Menschen reagieren mit Durchfall, Kopfschmerzen, Herzrasen, Migräne, Hyperaktivität, Übelkeit oder Hautausschlag.

• Bereiten Sie die Mahlzeit wie oben beschrieben zu, denn damit vermeiden Sie die Zugabe von Glutamaten. Außerdem ist es sehr einfach, dieses Gericht zuzubereiten. Verwenden Sie süße Sojasauce und Shoyu aus dem Bioladen, da herkömmliche Sojasauce und Würzsauce auch Glutamate enthalten.

• Zwiebel, Knoblauch, Paprika, Olivenöl, Kokosöl, Ingwer, Kurkuma und Pfeffer sind eine ausgezeichnete Kombination gegen Herz- und Gefäßkrankheiten.

• Sojasprossen immer sehr gut mit kochendem Wasser spülen oder in kochendes Wasser eintauchen. Sojasprossen enthalten nämlich zuweilen die Pilzgifte Aflatoxine.

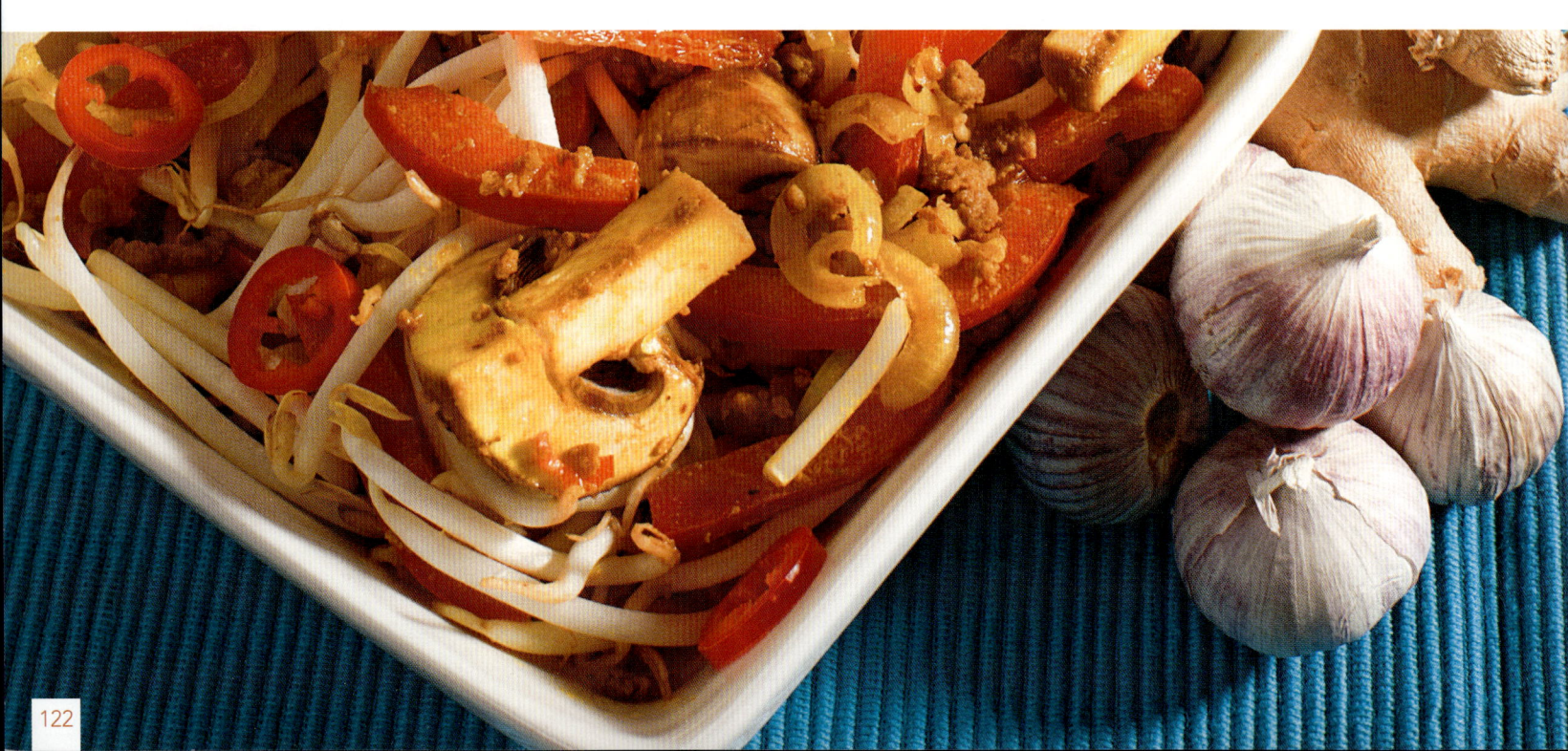

Rezepte für das Abendessen

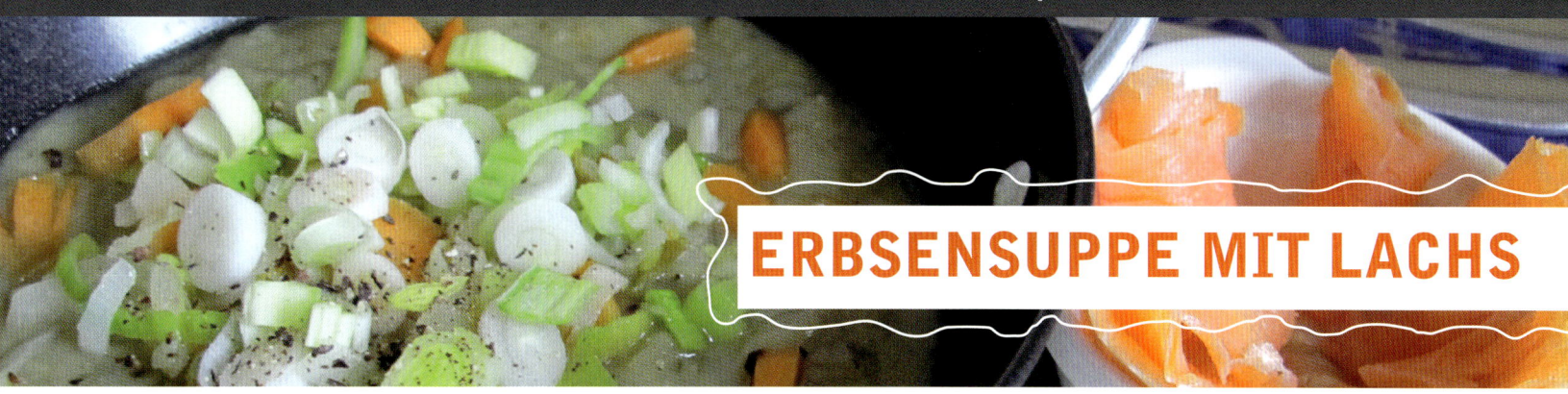

ERBSENSUPPE MIT LACHS

Zutaten:
- 500 Gramm getrocknete Ackererbsen
- eventuell etwa 200 Gramm Suppenfleisch
- 1 ½ Liter Wasser
- 4 Bio-**Gemüsebrühewürfel**
- ½ **Knollensellerie**
- 3 **Zwiebeln**
- 2 große **Möhren**
- 1 **Lauchstange** oder 1 **Pastinake**
- 3 Lorbeerblätter
- 1 **Knoblauch**zehe
- **Thymian**, Schnittsellerie (Würzsellerie), Bohnenkraut nach Geschmack
- **Pfeffer**, Bio-Kräutersalz
- geräucherte **Lachs**streifen oder 1 Dose **Wildlachs**

Zubereitung:
Die Erbsen einweichen. Das Suppenfleisch, das Wasser und die Gemüsebrühewürfel dazugeben. Die Erbsen laut Verpackungsanweisung kochen. Eine halbe Stunde vor Ende der Kochzeit die gewürfelte Knollensellerie und die Lorbeerblätter dazugeben. Ebenfalls die ganzen Zwiebeln und die ganzen Möhren dazugeben. Wenn das Ganze gar ist, Zwiebeln und Möhren herausnehmen und den Rest pürieren. Anschließend die in Stücke geschnittenen Zwiebeln und Möhren zugeben. Nun den in Ringe geschnittenen Lauch oder die ganz fein gewürfelte Pastinake zufügen und bissfest garen. Danach den zerdrückten Knoblauch zugeben. Die Suppe mit etwas Thymian, Schnittsellerie (Würzsellerie) und Bohnenkraut würzen und eventuell mit Wasser strecken, falls sie Ihnen zu dickflüssig ist. Mit Pfeffer und Kräutersalz abschmecken. Kurz vor dem Servieren die Lachsstreifen oder den Wildlachs auf die Suppe geben.

Gesundheitstipps:
• Herkömmliche Gemüsebrühe enthält, im Gegensatz zu Bio-Gemüsebrühe, oft Transfette und E-Nummern. Wenn man weniger solche körperfremden Stoffe zu sich nimmt, dann muss die Leber auch weniger körperfremde Stoffe zersetzen. Das ist wünschenswert, vor allem wenn man Medikamente nimmt. • Wenn Sie Erbsensuppe mit Roggenbrot und Lachs kombinieren, bekommen Sie eine vollwertige Eiweißkombination. Erbsensuppe lediglich mit Fleisch kann da nicht mithalten. Ersetzen Sie das Fleisch durch Lachs und Sie nehmen gute Omega-3-Fettsäuren und kaum Transfettsäuren zu sich. Bohnenkraut und Thymian verhindern Blähungen und erleichtern die Verdauung von Hülsenfrüchten. • Sie können statt geräuchertem Lachs eine Dose Wildlachs dazugeben. Eine Dose Wildlachs enthält mehr gesunde Fette als geräucherter, gezüchteter Lachs. Geräuchertes Fleisch und geräucherter Fisch sollten nicht zu oft auf dem Speiseplan stehen, da diese relativ viel **Nitrat** enthalten. Nitrat wird während der Verdauung in schädliche **Nitrosamine** umgewandelt. Zusammengefasst: Geräucherte Lachsstreifen sind schmackhafter, eine Dose Wildlachs jedoch gesünder.

Rezepte für das Abendessen

EXOTISCHES TILAPIAFILET

Rezepte für das Abendessen

Zutaten:

- 1 Spitzkohl oder Wirsing
- 1 Esslöffel **Kokosöl**
- 2 Teelöffel Curry
- eventuell 1 rote **Paprika**
- 2 **Zwiebeln**, klein geschnitten
- 2 **Knoblauch**zehen, zerdrückt
- 1 Dose **Kokosmilch**
- 1 Teelöffel gemahlener **Ingwer**
- 1 Teelöffel **Kurkuma**
- Salz, **Pfeffer** nach Geschmack
- 2 Teelöffel Fischgewürzmischung (ohne E621)
- 1 **Tilapiafilet** pro Person
- 3 Esslöffel **Kokosraspel**
- eventuell 1 Schuss **Zitronensaft**
- 1 Schuss **Rapsöl**
- **Naturreis**

Zubereitung:

Spitzkohl in Streifen schneiden und kurz in ein wenig Kokosöl anbraten. Etwas Salz und Curry zufügen. In diesem Gericht schmeckt Kohl sehr gut, auch wenn er optisch nicht so viel hermacht. Zwiebeln und Knoblauch in einer separaten Pfanne anschwitzen. Für die Optik eventuell noch eine sehr fein geschnittene rote Paprika o.ä. zufügen. Danach Kokosmilch, Ingwer, Kurkuma, Curry, Pfeffer und Fischgewürze zugeben und abschmecken. Die Tilapiafilets zufügen und garen. Anschließend den Kohl und die Kokosraspeln dazugeben. Den Topf vom Herd nehmen und ein Schuss Rapsöl dazu gießen. Mit ein wenig Naturreis servieren.

Gesundheitstipps:

• Tilipia ist sehr geeignet für Menschen, die keinen intensiven Fischgeschmack mögen. Tilipia ist jedoch auch eine Fischsorte, die wenig Fette enthält und dadurch nicht die gesündeste Fischsorte ist. Fügen Sie deshalb einen ordentlichen Schuss Rapsöl (Omega-3-Fettsäure) zu. Dieses Öl darf man nicht erhitzen. Siehe auch Anlage „Fettsäuren".

• Durch die Kokosraspeln bekommt das Gericht einen hohen Gehalt an löslichen Ballaststoffen. Das ist günstig für den Blutzuckerspiegel und die Darmtätigkeit.

• Wenn man Kohl auf diese Art zubereitet, wird er leicht verdaulich. Kohl ist schwerer zu verdauen, wenn er zu lange kocht.

• Außerdem gehen die gesunden Eigenschaften der Kohlsorten verloren, wenn man sie zu lange oder in zu viel Wasser kocht. Deshalb Kohl immer am besten dämpfen oder kurz anbraten. Kohlsorten aus der Tiefkühltruhe enthalten viel weniger Schutzstoffe als frische.

• Kaufen Sie gezüchtete (Bio-)Tilapia, vorzugsweise aus Europa. Es gibt nämlich viel belastete Tilapia. Und Tilapia aus anderen Ländern enthalten oft männliche Hormone. Männliche Fische können Methyltestosteron verabreicht bekommen, so dass sie schneller wachsen. Weibliche Fische können im jungen Alter durch diese Hormonbehandlung zu Männchen gemacht werden. Deshalb ist es wichtig zu wissen, woher der Fisch stammt.

Rezepte für das Abendessen

Zutaten:
- ½ **Paprika** pro Person
- 1 Päckchen **Quorn**-Hack (für 4 halbe Paprikaschoten)
- 1 Schuss **Olivenöl** oder **Kokosöl**
- 2 **Zwiebeln**, klein geschnitten
- 1 große **Knoblauch**zehe, zerdrückt
- ½ Teelöffel scharfes Paprikapulver
- ⅓ Teelöffel **Chili**pulver
- etwa 2 Teelöffel Bio-**Gemüsebrühepulver** oder Kräutersalz oder Hackfleischgewürz
- geriebener **Ziegen- oder Schafskäse**
- ein wenig feingeschnittener Schnittlauch oder **Petersilie**
- etwa 200 Gramm grüne Bohnen pro Person

Zubereitung:
Paprikaschoten waschen, trocknen, halbieren und die Kerne entfernen. Im Backofen grillen, bis sie gar sind. Inzwischen das Quorn-Hack zusammen mit den Zwiebeln, dem Knoblauch und den Gewürzen anbraten. Anschließend abschmecken und eventuell noch mit ein wenig Salz, Paprikapulver und/oder Chilipulver nachwürzen. Es soll schön würzig schmecken. Die halbierten Paprika mit der Mischung füllen. Die Füllung mit einem Löffel andrücken. Ein wenig Käse darüber streuen und das Ganze noch kurz im Backofen grillen. Mit Schnittlauch oder Petersilie garnieren. Die Paprika mit geschmorten grünen Bohnen servieren.

Gesundheitstipps:
- Fertig geriebener Käse aus Tüten enthält oft viel (Kartoffel-)Stärke. Stärke ist blutzuckerspiegelerhöhend. Reiben Sie Käse deshalb immer selber. Geriebener Bio-Käse enthält selten Füllstoffe wie Kartoffel- oder Weizenstärke.
- Im Gegensatz zu angebranntem Fleisch ist ein wenig zu dunkel gegrilltes Gemüse nicht ungesund. Es hat möglicherweise sogar eine höhere antioxidative Kapazität. Und es gibt der Paprika ein herrliches Aroma.
- Verwenden Sie vorzugsweise Paprikaschoten aus Bio-Anbau, auch wegen des Geschmacks.
- Mit Chilipulver und Paprikapulver fügen Sie zwei schöne Antioxidansgewürze zu. Außerdem steigern diese zwei Gewürze, zusammen mit dem Knoblauch, den **thermogenen Effekt**. Das ist ideal für Menschen mit Übergewicht.

Rezepte für das Abendessen

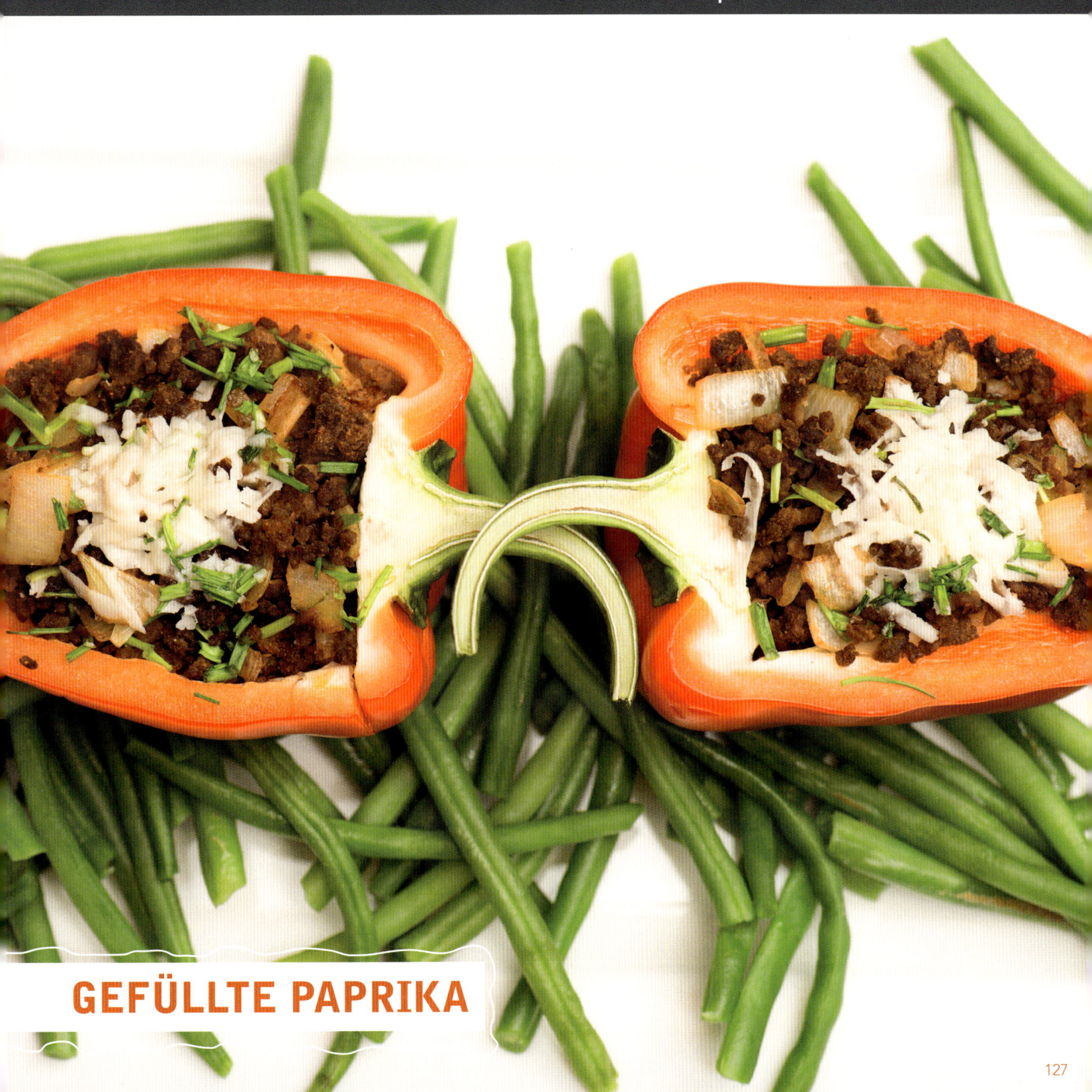

GEFÜLLTE PAPRIKA

Rezepte für das Abendessen

HERRLICHE PAPRIKASAUCE

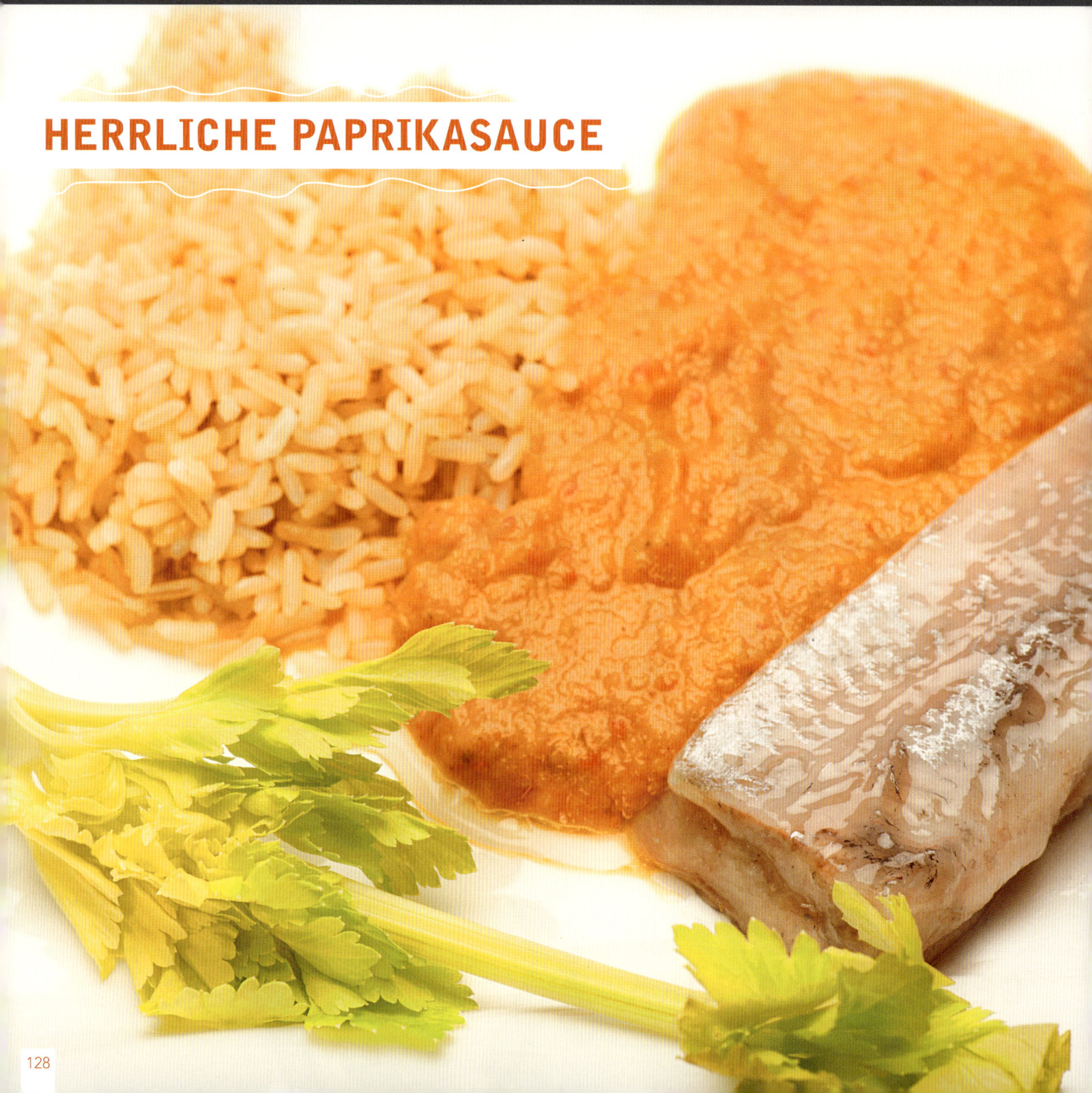

Rezepte für das Abendessen

  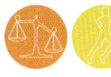

Zutaten:

- 1 rote **Paprika**
- 1 gelbe Paprika
- 2 Stangen **Staudensellerie**, in Ringe geschnitten
- 1 große **Zwiebel**
- 2 **Knoblauch**zehen
- eventuell 1 Esslöffel Crème Fraîche
- 1 Teelöffel gemahlener **Ingwer**
- 2 Teelöffel gemahlenes süßes Paprikapulver
- 1 Teelöffel **Kurkuma**
- 1 Prise **Cayennepfeffer** oder scharfes **Paprikapulver**
- ½ ausgepresste **Zitrone** und eventuell ein klein wenig geriebene Schale einer Bio-Zitrone
- **Pfeffer**, Bio-Kräutersalz, **Shoyu** oder **Tamari**
- eventuell 1 Schuss süße Bio-**Sojasauce**
- **Kokosöl**

Variationen:

Schmeckt wunderbar mit frischem Salzhering (oder Huhn, weißem Fisch, in kleine Stückchen geschnittenen Anchovis, Rinderhack oder Quorn-Hack), Naturreis und zum Beispiel geschmortem Brokkoli.

Gesundheitstipps:

- Bereiten Sie diese Sauce vorzugsweise mit Paprika aus Bio-Anbau zu.
- Selbstverständlich werden Lebensmittel auf maximal erlaubte Konzentrationen von Pflanzenschutzmitteln kontrolliert. Was jedoch nicht kontrolliert werden kann, ist die Gesamtmenge an Pflanzenschutzmittel, die eine Person am Tag zu sich nimmt. Bedenken Sie, dass die Leber alle Schadstoffe unschädlich machen muss. Vor allem wenn Sie krank sind oder Medikamente zu sich nehmen, hat die Leber schon genug zu tun.
- Nehmen Sie deshalb vorzugsweise so wenig schädliche E-Nummern wie möglich zu sich und so viel Nahrungsmittel aus Bio-Anbau wie möglich.
- Staudensellerie und Petersilie sind ein wunderbares feuchtigkeitsabführendes Duo. Staudensellerie ist außerdem reich an Folsäure und Kalium, wichtige Stoffe für ein gesundes Herz.
- Cayennepfeffer ist ein Gewürz mit **thermogenem Effekt**, das außerdem den Kreislauf anregt.

Zubereitung:

Zwiebel sehr fein schneiden und zusammen mit den zerdrückten Knoblauchzehen in ein wenig Kokosöl anschwitzen. Die Staudensellerie und die Gewürze dazugeben. Die Paprikaschoten waschen, vierteln und die Kerne entfernen. Ein wenig Wasser in einen anderen Topf geben und zum Kochen bringen. Die Paprikastücke in das kochende Wasser geben und bissfest garen. Anschließend die Paprikastücke mit dem Wasser pürieren und das Püree zu der Zwiebel und dem Knoblauch geben. Crème Fraîche und Zitronensaft dazugeben und mit Pfeffer, Kräutersalz, Shoyu oder Tamari würzen. Ein wenig Wasser hinzufügen, falls Ihnen die Sauce zu dickflüssig ist. Anschließend den Topf vom Herd nehmen. Falls die Sauce intensiver schmecken (und gesünder sein) soll, die rohen Knoblauchzehen jetzt erst zerdrücken und in die Sauce geben. Falls die Sauce zu säuerlich schmeckt, einen Schuss Bio-Sojasauce zufügen. Falls eine glatte Sauce bevorzugt wird, Zwiebel, Knoblauch und Sellerie mitpürieren.

Rezepte für das Abendessen

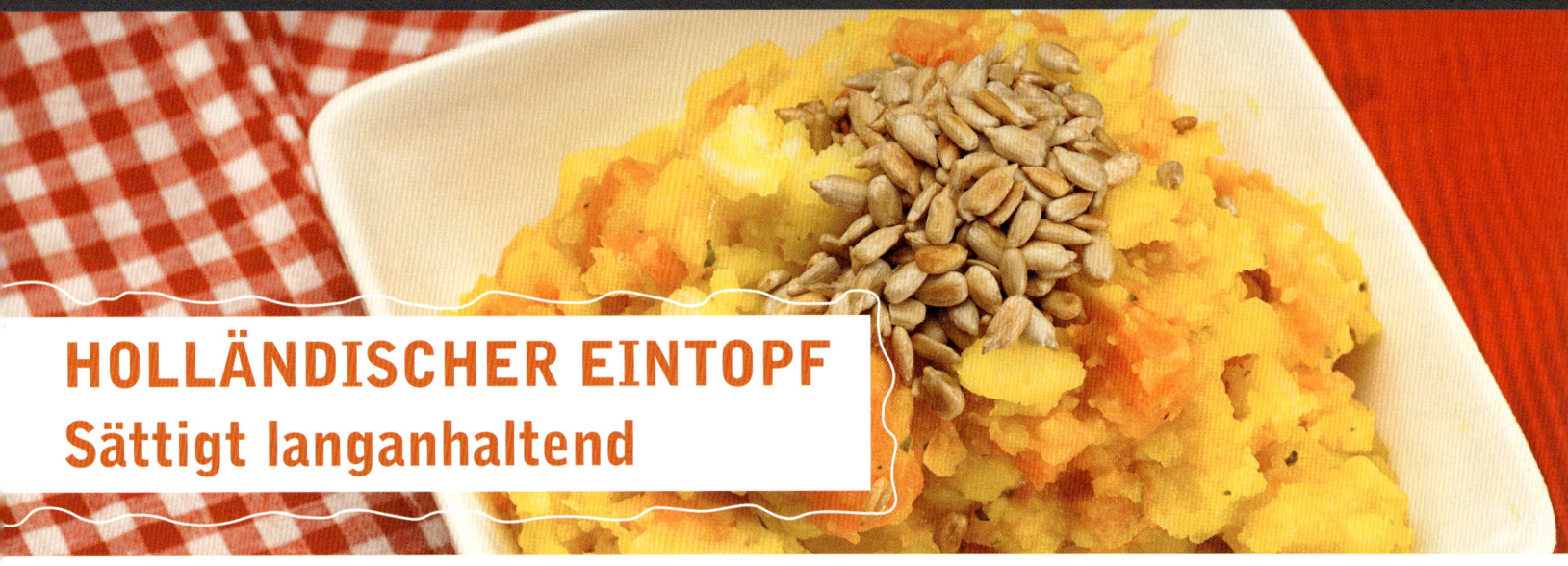

HOLLÄNDISCHER EINTOPF
Sättigt langanhaltend

Zutaten:
- 1 kg große **Möhren** und ½ kg **Zwiebeln**
- 250 Gramm **Süßkartoffeln** und 250 Gramm **Pastinaken** (Diabetiker oder Menschen mit Übergewicht nehmen 500 Gramm Süßkartoffeln und 500 Gramm Pastinaken)
- 500 Gramm **Kartoffeln** (Diabetiker oder Menschen mit Übergewicht lassen die Kartoffeln weg)
- 1 Schuss **Rapsöl**
- 1 Kaffeelöffel **Kokosöl**
- **Kurkuma**, Curry
- Bio-Kräutersalz bzw. Bio-**Gemüsebrühepulver**
- 1 bis 2 **Knoblauch**zehen
- **Sonnenblumenkerne** oder Fleisch oder **Quorn**

Gesundheitstipps:
- Dieser Eintopf hat eine heilende Wirkung auf den Blutzuckerspiegel und zwar durch folgende Zutaten: Pastinake, Süßkartoffel, Rapsöl und Kokosöl.
- Pastinake und Süßkartoffel sind reich an Inulin. Inulin senkt den Blutzuckerspiegel, gibt ein langanhaltendes Sättigungsgefühl und ist Nahrung für die Darmbakterien.
- Süßkartoffeln (vor allem die orangefarbenen), Möhren, Knoblauch und Kurkuma sind gute Antioxidantien.

Zubereitung:
Möhren, Zwiebeln, Süßkartoffeln und Pastinaken und eventuell die Kartoffeln schälen, in Stücke schneiden und kochen. Ein wenig vom Kochwasser in einem Schälchen aufheben, den Rest des Kochwassers abgießen. Kräutersalz oder Gemüsebrühepulver in das Kochwasser geben. Das Gemüse stampfen und Kochwasser, Rapsöl und Kokosöl zugeben. Anschließend Kurkuma und Curry zufügen und das Gericht abschmecken. Es soll nicht zu süß, sondern schön würzig schmecken. Zuletzt den zerdrückten Knoblauch zugeben (gesund und schmackhaft). Dieses Gericht schmeckt gut mit in etwas Kokosöl gebratenem Fleisch oder Quorn oder mit gerösteten Sonnenblumenkernen. Der Knoblauch kann auch mit dem Fleisch oder Quorn mitgebraten oder mit den Sonnenblumenkernen angeröstet werden.

Rezepte für das Abendessen

INDONESISCHER SCHMORTOPF
Eine Wohltat für den Blutzuckerspiegel

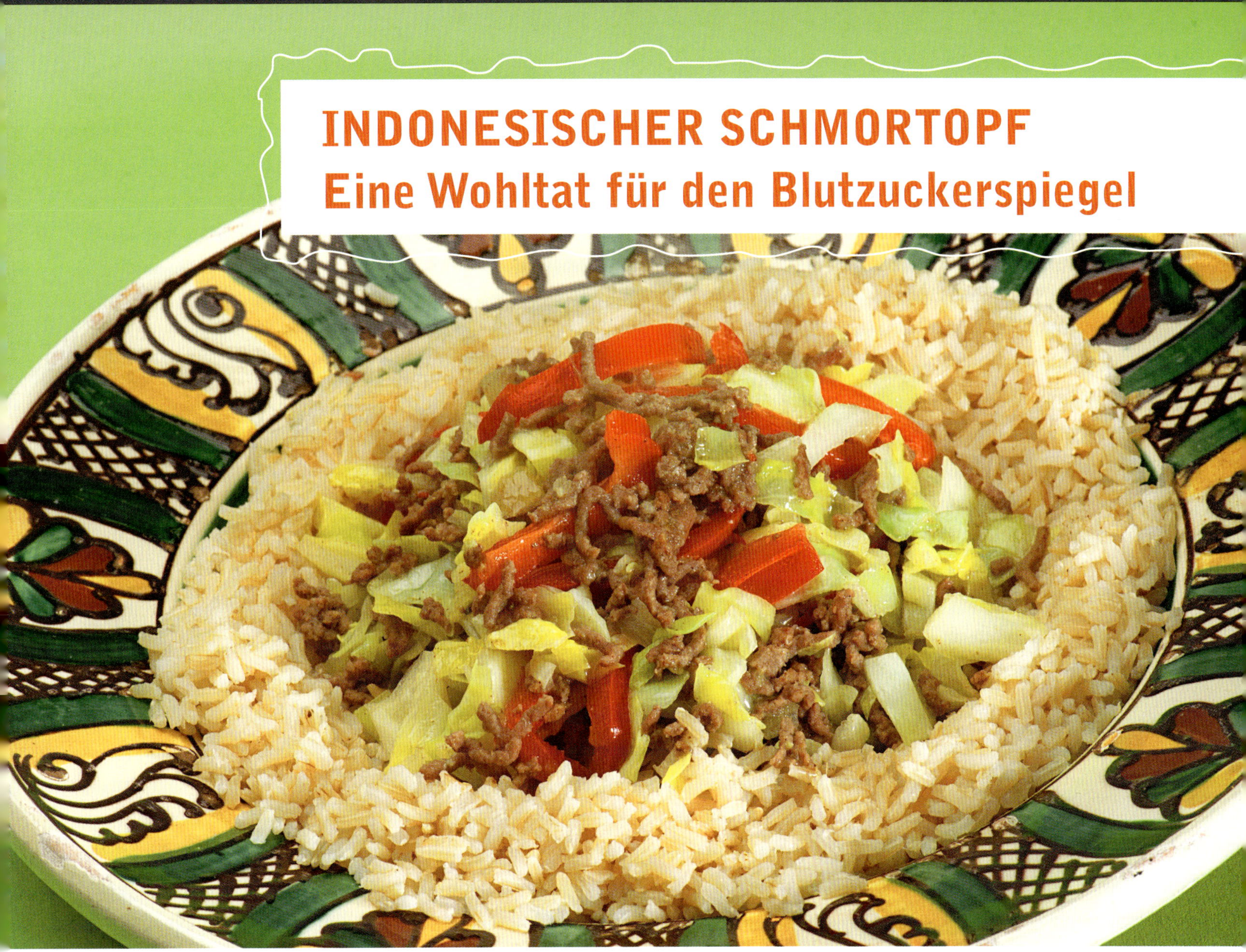

Zubereitung:

Die Zwiebeln und den Knoblauch anschwitzen. Anschließend Hackfleisch oder Quorn-Hack (und eventuell Paprika) zusammen mit dem Hackfleischgewürz anbraten. Spitzkohl in Streifen schneiden und zu den Zwiebeln, dem Knoblauch und dem Hack geben. Kokosmilch und Gewürze dazugeben und kurz dämpfen. Eventuell mit Pfeffer und Salz nachwürzen. Mit ein wenig Naturreis oder Quinoa servieren. »

Rezepte für das Abendessen

Zutaten indonesischer Schmortopf:
- 1 große **Zwiebel**, klein geschnitten
- 1 **Knoblauch**zehe, zerdrückt
- 300 Gramm Rinderhack, **Quorn**-Hack
- Bio-Hackfleischgewürz
- eventuell 1 rote **Paprika**, klein geschnitten
- 1 Spitzkohl
- 300 ml **Kokosmilch**
- 1 ½ Teelöffel gemahlener **Kreuzkümmel**
- 1 Teelöffel gemahlener **Zimt**
- 1 ½ gemahlener **Ingwer**
- 1 Teelöffel gemahlener **Kardamom**
- 1 Teelöffel gemahlenes **Zitronengras**
- 2 Teelöffel gemahlener **Bockshornklee**
- eventuell **Pfeffer** und Salz
- **Quinoa** oder **Naturreis**

Gesundheitstipps:
- Diese Mahlzeit hat eine stark regulierende Wirkung auf den Blutzuckerspiegel. Ingwer, Zimt, Bockshornklee und das Kokosöl sorgen dafür, dass der Blutzuckerspiegel nicht stark ansteigt oder sinkt. Menschen mit Übergewicht oder Blutzuckerspiegelproblemen essen besser Quinoa dazu. Naturreis hat nämlich eine relativ hohe glykämische Last (siehe Anlage „Glykämische Last").
- Viele Menschen verspüren nach dem Abendessen Lust auf Süßes. Meistens ist das ein Blutzuckerspiegelproblem. Beobachten Sie, ob Sie nach dieser Mahlzeit auch Lust auf Süßes verspüren. Eigentlich ist das nicht möglich, da dieses Gericht stabilisierend auf den Blutzuckerspiegel wirkt.
- Mit dem Rest der Kokosmilch kann man wunderbar schmackhafte Buchweizeneierkuchen zubereiten (siehe Rezept). Servieren Sie diesen Schmortopf als Füllung oder Belag zu den Eierkuchen. Farblich gibt das nicht so viel her, aber es schmeckt sehr gut. Die Optik dieses Gerichtes verbessert man, indem Sie klein geschnittene Paprika dazugeben.
- Kohlsorten sollten drei bis vier Mal pro Woche auf dem Speiseplan stehen. Die Stoffe in Kohlsorten scheinen von allen Gemüsesorten die stärkste krebshemmende Wirkung zu haben. Laboruntersuchungen haben ergeben, dass diese Stoffe sogar die Entwicklung von Krebszellen verhindern. **Brokkoli** und Rosenkohl schneiden am besten ab. Aber unterschätzen Sie die anderen Kohlsorten wie Grünkohl, Rotkohl, Spitzkohl, Wirsing, Grünkohl, Blumenkohl und Chinakohl nicht.
- Die orientalischen und asiatischen Gewürze in diesem Rezept dürfen gern häufiger auf Ihrem Speiseplan stehen. Orientalische und asiatische Kulturen wissen seit Jahrhunderten, dass Gewürze in den Mahlzeiten eine sehr positive Wirkung auf die Gesundheit haben.

Rezepte für das Abendessen

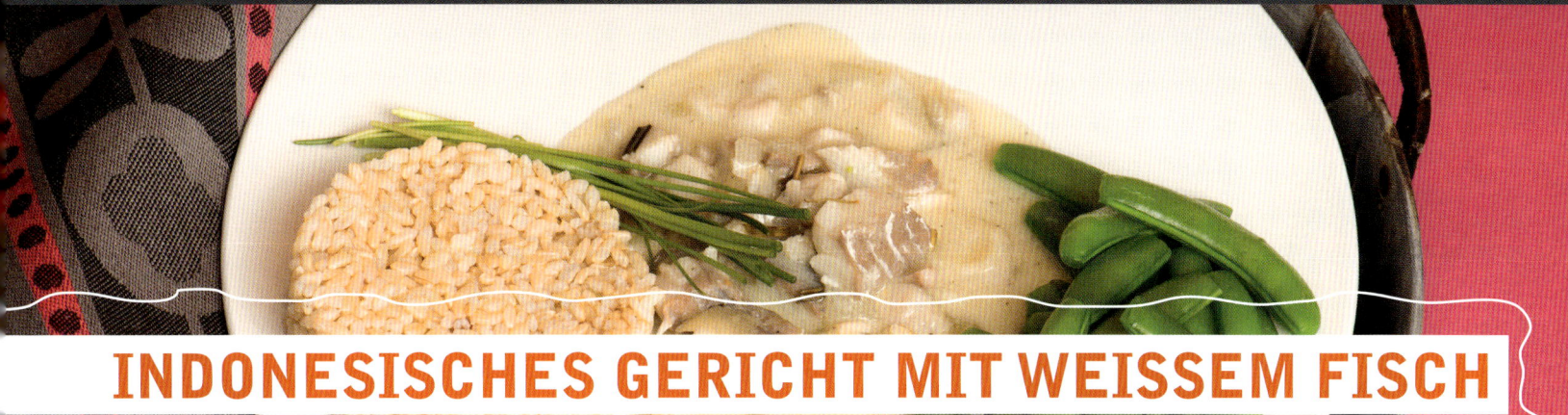

INDONESISCHES GERICHT MIT WEISSEM FISCH

Zutaten:
- ein wenig **Naturreis**
- 2 große **Zwiebeln**, klein geschnitten
- 1 große **Knoblauch**zehe, zerdrückt
- 1 Dose **Kokosmilch**
- 1 Bio-**Gemüsebrühewürfel**
- 2 Teelöffel Zitronengras, Galgant, **Pfeffer**, frisch geriebene Ingwerwurzel oder 1 Teelöffel gemahlener **Ingwer**
- eventuell 8 Limonenblätter
- eventuell etwas Salz
- etwa 400 Gramm weißer Speisefisch (Lesen Sie dazu auch die Infos auf S. 282 unter **Tilapia** und auf S. 285 unter **weißer Fisch**.)
- **Pfeilwurzelstärke** oder **Kuzu** als Bindemittel
- Rosenkohl, grüne Bohnen oder Zuckerschoten
- eventuell die geriebene Schale einer ½ Bio-**Zitrone**

Zubereitung:
Naturreis eine halbe Stunde vorher kochen. Zwiebeln und Knoblauch in ein wenig Kokosöl anschwitzen. Anschließend Gewürze und Kokosmilch zugeben und abschmecken. Eventuell mit etwas Salz nachwürzen. Danach erst den Fisch zufügen. In einem separaten Topf das Gemüse dünsten. Den Fisch so garen, dass er nicht auseinander fällt. Anschließend den Fisch aus der Pfanne nehmen, Bindemittel hinzufügen und den Fisch wieder in die Pfanne geben. Mit dem Naturreis und Gemüse servieren. Das Gemüse schmeckt am besten, wenn es ebenfalls leicht orientalisch gewürzt ist.

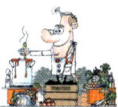

Gesundheitstipps:
• Die Sauce und der Rosenkohl sind sehr nahrhaft. Deshalb braucht man zu dieser Mahlzeit kaum Kohlenhydrate aus Nudeln oder Reis o.ä. Dies ist ideal für Menschen mit Übergewicht und/oder Blutzuckerspiegelproblemen.

• Viele weiße Fischsorten sind wegen der Herkunft und der Art der Aufzucht nicht für den Konsum geeignet. Laden Sie kostenlos den Einkaufsratgeber für Speisefische von Greenpeace herunter, entweder als PDF oder als App für iPhone-Nutzer. Sie können den Fischratgeber auch im Taschenformat bestellen. Der Ratgeber informiert Sie darüber, welche Fischsorten Sie verantwortungsbewusst essen können.

• Orientalische Gewürze haben fast immer eine positive Wirkung auf den gesamten Verdauungstrakt. Verwenden Sie sie deshalb regelmäßig.

Rezepte für das Abendessen

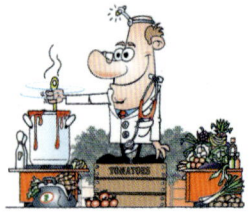

Zutaten:

- 3 große **Zwiebeln**, klein geschnitten
- 3 **Knoblauch**zehen, zerdrückt
- ½ Esslöffel **Kokosöl** und 1 Esslöffel **Butter**
- 1 Kilo Bio-Huhn (oder Keulen)
- ⅓ Flasche Rotwein
- 1 Bio-**Gemüsebrühewürfel**, Gewürzmischung für Huhn
- 1 Esslöffel **Thymian**, 2 Esslöffel **Kräuter der Provence**
- **Ingwer, Kurkuma, Pfeffer**
- 2 große **Möhren**
- 1 **Paprika**
- 1 **Brokkoli**
- **Pfeilwurzelstärke** als Bindemittel
- 2 Frühlingszwiebeln
- **Kartoffeln** oder **Naturreis** oder **Buchweizen** (ganzes Korn)

Gesundheitstipps:

- Wenn Sie das Fleisch nicht bei hohen Temperaturen braten, sondern in Wasser, Wein oder Bier schmoren, entwickeln sich weniger schädliche freie Radikale. Wenn Fette im Fleisch verbrennen, können nämlich aromatische Kohlenwasserstoffe entstehen. Diese Art der Zubereitung verhindert dies (siehe Anlage „Wissenswertes" bei **Fleisch**).
- Das gleiche gilt auch, wenn das Fleisch vorher in Bier oder Wein mariniert wird. Außerdem bleiben so alle Säfte, das Aroma und der Geschmack des Fleisches, und auch des Gemüses, besser erhalten. Auch wird in Wein oder Bier mariniertes Fleisch zarter. Wenn das Huhn also etwas älter ist, marinieren Sie es.
- Versuchen Sie wieder öfter mit dem Römertopf zu kochen. Genauso wie Dämpfen, Blanchieren und Pochieren ist die Essenszubereitung mit dem Römertopf eine sehr gesunde Art zu kochen. Alle wertvollen Stoffe und Aromen bleiben erhalten und Sie brauchen kaum Fett hinzuzufügen. Außerdem ist es eine einfache Zubereitungsart.

Zubereitung:

Zwiebeln und Knoblauch in etwas Kokosöl und Butter anbraten. Hühnerkeulen und Rotwein dazugeben und zum Kochen bringen. Die Gewürze zufügen und das Fleisch in ein bis anderthalb Stunden garen. Ein wenig abkühlen lassen und die Knochen entfernen. Das Fleisch in den Sud geben. Anschließend die Möhren in Scheiben schneiden, die Paprika würfeln und den Brokkoli in Röschen teilen. Das Gemüse zum Sud geben und bissfest garen. Eventuell mit Pfeilwurzelstärke binden. Bei der Verwendung eines Römertopfs alle bis jetzt genannten Zutaten, außer Paprika und Brokkoli, gleichzeitig hineingeben. Die Möhren und die Zwiebeln in diesem Fall nicht zerkleinern. Jeder schneidet diese selber auf dem Teller. Die geschnittene Paprika und den in Röschen geteilten Brokkoli in der letzten Viertelstunde in den Römertopf geben. Eventuell mit frischen Kräutern der Provence und den in Ringe geschnittenen Frühlingszwiebeln garnieren. Mit gekochten Kartoffeln, Naturreis oder Buchweizen servieren.

Rezepte für das Abendessen

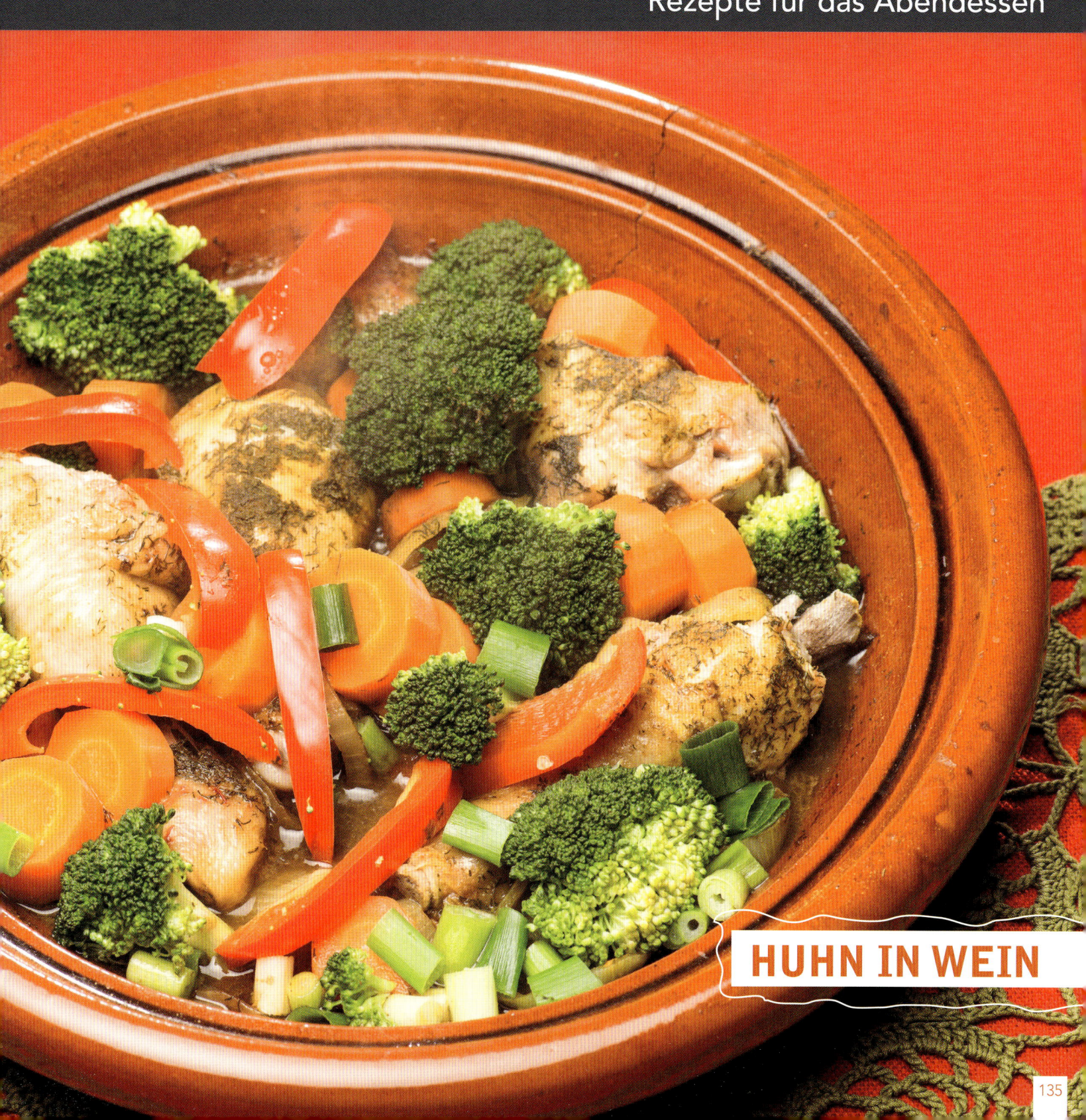

HUHN IN WEIN

Rezepte für das Abendessen

SPINAT IM WOK

Rezepte für das Abendessen

Zutaten:

- 2 **Zwiebeln**, klein geschnitten
- 2 **Knoblauch**zehen, zerdrückt
- 1 gelbe oder rote **Paprika**schote, gewürfelt
- 500 Gramm frischer Blatt**spinat** (am besten unverpackt gekauft)
- ein paar **Tomaten**, gewürfelt
- ein wenig gemahlener **Ingwer**, ein wenig **Cayennepfeffer**
- eventuell 20 frisch gepflückte **Brennnesselspitzen**
- 1 Esslöffel **Kokosöl**
- eventuell 1 Schuss **Tamari/Shoyu**
- eventuell ein wenig **Pfeilwurzelstärke**
- 1 kleiner Schuss **Olivenöl**
- 1 pochiertes **Ei** pro Person
- eventuell Frühlingszwiebeln zum Garnieren
- ein klein wenig Kalziumcarbonat-Pulver oder **saure Sahne**

Zubereitung:

In einem Wok Kokosöl schmelzen. Zwiebeln und Knoblauch zufügen und anschwitzen. Anschließend die Paprika mitbraten. Danach Spinat und Tomaten (und eventuell – um das Gericht noch gesünder zu machen – Brennnesselspitzen) nicht länger als 1 Minute mitbraten. Den Wok sofort vom Feuer nehmen. Die Gewürze unterrühren. Eventuell mit Shoyu oder Tamari abschmecken. Die Flüssigkeit eventuell mit Pfeilwurzelstärke binden. Zuletzt ein Schuss Olivenöl zufügen. Servieren Sie dieses Gericht mit einem pochierten Ei (Zubereitung siehe Seite 141). Der pfannengerührte Spinat schmeckt gut auf einem **Buchweizen**eierkuchen (Rezept siehe Seite 153) oder mit ein wenig **Naturreis**.

Gesundheitstipps:

• Spinat und Brennnessel sind wunderbare Chlorophyll-Lieferanten, vor allem wenn sie auf diese Art zubereitet werden. Außerdem enthalten beide Magnesium. Magnesium und Chlorophyll bilden zusammen mit Sauerstoff und Vitamin B die wichtigsten Stoffe, um auf Zellniveau Energie herzustellen. Genügend Energie bedeutet weniger Krankheit, mehr Fitness, mehr Vitalität, mehr Reparaturvermögen usw.

• Fügen Sie oxalsäurereichem Gemüse wie Spinat immer etwas Kalziumcarbonat-Pulver oder saure Sahne zu, damit die Oxalsäure neutralisiert wird (siehe Anlage „Wissenswertes" bei **Anti-Nährstoffe**).

• Cayennepfeffer ist ein Gewürz, das im Allgemeinen als Tonikum (stärkendes Mittel) wirkt, da es das Herz und den Kreislauf stimuliert. In Ländern, in denen viel Cayennepfeffer gegessen wird, kommen weniger Herz- und Gefäßkrankheiten vor. Außerdem findet das Gewürz bei kalten Händen und Füßen Anwendung.

• Eine Tomate, die kurz in Fett warm gemacht wird, gibt ihre Inhaltsstoffe optimal frei.

• Bereiten Sie ein solches Gericht in einer guten Pfanne zu. Am besten ist eine Pfanne aus rostfreiem Stahl oder Gusseisen oder eine Pfanne mit Thermolon. Und nehmen Sie für die Zubereitung ein stabiles Öl wie Kokosöl.

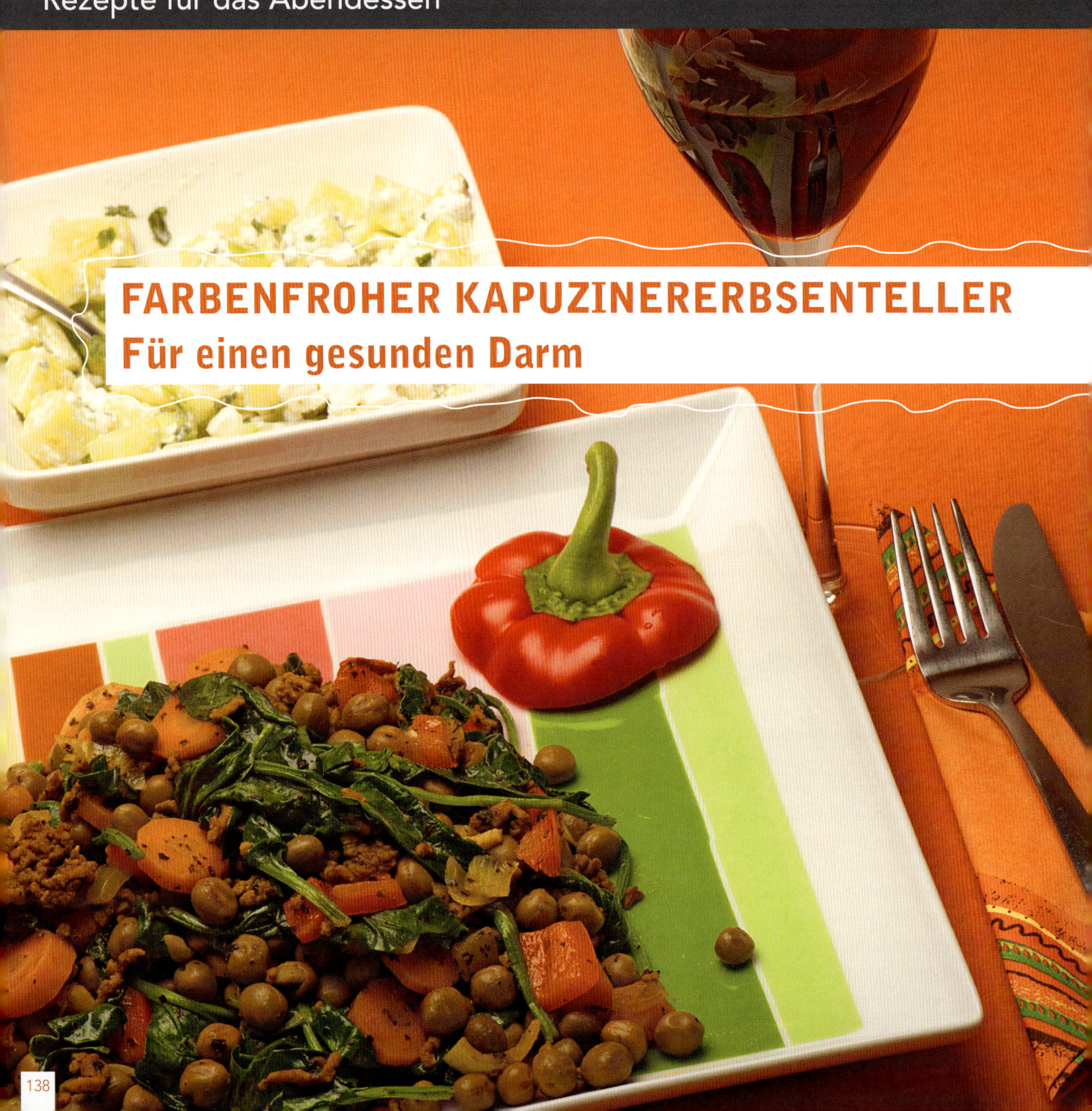

Rezepte für das Abendessen

FARBENFROHER KAPUZINERERBSENTELLER
Für einen gesunden Darm

Rezepte für das Abendessen

Zutaten:
- 2 große **Zwiebeln,** klein geschnitten
- 1 große **Knoblauch**zehe, zerdrückt
- **Kokosöl** oder **Olivenöl**
- 3 **Möhren**, in dünne Scheiben geschnitten
- 1 rote **Paprika**, gewürfelt
- 250 Gramm Rinderhack (oder **Quorn**-Hack)
- Hackfleischgewürz
- 2 Esslöffel **Estragon**
- 1 gehäufter Teelöffel **Kurkuma**
- schwarzer **Pfeffer** oder **Chilipfeffer** nach Gusto
- etwa 400 Gramm frischer **Spinat** oder 1 großer **Brokkoli**
- 1 großes Glas **Kapuzinererbsen**

Zubereitung:
Zwiebeln in eine trockene Pfanne (sprich: ohne Öl) geben und glasig werden lassen. Anschließend Kokosöl oder Olivenöl und Knoblauch dazugeben. Danach Möhren, Paprika, Hackfleisch und Gewürze zufügen und garen. Spinat zugeben und ganz kurz erhitzen. Zum Schluss Kapuzinererbsen untermischen. Dieses Gericht schmeckt gut mit (Gurken-)Salat.

Gesundheitstipps:
- Zwiebeln und Knoblauch enthalten Inulin. Inulin ist ein Stoff, der die Darmbakterien glücklich stimmt.
- Durch die große Menge an Gemüse und Hülsenfrüchte in diesem Gericht erhält der Darm viele Ballaststoffe. Die löslichen Ballaststoffe in Hülsenfrüchten und Gemüse sind eine Wohltat für den Darm, im Gegensatz zu Ballaststoffen aus Weizen und ähnlichem.
- Durch die Menge an Ballaststoffen ist dieses Gericht ein wunderbarer Regulator für den Blutzuckerspiegel.
- Dämpfen ist eine sehr gesunde Art, Gemüse zuzubereiten. Die Antioxidantien und phytochemischen Stoffe (siehe Anlage „Antioxidantien, freie Radikale und ORAC-Werte") bleiben so optimal erhalten. Außerdem bekommen Menschen mit einer schwachen Verdauung viel weniger Beschwerden bei gedämpftem Gemüse als bei gebratenem Gemüse.
- Vor allem bei Hülsenfrüchten ist es ratsam, Kräuter wie Estragon, Bohnenkraut oder Kümmel zu verwenden. Diese Kräuter machen solche Gerichte leichter verdaulich und sorgen damit für weniger Blähungen. Estragon ist nicht nur herrlich aromatisch, sondern auch ein Kraut, das die gesamte Verdauung fördert, Blähungen und einem aufgeblähten Gefühl entgegenwirkt und die Darmperistaltik verbessert.
- Kapuzinererbsen sind etwas in Vergessenheit geraten. Sie enthalten sehr gesundes Eiweiß. Wenn Sie Kapuzinererbsen auch noch mit saurer Sahne oder Hackfleisch kombinieren, machen Sie eine hochwertige Eiweißkombination daraus. Es ist ein Gericht mit einer sehr niedrigen glykämischen Last (siehe Anlage), vielen Ballaststoffen und guten Eiweißen. Außerdem sorgt es für ein stundenlanges Sättigungsgefühl.
- Noch ein Vorteil: Dieses Gericht ist schnell zubereitet und ein eventueller Rest ist ein herrliches Mittagessen für den nächsten Tag (schmeckt kalt auch sehr gut). So brauchen Sie dann keine Brotmahlzeit zu essen. Wenn wir nämlich mehrfach am Tag Brot essen, wird es schwierig, ausreichend Gemüse zu essen. Und damit fehlt uns die notwendige Menge an Antioxidantien und phytochemischen Stoffen, die uns gegen Krankheiten und vorzeitige Alterung schützen.
- Dieses Gericht kann man endlos variieren. Sie haben im Handumdrehen eine neue Variation, wenn Sie eine andere Gemüsesorte und andere grüne Kräuter verwenden!

Rezepte für das Abendessen

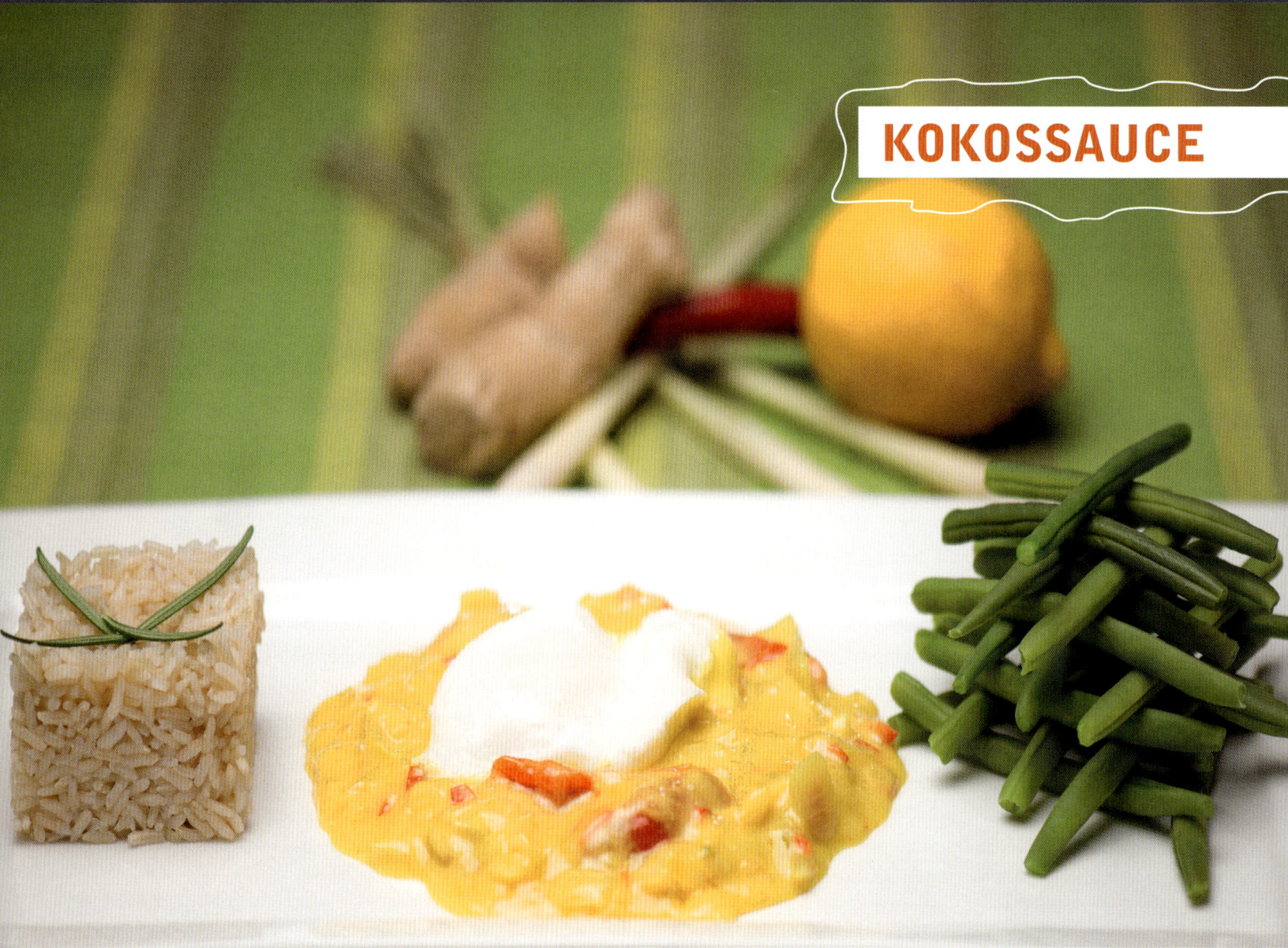

KOKOSSAUCE

Gesundheitstipps:
- Kokosmilch ist eine wunderbare Grundlage für Curry. Außerdem sind Kokosfette sehr gesund für das Herz und die Blutgefäße und senken den Cholesterin- und Blutzuckerspiegel.
- Noch ein Vorteil: In Curry kann man viele gesunde orientalische Gewürze verarbeiten.
- Durch die Kombination aus Zitronensaft, Chili, Knoblauch und Ingwer entsteht ein außerordentlicher **thermogener Effekt**. Gut für Menschen mit Übergewicht.
- Pochierte Eier schmecken herrlich und sind gesund.

Rezepte für das Abendessen

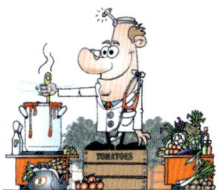

Zutaten:
- 1 Schuss Essig
- 4 frische **Eier**
- 2 **Zwiebeln**, klein geschnitten
- 1 große **Knoblauch**zehe, zerdrückt
- eventuell 1 sehr fein geschnittene **Chili**schote ohne Kerne oder 1 Teelöffel Chilipaste
- 1 rote **Paprika**, grob geschnitten
- **Kokosöl**
- 1 Dose **Kokosmilch**
- eventuell 1/5 Block Kokoscreme (Santen), für einen zusätzlichen Kokosgeschmack
- Bio-Kräutersalz und/oder **Tamari/Shoyu** nach Geschmack
- frische **Ingwer**wurzel, sehr fein gehackt (oder 1 ½ Teelöffel gemahlener Ingwer)
- Saft und die geriebene Schale einer ½ Bio-**Zitrone**
- eventuell 2 Teelöffel gemahlenes **Zitronengras** und 2 Stängel Zitronengras (Wenn Sie kein frisches Zitronengras haben, können Sie 3 Teelöffel gemahlenes Zitronengras nehmen.)
- **Pfeilwurzelstärke** oder **Kuzu** (Bindemittel)
- **Olivenöl**
- **Naturreis** oder **Quinoa**
- etwa 500 Gramm **Brokkoli**, grüne Bohnen oder Zuckerschoten

Zubereitung:

Wasser in einen Topf geben und zum Kochen bringen. Die Temperatur so regulieren, dass das Wasser auf dem Siedepunkt bleibt. Einen kleinen Schuss Essig hineingeben. Die rohen Eier ohne Schale vorsichtig nacheinander mit einem großen Löffel ins Wasser gleiten lassen. Die Eier genau 4 Minuten köcheln lassen. Danach die Eier mit einer Kelle aus dem Wasser nehmen und in ein Tuch einschlagen, um sie warm zu halten.
Inzwischen Zwiebeln, Knoblauch, Chilischote oder Chilipaste und Paprika in einer Pfanne in ein wenig Kokosöl anschwitzen. Anschließend Kokosmilch und eventuell Santen dazugeben. Mit Kräutersalz und/oder Shoyu/Tamari würzen. Danach Ingwer und Zitronenschale zufügen. Ein wenig Bindemittel in kaltem Wasser lösen und in die Pfanne geben. Eventuell mit Chilipaste, Zitronengras, Ingwer, Salz oder Zitronensaft abschmecken. Pfanne vom Herd nehmen und einen Schuss Olivenöl zugeben. Die pochierten Eier auf das Gericht legen. Dieses Gericht schmeckt sehr gut mit Brokkoli, grünen Bohnen oder Zuckerschoten. Servieren Sie ein wenig Naturreis oder Quinoa dazu.

Variation: Huhn an Kokossauce

Zusätzliche Zutaten:
- etwa 300 Gramm Hühnerfilet
- 1 kleiner Wirsing

Zubereitung:

Hühnerfilet mit Bio-Hühnergewürzen und ein wenig Tamari/Shoyu marinieren. Das Filet in Stücke schneiden und in etwas Kokosöl braten. Danach der Zubereitungsanleitung ab „Inzwischen …" folgen. Den Kohl in schmale Streifen schneiden und zur Kokosmilch fügen. Bissfest garen.

Rezepte für das Abendessen

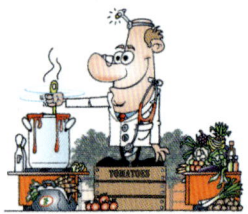

Zutaten:
- 1 Kopf Endiviensalat
- maximal 2 **Kartoffeln**
- 1 **Steckrübe**
- 2 Esslöffel **Pinienkerne** oder **Sonnenblumenkerne**
- 2 **Knoblauch**zehen, fein gehackt
- 1 Teelöffel gemahlener **Ingwer** oder etwa 1 cm frisch geriebener Ingwer
- **Wildlachsfilets**
- Bio-**Gemüsebrühepulver** oder Bio-Kräutersalz
- 1 Schuss **Rapsöl**
- 1 Kaffeelöffel **Butter**
- 1 Schuss Weißwein, ansonsten Wasser

Zubereitung:
Menschen mit starken Blutzuckerspiegelschwankungen und/oder Hyperinsulinämie verzichten auf die Kartoffeln. Ansonsten die Kartoffeln und die Steckrübe schälen, in Würfel schneiden und gar kochen. Den Endiviensalat waschen und in schmale Streifen schneiden. Die Pinienkerne oder Sonnenblumenkerne und den Knoblauch in einer Pfanne anrösten. Anschließend die Wildlachsfilets in etwas Weißwein oder Wasser und mit ein wenig Kokosöl pochieren. Eine geringe Menge Kochwasser von den Kartoffeln und der Steckrübe aufheben und den Rest abgießen. Die Kartoffeln und die Steckrübe stampfen. Mit Ingwer und Gemüsebrühepulver würzen. Mit Kochwasser, Rapsöl und Butter sämig machen. Den rohen Endiviensalat nach und nach unterrühren. Zuletzt die Mischung aus Knoblauch und Pinienkernen oder Sonnenblumenkernen darüber streuen. Den pochierten Lachs auf den Eintopf legen und eventuell mit (Kräuter-)Salz und Pfeffer würzen.

Gesundheitstipps:
- Mit Pinien- oder Sonnenblumenkernen, Rapsöl und Lachs fügt man dem Essen gesunde ungesättigte Fettsäuren bei. Diese Fettsäuren sind unentbehrlich für die Gesundheit, da sie den **thermogenen Effekt** stark erhöhen und für gesunde Zellmembranen sorgen. Man könnte sagen: je gesünder die Zellmembranen, desto gesünder der Mensch.
- Die Zellmembranen (Zellwände) sind eigentlich die Grenzwächter der Körperzellen. Je flexibler die Zellmembranen (die Flexibilität ist abhängig von gesunden Fetten und ausreichend Cholesterin), desto besser kann der Körper die Gesundheit aufrechterhalten. Zellen sind Energiezentralen. Alles was wir essen, muss in der Zelle in Energie umgewandelt werden. Wenn die Zellwände zu hart sind (weil wir zu viele gesättigte Fette und Fettsäuren zu uns nehmen), können Nährstoffe weniger gut in die Zellen gelangen. Dadurch wird weniger Energie für das Gehirn, das Herz, den Darm usw. hergestellt. Alle Körperfunktionen brauchen Energie, um optimal funktionieren zu können. Weniger Energie bedeutet also weniger Gesundheit.
- Eine solche Mahlzeit enthält viele basenbildende Elemente, die wir für einen guten Energiehaushalt und eine gute Gesundheit benötigen (siehe Anlage „Säure-Basen-Haushalt").

Rezepte für das Abendessen

ENDIVIEN-STECKRÜBEN-EINTOPF MIT LACHS

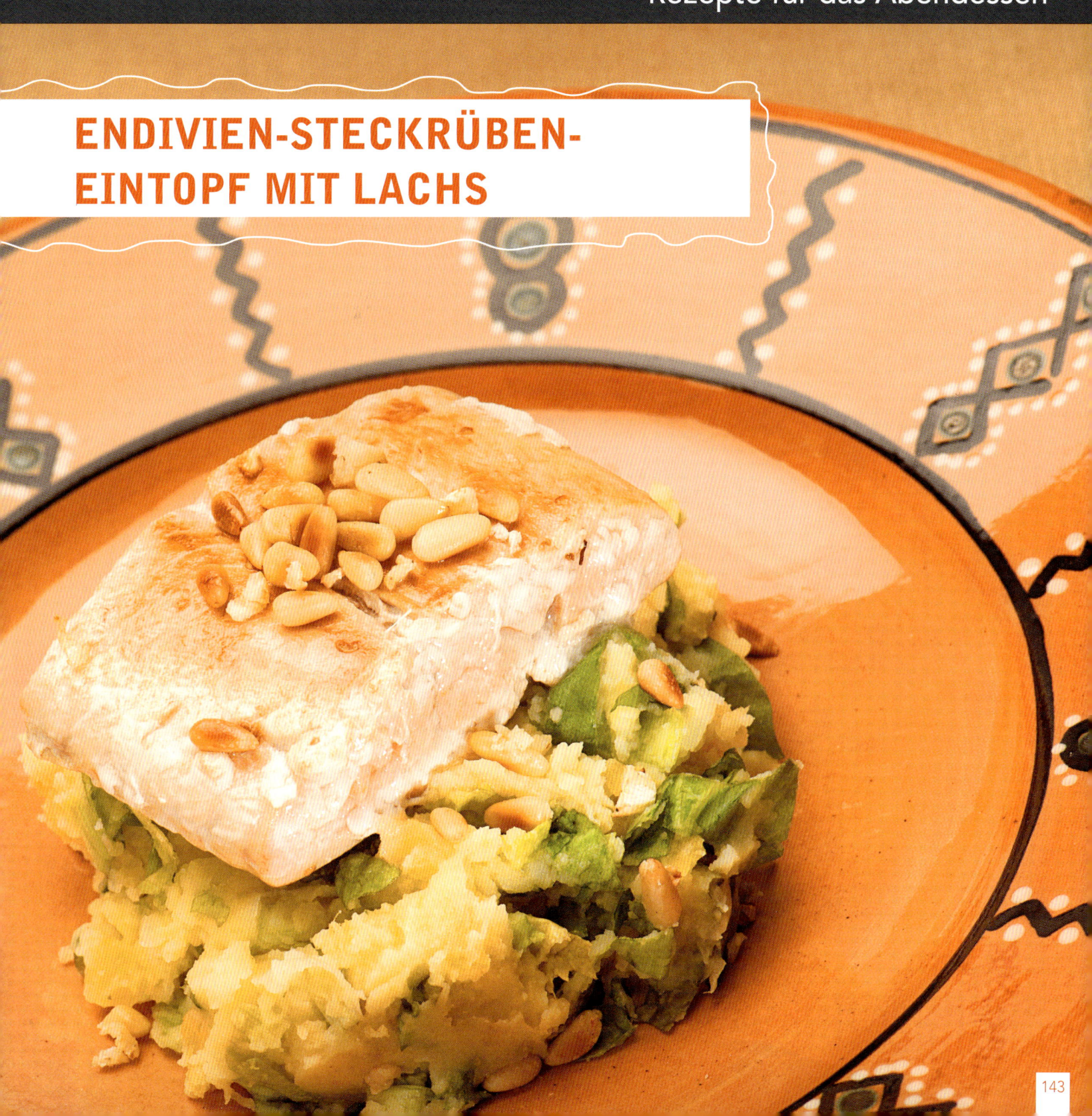

Rezepte für das Abendessen

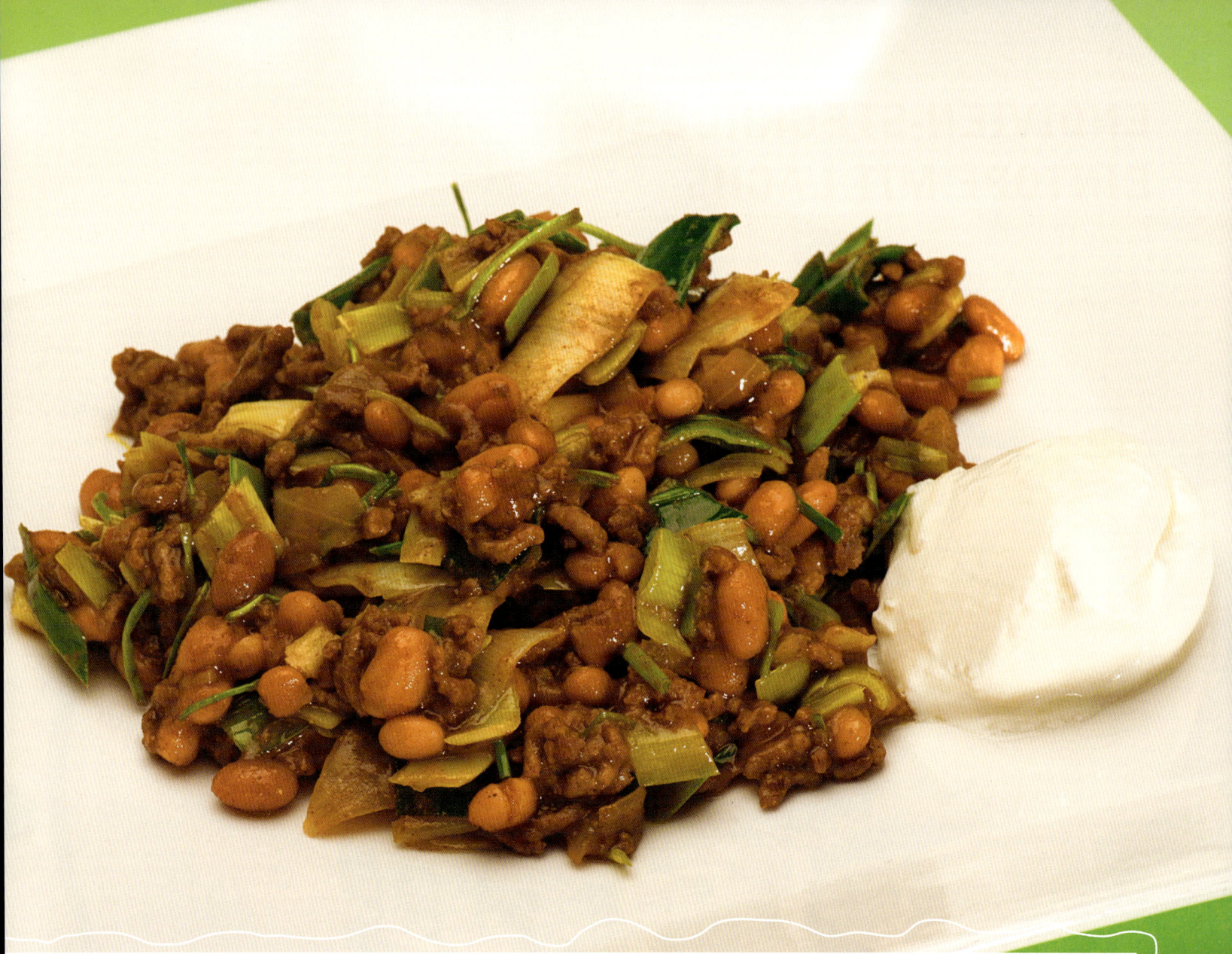

WÜRZIGE WEISSE BOHNEN IN TOMATENSAUCE
Das schnellste Abendessen?
Auf jeden Fall schmackhaft und gesund.

Rezepte für das Abendessen

Zutaten:
- 2 **Zwiebeln**
- ein wenig **Kokosöl**
- 1 große **Knoblauch**zehe
- etwa 300 Gramm Tatar, Rinderhack oder **Quorn**-Hack
- Hackfleischgewürz (ohne E-Nummern)
- etwa 2 Esslöffel Curry (je nach Geschmack etwas mehr oder weniger)
- 2 Teelöffel **Kurkuma**
- 3 mittelgroße Stangen **Lauch**
- 1 Glas weiße Bohnen in Tomatensauce
- ein Paar Esslöffel geschnittenen Schnittlauch
- eventuell ein Paar Esslöffel **saure Sahne**
- ein Schuss **Olivenöl**
- eventuell noch 2 Esslöffel Tomatenmark

Zubereitung:
Die Zwiebeln fein würfeln und mit dem zerdrückten Knoblauch in ein wenig Kokosöl anschwitzen. Fleisch bzw. Quorn, Hackfleischgewürz, Curry und Kurkuma dazugeben. Wenn diese Zutaten angebraten sind, den gründlich gewaschenen und in Ringe geschnittenen Lauch beigeben. Den Deckel auflegen und bei mäßiger Hitze weitergaren, bis der Lauch gar, aber noch bissfest ist. Zuletzt die weißen Bohnen, den Schnittlauch und das Olivenöl hinzufügen. Eventuell einen Löffel saure Sahne pro Person beifügen.

Gesundheitstipps:
• Menschen, die abnehmen müssen oder wollen, sollten so wenig Weizenprodukte (Nudeln, Brot, Kekse, Cracker), Mais und Kartoffeln wie möglich essen. Diese Lebensmittel bringen den Blutzuckerspiegel schnell durcheinander. **Hülsenfrüchte** sind eine wunderbare Alternative. Sie können mit Hülsenfrüchten endlos variieren und die Mahlzeit steht im Handumdrehen auf dem Tisch.

• Knoblauch, Zwiebeln, Schnittlauch und Lauch gehören allesamt zur Gattung der Lauchgewächse. Schon seit Jahrhunderten werden die Laucharten als Heilmittel angesehen. In Ägypten waren sie beim Bau der Pyramiden für die vielen Arbeiter Pflichtkost, um Krankheitserreger fernzuhalten. Eigentlich sollten wir täglich Nährstoffe aus der Gattung der Lauchgewächse zu uns nehmen: Nicht nur weil sie gut schmecken und viele gesunde Ballaststoffe enthalten, sondern auch weil sie helfen, krebserregende **Nitrosamine** unschädlich zu machen. Knoblauch, Zwiebeln und **Vitamin C** schneiden diesbezüglich am besten ab.

• Wenn Sie regelmäßig **Nitrit** essen (zum Beispiel in Salami, Würstchen, Speck, Schinken, mariniertem Fleisch, geräuchertem Fleisch oder geräuchertem Fisch, Essen vom Grill), sollten Sie eigentlich eine rohe Knoblauchzehe dazu essen. Rohe, zerquetschte oder zerdrückte Knoblauchzehen haben die stärksten krebshemmenden Eigenschaften. Versuchen Sie, nitrithaltige Nahrung nur in Ausnahmefällen zu sich zu nehmen.

Rezepte für das Abendessen

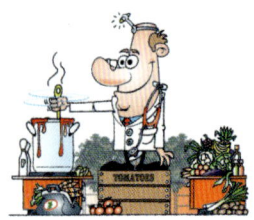

Zutaten:
- 500 Gramm **Brokkoli**
- 3 Stangen **Staudensellerie**
- 2 große **Zwiebeln**, klein geschnitten
- 2 **Knoblauch**zehen, zerdrückt
- 3 Teelöffel Bindemittel (**Kuzu**, **Pfeilwurzelstärke**, Johannesbrotkernmehl oder 2 Esslöffel **Kokosmehl**)
- 4 Bio-**Eier**
- 2 gehäufte Esslöffel getrocknete **italienische Kräuter**
- 2 Teelöffel gemahlener **Rosmarin** oder 2 Stängel feingeschnittener frischer Rosmarin
- etwa 100 ml **Joghurt**
- 1 ordentlicher Schuss **Olivenöl**
- geriebener **Schafs**- oder **Ziegenkäse**
- ½ Bund frisches **Basilikum**
- 200 Gramm gemahlene **Mandeln** oder **Haselnüsse** (mit Haselnüssen schmeckt dieses Gericht weniger süß)
- 4 Teelöffel Bio-**Gemüsebrühepulver**
- 1 Dose **Wildlachs** oder 1 Schälchen **Quorn**-Hack Hackfleischgewürz (ohne E-Nummern)
- **Pfeffer** und Salz

Gesundheitstipps:
- Viele gesunde Fette in einer Mahlzeit: Olivenöl, gemahlene Mandeln und gemahlene Haselnüsse sowie Wildlachs. Auch für Menschen mit Übergewicht, Diabetes und/oder Blutzuckerspiegelproblemen ist diese Mahlzeit ideal und schmackhaft.
- Verwenden Sie vorzugsweise eines der hier genannten Bindemittel in Ihren Gerichten, da die meisten anderen Bindemittel (wie Kartoffelstärke, Saucenbinder usw.) den Blutzuckerspiegel schwanken lassen können.
- Da gemahlene Haselnüsse und Mandeln kein Gluten enthalten, ist es wichtig, ausreichend Eier und Bindemittel zuzugeben. Ansonsten wird ein solcher Kuchen sehr bröselig.

Zubereitung:
Den Brokkoli in kleine Röschen teilen und die Staudensellerie in dünne Ringe schneiden. Im Kochdämpfer nicht ganz gar kochen. Zwiebeln und Knoblauch in ein wenig Kokosöl anschwitzen. Bei Verwendung von Quorn das gewürzte Quorn-Hack mit anbraten. Bindemittel, Eier, alle Kräuter (außer frisches Basilikum) und Kräutersalz bzw. Gemüsebrühepulver zufügen und vermischen. Die gemahlenen Mandeln dazugeben und untermischen. Danach das gegarte Gemüse zufügen und ebenfalls untermischen. Falls kein Quorn-Hack verwendet wird, jetzt den Wildlachs zufügen. Eventuell mit italienischen Kräutern, Rosmarin, Salz und Pfeffer nachwürzen. Der Teig soll sämig sein, ansonsten ein wenig Joghurt oder Olivenöl zugeben. Den Teig in eine Backform geben und mit einem Löffel gut andrücken. Geriebenen Ziegen- oder Schafskäse über den Teig streuen. Im Backofen bei 150 Grad etwa 45 Minuten garen. Aus dem Ofen nehmen und mit frisch geschnittenem Basilikum garnieren. Das herzhafte Kuchenstück mit einem schmackhaften, frischen Salat (zum Beispiel der Salat von Seite 66) servieren. Falls Kuchen übrig ist, den Kuchen aus der Backform nehmen, damit der Boden schön fest bleibt.

Rezepte für das Abendessen

MEDITERRANER HERZHAFTER KUCHEN
Reich an gesunden Fetten

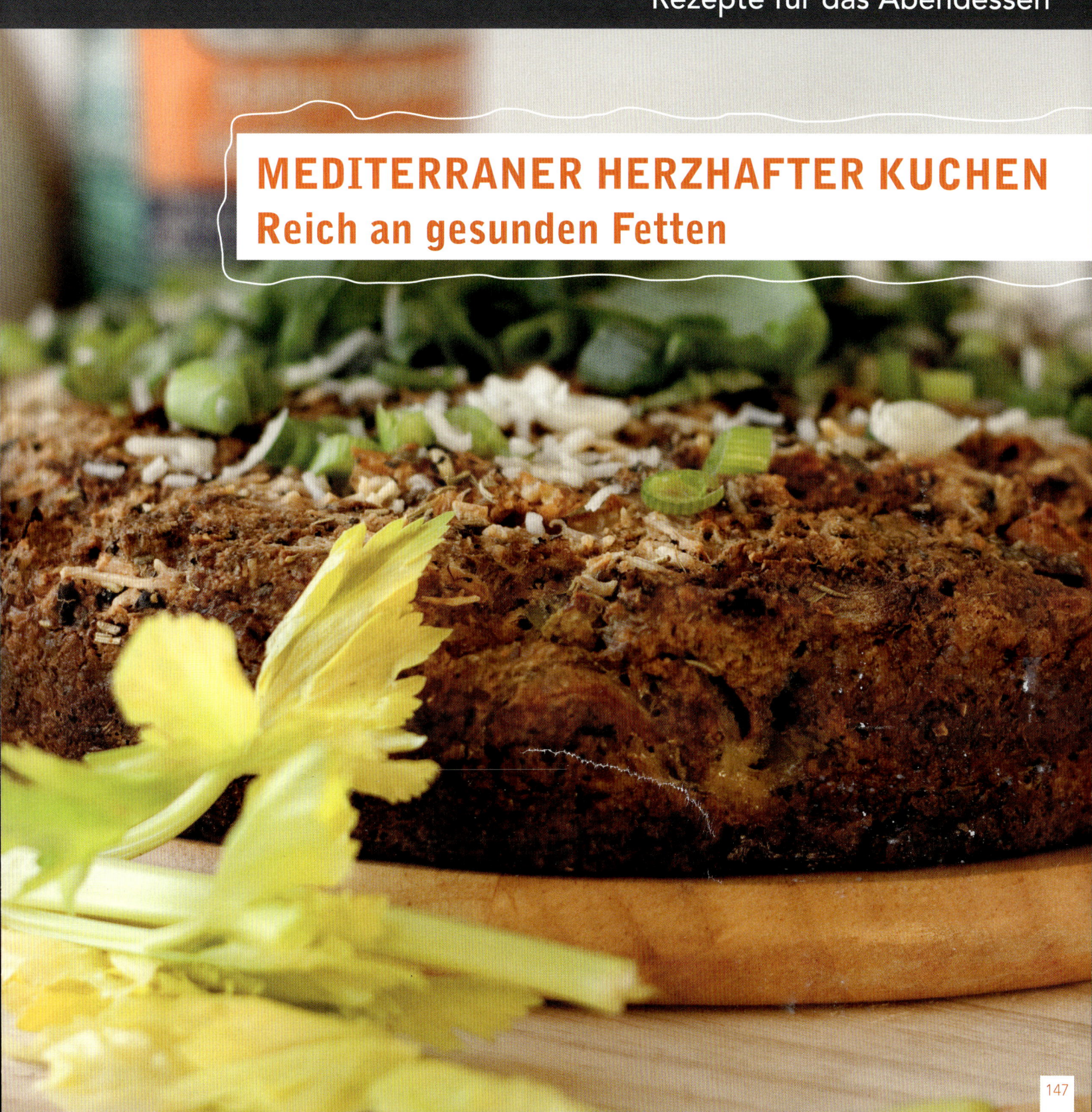

Rezepte für das Abendessen

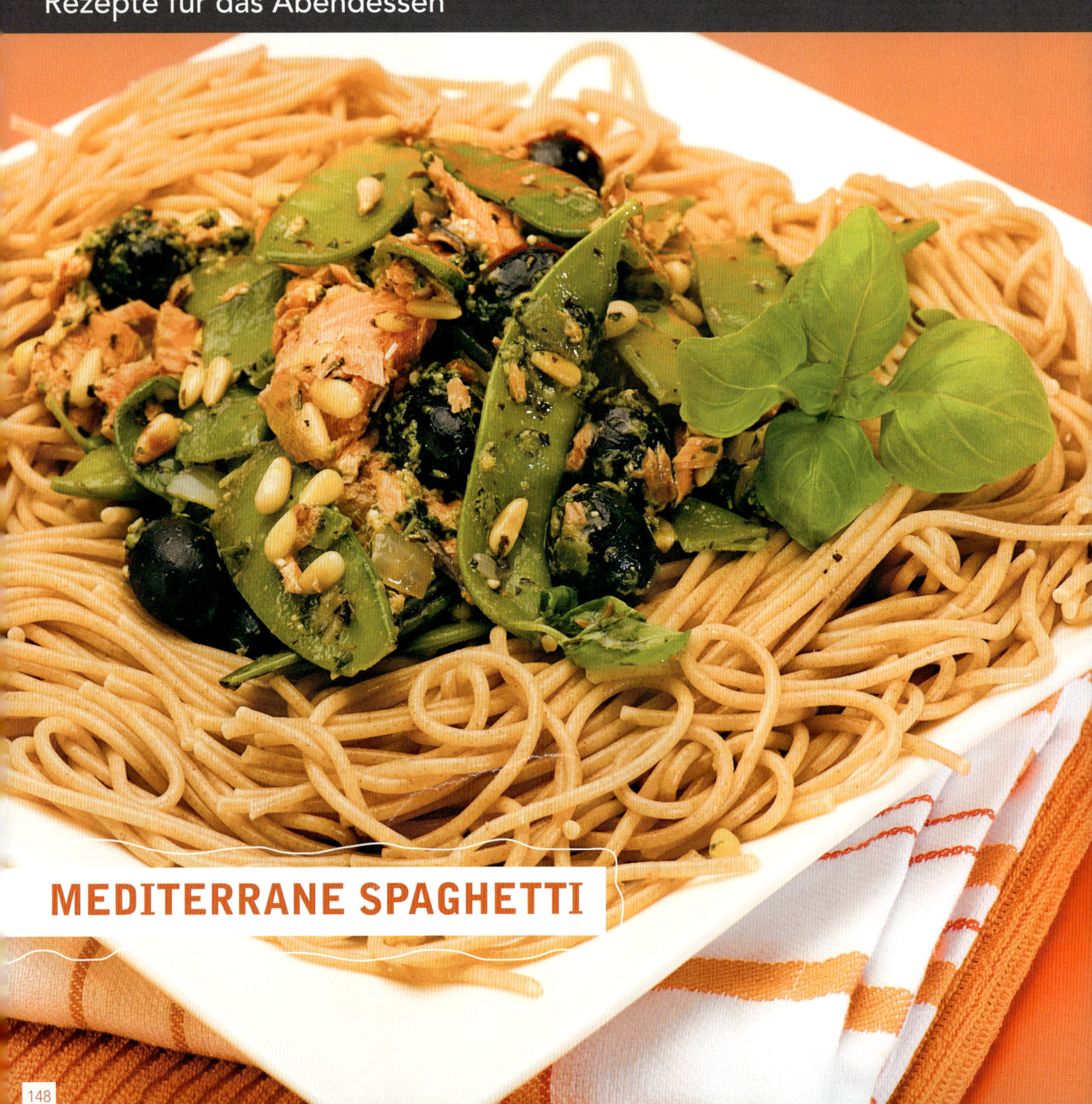

MEDITERRANE SPAGHETTI

Rezepte für das Abendessen

Zutaten:
- 2 Esslöffel **Pinienkerne**
- 2 **Zwiebeln**, klein geschnitten
- 1 große **Knoblauch**zehe, zerdrückt
- 1 Teelöffel **Kurkuma**
- **Olivenöl**
- 1 kleiner Schuss Weißwein
- 2 **Wildlachs**filets (tiefgefroren oder aus der Dose)
- 2 Esslöffel getrocknetes **Basilikum** und 3 Stängel feingeschnittenes frisches Basilikum
- etwa 100 Gramm Vollkorn- oder Dinkelspaghetti
- 400 bis 500 Gramm Zuckerschoten
- 2 bis 3 Esslöffel grünes Bio-**Pesto**
- ½ kleine Dose schwarze **Oliven**
- Bio-Kräutersalz, **Shoyu** oder **Tamari** und **Pfeffer** nach Geschmack

Zubereitung:
Die Pinienkerne leicht anrösten und zur Seite stellen. Zwiebeln und Knoblauch ohne Öl glasig dünsten. Anschließend Kurkuma, Olivenöl und Weißwein zugeben. Lachsfilets und getrocknetes Basilikum zufügen und mit dem Deckel auf der Pfanne garen lassen. Inzwischen Spaghetti al dente kochen und abgießen. Auch die Zuckerschoten in sehr wenig Wasser bissfest garen und abgießen.
Die Spaghetti in eine große Schale geben und das Pesto unterrühren. Anschließend den Lachs mit Sud und die Zuckerschoten dazugeben. Mit Pfeffer, (Kräuter-)Salz oder Shoyu/Tamari würzen. Zuletzt Oliven, Pinienkerne, frisches Basilikum und einen Schuss Olivenöl beimengen. Dieses Gericht wird noch gesünder, wenn der zerdrückte Knoblauch erst im letzten Moment hinzugefügt wird. Diese Mahlzeit mit einem Glas guten Rotwein servieren.

Gesundheitstipps:
- Al dente gekochte Nudeln haben eine niedrigere glykämische Last als sehr lang gekochte Nudeln. Nahrung mit einer hohen glykämischen Last verursacht Insulinspitzen und sollte deshalb bei Herz- und Gefäßproblemen vermieden werden. Insulinspitzen führen zu Übergewicht und Entzündungen an den Gefäßwänden.
- Das grüne Pesto fügt dem Gericht viele **Antioxidantien** bei. Die Verwendung von frischem Basilikum kann diese Menge an Antioxidantien nicht übertreffen, da Pesto hoch konzentriert ist. Grünes Pesto sollte man übrigens nicht erhitzen, da es sonst den Geschmack verliert.
- In diesem Gericht gibt es viele Zutaten, die das Herz und die Gefäße gesund halten, aber auch viele Stoffe, die eine krebspräventive Wirkung zu haben scheinen (siehe Anlage „Antioxidantien, freie Radikale und ORAC-Werte"). Wenn Sie als Nachtisch ein Glas grünen Tee mit einem Stück dunkler Schokolade servieren, bieten Sie noch mehr solcher Schutzstoffe an!

Rezepte für das Abendessen

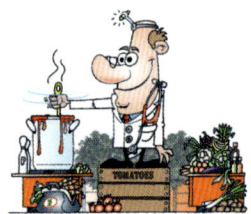

Zutaten:
- 2 große **Auberginen**
- **Olivenöl**
- **Zitronensaft**
- Bio-**Gemüsebrühepulver** oder (Kräuter-)Salz oder Bio-Hackfleischgewürz
- schwarzer **Pfeffer**
- 3 große **Zwiebeln**, klein geschnitten
- 2 große **Knoblauch**zehen, zerdrückt
- etwa 300 Gramm **Quorn**-Hack
- 3 gehäufte Teelöffel **Zimt** oder Spekulatiusgewürz
- 1 Esslöffel **italienische Kräuter** oder getrocknetes **Basilikum** und 3 Stängel frisches Basilikum
- 1 gehäufter Teelöffel **Thymian** (oder ein paar Stängel frischer Thymian)
- 1 Dose Tomatenmark oder 3 große Fleisch**tomaten**, klein gewürfelt
- eventuell etwas **Pfeilwurzelstärke** zum Binden
- 100 Gramm gekochter **Quinoa**
- etwa 100 Gramm **Ziegenkäse**

Zubereitung:
Die Auberginen waschen und in etwa zwei Zentimeter dicke Scheiben schneiden (oder die Auberginen halbieren). Eine Marinade aus Olivenöl, Gemüsebrühepulver oder Kräutersalz, Zitronensaft und Pfeffer zubereiten. Die Marinade abschmecken; sie soll pikant und salzig schmecken. Die Auberginenscheiben in die Marinade eintauchen. Anschließend im Backofen gar grillen. Beide Seiten sollen eine schöne hellbraune Farbe aufweisen. Inzwischen Quinoa laut Verpackungsanweisung gar kochen. Zwiebeln und Knoblauch anschwitzen und das Quorn-Hack dazugeben. Mit Gemüsebrühepulver oder Salz oder Hackfleischgewürz, Pfeffer, Zimt oder Spekulatiusgewürz, italienischen Kräutern und Thymian würzen. Zuletzt Tomatenmark oder Tomaten zufügen. Wenn das Ganze zu dünn geworden ist, ein wenig Pfeilwurzelstärke in kaltem Wasser auflösen und zugeben.
Quinoa auf den Boden einer Ofenschale legen, Auberginen darauflegen und mit der Quorn-Mischung bedecken. Geriebenen Ziegenkäse darüber streuen und kurz im Backofen grillen. Eventuell kurz vor dem Servieren mit frischen Basilikumblättern garnieren.

Tipp für einen noch besseren Geschmack: Legen Sie hauchdünne Knoblauchscheiben unter den Käse, kurz bevor Sie dieses Gericht im Backofen grillen.

Gesundheitstipps:
• Aubergine ist eine wichtige Quelle von Acetylcholin. Acetylcholin ist ein wichtiger Stoff für die Reizübertragung, sowohl im Darm als auch im Gehirn.
• Aubergine enthält viele **Antioxidantien** (Anthocyane), die man auch in blauen und lila Waldbeeren findet, sowie schützende phytochemische Stoffe. Siehe auch Anlage „Antioxidantien, freie Radikale und ORAC-Werte".

Rezepte für das Abendessen

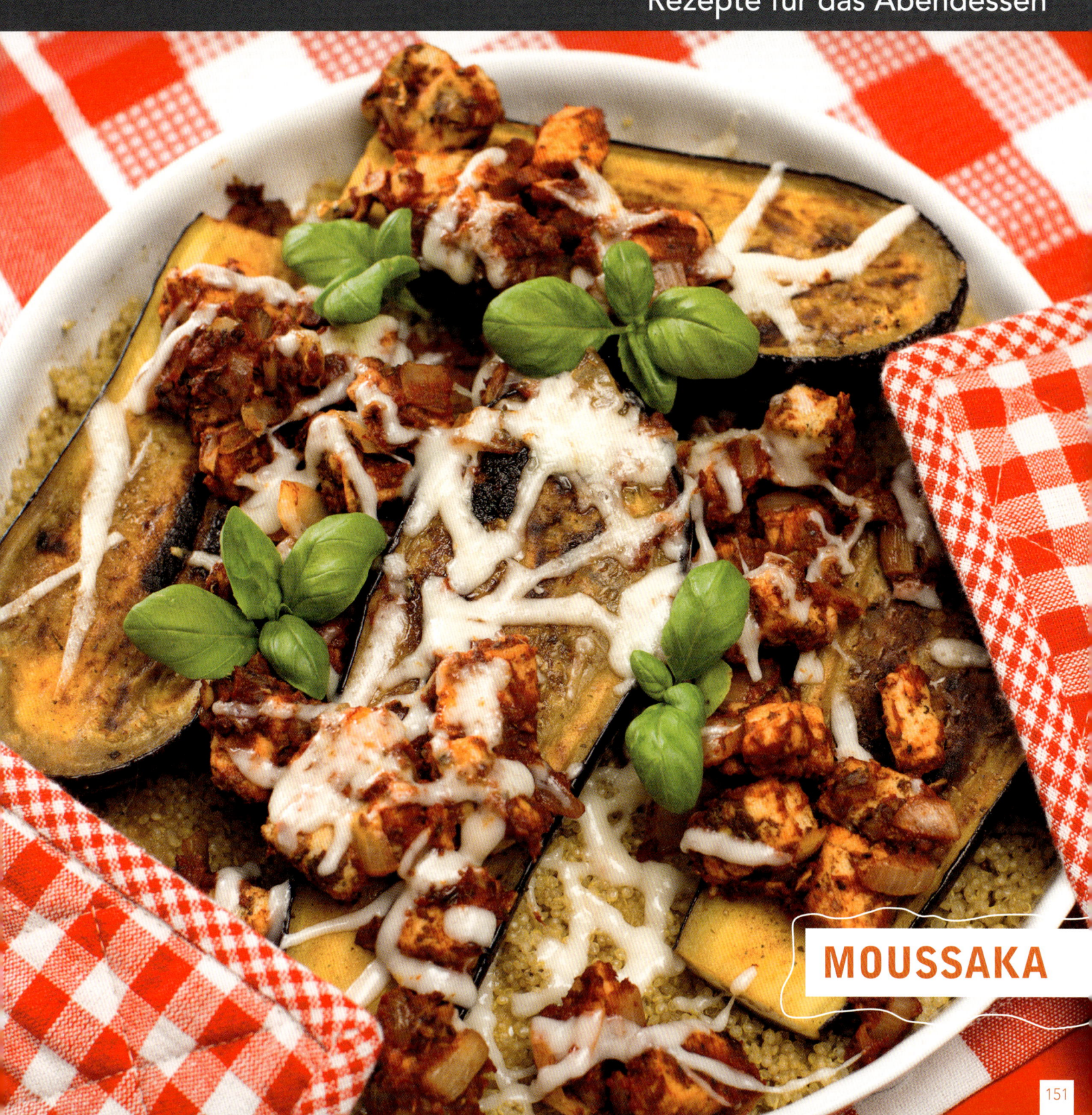

MOUSSAKA

Rezepte für das Abendessen

NICHT ZU TOPPEN – EIERKUCHEN

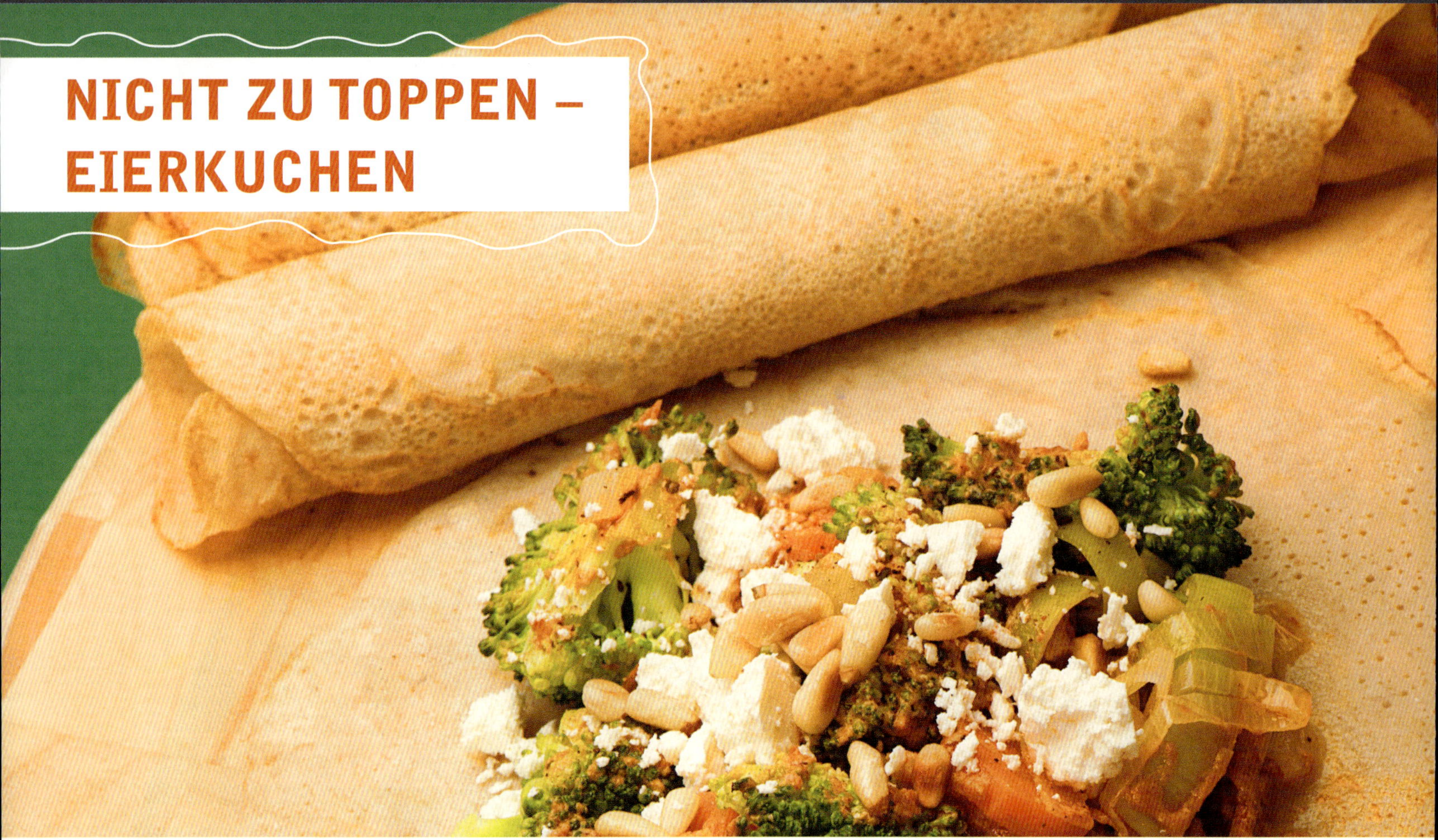

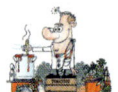

Zubereitung:

Buchweizenmehl, Eier und Buttermilch (oder Kokosmilch bzw. Joghurt) und eine Prise Salz vermischen. Eierkuchen in Kokosöl backen. Gemüse waschen, schneiden und bissfest dämpfen. (Dämpfen gibt den größten Gesundheitseffekt, da die Vitamine optimal erhalten bleiben.) Das Gemüse mit Ingwer, Kurkuma, Paprikapulver, Basilikum, Pfeffer, Salz und rotem Pesto würzen. Nun das Gemüse als Füllung auf die Eierkuchen verteilen. Wildlachs, Pinienkerne, Cashewnüsse oder zerbröselten Käse darauf streuen. Mit saurer Sahne servieren und mit Sprossen garnieren.

Zubereitung Variation:

Zwiebeln und Knoblauch anschwitzen. Anschließend die in Stückchen geschnittene Paprika zugeben. Wenn die Paprika bissfest ist, Spinat und die in Scheiben geschnittenen braunen Champignons zufügen. Die saure Sahne unterrühren (wegen der Oxalsäure im Spinat). Danach mit Gemüsebrühepulver, Cayennepfeffer und schwarzem Pfeffer würzen. Anschließend mit ein wenig Kuzu oder Pfeilwurzelstärke binden. Die Pfanne vom Herd nehmen und einen kleinen Schuss Olivenöl zufügen. Die Eierkuchen mit dieser Mischung füllen. Geriebenen Pecorino oder anderen Schafskäse und Pinienkerne darüber streuen. Mit Brokkolisprossen garnieren.

Rezepte für das Abendessen

Zutaten:

Eierkuchen:
- etwa 200 Gramm **Buchweizenmehl**
- 2 **Eier**
- so viel Buttermilch, **Kokosmilch** oder **Joghurt** (mit Wasser verdünnt) zufügen, bis der Teig sämig ist
- 1 Prise Salz

Gemüse:
- gut 600 Gramm Gemüse (zum Beispiel **Zwiebeln, Knoblauch, Möhren, Paprika, Brokkoli, Lauch, Pastinake**). Verwenden Sie so viel verschiedenfarbiges Gemüse wie möglich.
- gemahlener **Ingwer, Paprikapulver, Kurkuma, Pfeffer,** Salz, 2 Esslöffel **Basilikum**
- 3 bis 4 Esslöffel rotes Bio-**Pesto**
- **Kokosöl**

Garnierung:
- geröstete **Pinienkerne** oder 1 Dose **Wildlachs** oder 1 Handvoll ungesalzene Cashewkerne oder zerbröckelter Fetakäse aus **Schafsmilch**
- 1 Schälchen **Sprossen**
- 2 Esslöffel **saure Sahne**

Variation Eierkuchenfüllung:
- 2 **Zwiebeln**, klein geschnitten
- 1 große **Knoblauch**zehe, zerdrückt
- 1 rote **Paprika**
- 1 Päckchen tiefgefrorener Blattspinat oder etwa 500 Gramm frischer **Spinat**
- 1 Schälchen braune **Champignons**
- 2 Esslöffel **saure Sahne**
- Bio-**Gemüsebrühepulver** oder Bio-Kräutersalz
- 1 Prise **Cayennepfeffer**
- 1 Prise schwarzer **Pfeffer**
- **Kuzu** oder **Pfeilwurzelstärke**
- Pecorino oder anderer **Schafskäse** oder geröstete **Pinienkerne**

Gesundheitstipps:

- Wenn Sie Gemüse essen, nehmen Sie **Ballaststoffe**, gesunde Vitamine und Mineralstoffe zu sich. Außerdem ernähren Sie sich durch die farblich unterschiedlichen Gemüsearten mit einer reichhaltigen Mischung aus **Antioxidantien** und Schutzstoffen. Diese Mischung wird durch die Kräuter und Gewürze hervorragend ergänzt. Versuchen Sie, täglich so viel wie möglich farblich unterschiedliches Gemüse zu verzehren. Als Antioxidans hat jede Farbe ihre eigene spezifische Wirkung im Körper.
- Verwenden Sie täglich ausgiebig Kräuter und Gewürze (siehe Anlage „Antioxidantien, freie Radikale und ORAC-Werte").
- Backen Sie ein paar Eierkuchen extra und lassen Sie sie abkühlen. Am nächsten Tag können Sie diese mit **Sprossen, Oliven,** rotem **Pesto, Hüttenkäse** oder ähnlichem belegen. Rollen Sie die Eierkuchen auf und fixieren Sie sie mit Spießchen. So haben Sie ein herrliches, nahrhaftes Mittagessen mit einer niedrigen glykämischen Last.
- Schafskäse enthält gesättigte Fettsäuren. Er hat jedoch auch noch andere Eigenschaften, die ihn erheblich von Käse aus Kuhmilch unterscheidet. Schafskäse enthält nämlich viel konjugierte Linolsäure (CLA). CLA ist ein Stoff, dem man nachsagt, das Risiko auf Arteriosklerose und Bauchfett zu verringern.
- Versuchen Sie, regelmäßig Sprossen auf den Speiseplan zu setzen. Sprossen sind reich an Enzymen (unterstützen die Verdauung), Vitaminen, Mineralstoffen und, nicht zu vergessen, Wachstumshormonen. Der Körper kann hierdurch allerlei Reparaturvorgänge starten.
- Sprossen enthalten eigentlich die komplette Kraft der zukünftigen Pflanzen, jedoch in konzentrierter Form.
- Kaufen Sie eine Keimbox und fangen Sie an zu experimentieren. Fast alle Samen eignen sich zum Sprossen ziehen. Und alle Sprossen haben ihren eigenen unverwechselbaren Geschmack. Kaufen Sie Bio-Samen!
- **Brokkolisprossen** (brocco sprouts) können Magenbeschwerden, die von der Bakterie Helicobacter Pylori verursacht werden, lindern.

Rezepte für das Abendessen

Zutaten:

Boden:
- 5 **Eier**
- 1 Esslöffel *italienische Kräuter*
- 1 ordentlicher Schuss **Olivenöl**
- 4 gehäufte Esslöffel **Haferkleie**
- frisch gemahlener **Pfeffer**
- Salz

Füllung:
- 2 **Zwiebeln**, klein geschnitten
- 3 **Knoblauch**zehen, zerdrückt
- 200 Gramm Garnelen oder 1 **Mozzarella** (125 Gramm)
- 1 Dose **Artischocken**herzen
- 1 Glas **Spargel**, mindestens 150 Gramm
- ein wenig geriebener **Schafskäse**
- 3 Stängel frisches **Basilikum**

Tomatensauce:
- 3 gehäufte Esslöffel Bio-Tomatenketchup. Menschen mit Übergewicht bzw. Blutzuckerspiegelproblemen sollten lieber Tomatenmark nehmen. Süßen Sie es eventuell mit ein wenig Ahornsirup.
- eine Prise Salz oder ein Schuss **Tamari** oder **Shoyu** und 1 Kaffeelöffel *italienische Kräuter*, alles mit einander vermischen

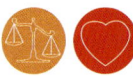

Zubereitung:

Eier verquirlen. Olivenöl, Salz, italienische Kräuter, Pfeffer und Haferkleie zugeben. Kurz stehen lassen. Eventuell noch einen Schuss Wasser zugeben, da die Haferkleie das Ganze eventuell zu dickflüssig macht. Das Omelett in einer Pfanne (mit Deckel) auf niedriger Flamme garen lassen. Anschließend die Tomatensauce darüber streichen.

Inzwischen Knoblauch und Zwiebeln anschwitzen. Eventuell Garnelen zu den Zwiebeln geben und garen. Ansonsten den Mozzarella in Stückchen über das Omelett geben. Danach die Artischockenherzen und den Spargel auf das Omelett legen. Nun die Zwiebel-Garnelen-Mischung darüber geben. Je nach Belieben mit italienischen Kräutern nachwürzen. Noch ganz kurz, mit dem Deckel auf der Pfanne, garen lassen. Dann den geriebenen Schafskäse und das feingeschnittene Basilikum darüber streuen. Salz- und Pfefferstreuer auf den Tisch stellen und alles ist fertig. Dieses Gericht schmeckt sehr gut mit einem grünen Salat. Übriggebliebene Reste sind eine schmackhafte, kalte Mahlzeit für den nächsten Tag.

REZEPT ANKIE DE BOER

> „Keine Krankheit, die mit einer Diät geheilt werden kann, muss mit anderen Mitteln behandelt werden."
>
> Alte Weisheit

Rezepte für das Abendessen

PIZZOLET
Kreuzung zwischen Pizza und Omelett

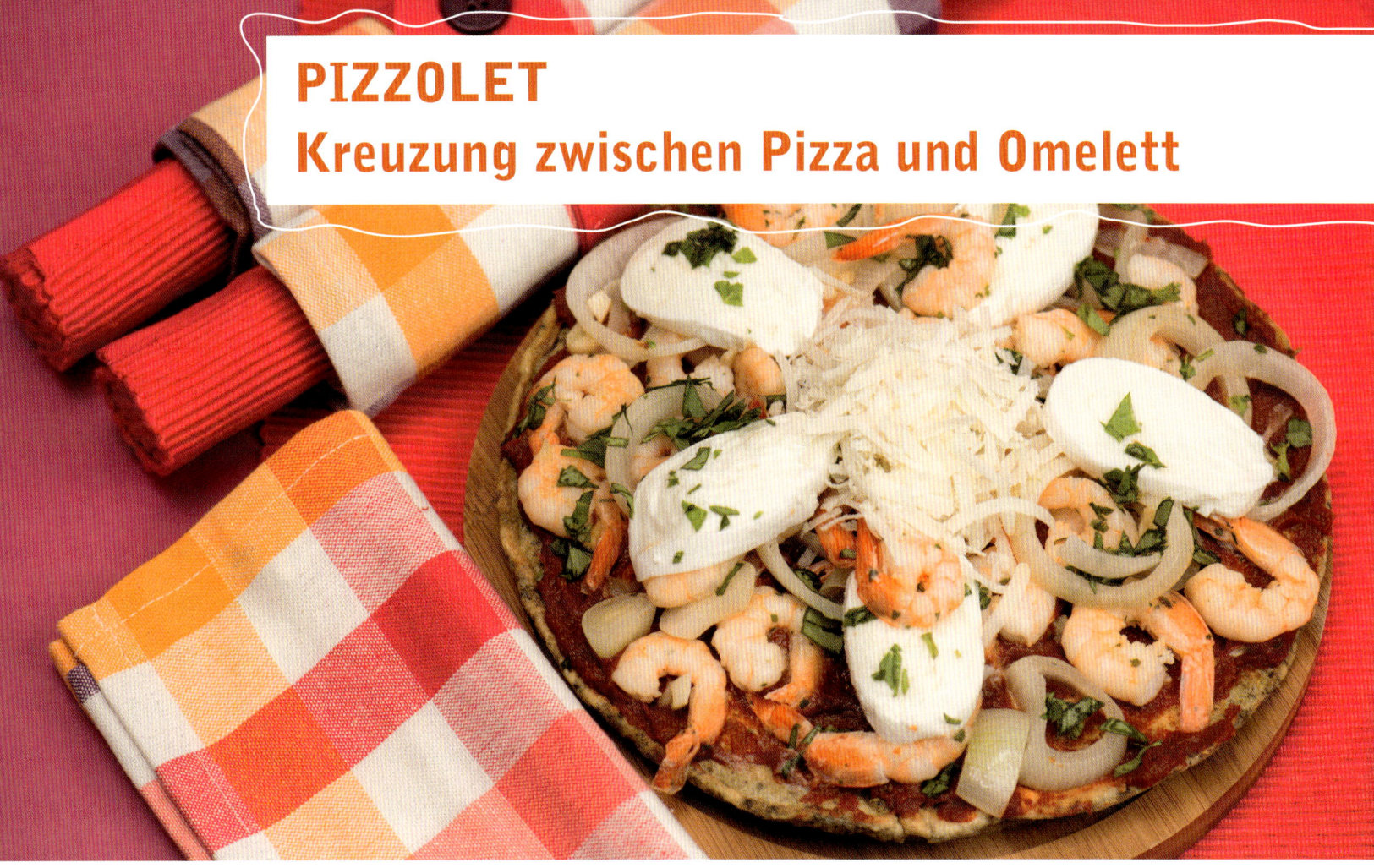

Gesundheitstipps:

• Es ist wirklich sehr schade, dass Eier aufgrund ihrer vermeintlich cholesterinerhöhenden Wirkung einen schlechten Ruf haben. Ein gesundes Gehirn kann nicht ohne Cholesterin auskommen. Ein Baby braucht es für die Gehirnentwicklung. Menschen mit degenerativen Gehirnerkrankungen brauchen es dringend, um weiteren Gedächtnisverlust aufzuhalten. Cholesterin ist unser wichtigster Reparaturstoff bei Entzündungen und Wunden.

• **Cholesterin** ist außerdem unentbehrlich für die Hormonproduktion (siehe auch Anlage „Wissenswertes").

• <u>Oxidiertes</u> Cholesterin ist jedoch schädlich für die Gesundheit. Versuchen Sie deshalb Produkte mit oxidiertem Cholesterin (wie Milchpulver, Eiweißpulver usw.) zu vermeiden. Bereiten Sie deswegen Ihre Mahlzeiten selber zu. Sogar Bio-Lebensmittel enthalten oft Milchpulver. Wenn Sie einen erhöhten Cholesterinspiegel haben, sollten Sie auch **Transfette** meiden. Eiweißpulver, Milchpulver und Transfette passen nicht zu gesunden Essgewohnheiten.

• Dieses Gericht enthält mehrere cholesterinsenkende Nahrungsmittel: Haferkleie, Artischocken, Knoblauch und Olivenöl.

Rezepte für das Abendessen

Zutaten Kürbissauce:
- 1 großer Hokkaido-**Kürbis** und ½ Liter Wasser
- 1 ½ bis 2 Bio-**Gemüsebrühewürfel**
- etwa 400 Gramm Hackfleisch
- 2 große **Zwiebeln**, 2 große **Knoblauch**zehen
- 2 große **Möhren**
- 1 Bio-**Paprika**
- 1 **Brokkoli**, 1 Lauch, 1 Handvoll **dicke Bohnen** und anderes Gemüse, das Sie im Haus haben. Auf jeden Fall **Zucchini** zugeben.
- gemahlener **Ingwer**, **Kurkuma**, Curry, **Pfeffer**, Schnittlauch, **Petersilie**
- **Naturreis**

Zutaten Kürbiscurry:
- 3 Esslöffel **Olivenöl**
- 2 **Zwiebeln**
- 3 **Knoblauch**zehen
- 2 cm frische **Ingwer**wurzel
- 1 kleiner Hokkaido-**Kürbis**
- 1 Teelöffel **Kreuzkümmel**
- 1 Teelöffel Koriander
- 1 ½ Teelöffel **Kurkuma**
- 1 Prise **Kardamom**
- 150 bis 200 ml Kokosmilch
- 2 Stängel Zitronengras
- 1 Handvoll Champignons
- 200 Gramm **Quorn**-Hack
- 1 Handvoll Zuckerschoten
- 1 **Zucchini**
- 1 rote **Paprika**
- **Pfeffer** und Salz nach Geschmack
- Chilipaste, **Chilipulver** oder **Chilischoten** nach Geschmack
- 1 bis 2 Esslöffel **Zitronensaft** nach Geschmack
- eventuell 1 Handvoll frischer Koriander zum Garnieren

Zubereitung Kürbissauce:
Kürbis in ein wenig Wasser etwa zehn Minuten kochen. Den Kürbis abkühlen lassen, in grobe Stücke schneiden und die Schale und Kerne entfernen. Danach die Kürbisstücke in einem halben Liter Wasser mit Gemüsebrühewürfeln zum Kochen bringen. Alles pürieren, wenn die Stücke gar sind. In einer Pfanne die geschnittenen Zwiebeln, den zerdrückten Knoblauch und das Hackfleisch anbraten. Wenn das Hackfleisch braun ist, das andere Gemüse zugeben. Kurz garen und anschließend nach Belieben die Kräuter und Gewürze zufügen. Zuletzt die Kürbissauce untermischen. Mit Naturreis servieren.

Zubereitung Kürbiscurry:
Es gibt vielerlei Arten dieses Curry zuzubereiten. Den Kürbis können Sie durch (Süß)Kartoffeln und die grünen Bohnen durch Zuckerschoten ersetzen. Und wenn Sie mal keine Kokosmilch zu Hause haben, können Sie diese einfach weglassen oder stattdessen Kokosraspeln verwenden. Die feingeschnittenen Zwiebeln zusammen mit dem Öl in einer Pfanne (oder einem Wok) erhitzen. Wenn die Zwiebelstücke glasig sind, den feingehackten Knoblauch und den sehr feingeschnittenen Ingwer zufügen. Nach etwa drei Minuten den in Würfel geschnittenen Kürbis in die Pfanne geben (dadurch brennt der Knoblauch nicht an). Alle Gewürze unterrühren und kurz mitbraten. Das Ganze mit Kokosmilch und gestoßenem Zitronengras mischen und etwa zehn Minuten auf niedriger Flamme schmoren. Anschließend die in Scheiben oder Stücke geschnittenen Champignons, Quorn, Zuckerschoten, Zucchini und Paprika zugeben. Mit Salz und eventuell zusätzlichen Gewürzen abschmecken. Das Ganze köcheln, bis die Kürbisstücke gar und die Zuckerschoten bissfest sind. Nach Belieben mit sehr fein geschnittenen Chilischoten, Chilipaste, Chilipulver oder Pfeffer würzen. Das Gericht mit einem ordentlichen Schuss Zitronensaft und/oder frischen Korianderblättern versehen. Mit Naturreis und einem grünen Salat servieren.

REZEPT KÜRBISCURRY BIRGIT FLÜG

Rezepte für das Abendessen

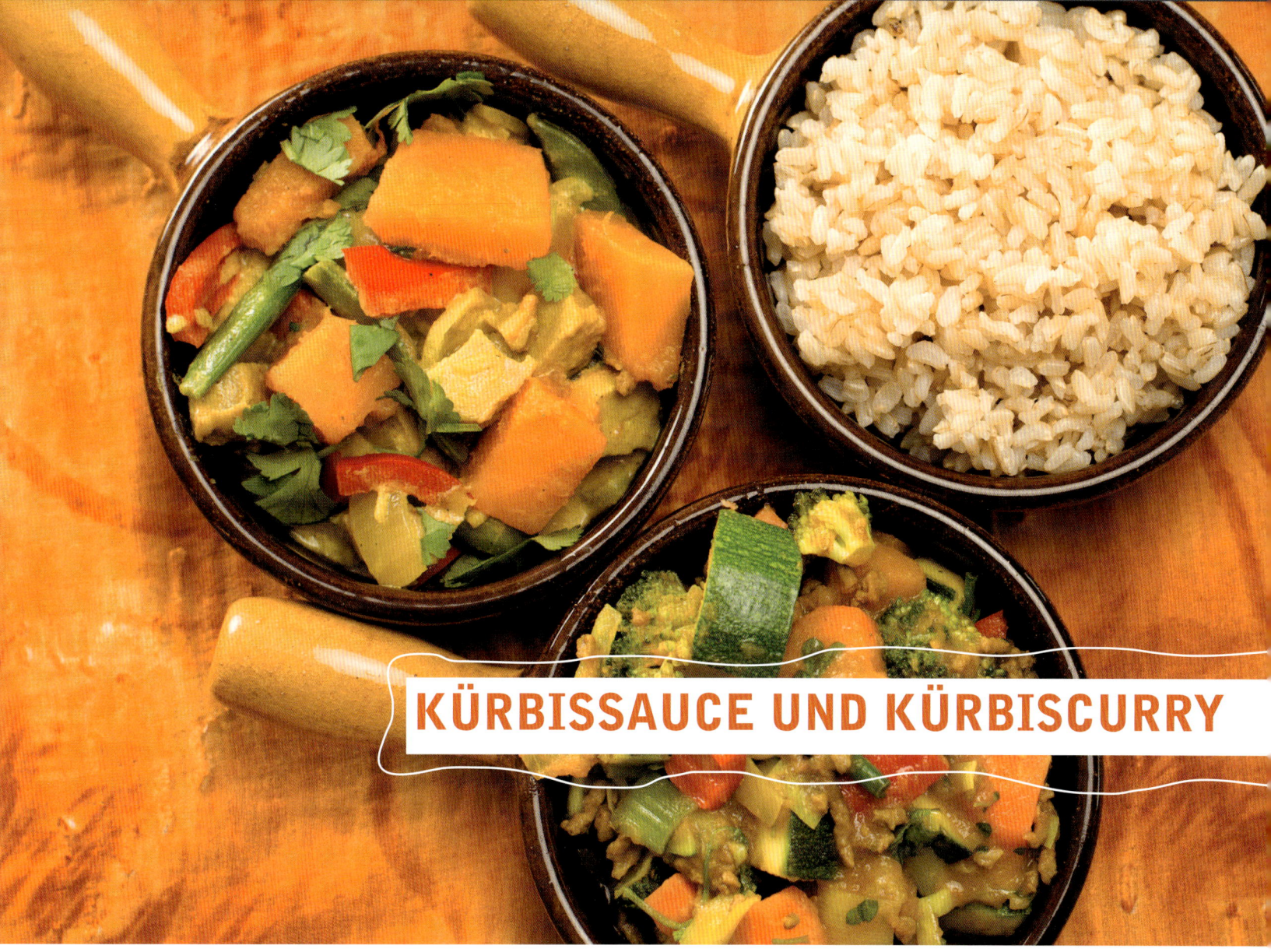

KÜRBISSAUCE UND KÜRBISCURRY

Gesundheitstipps:

• Kürbis und Möhren bilden ein wunderbares Carotinoide-Duo. Ein Mangel an Carotinoiden wird unter anderem mit degenerativen Augenbeschwerden in Zusammenhang gebracht. Carotinoide sind an der Reduzierung freier Radikalbildung im Körper beteiligt (siehe Anlage „Antioxidantien, freie Radikale und ORAC-Werte").

• Außerdem enthalten Kürbis und Zucchini den Stoff Cucurbitin. Dieser Stoff hat eine regulierende Wirkung auf den Serotoninhaushalt. Ein Mangel an Serotonin wird oft festgestellt bei Menschen mit Schlafproblemen, einem nervösen Darm, Fibromyalgie, großem Verlangen nach Kohlenhydraten oder Süßem und bei Menschen, die unter der dunklen Jahreszeit leiden. Letzteres kann auch mit einem Mangel an Vitamin D zu tun haben.

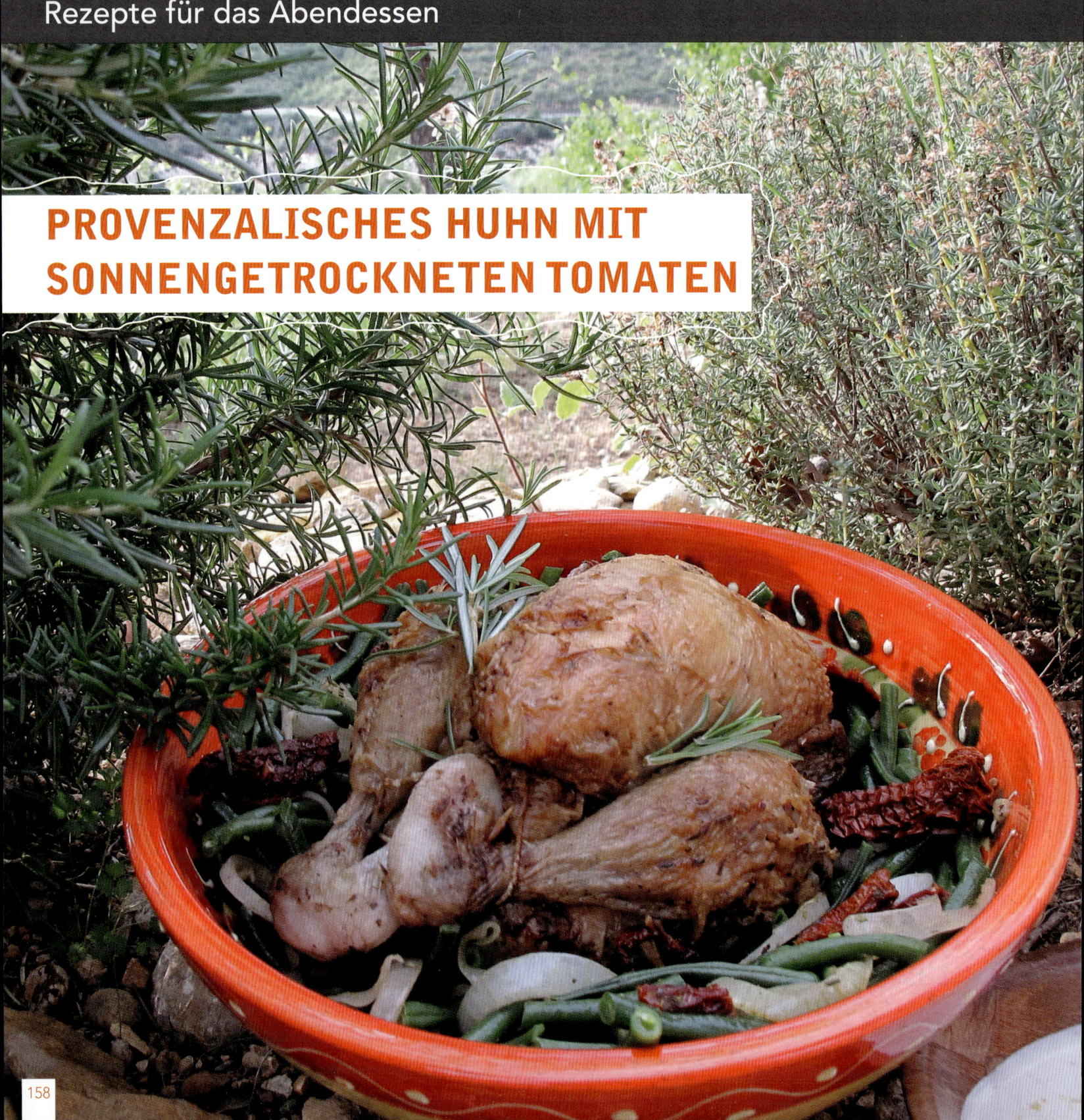

Rezepte für das Abendessen

PROVENZALISCHES HUHN MIT SONNENGETROCKNETEN TOMATEN

Rezepte für das Abendessen

Zutaten:

- 1 Huhn
- Bio-Huhngewürzmischung
- 1 Esslöffel **Kokosöl**
- 500 Gramm grüne Bohnen
- etwa 10 sonnengetrocknete **Tomaten**
- 2 große **Zwiebeln**, klein geschnitten
- 2 **Knoblauch**zehen, zerdrückt
- eventuell 1 Teelöffel gemahlener **Rosmarin**
- 1 gehäufter Esslöffel getrocknete oder 2 Esslöffel frische, sehr fein geschnittene **Kräuter der Provence**
- **Pfeffer**, Salz, **Shoyu** nach Geschmack
- Sauce: siehe Rezept „Pommes-Sauce" bei herzhaften Snacks

Zubereitung:

Das Huhn mit der Huhngewürzmischung würzen und in einen Römertopf in den Ofen oder in eine Bratpfanne geben. Bei der Verwendung einer Bratpfanne das Huhn zuerst in Kokosöl anbraten und relativ schnell einen Schuss Wasser oder Wein hinzugeben. Inzwischen die Spitzen von den grünen Bohnen abschneiden und die sonnengetrockneten Tomaten in kleine Stücke schneiden. Wenn das Huhn gar ist, die Bohnen in einem Kochdampfer bissfest kochen. In einer anderen Pfanne die Zwiebeln und den Knoblauch anschwitzen. Eventuell den gemahlenen Rosmarin zugeben. Anschließend Bohnen, getrocknete Tomaten, Kräuter der Provence, Pfeffer, Salz und Shoyu zufügen. Das Ganze in eine Schale geben und das Huhn darauf legen. Eventuell mit Kräutern der Provence garnieren. Servieren Sie die selbstgemachte Pommes-Sauce in einer separaten Schale dazu.

Gesundheitstipps:

• Es wird Ihnen vielleicht gar nicht auffallen, dass bei diesem Gericht auf blutzuckerspiegelerhöhende Nahrungsmittel wie Kartoffeln, Reis und Pasta verzichtet wurde.
• Der Rest ist eine herrliche Mahlzeit für den nächsten Tag. Schmeckt kalt auch sehr gut.

Rezepte für das Abendessen

Zutaten:

- etwa 400 Gramm **Rinderbraten** oder **Schmorfleisch** (Bio)
- 2 große **Zwiebeln**, klein geschnitten
- 2 große **Knoblauch**zehen, zerdrückt
- 3 Esslöffel **Kräuter der Provence**
- etwa 200 ml **Rotwein**
- 1 Bio-**Gemüsebrühewürfel**
- 2 große **Pastinaken** und/oder 1 große **Süßkartoffel**
- 3 große **Möhren**
- 2 Teelöffel gemahlener **Ingwer**
- 2 bis 3 Teelöffel gemahlene **Gewürznelken**
- 2 Teelöffel **Kurkuma**
- eventuell **Pfeilwurzelstärke** oder **Kuzu**
- **Kokosöl**
- **Pfeffer** und Salz
- **Butter** (oder **Olivenöl**)

Vegetarische Variation:

- 320 Gramm vegetarisches Lupinen-Gyros

Das Lupinen-Gyros nicht zwei Stunden köcheln lassen, sondern separat in etwas Öl braten und dem Gericht im letzten Moment hinzufügen.

Gesundheitstipps:

- **Carotinoide** sind phytochemische Stoffe, die in roten, orangen und gelben Nahrungsmitteln vorhanden sind. Eine sehr umfangreiche Gattung, die eine Schutzfunktion hat. Jedes Carotinoid hat seine eigene Wirkung im Körper.
- Wenn man das **Fleisch** mariniert, verkürzt man die Garzeit erheblich. Außerdem ist es eine gesündere Art, Fleisch zuzubereiten.
- Sie können dieses Gericht auch prima in einem Römertopf zubereiten. Bedenken Sie, dass eine Teflonpfanne nicht die gesündeste Bratmöglichkeit ist: Ist der Boden verschlissen, besteht die Gefahr, das Teflon mit der Nahrung aufgenommen wird.
- Rotes Fleisch steht im Verdacht, das Risiko auf (Darm-)Krebs zu erhöhen. Wenn Sie das Fleisch auf die hier beschriebene Art und Weise zubereiten und schmoren, hat dies folgende Vorteile:
    - Es entstehen weniger gesundheitsschädliche Stoffe, als wenn das Fleisch bei hoher Hitze zubereitet wird. Dies wäre zum Beispiel beim Grillen oder Braten der Fall, denn da entstehen heterozyklische Amine, die krebserregend sind.
    - Bei dieser Zubereitungsart wird das Fleisch nicht schwarz. (Beim Grillen entstehen aromatische Kohlwasserstoffe.)
    - Das Fleisch wird vorher mariniert. Hierdurch werden bei Erhitzung weniger Giftstoffe gebildet. Außerdem wird das Fleisch zarter.
    - Derartiges rotes Fleisch enthält kein Nitrat in Gegensatz zu vielen bearbeiteten roten Fleischsorten (Salami, Würstchen, Speck, Schinken).

Möglicherweise sind Nitrat und bestimmte Zubereitungsarten von Fleisch die Risikofaktoren und nicht das Fleisch selbst. So lang dies noch nicht gänzlich geklärt ist, können Sie am besten maximal zwei Mal pro Woche rotes Fleisch (Rind, Schaf oder Schwein) auf den Speiseplan setzen. Verwenden Sie als Fleischersatz: Ei, Schafskäse, Hülsenfrüchte, Quorn, Tempeh, Nüsse, Samen usw. So bekommen Sie automatisch weniger gesättigte Fettsäuren und mehr Eiweiße und gesundes Fett.

Rezepte für das Abendessen

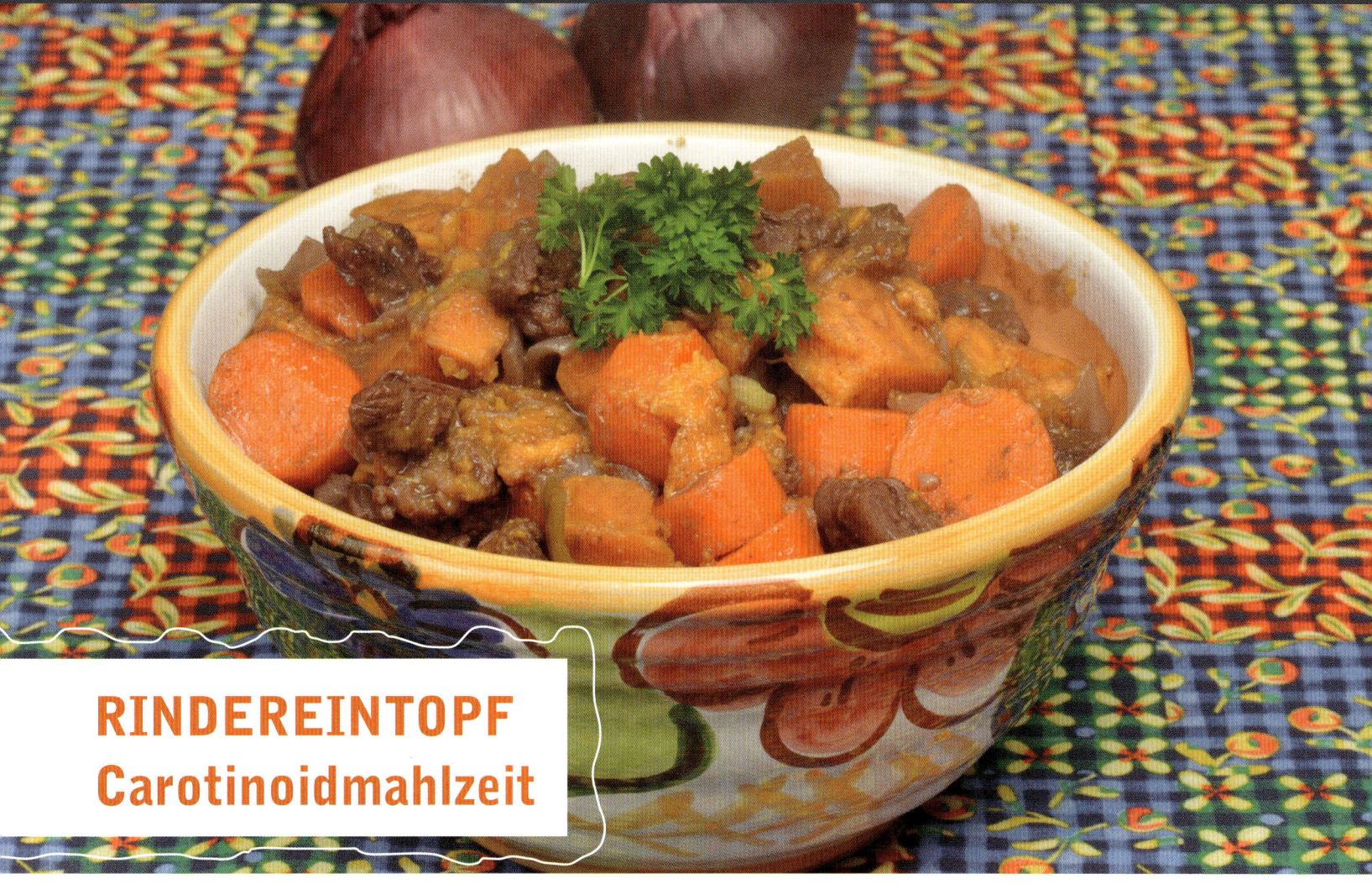

RINDEREINTOPF
Carotinoidmahlzeit

Zubereitung:

Fleisch, Zwiebeln, Knoblauch und Kräuter der Provence in eine Schüssel geben und mit Rotwein übergießen. Diese Marinade zwei Stunden oder länger an einem kühlen Ort stehen lassen. Anschließend das Fleisch mit Küchenpapier trocken tupfen. In einer Bratpfanne ein wenig Kokosöl und eventuell ein wenig Butter (als Geschmacksträger) schmelzen lassen. Das Fleisch in der Pfanne von allen Seiten kurz anbraten. Danach ein Schuss Marinade, die Gemüsebrühewürfel und Gewürze zufügen und schmoren lassen. Nach etwa anderthalb Stunden die Pastinaken (oder die Süßkartoffel) und Möhren, jeweils in Scheiben geschnitten, hinzugeben. Ebenfalls die restliche Marinade hinzufügen und noch etwa eine halbe Stunde schmoren lassen. Eventuell mit Pfeilwurzelstärke oder Kuzu binden. (Keine Kartoffelstärke verwenden, da der blutzuckersenkende Effekt dieses Gerichtes damit verloren gehen würde.) Mit gedämpftem Brokkoli, grünen Bohnen oder Zuckerschoten servieren. Es ist nicht notwendig, Kartoffeln oder Reis dazu zu servieren, da dieses Gericht Süßkartoffel und Pastinake enthält. Eventuell mit dem holländischen Eintopf (siehe Rezept) servieren. Da der Eintopf bereits Süßkartoffel und Pastinake enthält, diese Zutaten nicht mehr zum Rindereintopf geben.

Rezepte für das Abendessen

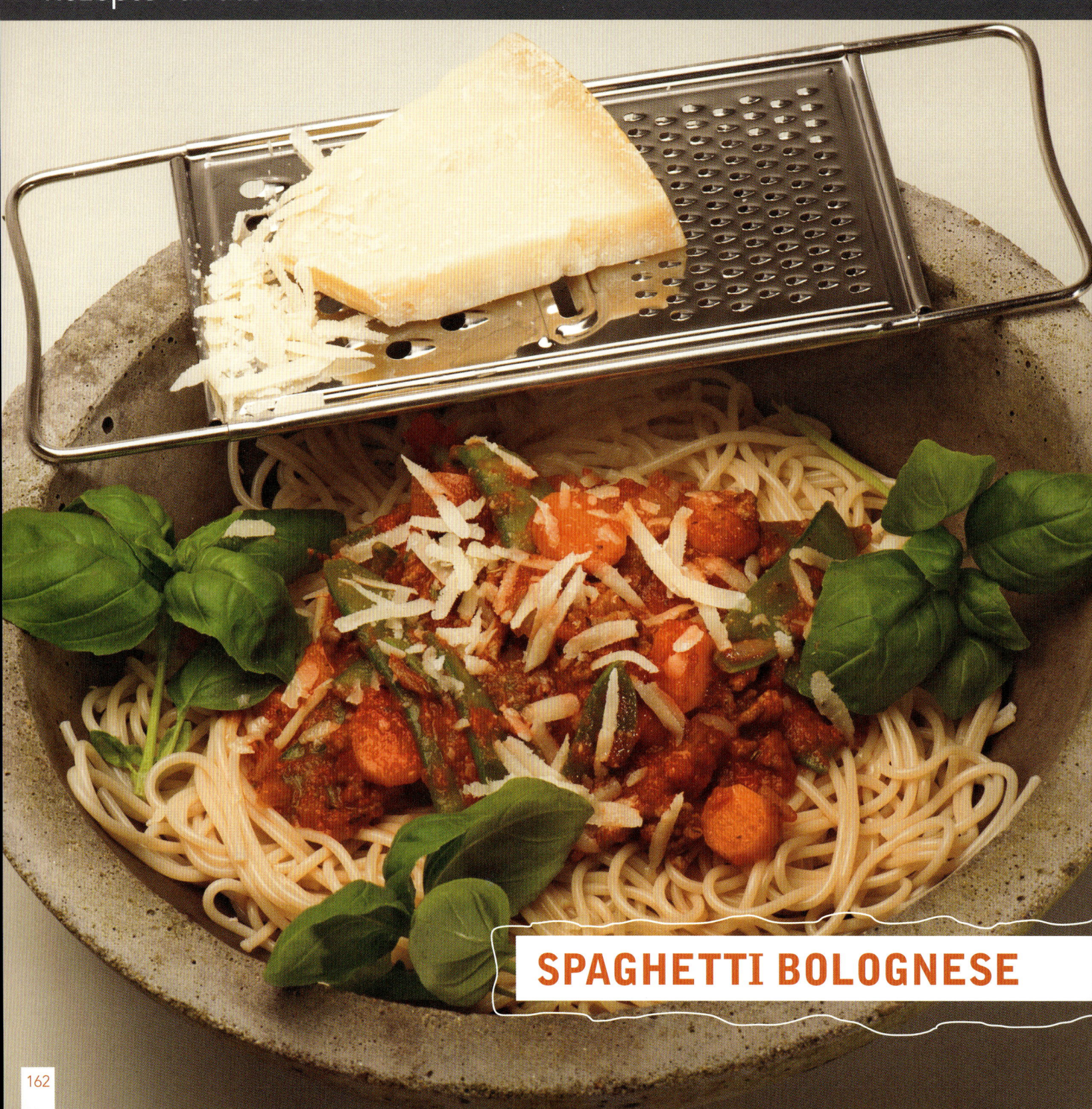

SPAGHETTI BOLOGNESE

Rezepte für das Abendessen

Zutaten:
- 2 große **Zwiebeln**, klein geschnitten
- 2 **Knoblauch**zehen, zerdrückt
- **Kokosöl**
- etwa 300 Gramm **Quorn**-Hack oder Rinderhack
- Hackfleischgewürz
- 2 große **Möhren**
- etwa 400 Gramm Gemüse, z.B. **Staudensellerie, Brokkoli**, frische Zuckerschoten
- 1 rote **Paprika**, in Stücke geschnitten
- 1 Flasche passierte **Tomaten** aus Bio-Anbau (750 ml)
- 3 bis 4 Kaffeelöffel selbstgemachte Nudelgewürzmischung (Rezept weiter unten)
- einige Blätter frisches **Basilikum**
- eventuell etwas geriebener **Schafskäse**

Rezept für einen kleinen Vorrat an selbstgemachter Nudelgewürzmischung:
- 150 Gramm Bio-**Gemüsebrühepulver**
- 1 Kaffeelöffel gemahlener **Rosmarin**
- ½ Kaffeelöffel **Chilipfeffer**
- 1 ½ Kaffeelöffel **Kurkuma**
- ½ Kaffeelöffel gemahlener **Ingwer**
- 2 gehäufte Kaffeelöffel süßes **Paprika**pulver
- 2 gehäufte Kaffeelöffel **Thymian**
- eventuell ½ Kaffeelöffel Salbei (sehr fein geschnitten)
- ¼ Kaffeelöffel gemahlener schwarzer **Pfeffer**
- 4 gehäufte Esslöffel getrocknetes **Basilikum**
- 5 gehäufte Esslöffel getrockneter **Oregano** oder getrocknete **italienische Kräuter**

Verwenden Sie auf eine Flasche passierte Tomaten drei oder vier Kaffeelöffel dieser Mischung. Schmecken Sie das Ganze mit Pfeffer, Salz und italienischen Kräutern ab. Mit dieser Mischung nimmt man keine **E-Nummern** und keine **Transfettsäuren** zu sich. Außerdem schmeckt sie köstlich!

Zubereitung:
Zwiebeln und Knoblauch anschwitzen. Wenn die Zwiebeln glasig sind, Kokosöl zugeben und anschließend Hackfleisch oder Quorn sowie Hackfleischgewürz hinzufügen. Danach die in Scheiben geschnittenen Möhren und die in Ringe geschnittene Staudensellerie oder das andere Gemüse untermischen. (Bei der Verwendung von Brokkoli oder Zuckerschoten: Den in Röschen geteilten Brokkoli und die Zuckerschoten in einem separaten Topf dämpfen. Sie kommen erst später in die Pfanne.) Wenn die Möhren und die Staudensellerie bissfest sind, die Paprika zufügen. Wenn die Paprika bissfest ist, die passierten Tomaten und die Nudelgewürzmischung in der Pfanne verrühren. (Jetzt auch das gedämpfte Gemüse zugeben.) Das Ganze nur erhitzen, nicht köcheln lassen. Die Pfanne vom Herd nehmen und anschließend einen Schuss Olivenöl hinzugeben. Das Ganze ist sehr schmackhaft mit frisch geschnittenem Basilikum. Eventuell geriebenen Schafskäse darüber streuen. Mit Spaghetti aus Kamut, Dinkel oder Vollkorn servieren. Das Gericht wird sehr mediterran, wenn zusätzlich ein Salat serviert wird.

Gesundheitstipps:
• Essen Sie dieses Gericht mediterran, d.h. viel Sauce und wenig Spaghetti. Die mediterrane Ernährung ist erwiesenermaßen gesund. Achten Sie darauf, keine Fertigsaucen zu verwenden, da diese häufig E-Nummern und Transfettsäuren enthalten. Allein das Trinken von einem Glas Rotwein zum Essen macht das Abendessen noch nicht mediterran. Mediterrane Ernährung bedeutet reichlich Gemüse und Obst, täglich Olivenöl, Knoblauch, Nüsse, Samen, regelmäßig frischen Fisch, wenig Fleisch, kaum Zusatzstoffe. Außerdem sind Nudeln Beilagen, keine Hauptmahlzeiten wie bei uns. • Braten Sie Ihre Gerichte in Kokosöl. Fügen Sie dem Gericht erst Olivenöl zu, wenn der Topf vom Herd ist. So bleiben die wertvollen **Antioxidantien** im Olivenöl erhalten. • Kaufen Sie immer Olivenöl mit der Bezeichnung Natives Olivenöl (Extra). Wenn diese Bezeichnung nicht auf dem Etikett steht, ist das Öl wahrscheinlich nicht kaltgepresst. • Kaufen Sie vorzugsweise passierte Tomaten aus Bio-Anbau. Lesen Sie auch das Kapitel „Warum biologisch?" dazu.

Rezepte für das Abendessen

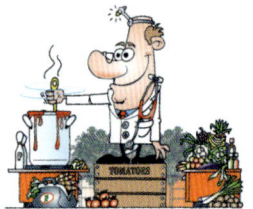

Zutaten:
- 2 große **Zwiebeln**, klein geschnitten
- 1 große **Knoblauch**zehe, zerdrückt
- **Kokosöl**
- 2 Esslöffel getrocknetes oder die Blätter von 3 bis 4 Stängel frischem **Basilikum**
- Bio-Kräutersalz und **Pfeffer**
- 500 Gramm grüne Bohnen, halbiert
- 100 Gramm **Pinienkerne** oder **Sonnenblumenkerne**
- ½ Glas grünes **Pesto**
- 200 Gramm Fetakäse aus **Schafsmilch**
- Vollkorn-, **Dinkel-** oder **Kamut**nudeln

Zubereitung:
Die grünen Bohnen in einem Topf gar dämpfen. Zwiebeln und Knoblauch in einer Pfanne andünsten. Wenn die Zwiebeln glasig werden, etwas Kokosöl zufügen. Danach getrocknetes Basilikum, Pfeffer und Kräutersalz zugeben. In einer zweiten Pfanne die Pinienkerne leicht anrösten. Wenn alles fertig ist, die Zutaten miteinander vermischen. Anschließend Fetakäse darüber zerbröseln. Bei der Verwendung von frischem Basilikum: Jetzt das feingehackte Basilikum darüber streuen. In einem zweiten Topf die Nudeln bissfest kochen.

Gesundheitstipps:
• Die Verwendung von Bio-Pesto hat folgende Vorteile: gesunde Fette (durch Pecorino, Pinienkerne und Olivenöl) und sehr viele **Antioxidantien** (durch das Basilikum). Viele Pestosorten aus dem Supermarkt enthalten keine Pinienkerne und auch kein gesundes Öl. Leider wird sich diesbezüglich in den kommenden Jahren nur wenig ändern. In Juli 2011 hat das Europäische Parlament eine neue Lebensmittelinformations-Verordnung verabschiedet. Foodwatch sagt dazu: „Die Verordnung besteht aus schwachen Kompromissen. Brüssel erlaubt fragliche Empfehlungen, kleine Buchstaben, verwirrende Portionen und irreführende Werbesprüche. Der Verbraucher wird noch immer so wenig wie möglich informiert. Es wird nach wie vor unbewusst zu viel, zu fett und zu süß gegessen." Weitere Informationen auf www.foodwatch.de Vorläufig sollte man nur gut informiert in die Supermärkte gehen und die Verpackung genau lesen. Irreführende Informationen kann man foodwatch melden.

• Selber Pesto zuzubereiten ist und bleibt am schmackhaftesten. Haben Sie dafür keine Zeit? Eine prima Alternative ist ein Glas Bio-Pesto.

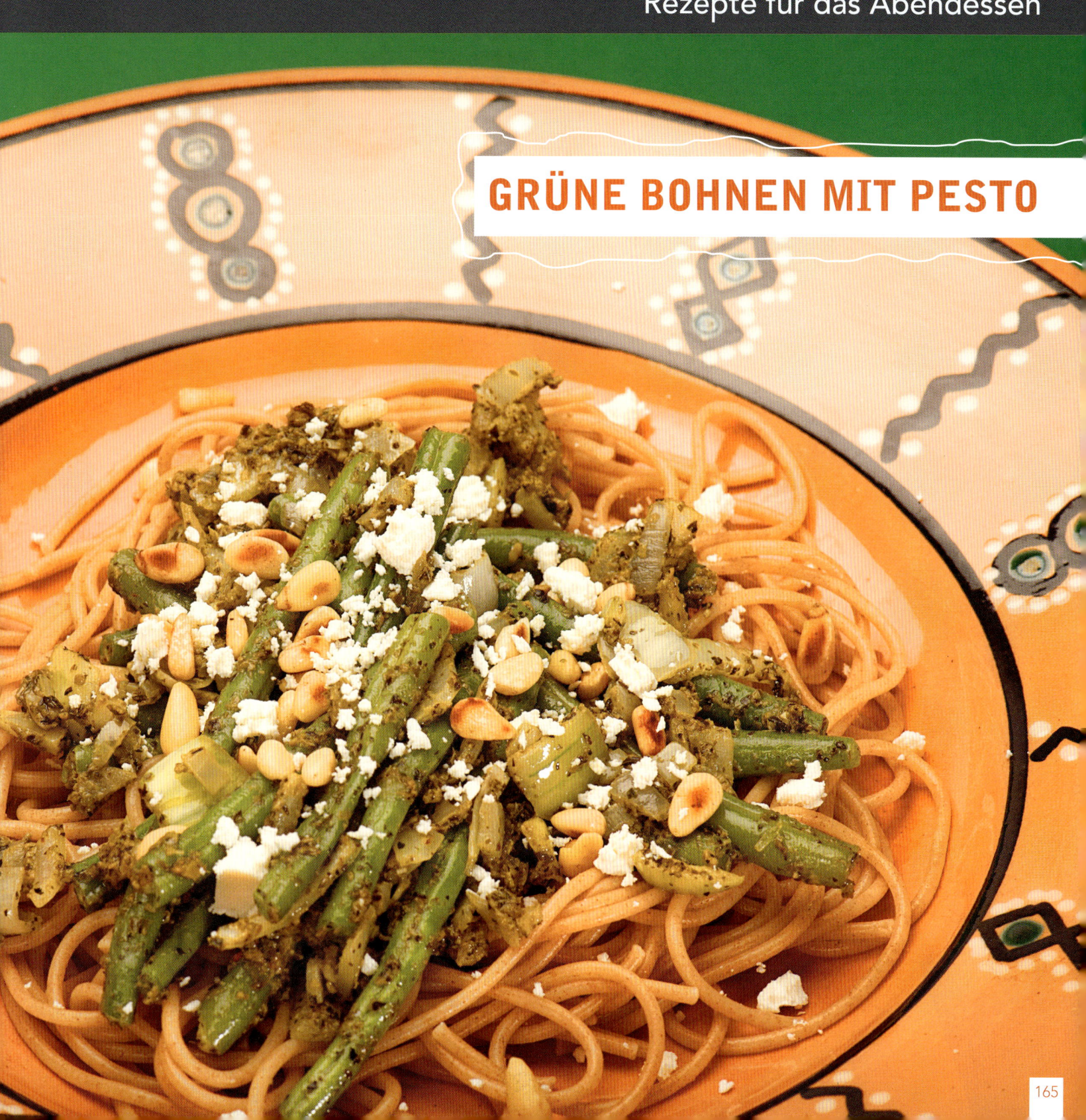

Rezepte für das Abendessen

GRÜNE BOHNEN MIT PESTO

Rezepte für das Abendessen

SCHÄLERBSENPÜREE MIT QUORN

Rezepte für das Abendessen

Zutaten:
- 1 Packung **Schälerbsen**
- (Kräuter-)Salz
- 2 Esslöffel Gartenkräuter
- 2 Esslöffel **saure Sahne**
- **Olivenöl**
- **Kokosöl**
- etwa 200 Gramm **Quorn**-Hack oder **Tempeh**
- 1 Teelöffel **Kurkuma**
- ½ Teelöffel gemahlener **Ingwer**
- Hackfleischgewürz
- 1 Schuss süße Bio-**Sojasauce**, Pfeffer
- 2 **Zwiebeln**, klein geschnitten
- 1 **Knoblauch**zehe, zerdrückt
- 1 Schälchen **braune Champignons**, geputzt und in Scheiben geschnitten

Zubereitung:
Schälerbsen geraume Zeit vor dem Essen gar kochen, abgießen und mit dem Stabmixer pürieren. Kräutersalz, Gartenkräuter, etwas saure Sahne und einen Schuss Olivenöl unterrühren. Quorn oder Tempeh vorher mit Kurkuma, Ingwer, Pfeffer, Hackfleischgewürz, Sojasauce und Olivenöl marinieren. Zwiebeln und Knoblauch in ein wenig Kokosöl anschwitzen. Quorn oder Tempeh dazugeben. Zuletzt die braunen Champignons kurz mit anbraten. Diese Mischung über das Püree geben und servieren. Schmeckt gut mit gedämpftem Brokkoli.

Gesundheitstipps:
- Menschen mit starkem Übergewicht, Blutzuckerspiegelschwankungen oder Diabetes sollten die schnellen Kohlenhydrate besser stehen lassen. Eine Erklärung hierfür finden Sie in der Anlage „Glykämische Last". Oft fällt es schwer, auf Kartoffeln, Weizennudeln oder weißen Reis zu verzichten. Dieses Püree ist eine schmackhafte und nahrhafte Alternative zu Kartoffeln und Co.
- Bereiten Sie das Schälerbsenpüree zu und frieren Sie es in kleinen Portionen ein. Sie können nach dem Auftauen jedes Mal variieren, was Sie dazu essen möchten und mit welchen Kräutern Sie das Püree würzen möchten. Nehmen Sie einmal Gartenkräuter, einmal **Kräuter der Provence**, einmal Koriander usw.
- Versuchen Sie, Übergewicht loszuwerden, vor allem, wenn es im Bereich der Taille ist. Es ist nicht so sehr der Body-Mass-Index (BMI), sondern der Taille-Hüft-Quotient, der auf mögliche, zukünftige gesundheitliche Beschwerden deutet. Übergewicht im Bereich der Taille rührt häufig vom Konsum hochglykämischer Kohlenhydrate, **Glukose-Fruktose-Sirup, E621** und **Light-Produkten**. Streichen Sie diese auf jeden Fall von Ihrem Speiseplan (siehe auch Anlage „Glykämische Last").

Rezepte für das Abendessen

Zutaten:
- 1 **Knollensellerie**
- Bio-**Gemüsebrühepulver**
- Bio-Kräutersalz
- eventuell 2 Esslöffel **saure Sahne**
- **Pfeffer**
- 1 Schuss **Rapsöl**
- 1 Kopf Endiviensalat
- **Knoblauch**
- 2 Esslöffel getrocknete grüne Gartenkräuter
- Fetakäse aus **Schafsmilch**

Zubereitung:
Knollensellerie schälen und in grobe Stücke schneiden. Wasser mit Gemüsebrühepulver zum Kochen bringen. Die Knollensellerie in dem Bouillonwasser gar kochen. Das Kochwasser in einen separaten Behälter abgießen. Kräutersalz und saure Sahne zur Knollensellerie geben und das Ganze mit dem Kartoffelstampfer zerdrücken. Mit Gemüsebrühepulver und Pfeffer abschmecken. Mit Kochwasser und Rapsöl sämig rühren. Nach und nach den kleingeschnittenen Endiviensalat unterheben. Den zerdrückten Knoblauch untermengen und feingeschnittene Gartenkräuter zugeben. Fetakäse darüber bröckeln.

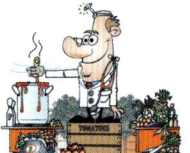

Gesundheitstipps:
- Verwenden Sie frischen Endiviensalat, da in Plastikfolie abgepackter, bereits geschnittener Endiviensalat kaum noch Vitamin C enthält.
- Menschen mit Übergewicht, Diabetes oder Blutzuckerspiegelproblemen finden mit diesem Gericht einen leckeren Eintopf. Die Knollensellerie gibt dem Eintopf einen herrlich aromatischen Geschmack. Im Gegensatz zu Kartoffeleintopf beeinflusst diese Mahlzeit den Blutzuckerspiegel kaum.
- Achten Sie darauf, Bio-Gemüsebrühepulver zu verwenden, da es kein **E621** enthält. Gewöhnliches Gemüsebrühepulver enthält meistens Glutamate (u.a. E621), deren Verzehr zu einem Anstieg des Blutzuckerspiegels führt.

Rezepte für das Abendessen

SELLERIEEINTOPF MIT ROHER ENDIVIE

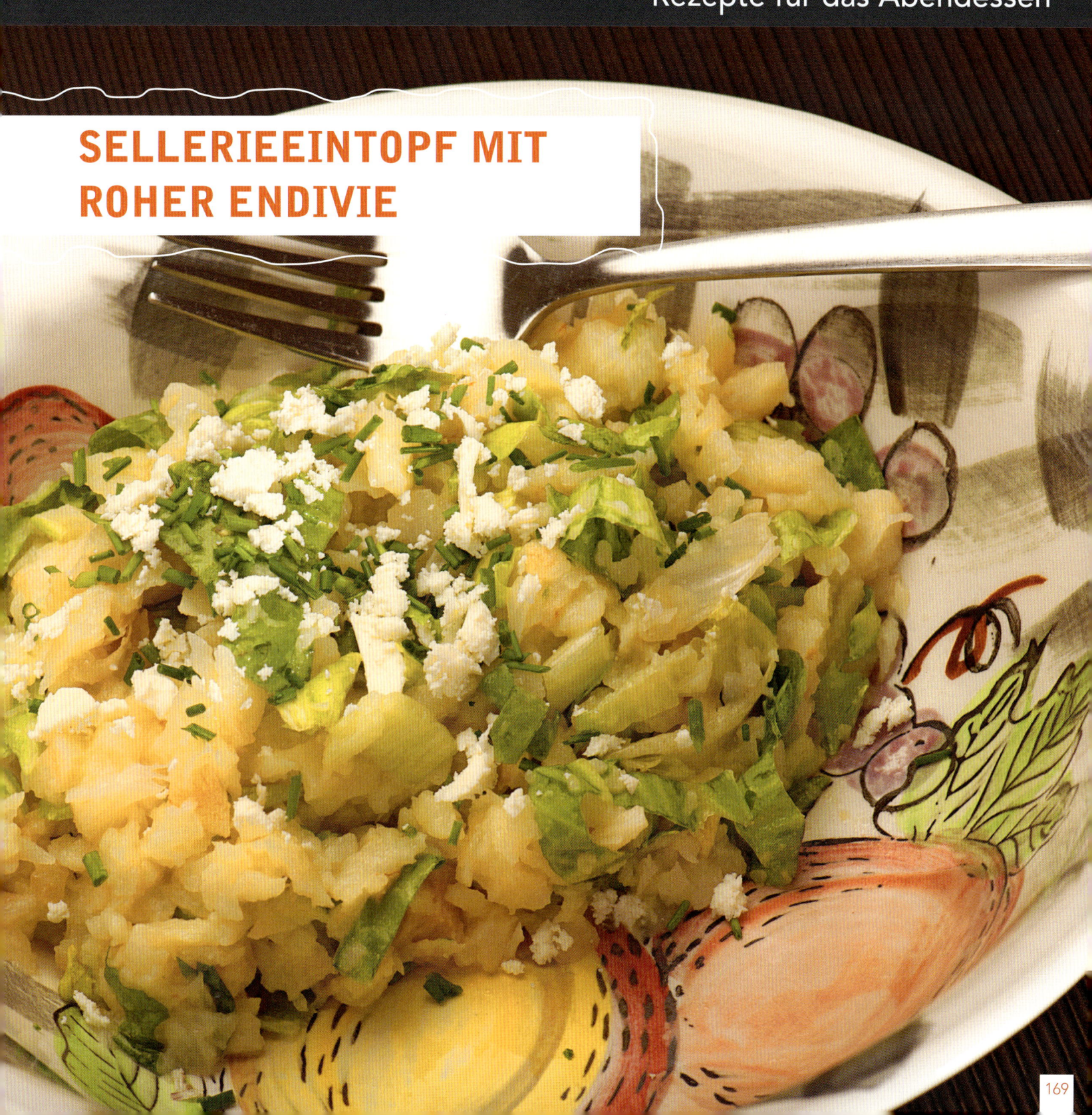

Rezepte für das Abendessen

Zutaten:
- 2 große **Zwiebeln**, klein geschnitten
- 2 **Knoblauch**zehen, zerdrückt
- **Kokosöl**
- 1 Teelöffel gemahlener **Ingwer**
- 1 Messerspitze **Cayennepfeffer**
- 200 ml Wasser oder Weißwein
- **Pfeffer**, Salz
- ½ Bio-**Gemüsebrühewürfel**
- 300 Gramm **Thunfisch**-Ersatz (vegan)
- 2 **Orangen**
- eventuell etwas **Pfeilwurzelstärke** als Bindemittel
- **Olivenöl**

Variation:
Statt veganem Tuna können Sie auch etwa 300 Gramm Seitan oder 300 Gramm Tempeh verwenden. Ungewürztes Tempeh in große Stücke schneiden und einige Stunden vorher in Weißwein mit Ingwer, Cayennepfeffer, Pfeffer, Salz und Olivenöl marinieren.

Gesundheitstipps:
- Dieses Gericht ist mediterran. Es ist gut für den Blutdruck, das Cholesterin, das Herz, die Gefäße und das Körpergewicht und schmeckt ganz vorzüglich an einem Sommertag.
- Obwohl Thunfisch ein schmackhafter fetter Fisch ist, sollte ihn niemand regelmäßig konsumieren. Thunfisch ist ein langlebender Raubfisch, der in seinem Leben vielen belastenden Stoffen wie Dioxin und toxischen Schwermetallen ausgesetzt sein kann und diese in seinem Fett speichert. Das gleiche gilt für andere langlebende Raubfische wie zum Beispiel Hai oder Schwertfisch. Eine andere Überlegung, keinen Thunfisch mehr zu essen, ist, dass (mitunter durch den enormen Hype rund um Sushi und Sashimi) die meisten Thunfischarten inzwischen zu den ernsthaft bedrohten Tierarten gehören. Wenn Sie verantwortungsbewusst Fisch einkaufen möchten, nehmen Sie den Fischratgeber von Greenpeace mit. Betrachten Sie Fisch mehr und mehr als eine sporadische, luxuriöse Delikatesse, wenn die Meere nicht leergefischt werden sollen.

Zubereitung:
Die Zwiebeln in einer trockenen Pfanne glasig dünsten. Anschließend Kokosöl zufügen. Ingwer, Knoblauch*, Cayennepfeffer, Weißwein, Pfeffer, Salz und Gemüsebrühe zugeben. Deckel auf die Pfanne legen und das Ganze kurz dämpfen. Die Orangen pressen und den Saft zum Sud geben. Falls es Bio-Orangen sind, die geriebene Schale ebenfalls zugeben. Den Sud mit etwas Pfeilwurzelstärke oder Buchweizenmehl binden. Die Pfanne vom Herd nehmen und den Tuna in großen Stücken in die Pfanne geben. Kurz stehen lassen, damit das Ganze ein wenig warm wird. Anschließend einen Schuss Olivenöl zugeben. Mit Wildreis oder Naturreis und viel Gemüse servieren.

*Es ist noch gesünder für Herz und Gefäße, wenn der Knoblauch im letzten Moment zerdrückt und dem Gericht zugegeben wird. Das Gericht hat in diesem Fall jedoch einen schärferen Geschmack und man riecht mehr nach Knoblauch. Man kann den Atemgeruch abmildern, indem man nach dem Essen etwas Petersilie kaut.

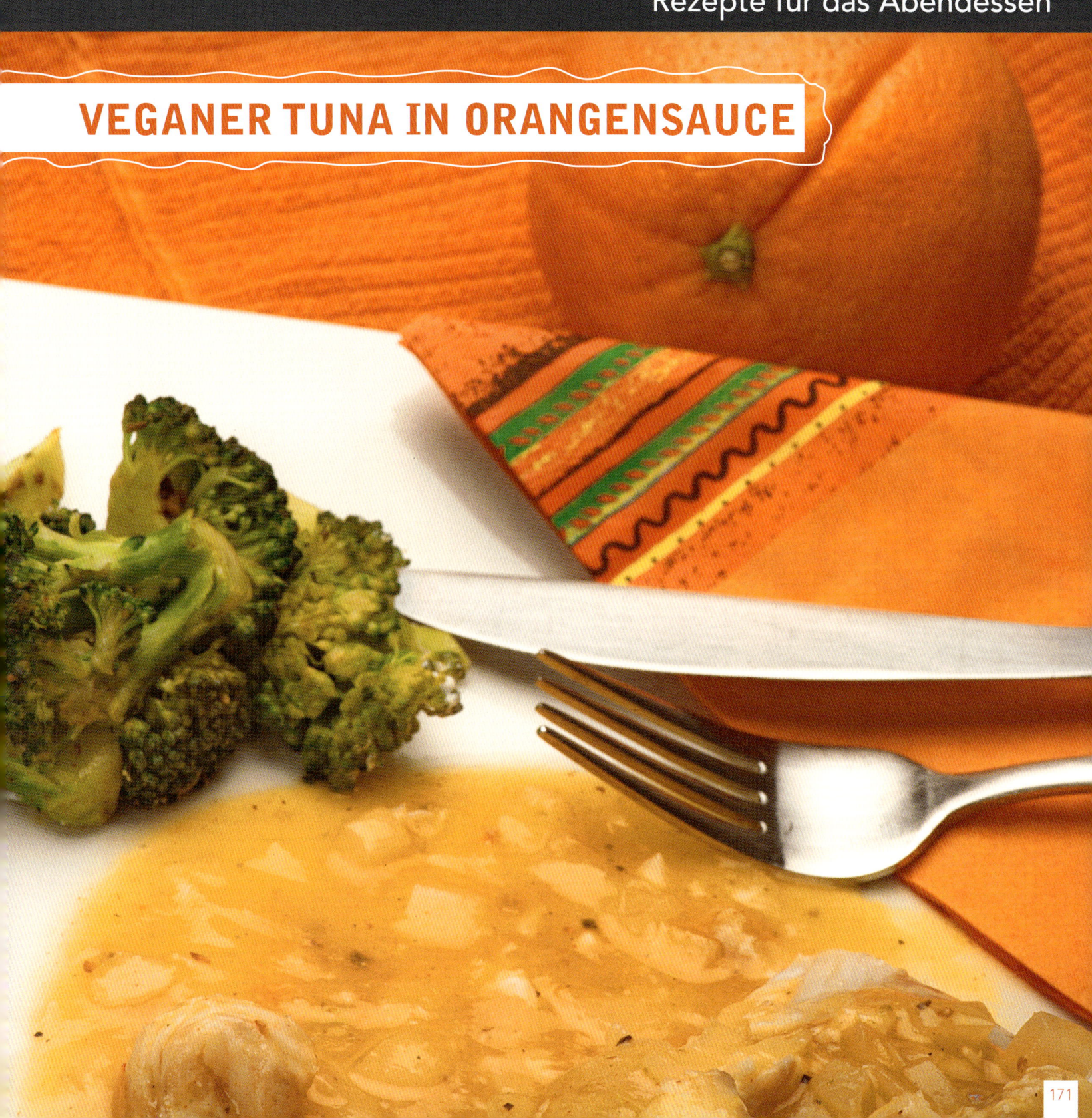

Rezepte für das Abendessen

VEGANER TUNA IN ORANGENSAUCE

Rezepte für das Abendessen

DICKE-BOHNEN-GERICHT

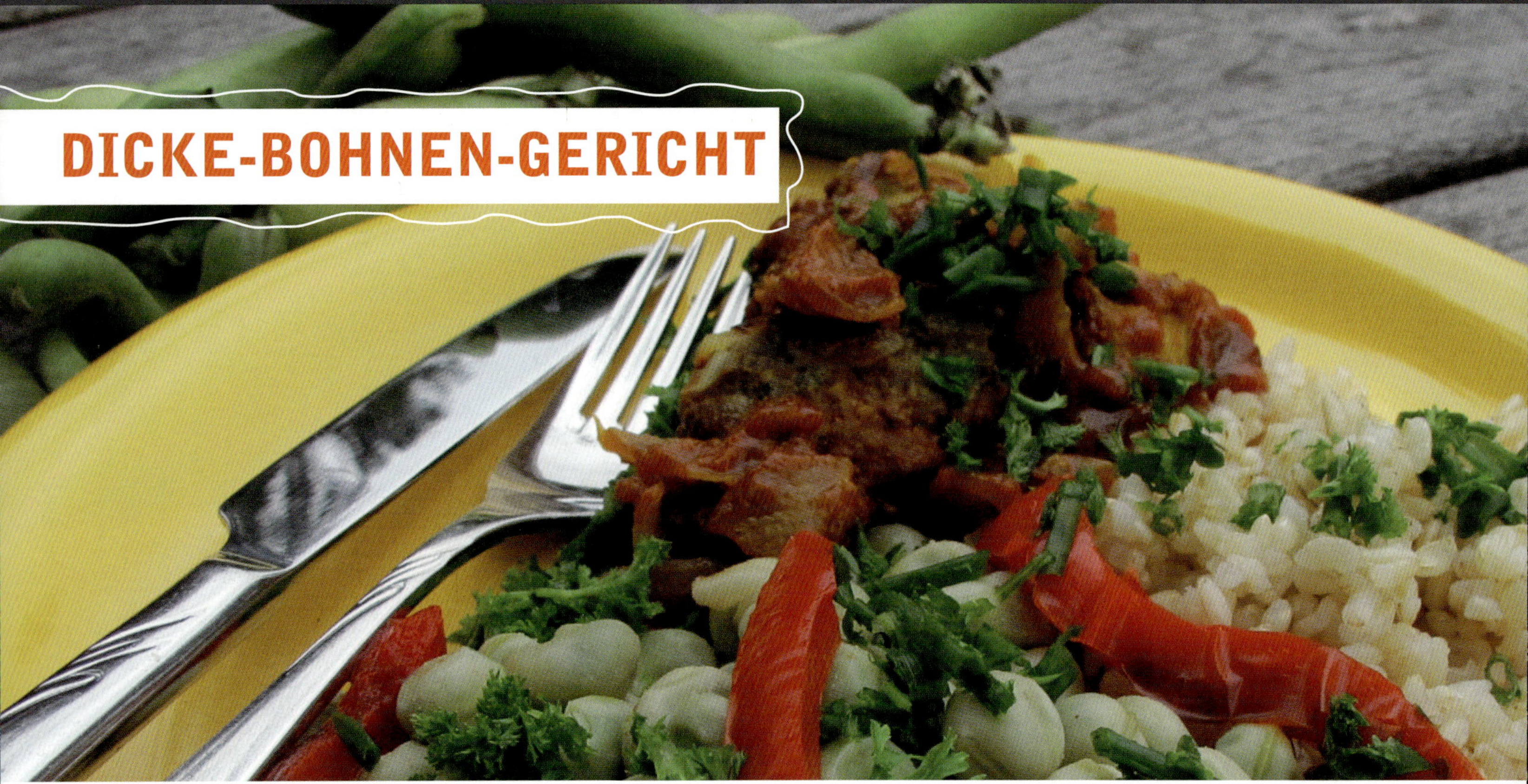

Zutaten:
- 300 Gramm Rinderhack oder **Quorn**-Hack oder Huhn (Wenn Sie Rinderhack verwenden, brauchen Sie zusätzlich: 1 **Ei**, 1 Esslöffel **Haferkleie**, 1 Teelöffel **Kurkuma**, Hackfleischgewürz und 1 Kaffeelöffel getrocknete Gartenkräuter.)
- **Kokosöl**
- 2 **Zwiebeln**, klein geschnitten
- 2 **Knoblauch**zehen, zerdrückt
- 1 **Paprika**
- etwa 400 Gramm **dicke Bohnen** (frisch oder tiefgefroren)
- Zutaten Sauce: etwa 100 ml Wasser, 1 Teelöffel **Kurkuma**, Bio-**Gemüsebrühepulver, Pfeffer**, 1 Prise **Chilipulver**, 2 gehäufte Esslöffel biologisches **Tomatenmark** und 1 kleiner Schuss Ahornsirup
- 1 Schälchen **Gartenkresse**, feingeschnitten
- eventuell ein paar Stängel frische **Petersilie**, feingeschnitten

Zubereitung:
Die zusätzlichen Zutaten für das Rinderhack mit dem Hackfleisch vermischen und Hackfleischbällchen formen. Die Zwiebeln in Kokosöl andünsten und den Knoblauch und die Hackfleischbällchen dazugeben. Hackfleischbällchen garen und herausnehmen. Inzwischen die dicken Bohnen dämpfen. Die Paprikawürfel zu den Zwiebeln und dem Knoblauch geben. Danach die Zutaten für die Sauce zugeben. Schmecken Sie das Ganze ab. Dieses Gericht darf gut gewürzt sein. Die Hackfleischbällchen hinzufügen. Kurz vor dem Servieren Gartenkresse (und eventuell Petersilie) darüber streuen. Mit Naturreis und dicken Bohnen servieren.

Rezepte für das Abendessen

Gesundheitstipps:
- Eventuelle Reste kann man am nächsten Tag als Salat essen, da dieses Gericht auch kalt gut schmeckt.
- Dieses Rezept bietet eine gute Möglichkeit, den Eiweißbedarf eines Menschen unter die Lupe zu nehmen. Jede Person braucht pro Kilo Körpergewicht etwa 1 Gramm Eiweiß, ein Leistungssportler benötigt etwa 1,5 Gramm. Der Körper benötigt jeden Tag ziemlich viele Eiweiße aus der Nahrung.
- Einige Beispiele:
    - 100 Gramm Fleisch oder Fisch enthalten etwa 20 bis 25 Gramm Eiweiß
    - 100 Gramm Nüsse enthalten etwa 20 Gramm Eiweiß
    - 100 Gramm Hülsenfrüchte enthalten etwa 7 bis 9 Gramm Eiweiß
    - 1 Ei enthält etwa 9 bis 10 Gramm Eiweiß
    - 100 Gramm Reis enthalten etwa 3 Gramm Eiweiß
    - 100 Gramm Sonnenblumenkerne enthalten etwa 26 Gramm Eiweiß
- Wenn Sie dieses Gericht zubereiten und die Hälfte davon essen, dann haben Sie noch nicht mal 50 Gramm Eiweiß zu sich genommen. Das bedeutet, dass Sie tatsächlich in jeder Mahlzeit Eiweiße verarbeiten sollten, um den täglichen Eiweißbedarf zu decken. Zu viel Eiweiß auf einmal zu essen, wäre auch nicht gesund (siehe Anlage „Säure-Basen-Haushalt").
- Vor allem Leistungssportler sollten den Eiweißbedarf berücksichtigen. Meistens besteht der größte Teil ihrer Kalorien aus Kohlenhydraten. Wie man jetzt weiß, ist es gar nicht so einfach, die benötigte Menge Eiweiß zu sich zu nehmen.
- Aber nicht nur Leistungssportler, sondern jeder Mensch braucht täglich eine ausreichende Menge Eiweiß. Eiweiße sind die Bausteine für unsere Zellen, unser Immunsystem, unsere Hormone und unser Gehirn. Man kann keinen gesunden Körper aufbauen, wenn man nicht genügend Eiweiß zu sich nimmt.
- Übergewichtige Personen sollen auf jeden Fall darauf achten, genügend Eiweiß zu sich zu nehmen. Eiweiße geben ein lang anhaltendes Sättigungsgefühl. Eine niedrigkalorische Ernährung mit vielen Kohlenhydraten hat diesen Effekt nicht. Deshalb ist es auch fast unmöglich, eine solche Diät durchzuhalten. Außerdem verliert man Muskelmasse, wenn man zu wenig Eiweiß zu sich nimmt. Ohne eine ausreichende Muskelmasse ist es nicht möglich abzunehmen. Die Muskeln verbrennen nämlich das Fett. In den Muskeln sind die Zellen, die die Nahrung in Energie umwandeln!

10 Gründe keinen Fisch zu essen

Auf dieser Seite stand in den früheren Originalauflagen zuerst ein köstliches Rezept mit Wildlachs. Dieses Buch wurde jedoch der aktuellen Situation angepasst. In nachstehendem Text lesen Sie, weshalb Rezepte mit Thunfisch oder mit fettem Fisch angepasst worden sind.

Text und Fotos: Dos Winkel, Sea First Foundation (www.seafirstfoundation.org)

10 GRÜNDE KEINEN FISCH ZU ESSEN

Die mächtige Fischlobby möchte uns glauben lassen, dass der Konsum von Fisch gesund und verantwortungsbewusst ist. Dos Winkel von der Sea First Foundation widerspricht dem. In diesem Beitrag führt er 10 Gründe an, weshalb seiner Meinung nach kein Fisch auf dem Speiseplan stehen sollte.

1. Überfischung
Von den europäischen Fischbeständen sind 88 Prozent überfischt oder bereits zusammengebrochen. Wissenschaftler haben mit einem Computermodell aufgezeigt, dass die Meere um 2048 leer sein werden, wenn sich nichts ändert. Ein Bericht der Vereinten Nationen hat diese Erkenntnis bestätigt und drastische Änderungen gefordert. Drastisch bedeutet, dass von über 20 Millionen Fischerbooten 13 Millionen so schnell wie möglich stillgelegt werden müssen.

2. Beifang
Beifang besteht aus Tieren, die man nicht fangen darf oder will und die in 99 Prozent der Fälle tot über Bord geworfen werden. Die Menge beträgt etwa 45 Milliarden (!) Kilo jährlich. Es betrifft Millionen Meeressäugetiere (Delphine und andere kleine Walarten), Meeresschildkröten, Seevögel und andere Fische, die sich in den Netzen oder Leinen verfangen.

3. Nachhaltigkeitssiegel
Das bekannteste Siegel ist das Siegel MSC (Marine Stewardship Council). MSC wurde durch WWF und Unilever ins Leben gerufen. Ihre Ideen zum Thema Nachhaltigkeit unterscheiden sich von den Ideen der Sea First Foundation. Sogar alleszerstörende Baumkurrenfischereien und Langleinenfischereien tragen ein MSC-Siegel.

4. Bedrohte Tierarten
Eine Haifischflossensuppe ist in China und anderen fernöstlichen Ländern eine Delikatesse. Schätzungsweise werden jährlich 100 Millionen Haie wegen ihrer Flossen getötet. Die Populationen der meisten Arten sind inzwischen um 90 Prozent oder mehr geschrumpft, ein Drittel der Arten ist vom Aussterben bedroht. Haien werden die Flossen bei lebendigem Leib abgeschnitten und anschließend werden sie lebend zurück ins Meer geworfen, wo sie qualvoll verenden. Zum Glück kommt jetzt Bewegung in die Europäische Gesetzge-

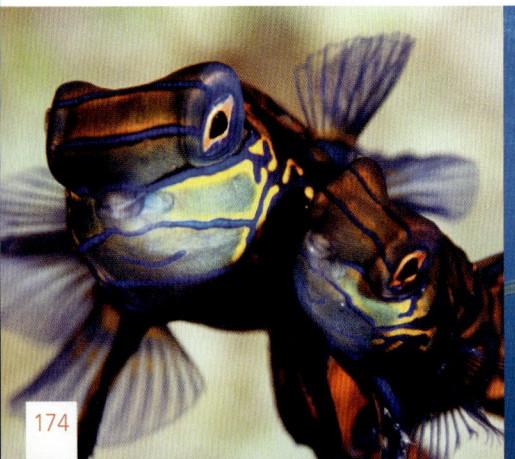
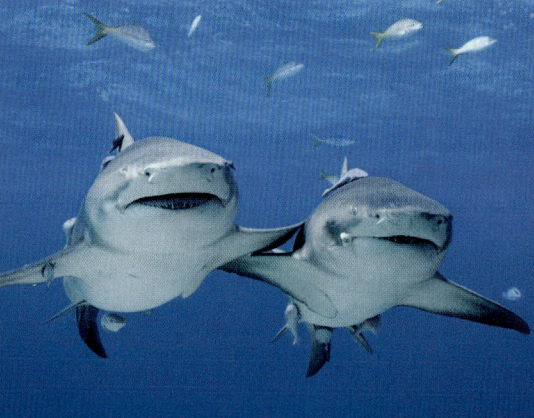
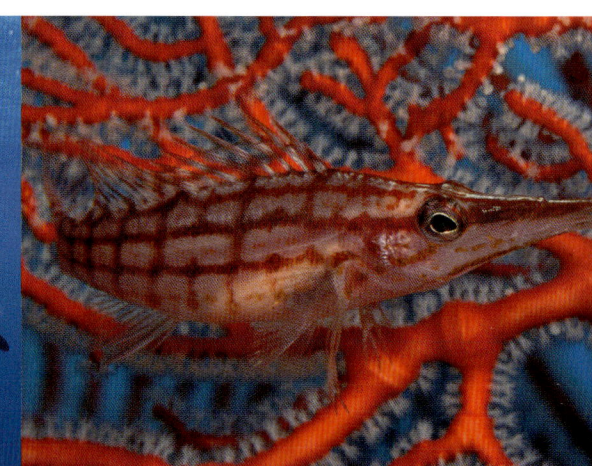

10 Gründe keinen Fisch zu essen

bung und einige Arten sind mittlerweile geschützt. Das reicht jedoch noch lange nicht aus. Der Blauflossenthunfisch ist so gut wie ausgestorben, wodurch die anderen Thunfischarten ernsthaft überfischt werden.

5. Bedrohte Natur

Mangroven sind Sträucher und Bäume, die im Salzwasser gedeihen. Sie wachsen in flachen Gewässern. Ihre Wurzeln dienen den Jungfischen als Versteck. So können die Tiere sicher heranwachsen, bis sie groß genug sind zum offenen Meer zu schwimmen. Mangroven werden abgeholzt, um Platz für Garnelen- oder Fischzuchtanlagen zu machen. Diese Anlagen sind nicht nur tierunfreundlich, die Umwelt leidet auch darunter, da die Anlagen mit Antibiotika und anderen Medikamenten übergossen werden.

6. Übersäuerung

Kohlendioxid und andere Treibhausgase (wie sie bei intensiver Viehhaltung entstehen) übersäuern das Meereswasser. Wissenschaftler befürchten, dass dadurch um 2050 die Korallenpolypen ausgestorben sind. Da die Meere leergefischt werden, nimmt die Übersäuerung zu. Fische stellen nämlich Kalziumkarbonat her, das wiederum ein Speicher für Kohlendioxid ist. Deshalb ist jeder Fisch, der aus dem Meer gefischt wird, ein Fisch zu viel.

7. Verschmutzungen

Die Meere werden durch Chemikalien, Plastik, Radioaktivität, Fischzucht, Lärm und radioaktiven Abfall verschmutzt. Eine ernsthafte Bedrohung für das Unterwasserleben und schließlich auch für den Mensch, wenn er verunreinigten Fisch konsumiert. Fisch enthält nämlich viel Dioxin: Zwanzig Mal so viel wie in Fleisch und Milch und zehn Mal so viel wie in Eiern. Vor allem fette Wildfische enthalten viele Giftstoffe (wie PCB und Dioxin) und Schwermetalle (wie Quecksilber und Flammschutzmittel), die sogar in den kleinsten Mengen Krebs verursachen können. Raubfische und fette Fische, wie zum Beispiel Thunfisch, Schwertfisch und Hai, enthalten mehr Giftstoffe als kleine Fische, die am Anfang der Nahrungskette stehen. Die gemessene Menge einzelner Giftstoffe im Fisch liegt meistens unter der von der EU festgelegten zugelassenen Grenze. Es wurde jedoch kaum untersucht, welche Auswirkungen die Gesamtmenge von dutzenden Giftstoffen im Fisch haben.

8. Fettsäuren

Oft wird behauptet, dass es wichtig ist, fetten Fisch zu essen wegen der Omega-3-Fettsäuren. Diese Omega-3-Fettsäuren produzieren die Fische jedoch nicht selber, sondern erhalten sie über Planktonalgen und über die Kiemenatmung. Angesichts der Tatsache, dass man diese Algenarten massenhaft für Omega-3-Derivate (EPA und DHA) züchtet, braucht man keinen Fisch zu essen, um Omega-3 zu sich nehmen zu können.

9. Lebensmittelvergiftungen

Die meisten Lebensmittelvergiftungen entstehen durch das Essen eines Fisches oder anderer Meerestiere (wie Garnele, Austern oder Muscheln). Die häufigsten Arten einer Lebensmittelvergiftung sind Ciguatera, Scombrotoxin und Listeriose.

10. Tierschutz

Der letzte, aber wichtigste Grund keinen Fisch oder Fischprodukte zu essen lautet: Tiere, die für den Konsum getötet werden, müssen laut Europäischer Gesetzgebung innerhalb einer Sekunde sterben, oder so betäubt werden, dass sie nichts davon mitbekommen. Leider gilt dieses Gesetz nicht für Fische. Manchmal dauert es einige Stunden, bis ein Fisch stirbt. Es ist anzunehmen, dass Fische tatsächlich Schmerz und Stress empfinden können. Trotzdem werden diese Tiere nicht entsprechend behandelt.

Dos Winkel ist Autor des Buches „De huilende Zee".

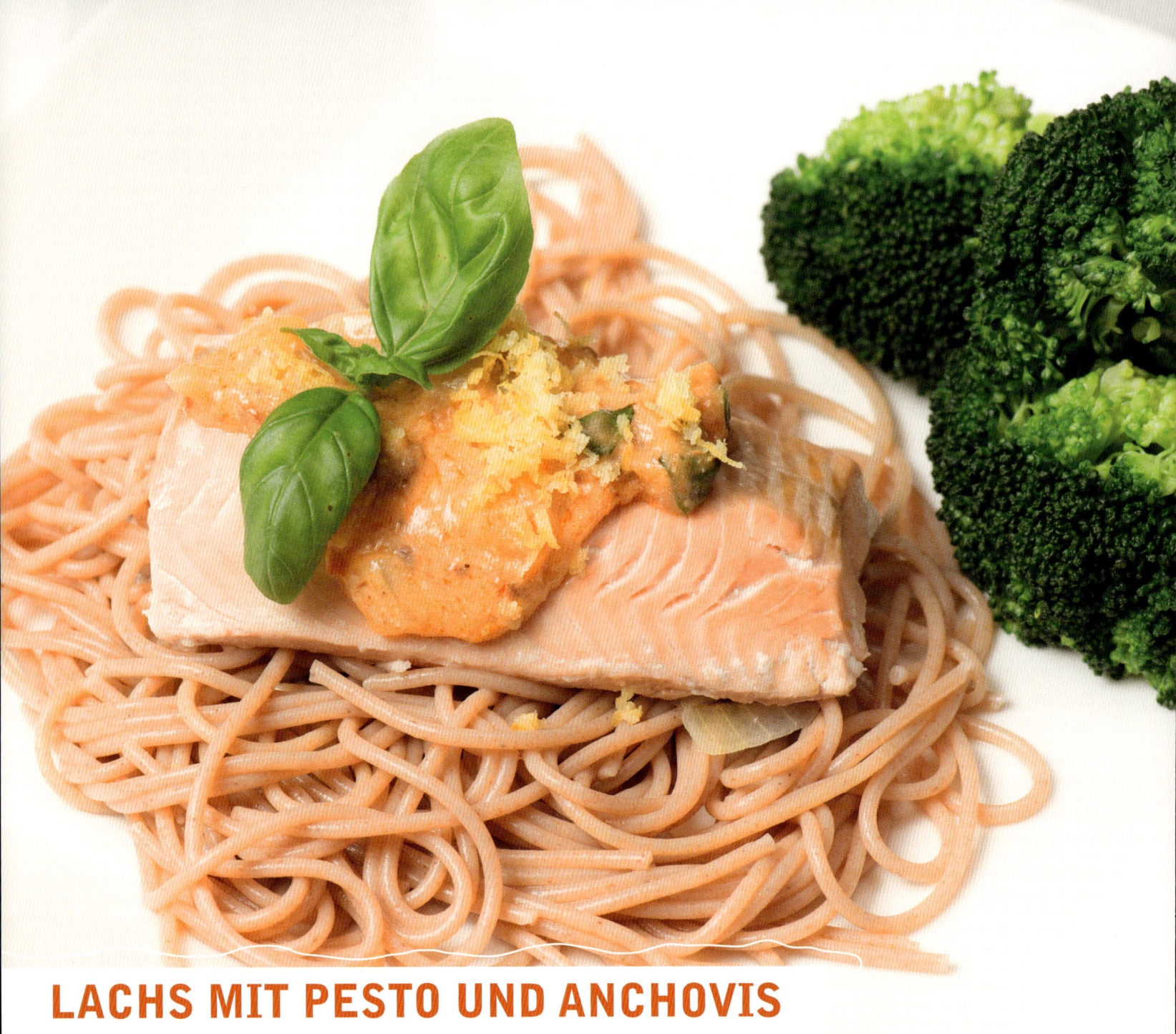

Rezepte für das Abendessen

Zutaten:
- 2 große **Zwiebeln**, klein geschnitten
- 1 große **Knoblauch**zehe, zerdrückt
- 1 Kaffeelöffel **Kokosöl** und 1 Schuss **Olivenöl**
- etwa 200 ml trockener Weißwein
- pro Person 1 Alaska **Wildlachsfilet**, tiefgefroren
- **Pfeffer** und eventuell etwas Bio-**Gemüsebrühepulver**
- 2 Esslöffel Bio-**Joghurt** oder Crème Fraîche
- **Kuzu, Agar-Agar** oder ein wenig **Buchweizenmehl** als Bindemittel
- ½ Glas rotes **Pesto**
- ½ Glas **Anchovis**, in sehr feine Stücke geschnitten
- 1 Kaffeelöffel getrocknetes **Basilikum** und nach Geschmack frisches Basilikum, feingeschnitten
- geriebene Schale einer ½ Bio-**Zitrone**

Zubereitung:
Zwiebeln und Knoblauch langsam andünsten, danach Kokosöl, Weißwein und Lachs zugeben. Lachs garen und aus der Pfanne nehmen. Den Sud mit Kräutern und Joghurt oder Crème Fraîche abschmecken. Bindemittel zum Sud dazugeben. Den Topf vom Herd nehmen und anschließend Pesto, Anchovis und Basilikum zufügen. Durch die Zugabe von Anchovis wird ein Essen schnell zu salzig. Eventuell mit Gemüsebrühepulver und Pfeffer nachwürzen. Den Sud auf die Lachsfilets verteilen und mit Nudeln servieren. Auf den Tellern jeweils einen Teelöffel geriebene Zitronenschale über den Sud geben. Köstlich. Dieses Gericht schmeckt sehr gut mit gedämpftem Brokkoli und Vollkorn-, Kamut- oder Dinkelspaghetti.

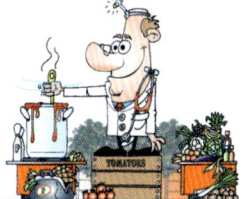

Gesundheitstipps:
- Da dieser Sud so nahrhaft ist, brauchen Sie nur wenig Nudeln, was gut für Gewicht und Blutzuckerspiegel ist.
- Auch ohne Fertigsaucen kann man schnell gesunde und nahrhafte Mahlzeiten zubereiten. Also kein Grund, aus Zeitmangel ungesund zu essen. Dieses Gericht enthält auf Grund der verwendeten Zwiebeln, Knoblauch, Brokkoli, Basilikum und Zitrone viele Präventivstoffe. Weiterhin enthält es **probiotische** Stoffe (siehe Anlage „Antioxidantien, freie Radikale und ORAC-Werte").
- Achten Sie beim Kauf auf die Herkunft des Lachs: Lachs aus der Lachszucht in offenen Gewässerbereichen kann Antibiotika und Rückstände enthalten, was für die Umwelt und die Gesundheit nicht von Vorteil ist. Kaufen Sie deshalb vorzugsweise Alaska Wildlachs oder Bio-Lachs. Die Weltgesundheitsorganisation (WHO) warnt, dass Antibiotikaresistenz ein immer größer werdendes Problem wird. Da jetzt nicht nur in der Massentierhaltung, sondern auch massiv in der Fischzucht Antibiotika verwendet werden, ist es höchste Zeit, vor dem Kauf von Fisch und Fleisch die Herkunft kritisch zu prüfen. Da Qualität und Tierschutz ihren Preis haben, werden Sie vielleicht weniger Fisch und Fleisch konsumieren. Das ist vollkommen in Ordnung.

Rezepte für das Abendessen

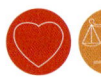

Zutaten:
- 2 **Zwiebeln**
- **Kokosöl** und **Olivenöl**
- etwa 100 ml Weißwein
- 2 Alaska **Wildlachs**filets (vor dem Kauf im Fischratgeber nachschlagen)
- 2 **Knoblauch**zehen
- Saft von einer ½ **Zitrone** (oder 1 ordentlicher Schuss **Zitronensaft**)
- Salz, **Pfeffer**, Bio-Fischgewürze nach Geschmack
- eventuell frische Kräuter nach Geschmack

Zubereitung:
Die Zwiebeln in Stücke schneiden und in eine Pfanne geben. Wenn die Zwiebeln glasig werden, Kokosöl und einen Schuss Olivenöl zugeben. Danach Weißwein zufügen. Wenn die Zwiebeln gar sind, die Lachsfilets zugeben und den Deckel auf die Pfanne legen. Fisch gar ziehen lassen. Knoblauch zerdrücken und zusammen mit dem Zitronensaft unterrühren. Erst auf dem Teller mit Pfeffer, Salz und Fischgewürz würzen. Eventuell geschnittene Kräuter darüber streuen, zum Beispiel Dill.

Gesundheitstipps:
- Die gesunden Fettsäuren, wie sie zum Beispiel in Lachs vorkommen, können wir auf einen Schlag ungesund machen, wenn wir den Fisch frittieren oder braten. In diesem Rezept wird der Fisch bei niedrigeren Temperaturen zubereitet, wodurch die Fette nicht oxidieren. Oxidierte Fette und oxidiertes Cholesterin sind eine Gefahr für Herz und Gefäße, weil sie zu Gefäßwandschäden oder Entzündungen führen können.
- Essen Sie täglich Zwiebeln und Knoblauch. Beide wirken positiv bei Herz- und Gefäßkrankheiten und weisen eine überdurchschnittliche präventive Wirkung in Bezug auf Krankheiten aller Art auf.
- „Das Züchten von Fisch in offenen Gewässerbereichen, wie zum Beispiel der Lachs in Norwegen und in Chile, verursacht große Probleme. Auf dem Boden unter der Zuchtanlage und in deren Umgebung entstehen so genannte tote Zonen: Zonen ohne eine Spur von Leben. Ursachen sind die großen Mengen an Fäkalien, die mit Medikamenten kontaminiert sind", sagt Dos Winkel von der Sea First Foundation. Prüfen Sie deshalb vor dem Kauf immer die Herkunft des Fisches.
- Zu einer Fischmahlzeit wird meistens eine Zitronenscheibe serviert. Auch zu gegrilltem Fleisch wird häufig Zitrone serviert. Der Grund dafür ist, dass bei hoher Erhitzung von tierischen Eiweißen heterozyklische Aminen entstehen. Diese krebserregenden Stoffe können durch das Vitamin C in Zitronensaft (und Knoblauch) größtenteils unschädlich gemacht werden. In diesem Gericht wird der Lachs sanft gegart und die Zitrone wird ausschließlich für den Geschmack zugefügt.
- Wenn Sie doch einmal grillen möchten, marinieren Sie den Fisch oder das Fleisch vorher in Zitronensaft und Knoblauch. Kaufen Sie den Fisch oder das Fleisch bewusst ein. Fragen Sie den Fischverkäufer oder Fleischer nach der Herkunft oder lesen Sie die Verpackung genau, wenn Sie im Supermarkt einkaufen.

Rezepte für das Abendessen

LACHS, WIE IHN SICH DAS HERZ WÜNSCHT

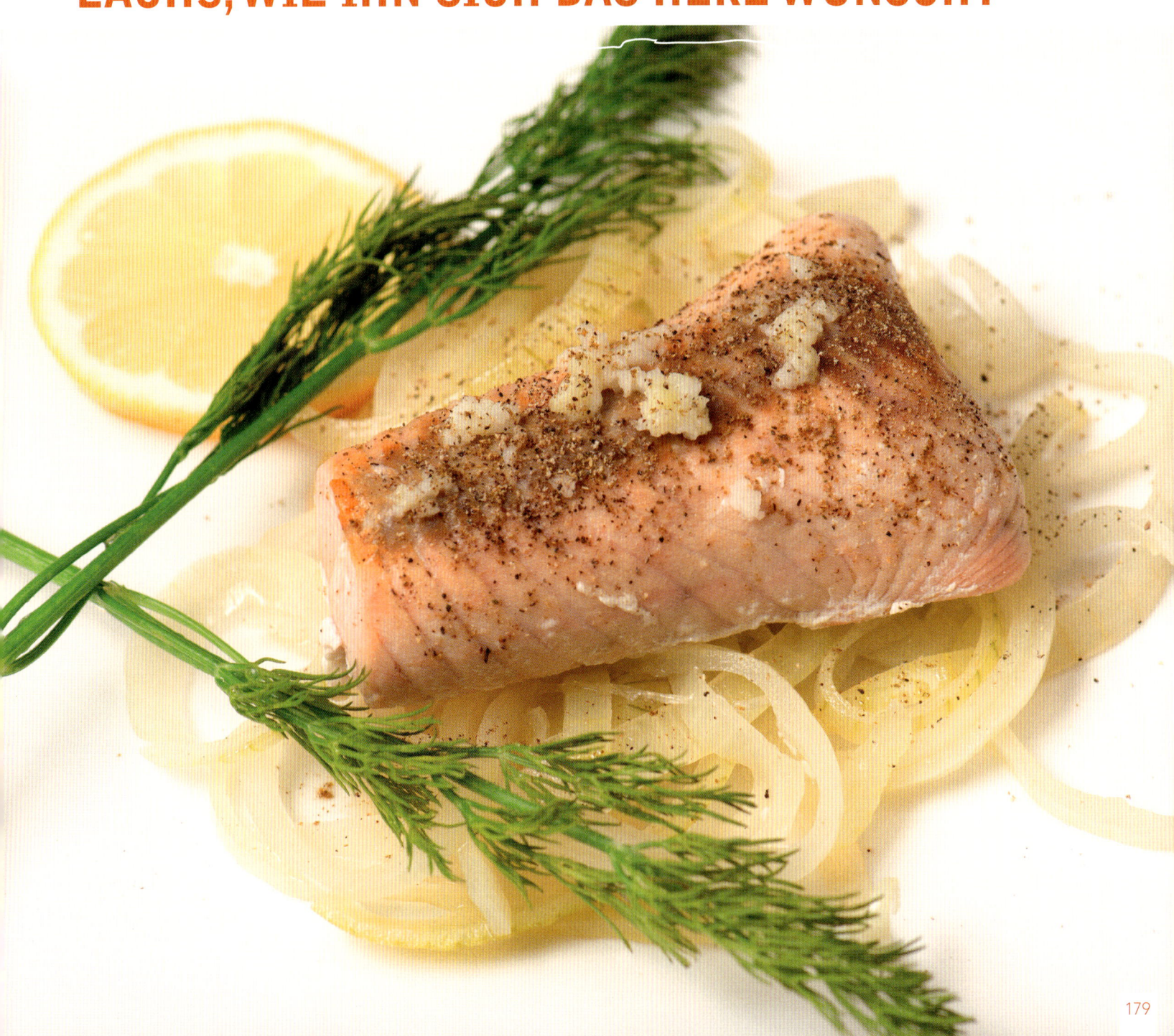

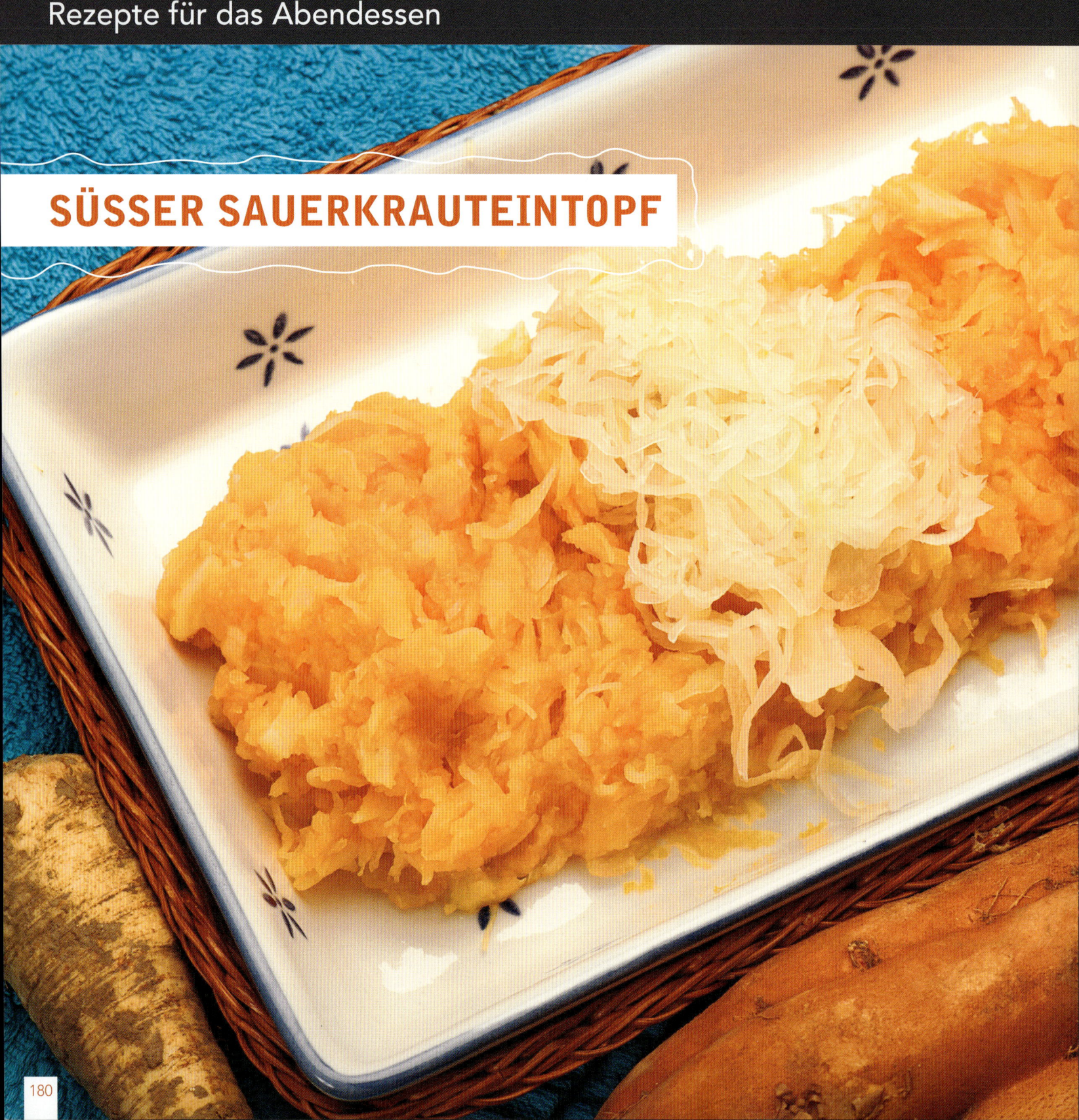

Rezepte für das Abendessen

SÜSSER SAUERKRAUTEINTOPF

Rezepte für das Abendessen

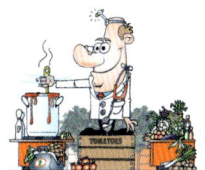

Zutaten:
- 2 **Pastinaken**
- 2 **Süßkartoffeln**
- eventuell 2 **Kartoffeln**
- 1 Päckchen **Sauerkraut**
- 1 gehäufter Teelöffel gemahlener **Ingwer** oder 2 Teelöffel frisch geriebener Ingwer
- eventuell etwas **Kokosöl**, **Butter** oder **Rapsöl**

Zubereitung:
Pastinaken, Süßkartoffeln und eventuell Kartoffeln schälen, in Stücke schneiden und kochen. Inzwischen das Sauerkraut laut Verpackungsangabe zubereiten. Wenn das Gemüse gar ist, das Kochwasser abgießen. Das Sauerkraut zum Gemüse geben und das Ganze zerstampfen. Nach Belieben Ingwer zufügen. Zuletzt etwas Kokosöl, Butter oder Rapsöl hinzugeben. Schmeckt gut mit gebratenem Quorn-Hack, vegetarischen Speckstreifen, Seitan oder Tempeh. Ungewürztes Tempeh in Stücke schneiden und in ein wenig Öl mit süßer Sojasauce, Ingwer, Kräutersalz und Butter braten.

Gesundheitstipps:
- Alle fermentierten Lebensmittel (wie Sauerkraut, Naturjoghurt, Bio-Buttermilch, saure Sahne, Kefir, Sauerteig, Tempeh, Miso usw.) haben eine ausgesprochen günstige Wirkung auf unsere Darmbakterien. Die Milchsäurebakterien können verschiedene Toxine, etwaige krebserregende Stoffe und sogar Schimmelpilze abbauen. Außerdem stimulieren sie das Immunsystem. Dies sind genügend Gründe, sie regelmäßig auf den Speiseplan zu setzen.
- Fermentierte Lebensmittel sind leichter verdaulich als nicht fermentierte und daher ideal für Menschen mit einer schwachen Verdauung.
- Pastinaken und Süßkartoffeln sind sehr reich am Ballaststoff Inulin. Inulin dient indirekt als Nahrung für unsere Darmbakterien. Gute Bakterien in unserem Darm schaffen die Bedingungen für eine gute Gesundheit.
- Ingwer verleiht einem Gericht nicht nur eine herrliche exotische Note. Ingwer kann auch die Aufnahme von Vitaminen und Mineralstoffen aus dem Darm um bis zu zweihundert Prozent verbessern. Außerdem ist Ingwer ein wichtiges Gewürz im Kampf gegen Insulinresistenz, Übergewicht und Krebs.
- Menschen mit Hyperinsulinämie, starken Blutzuckerschwankungen oder Übergewicht sollten in diesem Gericht keine Kartoffeln verwenden.

Rezepte für das Abendessen

Zutaten Erdnusssauce:
- 6 gehäufte Esslöffel **Tahina** (Sesampaste)
- süße Bio-**Sojasauce**
- 1 Messerspitze Chilipaste oder ⅓ kleingeschnittene **Chilischote** ohne Kerne
- 1 Schuss Wasser

Zutaten Gado Gado:
- 1 große **Möhre**
- 300 Gramm **Brokkoli** oder grüne Bohnen
- 400 Gramm Spitz**kohl**
- 1 große **Knoblauch**zehe
- 1 Schälchen Sojasprossen
- etwa 1 cm frisch geriebener **Ingwer**
- 1 ½ Teelöffel gemahlener **Kreuzkümmel**
- 1 Teelöffel **Kurkuma**
- 1 **Ei** pro Person
- Salz, **Pfeffer**, **Tamari** oder **Shoyu**

Gesundheitstipps:
- Tahina verfügt über eine schöne Zusammenstellung gesunder Fette. Sie enthält fast genauso viele einfach ungesättigte Fettsäuren wie mehrfach ungesättigte Fettsäuren. Sie ist reich an Kalzium, das vom Körper gut aufgenommen wird.
- Herkömmliche Erdnusssauce besteht aus vielen gesättigten Transfettsäuren und ziemlich vielen Omega-6-Fettsäuren. Außerdem enthält sie relativ viel Zucker.
- Bio-Sojasauce ist ein fermentiertes Sojaprodukt ohne Zusatzstoffe. Lesen Sie dazu mehr unter **Soja** in der Anlage „Wissenswertes".
- Falls ein wenig Sauce übrig bleibt, können Sie sie am nächsten Tag auf ein Knäckebrot oder eine Scheibe Brot geben. Schmackhaft und nahrhaft zugleich. Falls von der ganzen Mahlzeit noch ein Rest übrig bleibt, haben Sie für den nächsten Tag ein wunderbares kaltes Mittagsgericht.
- Es erscheint vielleicht logisch, Sojasprossen gleichzeitig mit dem anderen Gemüse in eine Pfanne zu geben. Die Zubereitungsart, wie sie in diesem Rezept angegeben ist, ist jedoch am sichersten, da das Kochwasser danach weggeschüttet wird. Verwenden Sie Sojasprossen immer erst, nachdem Sie sie in kochendes Wasser getaucht haben. Der Grund dafür ist, dass Sojasprossen eventuell krebserregende Aflatoxine enthalten. Kurkuma und Knoblauch (und der Stoff Ellaginsäure) heben die schädliche Wirkung von Aflatoxinen teilweise auf.
- Erdnüsse, Getreide, Nüsse, Reis, getrocknete Früchte und Hülsenfrüchte können auch Aflatoxine enthalten.
- Pochieren ist die gesündeste Art, ein Ei zuzubereiten.

Rezepte für das Abendessen

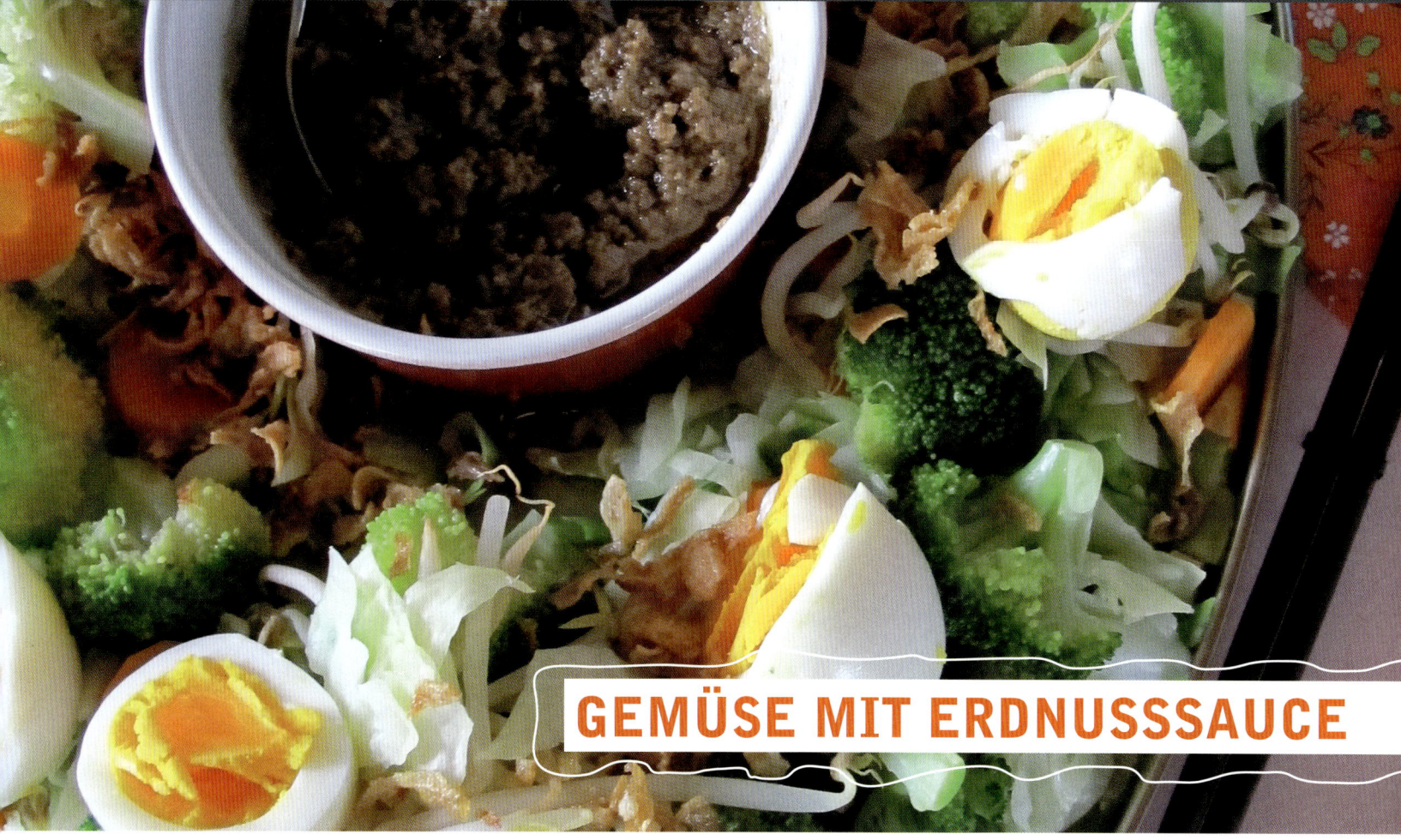

GEMÜSE MIT ERDNUSSSAUCE

Zubereitung:

Wasser in einen Topf geben und zum Kochen bringen. Niedrige Kochstufe einstellen und die in Scheiben geschnittenen Möhren und die Brokkoliröschen zugeben. Zwei Minuten schmoren lassen, dann den in Streifen geschnittenen Spitzkohl und den zerdrückten Knoblauch zufügen. Nach einer Minute schmoren das Gemüse mit einer Schaumkelle aus dem Topf nehmen und in einem Sieb abtropfen lassen. Das Gemüse in eine Schale geben. Ingwer, Kreuzkümmel und Kurkuma unterrühren. Mit Salz, Pfeffer und Tamari oder Shoyu abschmecken. Das Gericht abdecken, damit es nicht kalt wird. Einen zweiten Topf für die Eier mit Wasser füllen. Das Wasser zum Kochen bringen. Einen Schuss Essig zugeben. Die Temperatur so einstellen, dass das Wasser auf dem Siedepunkt bleibt. Die Eier aufschlagen und nacheinander ins Wasser gleiten lassen. Die Eier genau vier Minuten im siedenden Wasser belassen. Die pochierten Eier anschließend mit einer Schaumkelle aus dem Wasser nehmen.

Einen ordentlichen Schuss süße Sojasauce, Tahina und Chilipaste (oder feingeschnittene Chilischote) in eine Pfanne geben und erwärmen. Die Sauce umrühren und abschmecken. Sie sollte gut gewürzt schmecken. Eventuell Wasser zugeben, wenn Sie die Sauce zu dickflüssig finden. Die Sauce separat zum lauwarmen Gemüsegericht und mit etwas **Naturreis** oder **Quinoa** servieren.

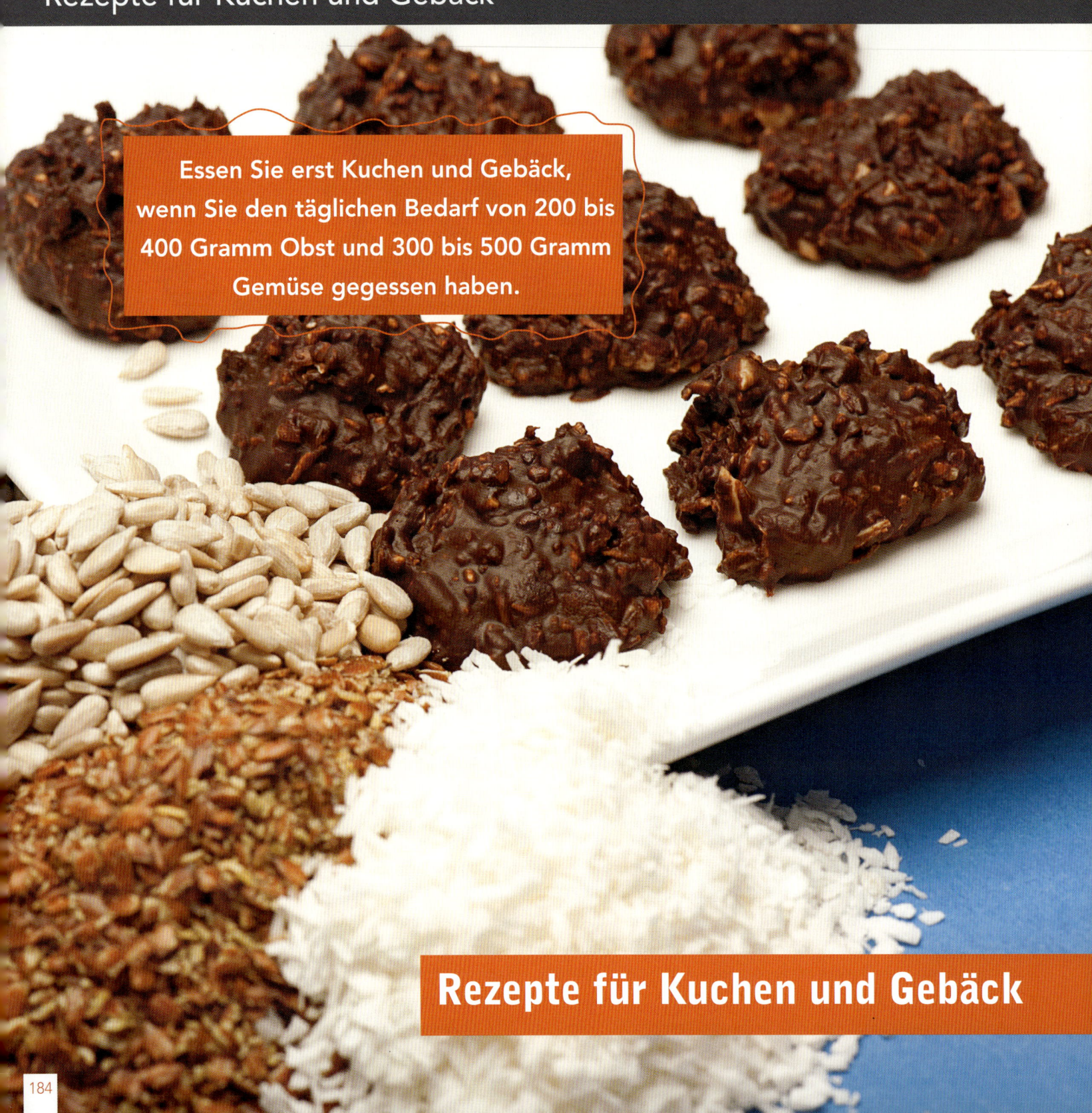

Rezepte für Kuchen und Gebäck

> Essen Sie erst Kuchen und Gebäck, wenn Sie den täglichen Bedarf von 200 bis 400 Gramm Obst und 300 bis 500 Gramm Gemüse gegessen haben.

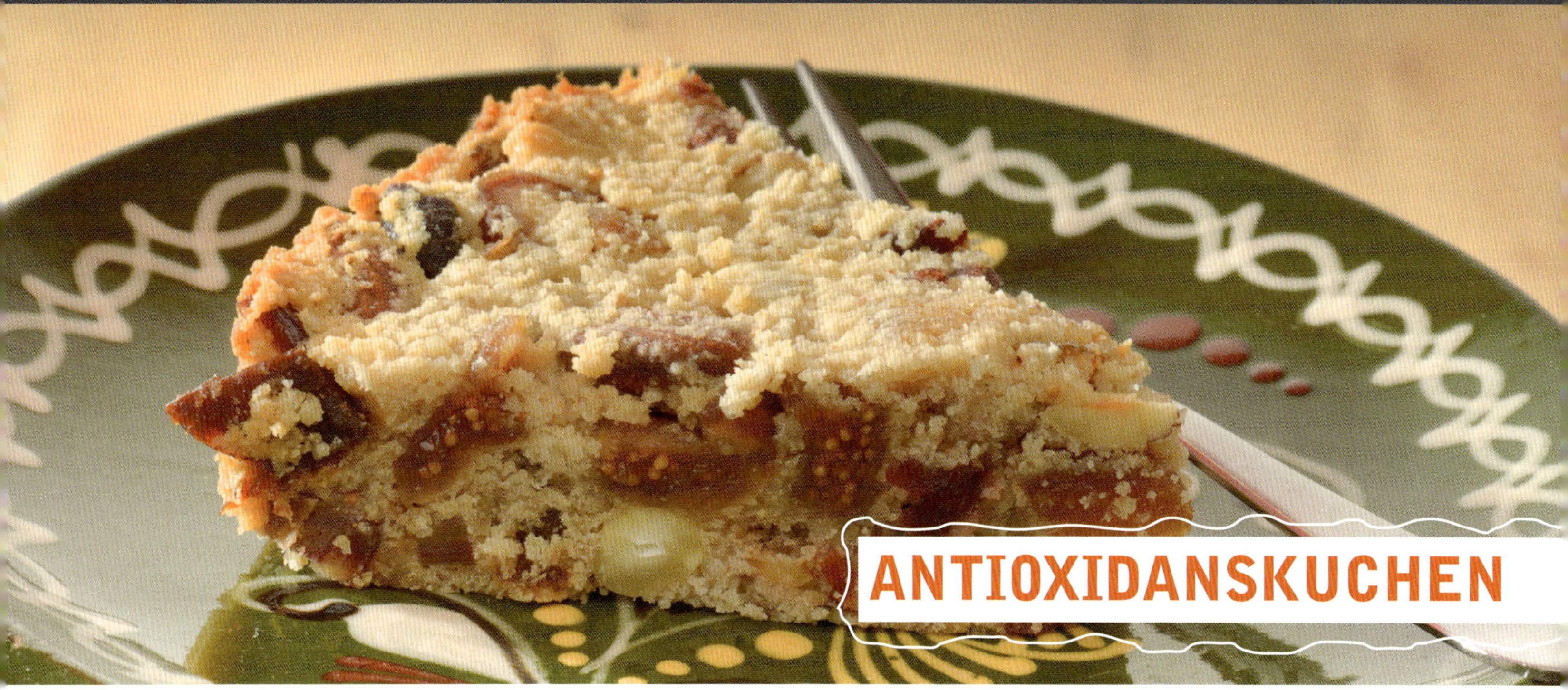

Rezepte für Kuchen und Gebäck

ANTIOXIDANSKUCHEN

Zutaten:

- 250 Gramm gemischte getrocknete Südfrüchte (ungeschwefelt)
- 200 Gramm gemischte ungeröstete Nüsse
- 6 **Eiklar**
- 1 Schuss Ahornsirup oder ein paar Tropfen **Stevia**
- 50 Gramm **Kokosöl**, geschmolzen
- 1 Teelöffel **Kardamom**
- 1 Prise Salz
- 1 Schuss **Zitronensaft**
- 200 Gramm gemahlene **Mandeln**

Zubereitung:

Die Südfrüchte in kleine Stücke schneiden. Die großen Nüsse eventuell etwas kleiner hacken. Eier trennen und das Eiweiß steif schlagen. Ahornsirup, Kokosöl, Kardamom, Salz und Zitronensaft unterrühren. Danach die gemahlenen Mandeln untermengen. Den Teig in eine eingefettete Springform geben und für etwa eine Dreiviertelstunde bei 150 Grad im vorgeheizten Ofen backen.

Gesundheitstipps:

• Mandeln und Südfrüchte enthalten viele **Antioxidantien**. Mandeln sind außerdem reich an **Mangan**. Mangan spielt eine zentrale Rolle bei der Leberentgiftung und bei der Energieherstellung auf Zellniveau. Außerdem hat Mangan eine positive Wirkung bei Bindegewebeproblemen.

• Mangan spielt auch eine wichtige Rolle im Antioxidanssystem der Leber (siehe Anlage „Antioxidantien, freie Radikale und ORAC-Werte") sowie in der gesamten Glukoseregulierung.

• Dieser Kuchen eignet sich auch hervorragend für unterwegs. Er enthält viele wertvolle Inhaltsstoffe. Alle Zutaten haben eine Antioxidanswirkung. Essen Sie diesen Kuchen trotzdem nur in Maßen, da Südfrüchte sehr kalorienreich sind.

Rezepte für Kuchen und Gebäck

ANTIOXIDATIVE PRALINE

Zutaten:
- 225 Gramm dunkle **Schokolade**, mindestens 70% Kakao
- 3 Teelöffel **Zimt**
- 100 Gramm geschälte **Walnüsse**
- 100 Gramm gehackte **Mandeln**
- 2 Esslöffel **Leinsamen**
- 2 Esslöffel **Sonnenblumenkerne**
- eventuell süßen mit etwas **Stevia**, **Orange**nsaft, Ursaft oder Dattelsirup

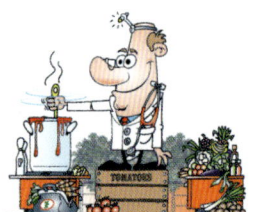

Zubereitung:
Schokoladetafeln in Stücke brechen. Die Schokolade entweder im Wasserbad oder in ein klein wenig Wasser bei niedriger Hitze schmelzen lassen. Den Topf vom Herd nehmen und Zimt sowie gehackte Walnüsse unterrühren. Danach die Mandeln, Leinsamen und Sonnenblumenkerne untermengen. Eventuell ein Schuss Stevia (oder Saft/Sirup) dazugeben. Menschen mit Übergewicht oder Blutzuckerspiegelproblemen sollten besser Stevia verwenden. Auf Küchenpapier mit zwei Teelöffeln kleine Kugeln formen. Die Pralinen abkühlen lassen und im Kühlschrank aufbewahren. Falls die Praline weicher sein soll, pürierte **Aprikosen** (vorher quellen lassen) zur Masse geben.

Gesundheitstipps:
• Diese Zutatenkombination wirkt regulierend auf den Blutzuckerspiegel und ist somit auch für Menschen mit Übergewicht oder Blutzuckerspiegelproblemen geeignet.

• Zimt und dunkle Schokolade sind starke Antioxidantien. Dunkle Schokolade enthält viele sogenannte Polyphenole. Diese aromatischen Verbindungen sind bekannt dafür, dass sie den Blutdruck senken und vor Herz- und Gefäßkrankheiten schützen.

• Die antioxidative Kapazität von Milchschokolade ist sehr viel geringer. Die meisten schokoladehaltigen Snacks enthalten kaum Kakao, dafür jedoch sehr viel Zucker und Fett.

Rezepte für Kuchen und Gebäck

Zutaten:
- 150 Gramm gemahlene **Mandeln** oder **Haselnüsse**
- 50 Gramm **Kokosraspeln**
- 1 Esslöffel **Haferkleie**
- 4 **Eier**
- 2 Teelöffel **Spekulatiusgewürz**
- 3 Esslöffel **Kokosmehl**
- 20 Tropfen **Stevia**
- 1 Teelöffel Natron (erst hinzufügen kurz bevor der Kuchen in den Ofen geschoben wird)
- 100 Gramm Quark
- 5 Tropfen Orangenöl oder Zitronenöl (oder die geriebene Schale einer unbehandelten **Orange** oder **Zitrone**)
- 400 Gramm geriebene **Äpfel**
- 350 Gramm geriebene **Möhren**
- 150 Gramm ungeschwefelte **Aprikosen**

Zubereitung:
Die Aprikosen in ein wenig Wasser quellen lassen. Alle Zutaten, außer Äpfel, Möhren und Aprikosen, mischen. Die Äpfel und Möhren reiben und die gequollenen Aprikosen pürieren. Diese Zutaten zum Teig geben und unterrühren. Den Teig in eine Springform geben und für etwa 1 Stunde bei 150 Grad im vorgeheizten Ofen backen.

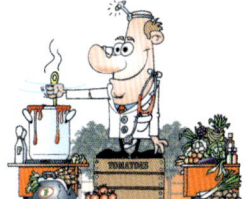

Gesundheitstipps:
• Dieser Kuchen enthält gesunde Ballaststoffe für den Darm. Alle Ballaststoffe, die für den Darm gut sind, haben auch einen blutzuckerspiegelsenkenden und cholesterinsenkenden Effekt.

• Essen Sie zwischendurch auch einmal rohe Möhren. Eine schmackhafte Möglichkeit, den Minimalbedarf von 300 Gramm Gemüse am Tag einfach zu erreichen. Außerdem beeinflussen Möhren den Blutzuckerspiegel kaum. Versuchen Sie es mal, wenn Sie spät nachmittags Appetit verspüren. Essen Sie eine Handvoll Nüsse dazu, damit der Körper die **Carotinoide** aus den Möhren besser aufnehmen kann.

REZEPT ANKIE DE BOER

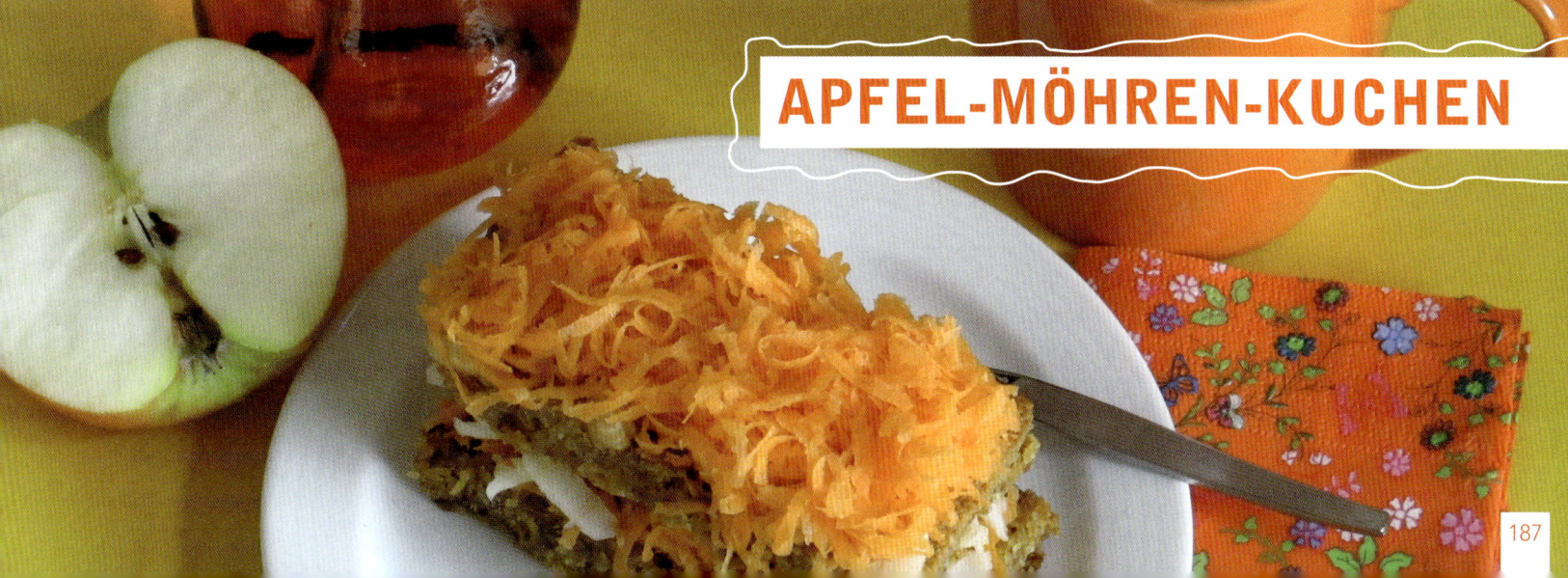

APFEL-MÖHREN-KUCHEN

Rezepte für Kuchen und Gebäck

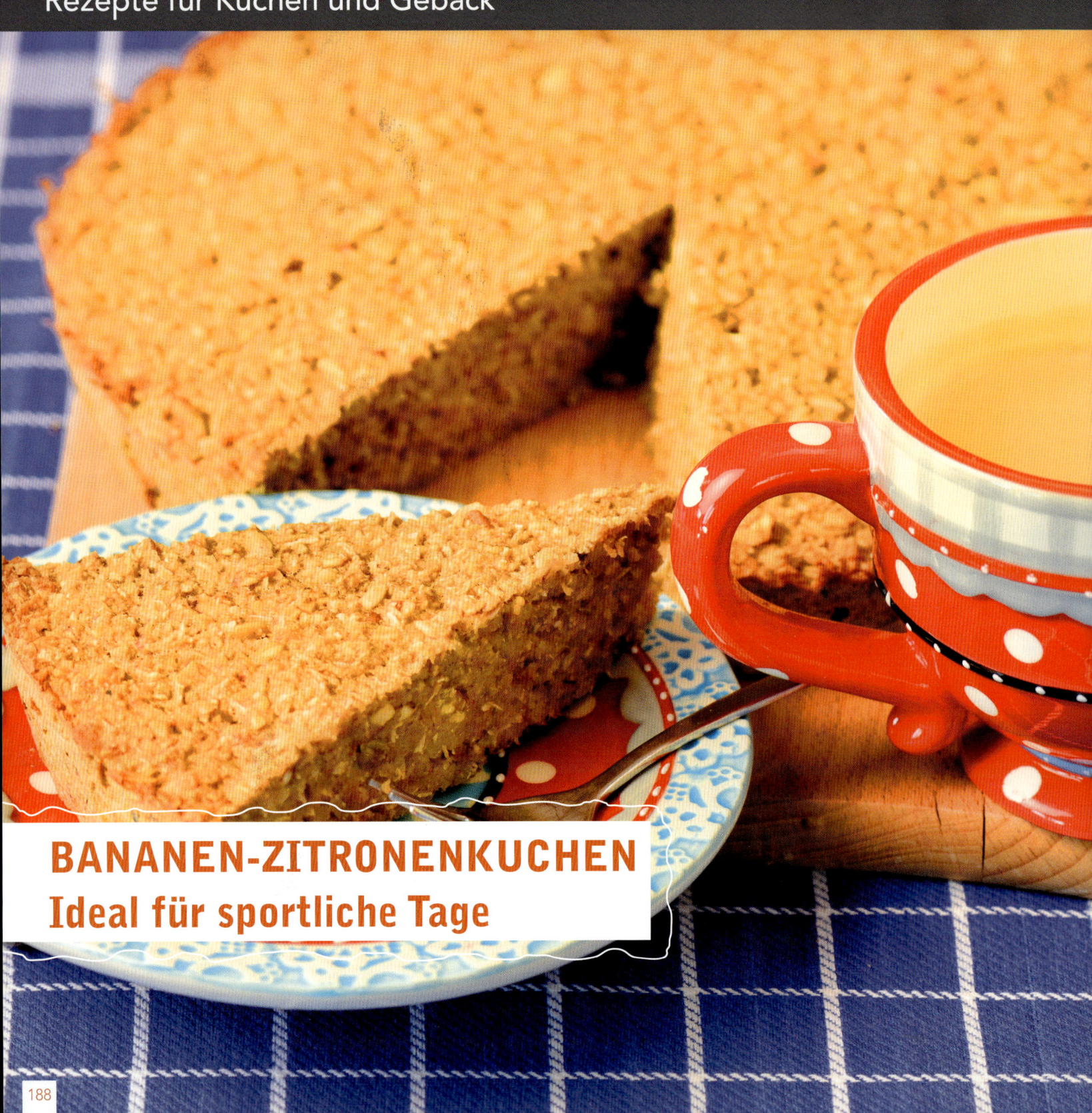

BANANEN-ZITRONENKUCHEN
Ideal für sportliche Tage

Rezepte für Kuchen und Gebäck

Zutaten:
- 4 **Eier**
- 100 Gramm Quark
- 1 Esslöffel **Kokosöl**, geschmolzen
- 5 reife **Bananen**
- 3 Esslöffel **Haferkleie**
- etwa 300 Gramm zarte Haferflocken
- 1 Prise **Zimt**
- 1 Prise **Kardamom**
- gemahlene Vanilleschote
- **Stevia** oder Ahornsirup
- 50 Gramm **Kokosraspeln**
- 50 Gramm gemahlene **Mandeln**
- 3 Esslöffel **Sonnenblumenkerne**
- 1 Tüte gehackte gemischte (ungeröstete) Nüsse oder 1 Tüte Mandelsplitter
- 1 unbehandelte **Zitrone**
- eventuell 2 Teelöffel Bindemittel wie **Pfeilwurzelstärke**, **Kuzu** oder **Agar-Agar**

Zubereitung:
Eier, Quark, Kokosöl und Bananen in eine Schüssel geben und pürieren. Dann alle weiteren Zutaten, außer der Zitrone, dazugeben und alles gut mischen. Die Zitrone waschen und die Schale reiben. Geriebene Zitronenschale und ausgepressten Zitronensaft dem Teig zugeben, vermischen und abschmecken. Der Teig soll einen schönen Zitronengeschmack haben. Den Teig in eine gefettete Springform füllen und etwa eine Stunde im vorgeheizten Ofen bei ca. 160 Grad backen. Das Ergebnis ist ein fester Kuchen, den man auch gut einfrieren kann. Der Kuchen ist ideal als Zwischenmahlzeit oder als Snack.

Gesundheitstipps:
• Bananen sind reich an **Kalium**. Kalium ist ein Mineralstoff, der sehr wichtig für einen gesunden Blutdruck und gesunde Gefäße ist. Kalium reguliert zusammen mit **Natrium** den Feuchtigkeitshaushalt, die Muskelaktivität, den Herzrhythmus und den Blutdruck. Da wir im Allgemeinen viel Natrium und wenig Kalium essen, kann das Gleichgewicht in unserem Körper gestört sein. Unser Körper ist von jeher auf das Festhalten von Natrium eingestellt, weil es davon wenig in der Urnahrung gab. Wir sollten also jeden Tag genügend Kalium essen (Gemüse, Obst, Wasser usw.), um dieses Gleichgewicht herzustellen (siehe auch Anlage „Säure-Basen-Haushalt").
• Dieser Kuchen enthält ein breites Spektrum gesunder Fette für das Herz und die Gefäße, das Gehirn, den Darm, unsere Zellmembranen usw. Diese Fette finden sich in den gemahlenen Mandeln, den Kokosraspeln, Sonnenblumenkernen, Nüssen und im Kokosöl.
• Dieser Bananen-Zitronenkuchen ruft keine Blutzuckerspitze hervor. Das bedeutet, dass weniger Insulin produziert wird, dadurch weniger Gefäßschäden entstehen können und das Risiko auf Übergewicht geringer ist.
• Eine reife Banane als Snack ist allerdings blutzuckerspiegelerhöhend.
• Dieser energiereiche Kuchen versorgt Ihren Körper und Ihren Geist lang anhaltend mit Nährstoffen.

Rezepte für Kuchen und Gebäck

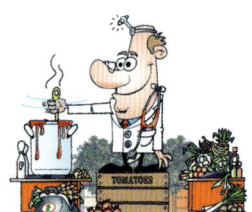

Zutaten:

Zutaten Tortenboden:
- 200 Gramm gemahlene **Mandeln**
- 2 **Eier**
- 1 ½ Esslöffel **Kokosöl**, geschmolzen
- 1 Teelöffel Backpulver
- 2 Kaffeelöffel Bindemittel wie **Agar-Agar, Kuzu**, Johannisbrotmehl oder **Kokosmehl**
- 1 Schuss **Stevia** oder Ahornsirup
- 1 Prise Salz
- 2 Esslöffel **Haferkleie** (zum Bestreuen des fertigen Teigs)

Zutaten Füllung:
- mindestens 500 Gramm **Waldfrüchte**
- **Zitronensaft**
- 1 Teelöffel **Kardamom**
- Agar-Agar als Bindemittel (Menge laut Verpackung)
- mindestens 10 Tropfen **Stevia**, eventuell 1 Schuss Ahornsirup

Zubereitung:

Zutaten für den Tortenboden mit einer Küchenmaschine vermengen. Einen Schuss Wasser hinzufügen, wenn der Teig zu trocken sein sollte. Danach den Teig in eine eingefettete Springform geben, ihn glätten und gut andrücken. Anschließend die Haferkleie darüber streuen, damit der Boden durch das Obst nicht zu weich wird. Etwa zwei Drittel der Waldfrüchte pürieren. Anschließend Zitronensaft, Kardamom und Bindemittel untermengen. Danach den Rest der Waldfrüchte unterrühren. Die Füllung auf den Tortenboden geben. Etwa 50 Minuten im vorgeheizten Ofen bei 150 Grad backen. Die fertige Torte auf einem Gitter (ohne Backpapier) abkühlen lassen und anschließend einige Stunden in den Kühlschrank stellen. Erst danach die Torte anschneiden.

Gesundheitstipps:

• Die Stoffe in den roten Waldfrüchten halten die Barrierefunktion der Schleimhäute intakt bzw. reparieren sie (Darm, Leber, Gehirn). Bei mangelhafter Barrierefunktion entstehen zum Beispiel leicht Nahrungsmittelallergien.

• Auch Kuzu und Agar-Agar reparieren die Schleimhaut. Sie sind geschmacksneutral und können deshalb hervorragend in verschiedensten Gerichten verarbeitet werden, auch in Suppen und Saucen. Bei der Verwendung von Agar-Agar bleibt diese Torte schön rot, bei Kuzu wird sie rosa.

• Der Boden aus gemahlenen Mandeln ist gesund und repariert den Darm. Fast alle Fertigkuchen und -torten enthalten Weizenmehl und damit Gluten. Empfindliche Menschen können dadurch Beschwerden bekommen. Da diese Torte ohne Weizenmehl zubereitet wird, ist sie leicht bekömmlich und wirkt außerdem nicht blutzuckerspiegelerhöhend.

Rezepte für Kuchen und Gebäck

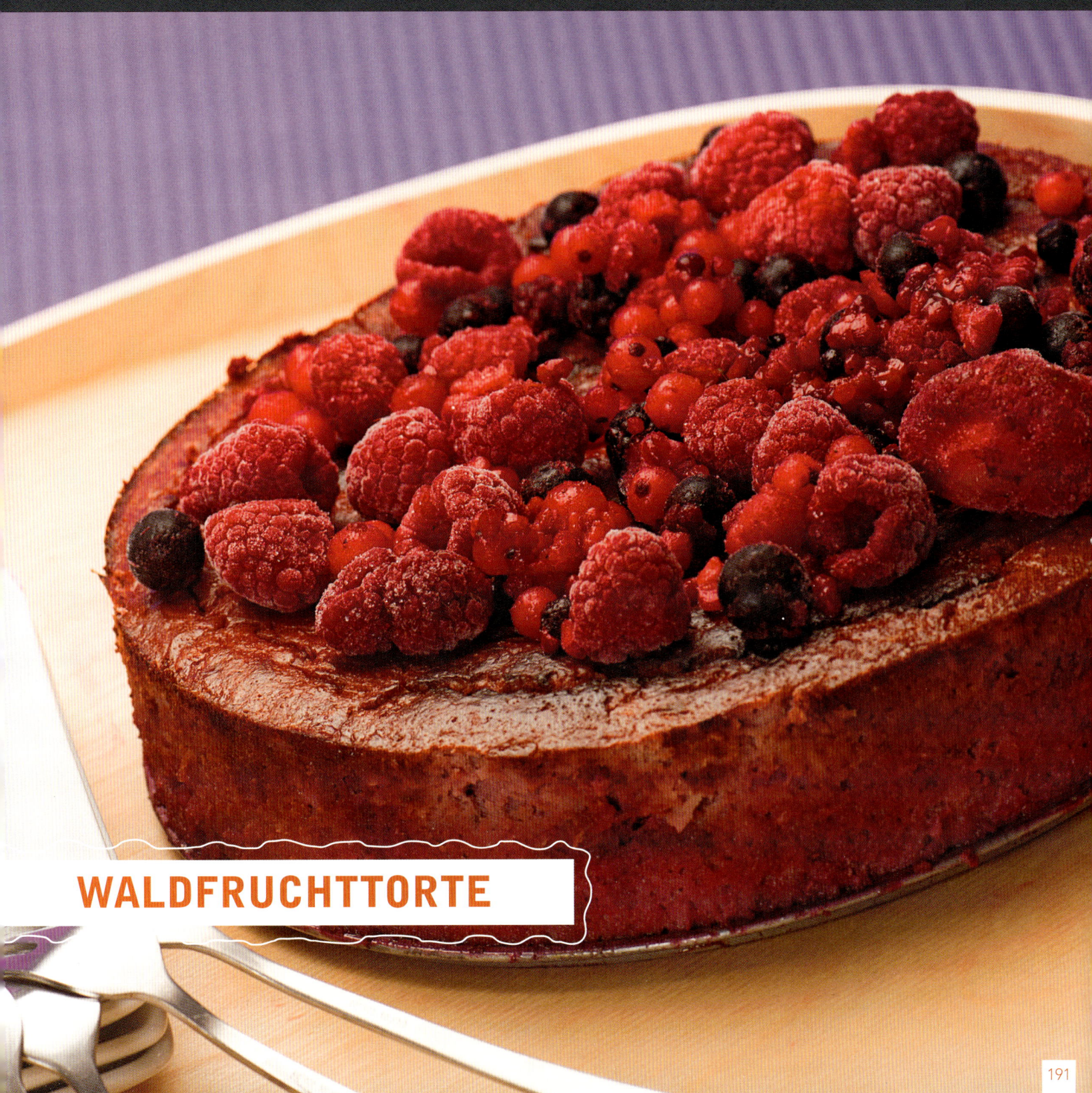

WALDFRUCHTTORTE

Rezepte für Kuchen und Gebäck

SCHOKOLADENTORTE OHNE ZUCKER UND GETREIDE

Rezepte für Kuchen und Gebäck

Zutaten:
- 20 ungeschwefelte **Aprikosen**
- 200 Gramm dunkle **Schokolade,** mindestens 70% Kakao
- 4 **Eier**
- 200 Gramm gemahlene **Mandeln**
- 2 Teelöffel **Zimt**
- eventuell **Kardamom**
- **Stevia** nach Geschmack (langsam zugeben und abschmecken, da zu viele Tropfen einen bitteren Geschmack geben)
- eventuell 1 Teelöffel Natron, damit die Torte luftiger wird (erst hinzufügen kurz bevor die Torte in den Ofen gestellt wird)

Zubereitung:
Die Aprikosen eine Stunde in etwa 300 ml abgekochtem Wasser quellen lassen. Anschließend etwa die Hälfte des Wassers abgießen und die Aprikosen mit dem restlichen Wasser pürieren. Schokolade in Stücke brechen und mit etwas Wasser in einen Topf geben. Auf niedriger Flamme schmelzen lassen. Aufgeschlagene Eier in einer Schüssel mit den gemahlenen Mandeln, dem Aprikosenpüree, Zimt, Kardamom und Stevia vermengen, bis eine homogene Masse entsteht. Wenn der Teig zu trocken ist, etwas Wasser zufügen (keine Milch). Natron hinzugeben und anschließend die geschmolzene Schokolade untermengen. Den Teig in eine eingefettete Springform (oder in Förmchen) geben und etwa 50 Minuten im vorgeheizten Ofen bei 150 Grad backen. Die Torte abkühlen lassen und in den Kühlschrank stellen. Diese Torte lässt sich am besten schneiden, wenn sie kalt ist.

Zubereitung Variation: Wenn die Torte gut abgekühlt ist, den Tortenboden durchschneiden und die gesüßte saure Sahne auf die untere Hälfte streichen. Die zwei Hälften wieder aufeinander legen. Die Kirschen entkernen und auf niedriger Flamme gar kochen. Marmelade, Kardamom, Stevia, Honig und eventuell Vanille und Zitronensaft untermengen. Danach ein wenig Agar-Agar (abgestimmt auf die Menge Kirschen) auflösen und zugeben. Die Kirschsauce abkühlen lassen und anschließend oben auf die Torte geben.

Zutaten Variation:
Aus dieser Torte kann man eine Art feierliche Schwarzwälder Kirschtorte machen. Sie brauchen dafür zusätzlich folgende Zutaten:
- 1 Becher **saure Sahne** oder Crème Fraîche, gesüßt mit ein wenig Honig oder Stevia
- etwa 500 Gramm frische Kirschen und 2 Esslöffel schwarze Johannisbeer- oder Kirschmarmelade ohne Zucker
- ein wenig Stevia und ein klein wenig Honig
- 1 Prise Kardamom
- eventuell 1 Prise gemahlene Vanilleschote
- eventuell ein wenig **Zitronensaft**
- **Agar-Agar** (Menge laut Verpackung)

Gesundheitstipps:
• Bei feierlichen Anlässen ist diese Torte auch für Menschen mit Übergewicht oder Blutzuckerspiegelproblemen geeignet. Untersuchungen haben ergeben, dass Übergewicht eher mit Blutzuckerspiegelschwankungen als mit der aufgenommenen Kalorienmenge zu tun hat. Das heißt natürlich nicht, dass wir nicht auf die Kalorien achten sollten. Ausreichend Bewegung ist ebenfalls wichtig.

• Dunkle Schokolade ist ein starkes Antioxidans. Die Polyphenole, die für diesen Effekt zuständig sind, haben eine präventive Wirkung vor allem bei Herz- und Gefäßkrankheiten und möglicherweise bei Krebs. In Maßen naschen kann man ohne Schuldgefühle.

• Wenn Sie diese Torte mit grünem Tee servieren, erhöhen Sie den Antioxidansgehalt. Denn auch grüner Tee enthält viele Polyphenole.

Rezepte für Kuchen und Gebäck

GESUNDE APFELTORTE AUS DINKELMEHL

Rezepte für Kuchen und Gebäck

Zutaten:
- 75 Gramm **Butter**, 75 Gramm **Kokosöl**
- 1 Packung Dinkel-Streuselkuchen oder Dinkel-Apfelkuchen Backmischung aus dem Bioladen (ohne **Transfettsäuren**)
- 1 **Ei**
- 1 Teelöffel **Zimt**
- 1 Teelöffel **Kardamom**
- 2 Esslöffel **Haferkleie**
- 750 Gramm säuerliche **Äpfel**
- 1 Schuss **Zitronensaft**
- 3 Esslöffel **Sonnenblumenkerne** oder mehr
- 3 Esslöffel **Kokosraspeln**
- 3 Esslöffel gehackte Nüsse (entweder gemischte Nüsse oder **Walnüsse**) und/oder 2 Esslöffel gemahlene **Mandeln**
- Ahornsirup, Ursaft oder noch besser 10 bis 15 Tropfen **Stevia** als Zuckerersatz
- etwa 100 Gramm ungeschwefelte **Aprikosen**

Variation:
Etwa 900 Gramm ungezuckerte Kirschen ohne Kern. Kirschen, Kardamom, Zimt, Stevia und Agar-Agar (genaue Menge laut Angabe auf der Verpackung) miteinander vermengen. Abschmecken, ob die Mischung süß genug schmeckt. Eventuell noch ein wenig Stevia hinzugeben, aber nicht zu viel. Kirschmischung auf den Tortenboden geben und die Torte im Ofen backen.

Zubereitung:
Butter und Kokosöl in einem Topf bei niedriger Hitze schmelzen lassen und zur Backmischung geben, wenn das Fett ein wenig abgekühlt ist. Anschließend das Ei und die Gewürze in die Backmischung untermengen. Die Springform mit Kokosöl einfetten und drei Viertel der Backmischung einfüllen. Die Haferkleie darüber streuen. Die Äpfel in kleine Stücke schneiden. Für einen optimalen Effekt die Hälfte der Äpfel in Stücke schneiden und die andere Hälfte reiben. Zitronensaft zu den Äpfeln geben und die restlichen Zutaten untermengen. Die Aprikosen vor der Zugabe bei geringer Hitze in etwas Wasser weich kochen und anschließend pürieren (oder in ganz feine Stücke schneiden). Das Ganze auf den Kuchenboden legen und nach Anleitung fertigbacken.

Gesundheitstipps:
• Dinkel reizt die Darmschleimhäute weniger als Weizenmehl. Außerdem beeinflusst Dinkel den Blutzuckerspiegel weniger (und somit auch das Körpergewicht) als Weizenmehl und Weißmehl.
• Durch die enorme Palette an Ballaststoffen ist diese Apfeltorte für die Darmbakterien sehr nahrhaft. Bei geriebenen Äpfeln wird mehr Pektin freigesetzt als bei geschnittenen Äpfeln. Pektin ist ein sehr brauchbarer Ballaststoff für den Darm. Natürlich kann man auch alle Äpfel reiben.
• Mit den Nüssen, Sonnenblumenkernen und dem Kokosöl in dieser Torte werden gesunde Fette für den Darm zugefügt.
• Menschen mit Übergewicht oder schwankendem Blutzuckerspiegel sollten den Dinkel besser durch gemahlene **Mandeln** ersetzen. Man braucht in diesem Fall jedoch zwei oder drei Eier zusätzlich und vielleicht noch ein bisschen mehr Stevia.

Rezepte für Kuchen und Gebäck

Zutaten:
- 6 *Eiweiß*
- 1 Schuss Ahornsirup oder etwa 10 Tropfen *Stevia* (oder jeweils die Hälfte)
- 100 Gramm gemahlene *Haselnüsse* oder *Mandeln*
- 200 Gramm gehobelte Mandeln

Zubereitung:
Eier trennen und Eiweiß zu Schnee schlagen. Nach und nach den Ahornsirup und/oder Stevia untermengen. Danach die gemahlenen Nüsse und die gehobelten Mandeln unterheben. Aus dem Teig kleine Kugeln formen und auf das Backblech legen. Etwa vierzig Minuten bei 140 Grad backen bis das Mandelgebäck schön braun ist. Nicht abdecken, da das Gebäck sonst nicht knusprig bleibt.

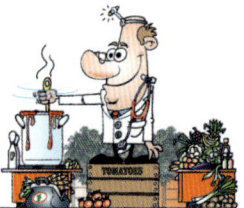

Gesundheitstipps:
- Dieses Gebäck enthält sowohl gesundes Eiweiß als auch gesundes Fett. Das Ergebnis ist ein lang anhaltendes Sättigungsgefühl.
- Haselnüsse und Mandeln enthalten viele Omega-9-Fettsäuren. Außerdem enthalten Sie den Mineralstoff Chrom. Chrom hilft, unseren Blutzuckerspiegel auf einem gleichbleibenden Niveau zu halten und mäßigt dadurch unseren Appetit auf Kohlenhydrate.

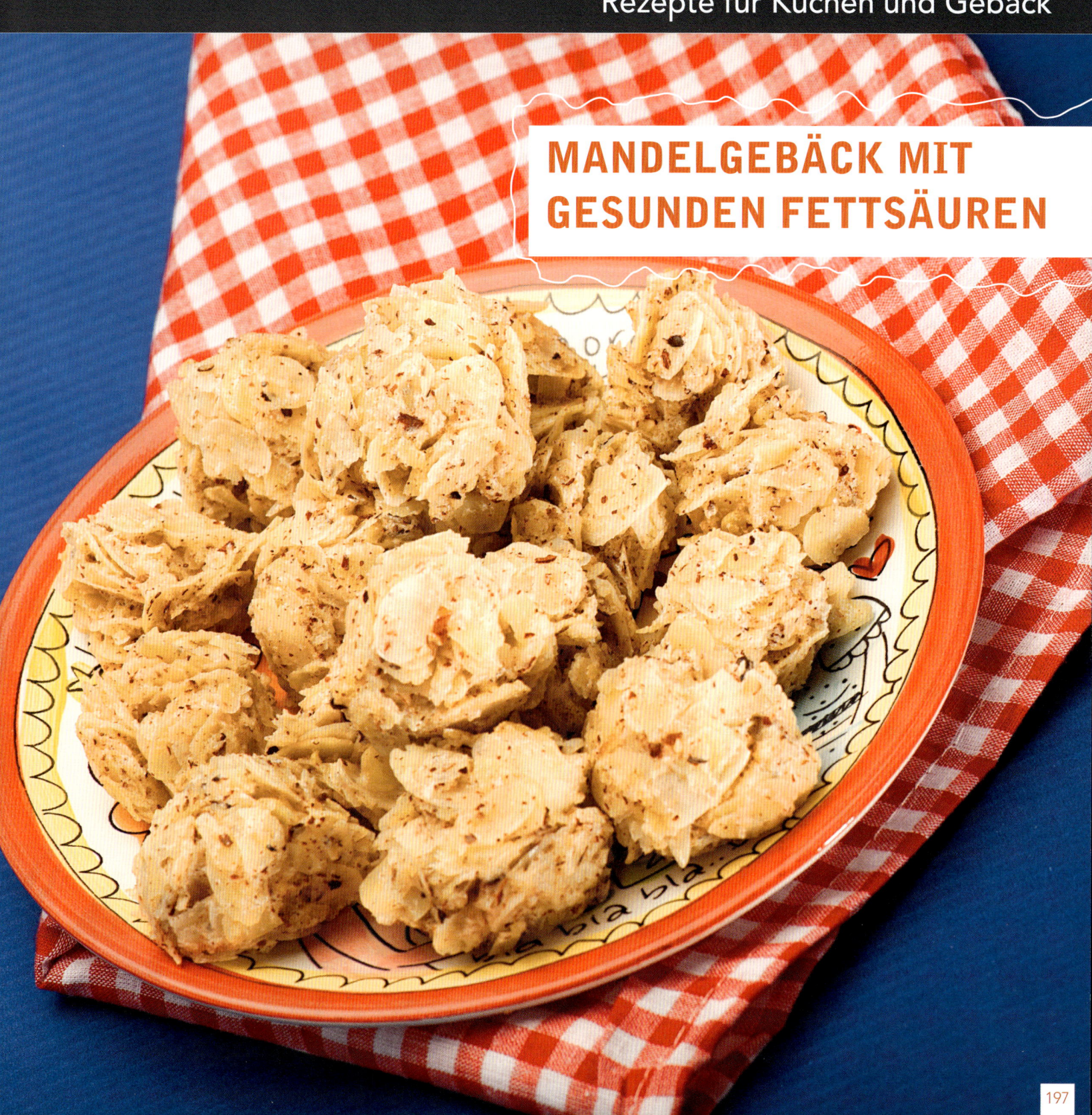

Rezepte für Kuchen und Gebäck

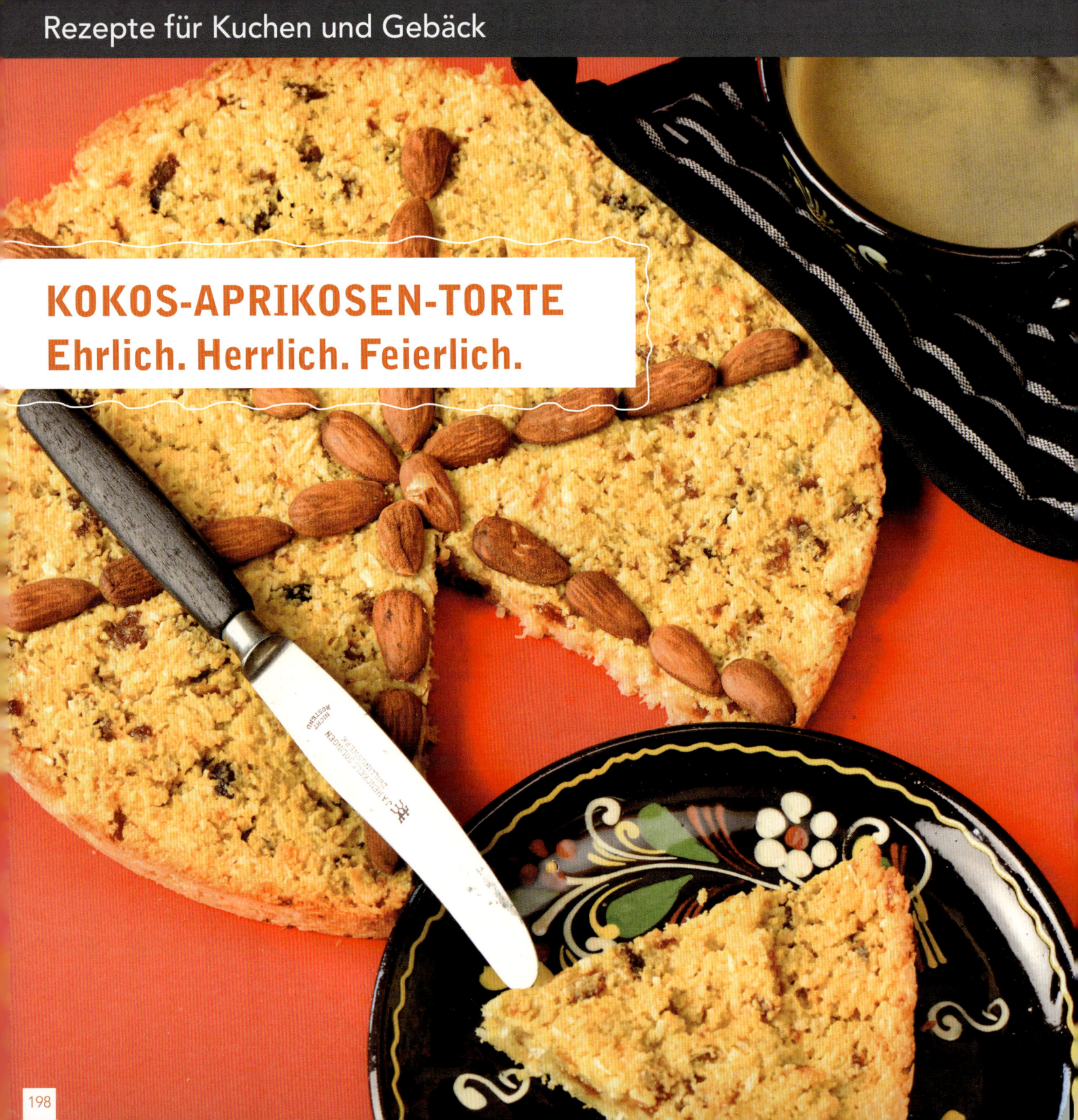

KOKOS-APRIKOSEN-TORTE
Ehrlich. Herrlich. Feierlich.

Rezepte für Kuchen und Gebäck

Zutaten:
- etwa 150 Gramm **Aprikosen**
- 100 bis 125 Gramm **Kokosraspeln**
- 200 bis 250 Gramm gemahlene **Mandeln**
- 4 **Eier**
- etwa 100 ml vollfetter **Joghurt**, Quark, Kokosmilch oder Hafermilch
- 1 Teelöffel **Kardamom**
- eventuell 1 Prise gemahlene Vanilleschote
- 2 Esslöffel **Haferkleie**
- 2 Kaffeelöffel **Pfeilwurzelstärke, Kuzu** oder ein anderes Bindemittel
- etwa 10 Tropfen **Stevia**
- 1 kleine Prise Salz
- 1 ordentlicher Schuss **Zitronensaft**
- 1 Esslöffel **Kokosöl**, geschmolzen

Zubereitung:

Aprikosen eine Stunde vorher in etwas Wasser quellen lassen. Anschließend das Wasser abgießen, die Aprikosen in kleine Stücke schneiden und drei Viertel davon pürieren (den Rest aufheben). Die anderen Zutaten in eine Schüssel geben und mit dem Handmixer vermengen. Danach die pürierten Aprikosen unterrühren und zuletzt die Aprikosenstücke unterheben. Abschmecken, ob der Teig süß genug ist. Eventuell mit Stevia nachsüßen. Prüfen, ob der Teig sämig genug ist. Wenn der Teig zu trocken ist, etwas Flüssigkeit zufügen. Wenn der Teig zu nass ist, ein wenig gemahlene Mandeln zugeben. Den Teig in eine eingefettete Springform geben und etwa 50 Minuten im vorgeheizten Backofen bei 150 Grad backen.

Gesundheitstipps:

- Mit dieser Torte kann man auf gesunde Art naschen. Sie enthält viele Ballaststoffe und ein Sauermilcherzeugnis für die Darmbakterien.
- Diese Torte hat kaum Auswirkung auf unseren Blutzuckerspiegel, weil sie keine schnellen Kohlenhydrate und keinen Zucker enthält. Außerdem ist diese Torte stark sättigend durch den Joghurt und die Eier. Essen Sie deshalb ruhig ein Stück zum Frühstück! Nach der Torte werden Sie so schnell keinen Appetit verspüren.
- Vor allem wenn man Diät hält, ist es wichtig, weiterhin genügend Kalorien zu sich zu nehmen. Wenn man dem Körper zu wenig Kalorien zuführt, schaltet er auf Sparmodus: Die aufgenommene Nahrung wird dann effektiver genutzt und der Kalorienverbrauch wird stark reduziert. Wenn man irgendwann mit der Diät aufhört, bleibt unser Körper im Sparmodus. Der Effekt ist bekannt: Jede Crash-Diät führt schließlich zu mehr Gewicht.
- Kardamom ist ein aromatisches Gewürz, das die Verdauung fördert. In der ayurvedischen Heilkunde wird es bei Völlegefühl, Blähungen, schwacher Verdauung, Magenverstimmungen usw. angewendet. Kardamom schürt das Verdauungsfeuer.

Rezepte für Kuchen und Gebäck

Zutaten:
- 5 bis 6 **Eiweiß**
- 1 Prise Salz
- 1 Schuss Ahornsirup oder ein paar Tropfen **Stevia**
- 200 Gramm **Kokosraspeln** (1 Tüte)
- eventuell die geriebene Schale einer halben Bio-**Zitrone**

Variation:
Das Grundrezept ist das gleiche. Man verwendet jedoch das ganze Ei. Im letzten Moment einen Teelöffel Natron zugeben, damit der Teig ein wenig aufgeht. Den Teig in Förmchen verteilen und backen. Entweder mit der **Waldfrucht**mischung (Rezept Seite 216) oder mit zuckerfreier **Aprikosen**- oder Waldfruchtmarmelade garnieren.

Gesundheitstipps:
• Kokos enthält Ballaststoffe, die den Blutzuckerspiegel nur langsam ansteigen lassen (die glykämische Last beträgt 4), cholesterinsenkend sind und die Darmperistaltik fördern. Fast alle als gesund beworbenen Lebensmittel enthalten Zucker oder **Glukose-Fruktose-Sirup**, viel Weißmehl und meistens auch **Transfettsäuren**. Sie sind Dickmacher und enthalten oft Stoffe, die unseren Körper unnötig belasten.

• Kokos hat von sich aus einen süßlichen Geschmack, weshalb man nur wenig Ahornsirup oder Stevia zufügen muss.

• Süßes sollte man nicht aus Gewohnheit essen, sondern nur, wenn man wirklich Appetit hat und man die tägliche minimale Menge an Gemüse und Obst gegessen hat. Wenn man isst, obwohl man keinen Appetit hat, produziert der Körper weniger Verdauungsenzyme. Dadurch wird das Essen weniger gut umgesetzt und schneller in Fett umgewandelt.

Zubereitung:
Die Eier trennen und das Eiweiß zu Schnee schlagen. Eine Prise Salz zugeben, um den süßen Geschmack hervorzuheben. 150 Gramm Kokosraspeln hinzufügen und den Ahornsirup langsam zugießen. Zwischendurch kosten, so dass der Eischnee nicht zu süß wird. Abhängig von der Sorte Kokosraspeln und der Größe der Eier eventuell die letzten 50 Gramm Kokosraspel noch unterheben. Der Teig sollte schön sämig sein. Menschen mit Übergewicht oder Blutzuckerspiegelproblemen verwenden Stevia statt Ahornsirup. Eventuell Zitronensaft hinzugeben. Mit zwei Löffeln Kugeln formen und auf das Backblech legen. Etwa 45 Minuten im vorgeheizten Ofen bei 150 Grad backen, bis das Gebäck hellbraun ist.

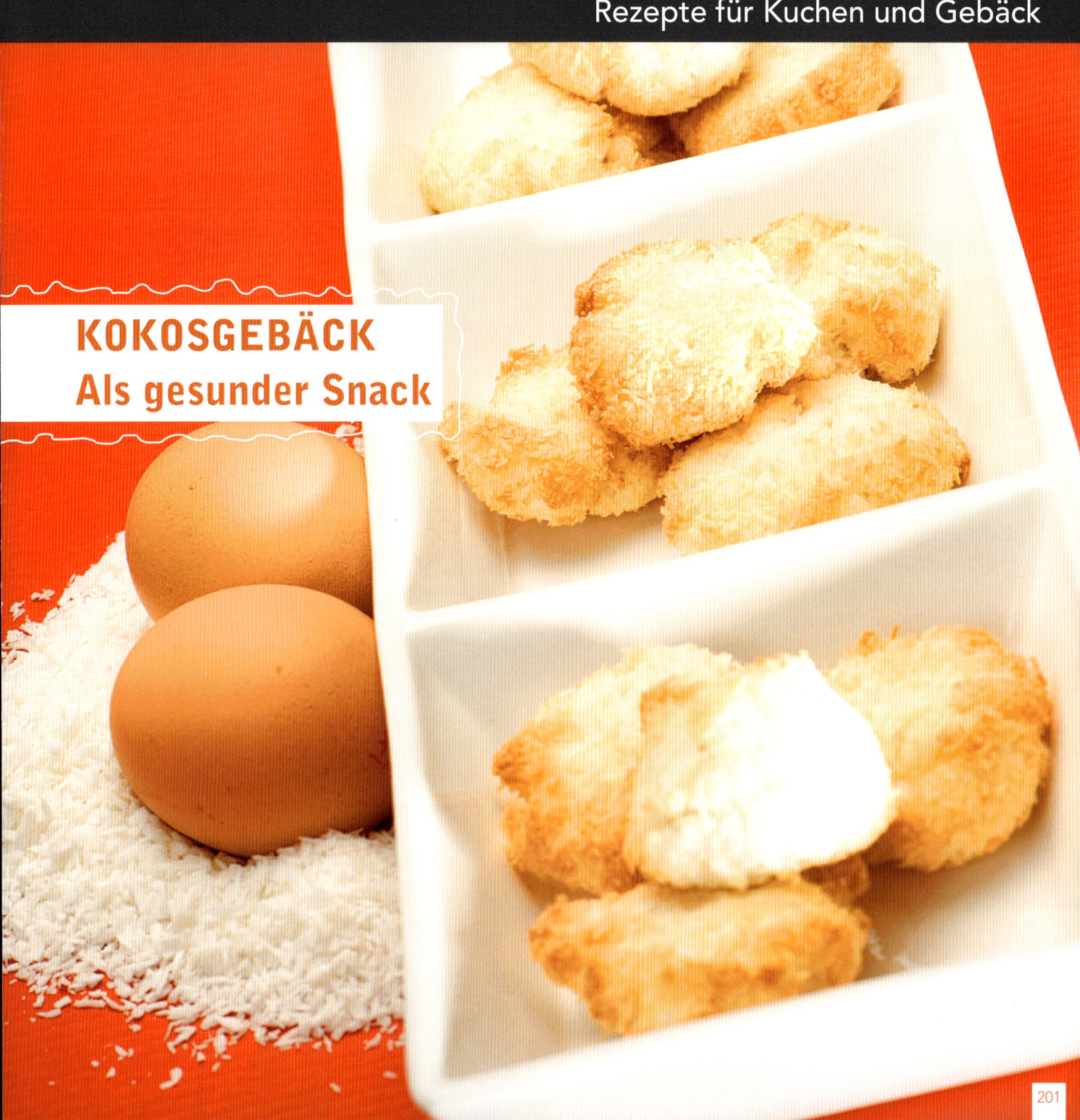

Rezepte für Kuchen und Gebäck

KOKOSGEBÄCK
Als gesunder Snack

Rezepte für Kuchen und Gebäck

Zutaten:
- 150 Gramm **Walnüsse**
- etwa 150 Gramm gemahlene **Haselnüsse**
- 1 ordentlicher Schuss **Zitronensaft**
- 3 **Eier**
- 4 Esslöffel zarte **Haferflocken**
- etwa 12 **Datteln**, kleingeschnitten
- eventuell ein paar getrocknete **Aprikosen**
- etwa 3 Esslöffel Dattelmus
- etwa 2 Esslöffel **Kokosöl**
- 1 Esslöffel Bindemittel: **Pfeilwurzelstärke, Kuzu** oder Johannisbrotkernmehl (vorher in ein wenig Wasser auflösen); für Sportler ist **Kokosmehl** das beste Bindemittel, weil es auch eine direkte Energiequelle ist

Zubereitung:
Eventuell die Walnüsse zerbröckeln. Alle Zutaten, außer Kokosöl und Bindemittel, miteinander vermengen. Das Kokosöl kurz erhitzen und untermengen. Anschließend das Bindemittel unterrühren. Den Teig auf ein eingefettetes oder mit Backpapier ausgelegtes Backblech geben. Der Teig sollte etwa 1 cm hoch sein. Mit einem Löffel (oder einer Teigrolle) andrücken. Den Löffel immer wieder kurz mit heißem Wasser befeuchten. Etwa 45 Minuten bei 150 Grad im Ofen backen. Gut abkühlen lassen und in Streifen schneiden. Die Riegel kann man einfrieren.

Gesundheitstipps:
- Vor allem für Sportler ein nahrhafter Riegel, um hohe Leistung bringen zu können.
- Auch für alle anderen Menschen sind diese Riegel nahrhaft. Bei Übergewicht und Blutzuckerspiegelproblemen ist es besser diese Riegel nur selten zu essen. Außerdem bietet es sich an, die Hälfte des Dattelmuses durch **Stevia** und die Datteln durch Aprikosen zu ersetzen.
- **Kokos** (Öl, Milch und Mehl) enthält viele MCT-Fette (mittelkettige Fettsäuren), die leicht zu den Zellen transportiert werden, wo sie direkt für den Energiebedarf genutzt werden. Andere Fette werden einfach als Körperfett gespeichert. Deshalb ist es für Sportler sehr wichtig, vor und während der Sportaktivität diese Fette zu nutzen. Wenn der Glukosespeicher aufgebraucht ist, ist noch direkte Energie durch die Fette aus dem Kokosöl vorhanden.
- Datteln sind gesunde Mineralstoffbomben, enthalten jedoch auch einen sehr hohen Zuckeranteil. Kein Problem für Menschen, die sich körperlich anstrengen, aber nicht geeignet für Menschen mit wenig Bewegung. In diesem Müsliriegel wird der schnelle Blutzuckerspiegelanstieg durch langsame Kohlenhydrate, Fette und Eiweiße aus den anderen Zutaten kompensiert.

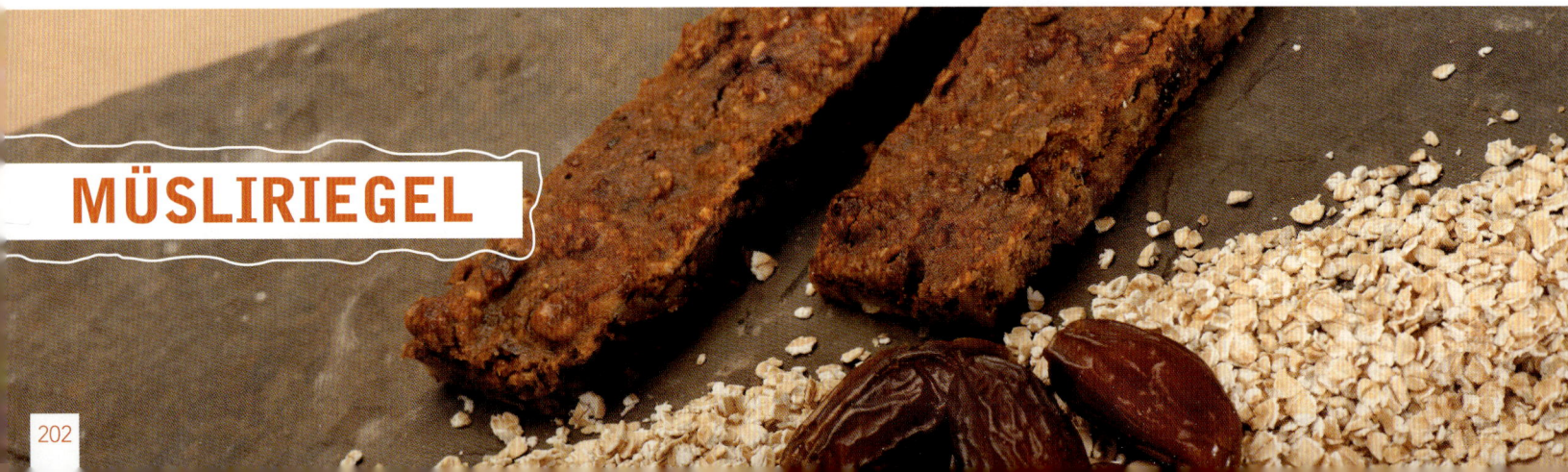

MÜSLIRIEGEL

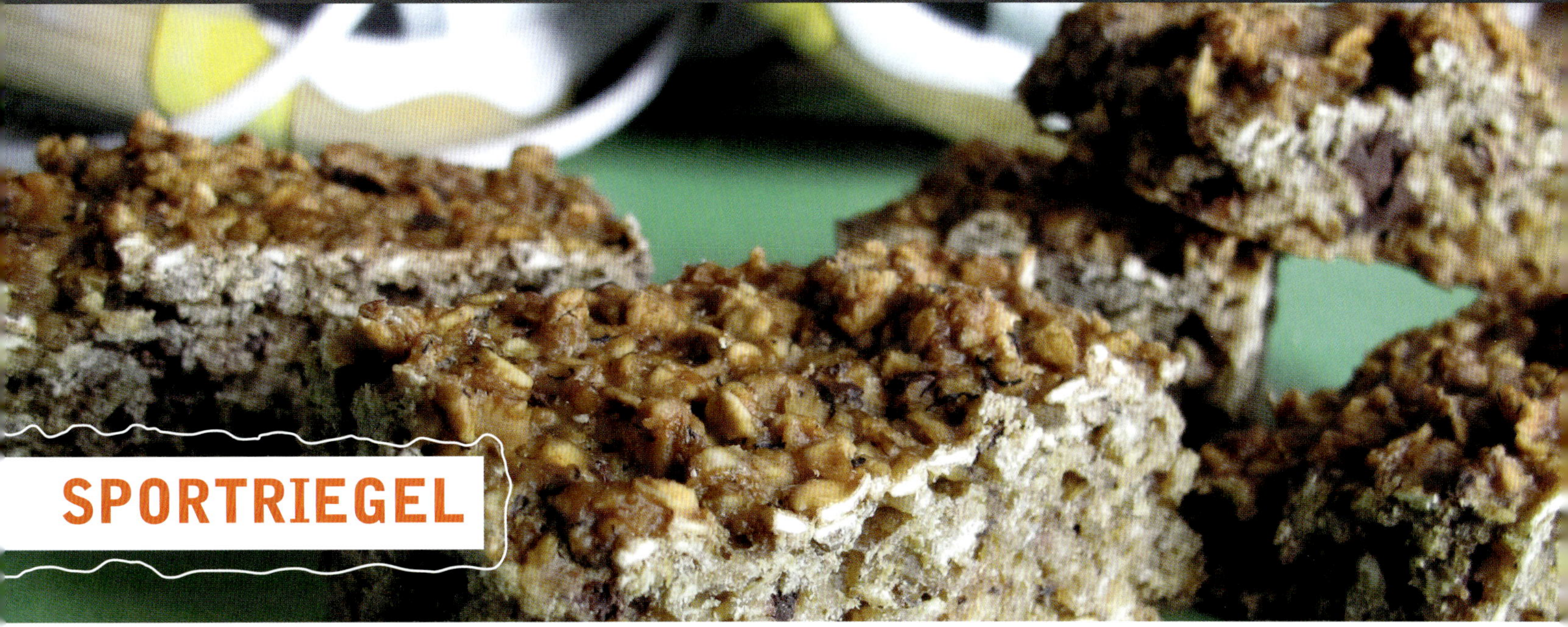

Rezepte für Kuchen und Gebäck

SPORTRIEGEL

Zutaten:
- 4 reife **Bananen**
- 4 **Eier**
- 500 Gramm zarte **Haferflocken** oder 350 Gramm Haferflocken und 150 Gramm gemahlener Hafer
- 1 Prise gemahlener **Ingwer**
- Saft und geriebene Schale einer Bio-**Zitrone**
- Saft einer **Orange**
- 1 Schuss Ahornsirup oder etwa 15 Tropfen **Stevia**
- eventuell 1 Esslöffel **Kokosmehl**
- 2 Esslöffel **Kokosöl**, geschmolzen
- 100 Gramm dunkle **Schokolade,** mindestens 70% Kakao

Zubereitung:
Bananen ganz fein pürieren oder zerdrücken. Die Eier in eine Schüssel geben und schlagen. Die Bananen und die restlichen Zutaten unterrühren. Den Teig abschmecken. Er soll zugleich süß und sauer schmecken. Anschließend die dunkle Schokolade in ganz feine Stücke zerteilen und unterheben. (Alternativ die Schokolade kurz im Wasserbad schmelzen lassen und zufügen.) Die weitere Zubereitung finden Sie auf Seite 202 ab: „Den Teig auf ein eingefettetes ..."

Gesundheitstipps:
• Wenn man beim Sport langanhaltende Energie zur Verfügung haben möchte, dann muss man vorher langsame Kohlenhydrate (wie zum Beispiel Hafer), etwas Eiweiß und vorzugsweise auch Kokosöl zu sich nehmen.

• Hafer ist eines der wenigen Nahrungsmittel, das nicht nur Kohlenhydrate, sondern auch noch ziemlich viel Eiweiß enthält.

• Sportler haben eine höhere Stoffwechselaktivität und dadurch auch ein höheres Maß an freier Radikalbildung (siehe Anlage „Antioxidantien, frei Radikale und ORAC-Werte"). Für Sportler ist es daher wichtig, Nahrung mit ausreichend Antioxidantien zu essen. In diesem Rezept sind Zitrone, dunkle Schokolade und Ingwer leckere Antioxidantien.

Rezepte für Kuchen und Gebäck

NUSSKUCHEN

Rezepte für Kuchen und Gebäck

Zutaten:
- 200 Gramm ungeschwefelte **Aprikosen**
- 1 Schuss Reiskleieöl oder 1 Esslöffel **Kokosöl**
- 250 Gramm Vollkornroggenmehl
- 200 Gramm gemahlene **Mandeln**
- 4 **Eier**
- 4 Kaffeelöffel **Spekulatiusgewürz**
- 1 Teelöffel **Zimt**
- eventuell 1 Teelöffel **Kardamom**
- eventuell 1 Prise gemahlene Gewürznelke
- 1 Kaffeelöffel Natron (erst hinzufügen kurz bevor der Kuchen in den Ofen gestellt wird)
- 1 Schuss **Zitronensaft**
- 10 Tropfen **Stevia**
- 100 Gramm ungeröstete Nüsse zum Garnieren
- eventuell 2 Kaffeelöffel **Kokosmehl** für Menschen mit trägem Darm

Zubereitung:
Aprikosen in 200 ml Wasser quellen lassen und kurz zum Köcheln bringen. Anschließend pürieren. Danach das Öl zugeben, damit es im warmen Püree schmilzt. Mehl, Mandeln, Gewürze und andere Zutaten miteinander vermengen und anschließend das Aprikosenpüree unterheben. Abschmecken, ob der Teig schön süß und würzig ist. Eventuell nachsüßen oder nachwürzen. Falls der Teig zu trocken ist, ein wenig Wasser zugeben. Den Teig in eine Springform füllen und die Nüsse in den Teig drücken. Anschließend 55 Minuten im vorgeheizten Ofen bei ca. 140 Grad backen.

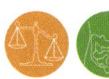

Gesundheitstipps:
- Herrlich zum Frühstück oder als Snack und gut zum Mitnehmen.
- Dieser Kuchen lässt sich auch gut einfrieren.
- Menschen mit stark schwankendem Blutzuckerspiegel oder mit Übergewicht sollten kein Roggenmehl sondern insgesamt 400 Gramm gemahlene Mandeln verwenden. Der Verzehr dieses Kuchens sollte eher die Ausnahme bleiben.
- Roggenmehl und Mandeln sind gute Manganquellen. Mangan ist ein Spurenelement, dem kaum Aufmerksamkeit geschenkt wird. Mangan ist jedoch sehr wichtig für eine optimale Energieherstellung in den Zellen. Außerdem spielt Mangan eine wichtige Rolle bei der Reduzierung von Übergewicht und bei Blutzuckerspiegelproblemen.
- Reiskleieöl besteht hauptsächlich aus Omega-9-Fettsäuren. Deshalb kann es zum Backen verwendet werden. Reiskleieöl verbessert den Cholesterinspiegel: Es senkt das LDL und erhöht das HDL. Ferner enthält es Gamma-Oryzonol. Dieser Stoff, der auch in Naturreis vorkommt, ist ein starkes Antioxidans und kann in den Wechseljahren die Hormone ins Gleichgewicht bringen.

Rezepte für Kuchen und Gebäck

Beruhigendes Haferflockengebäck

Zutaten:
- 3 **Eier**
- **Zimt**
- **Kardamom**
- 4 Esslöffel geschmolzenes **Kokosöl**
- 4 reife **Bananen**
- 500 Gramm zarte **Haferflocken** (oder 300 Gramm Hafer, 100 Gramm gemahlene **Mandeln** und 100 Gramm **Haferkleie**)
- etwa 15 ml Ahornsirup oder (noch besser) **Stevia**
- 4 bis 6 Esslöffel ungeröstete gemischte Nüsse, gehackt
- 4 Esslöffel **Kokosraspeln**
- 4 Esslöffel **Sonnenblumenkerne**
- 4 Esslöffel **Kürbiskerne**
- ein paar ungeschwefelte **Aprikosen**, Pflaumen oder Feigen, kleingeschnitten
- 1 ordentlicher Schuss **Zitronensaft**
- 1 Prise Salz

Zubereitung:
Eier, Zimt, Kardamom, Kokosöl und Bananen in eine Schüssel geben und mit einem Stabmixer pürieren. Anschließend die Haferflocken und Haferkleie unterheben. Danach die restlichen Zutaten unterrühren. Abschmecken und eventuell mit Zimt, Kokosraspeln oder einer Zutat ihrer Wahl nachwürzen. Mit feuchten Händen kleine Kugeln aus dem Teig formen. Auf ein mit Backpapier ausgelegtes Backblech legen und gut andrücken. Im vorgeheizten Ofen bei 150 Grad etwa 45 Minuten lang backen. Die Zubereitung dieses Gebäcks ist zeitintensiv, das Ergebnis jedoch sehr gesund. Das Gebäck eignet sich gut zum Einfrieren, so dass es sich lohnt, eine größere Menge (als in diesem Rezept beschrieben) zuzubereiten.

Variation: Zitronen-Ingwer-Gebäck

Zutaten:
- 3 **Eier**
- Saft und geriebene Schale einer Bio-**Zitrone**
- 1 Stück frische **Ingwer**wurzel, feingerieben
- 20 Tropfen **Stevia**
- 3 **Bananen**, zerdrückt
- 250 Gramm zarte **Haferflocken**
- eventuell 1 Schuss **Olivenöl** oder geschmolzenes **Kokosöl**

Zubereitung:
Die Eier in eine Schüssel geben. Zitronensaft, Zitronenschale, Ingwer, Stevia, Bananen, Haferflocken und Olivenöl zugeben und mit der Küchenmachine oder mit dem Handmixer (mit Knethaken) vermengen. Abschmecken, ob der Geschmack der Zitrone und des Ingwers mit der Süße harmoniert. Eventuell noch etwas von diesen Zutaten zugeben. Der Zitronengeschmack sollte ein wenig vorherrschen, da das Gebäck sonst fade schmeckt. Mit feuchten Händen aus dem Teig kleine Kugeln formen und auf ein mit Backpapier ausgelegtes Backblech geben. Im vorgeheizten Ofen bei 150 Grad etwa 40 Minuten lang backen. Das Gebäck eignet sich gut zum Einfrieren.

Rezepte für Kuchen und Gebäck

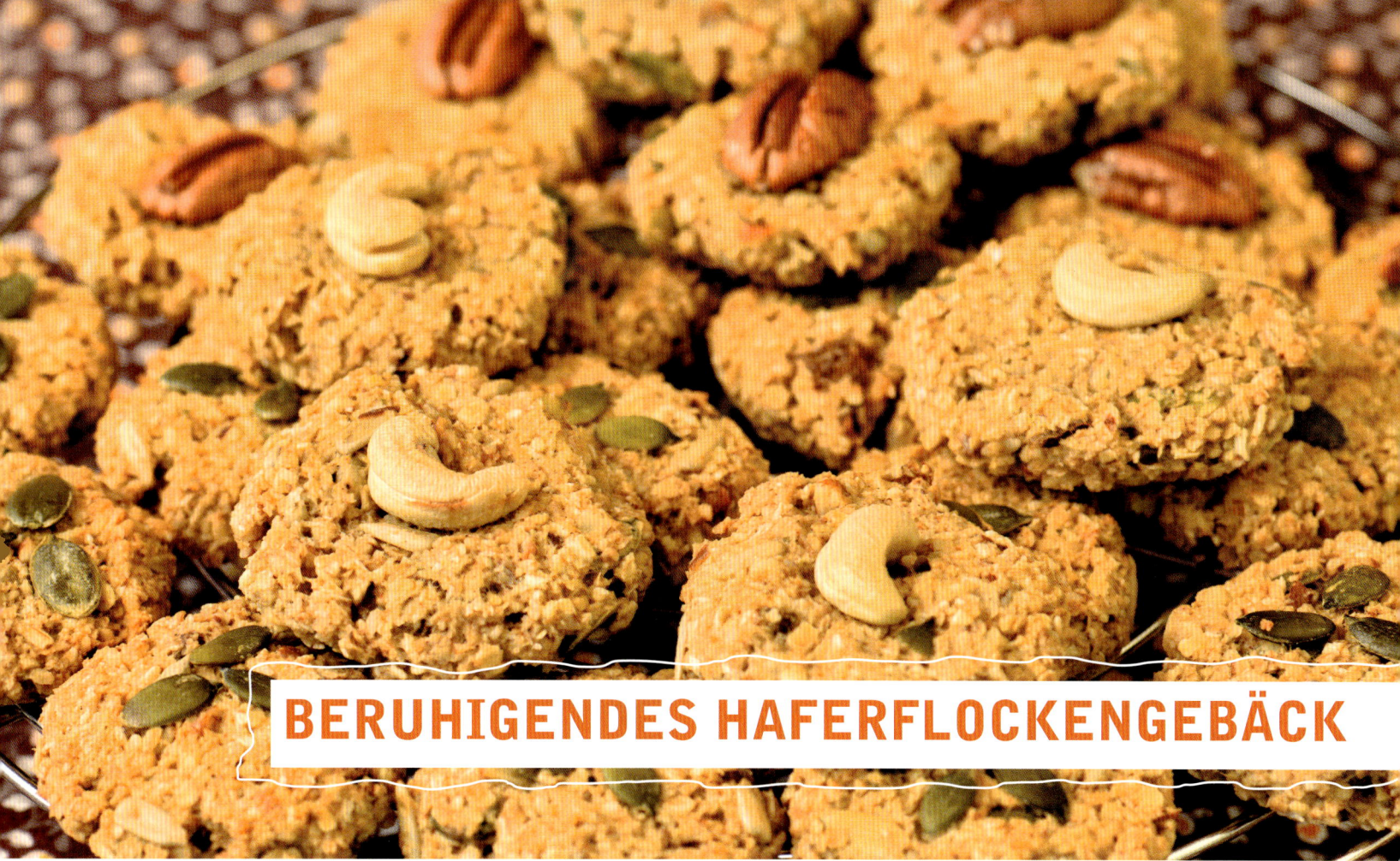

BERUHIGENDES HAFERFLOCKENGEBÄCK

Gesundheitstipps:

• Auch mit dem Verzehr von Gebäck kann man wertvolle Nährstoffe zu sich nehmen. Fast alle herkömmlichen süßen Snacks enthalten „leere Kalorien" (d.h. eine geringe Nährstoffdichte). Um diese in den Zellen verbrennen zu können, muss der Körper auf Vitalstoffe im Körper zugreifen. Schließlich bekommt man dadurch einen Mangel an Vitalstoffen im Körper. Das Ergebnis ist, dass in den Zellen weniger Energie hergestellt wird: Eine Ursache für vorzeitige Alterung und chronische Krankheiten.

• Hafer enthält lösliche Ballaststoffe für den Darm und Mineralstoffe wie Kalzium, **Magnesium**, Eisen und *Silizium*. Silizium ist ein wichtiger Antistress- und Reparaturmineralstoff. Außerdem enthält Hafer Tryptophan, aus dem Serotonin (ein Stabilitäts-Botenstoff) hergestellt wird. Nachts wird aus Serotonin das Schlafhormon Melatonin gemacht. Ausreichend Melatonin ist wichtig, damit der Körper im Schlaf regeneriert.

• Die Bananen liefern Tryptophan, Serotonin und Magnesium. Serotoninmangel erhöht die Lust auf Süßes und auf Snacks. Vor allem, wenn in den dunklen Monaten weniger Serotonin hergestellt wird, verspürt man ein größeres Verlangen nach Süßem. Tageslicht und Bewegung erhöhen den Serotonin-Level im Gehirn. Deshalb ist es gerade in der dunklen Jahreszeit wichtig, sich zu bewegen, am besten tagsüber an der frischen Luft.

Rezepte für Kuchen und Gebäck

Zutaten:
- 5 **Eier**
- 200 Gramm gemahlene **Mandeln**
- 75 Gramm **Kokosraspeln**
- gemahlene Vanilleschote nach Geschmack
- 20 Tropfen **Stevia**
- 1 Esslöffel **Kokosmehl**
- 1 Teelöffel Natron (erst hinzufügen kurz bevor das Gebäck in den Ofen gestellt wird)
- 1 Prise Salz

Zutaten zum dazu reichen:
- entweder zuckerfreie Marmelade oder frisches Obst oder die **Waldfrucht**mischung (siehe Rezept auf Seite 216)

Zubereitung:
Alle Zutaten für das Teegebäck vermengen. Den Teig in etwa zwölf Förmchen aufteilen. Im vorgeheizten Ofen bei 160 Grad etwa 30 Minuten lang backen. Zusammen mit Marmelade, Obst oder der Waldfruchtmischung servieren.

Gesundheitstipps:
- Süße Snacks können mit gesunden Zutaten zubereitet werden, so dass sie keine negative Auswirkung auf den Blutzuckerspiegel haben. Dieses Teegebäck hat eine sättigende Wirkung, aktiviert die Verbrennung und ist durch die Menge an Ballaststoffen sehr gesund für den Darm.
- Dieses Gebäck kann man gut einfrieren, so dass es sich lohnt, eine größere Menge davon zuzubereiten. So hat man immer einen schnellen und gesunden Snack zu Hand.
- Man kann aus diesem Rezept ganz leicht Schokoladengebäck machen. Dafür eine halbe bis drei Viertel Tafel dunkle Schokolade schmelzen und unter den Teig mengen. Den Teig eventuell mit etwas Stevia nachsüßen.
- Zum Teegebäck kann man die Waldfruchtmischung reichen: Eine herrliche und gesunde Kombination, da man so auch die Gesundheitseffekte der Waldfruchtmischung nutzen kann.
- Ideal für Menschen mit Glutenunverträglichkeit oder Menschen mit schwachem Darm.

REZEPT ANKIE DE BOER

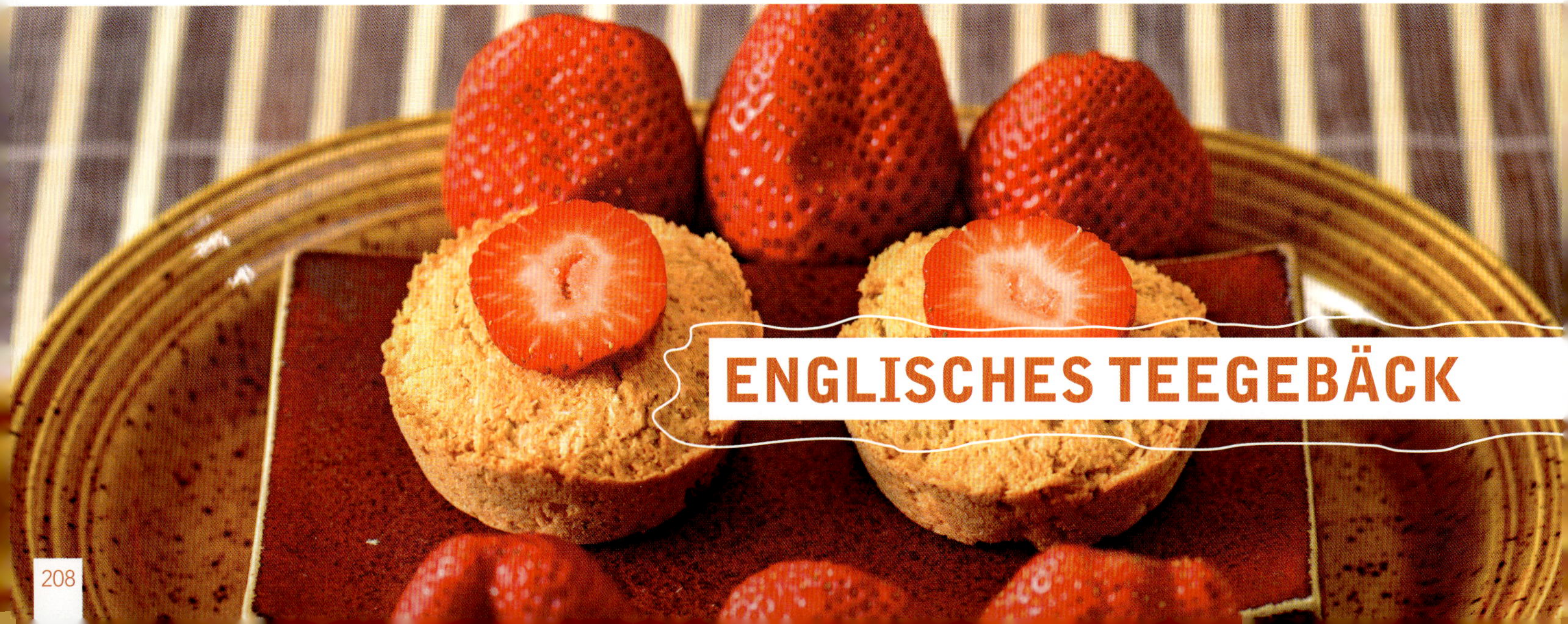

ENGLISCHES TEEGEBÄCK

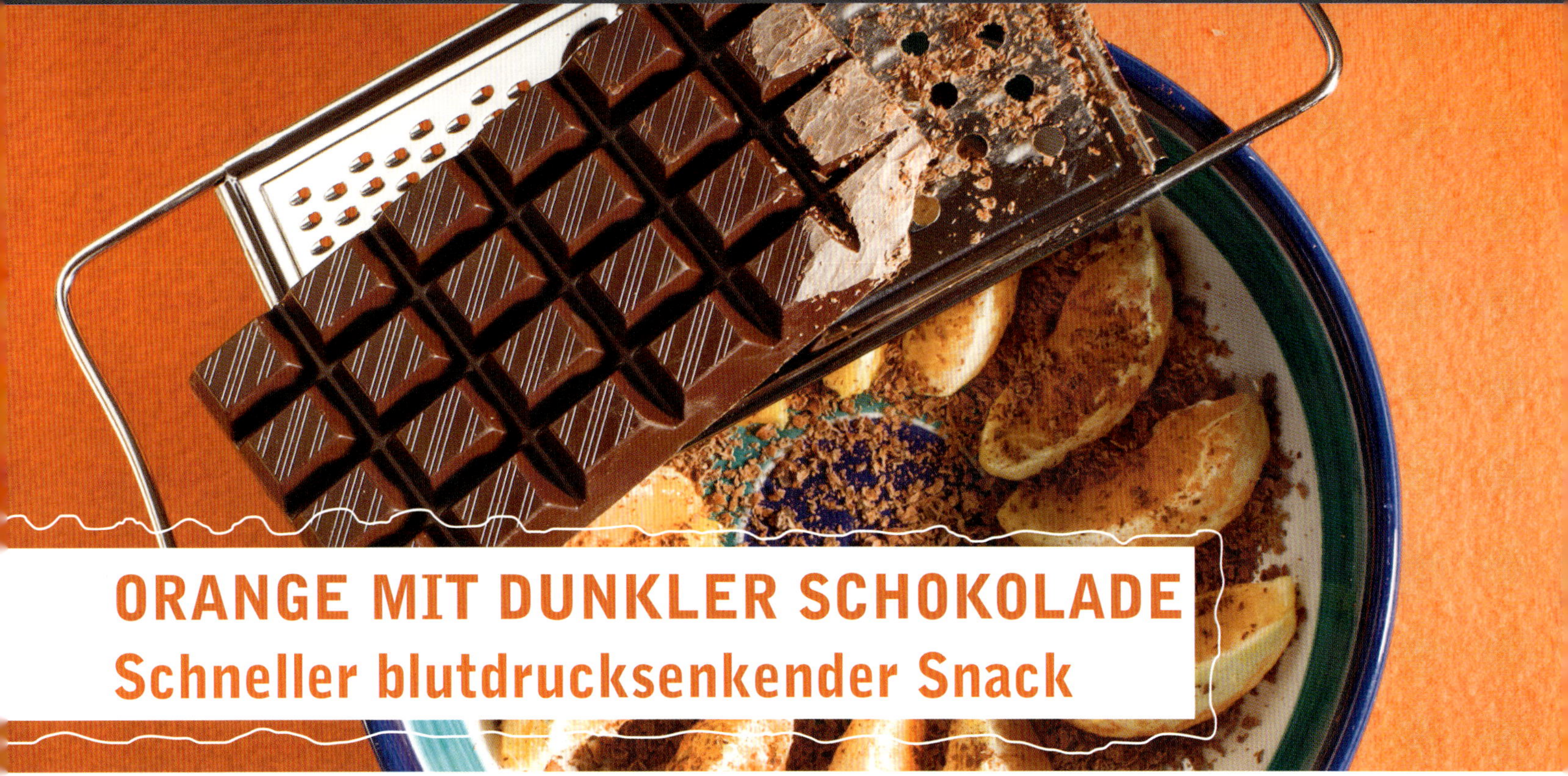

Rezepte für Kuchen und Gebäck

ORANGE MIT DUNKLER SCHOKOLADE
Schneller blutdrucksenkender Snack

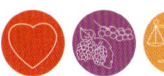

Zutaten:
- 2 **Orangen**
- ein paar (große) Stücke dunkle **Schokolade**, mindestens 70% Kakao
- eventuell 1 Prise **Zimt**

Zubereitung:
Die Orangen schälen und in Spalten teilen. Die dunkle Schokolade darüber reiben.

Gesundheitstipps:

• Schwarze Schokolade ist ein starkes Antioxidans. Untersuchungen haben ergeben, dass der tägliche Verzehr von dunkler Schokolade zu einem niedrigeren Blutdruck führt.

• Orangen enthalten **Vitamin C** und Kalzium. Kalzium und **Magnesium** sind wichtige Stoffe, um den Blutdruck zu regulieren.

• Sowohl Orangen als auch dunkle Schokolade enthalten OPC (natürliche Betablocker). Diese haben eine beruhigende Wirkung auf das Herz, verbessern die Durchblutung und haben eine schützende Wirkung auf die Gefäße.

• Auch Zimt hat diese Eigenschaften. Außerdem ist Zimt ein Antioxidans.

• Diesen Snack kann man täglich essen, sofern man sich ausreichend bewegt. Die gesättigten Fettsäuren in Schokolade sind für das Herz kein Problem, wenn das tägliche Verhältnis zwischen Bewegung und aufgenommener Kalorienmenge stimmt. Die Orangen kann man auch durch andere Obstsorten oder ungeröstete Nüsse oder Südfrüchte ersetzen.

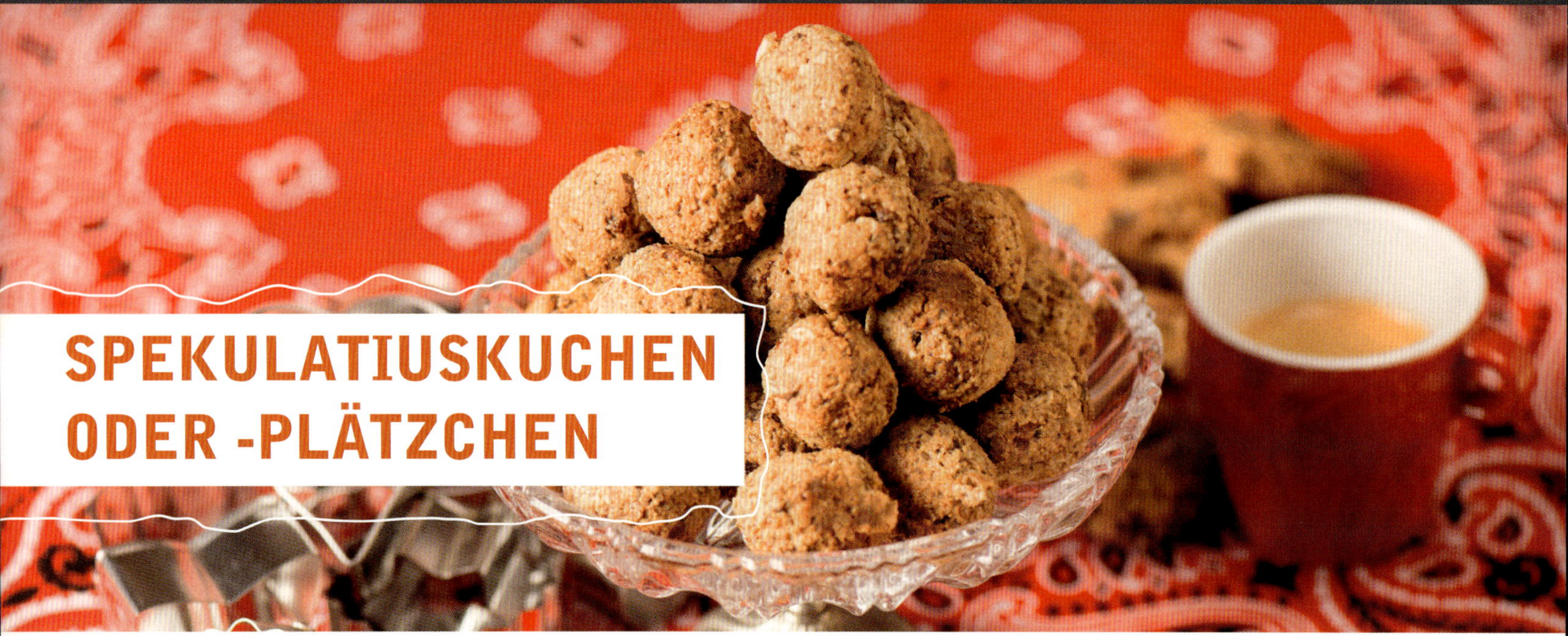

Rezepte für Kuchen und Gebäck

SPEKULATIUSKUCHEN ODER -PLÄTZCHEN

Zutaten:
- 200 Gramm gemahlene **Haselnüsse** oder **Mandeln**
- 4 **Eier**
- 200 Gramm gehackte oder ganze Mandeln
- 3 gehäufte Kaffeelöffel **Spekulatiusgewürz**
- eventuell 1 Teelöffel **Kardamom** oder gemahlener **Anis**
- 15 Tropfen **Stevia** oder 1 Schuss Ahornsirup
- 1 Kaffeelöffel Bindemittel (**Kokosmehl** oder **Pfeilwurzelstärke**)
- 2 Esslöffel **Butter** oder **Kokosöl**, geschmolzen
- Wenn der Teig eine geschmeidige Konsistenz haben soll, etwa 100 Gramm ungeschwefelte **Aprikosen** hinzugeben. (Aprikosen zuerst quellen lassen und anschließend pürieren.)

Zubereitung:
Die Zutaten miteinander vermengen. Den Teig in eine eingefettete Backform geben und gut andrücken. Im vorgeheizten Ofen bei 150 Grad etwa 45 Minuten lang backen. Alternativ kann man aus dem Teig Kugeln formen und eine Art Pfeffernüsse backen. Oder man verwendet Ausstechformen und macht Spekulatiusplätzchen.

Gesundheitstipps:
• Spekulatius könnte in Anbetracht bestimmter Zutaten eine gute Antioxidansquelle sein. Das Spekulatiusgewürz enthält nämlich eine Mischung Antioxidantien wie **Zimt,** Muskatnuss (oder Muskatblüte), Gewürznelken, **Kardamom, Ingwer** und oft auch noch **Pfeffer,** Koriander und **Anis**. Leider enthalten die herkömmlichen Spekulatius oftmals Unmengen an **Transfettsäuren, Glukose-Fruktose-Sirup** und Weißmehl.

• Es ist kein Problem, wenn man ab und zu Spekulatius isst. Wenn diese Leckerbissen jedoch von Juli bis Dezember im Supermarktregal liegen, ist es schwer, ihnen zu widerstehen. Deshalb kann man sie auf diese Art zubereiten. Gesund, nahrhaft und doch sehr schmackhaft. Auch eine gute Alternative zum Essen von Frühstückskuchen.

• Wenn man diesen Kuchen statt Frühstückskuchen isst, nimmt man keine zusätzlichen Kalorien zu sich. Oftmals isst man Kuchen und Gebäck zwischen den Mahlzeiten. Man kann in diesem Fall den Kuchen statt einer Brotmahlzeit essen. So kann man herrlich genießen ohne zusätzlich viele Kalorien zu sich zu nehmen.

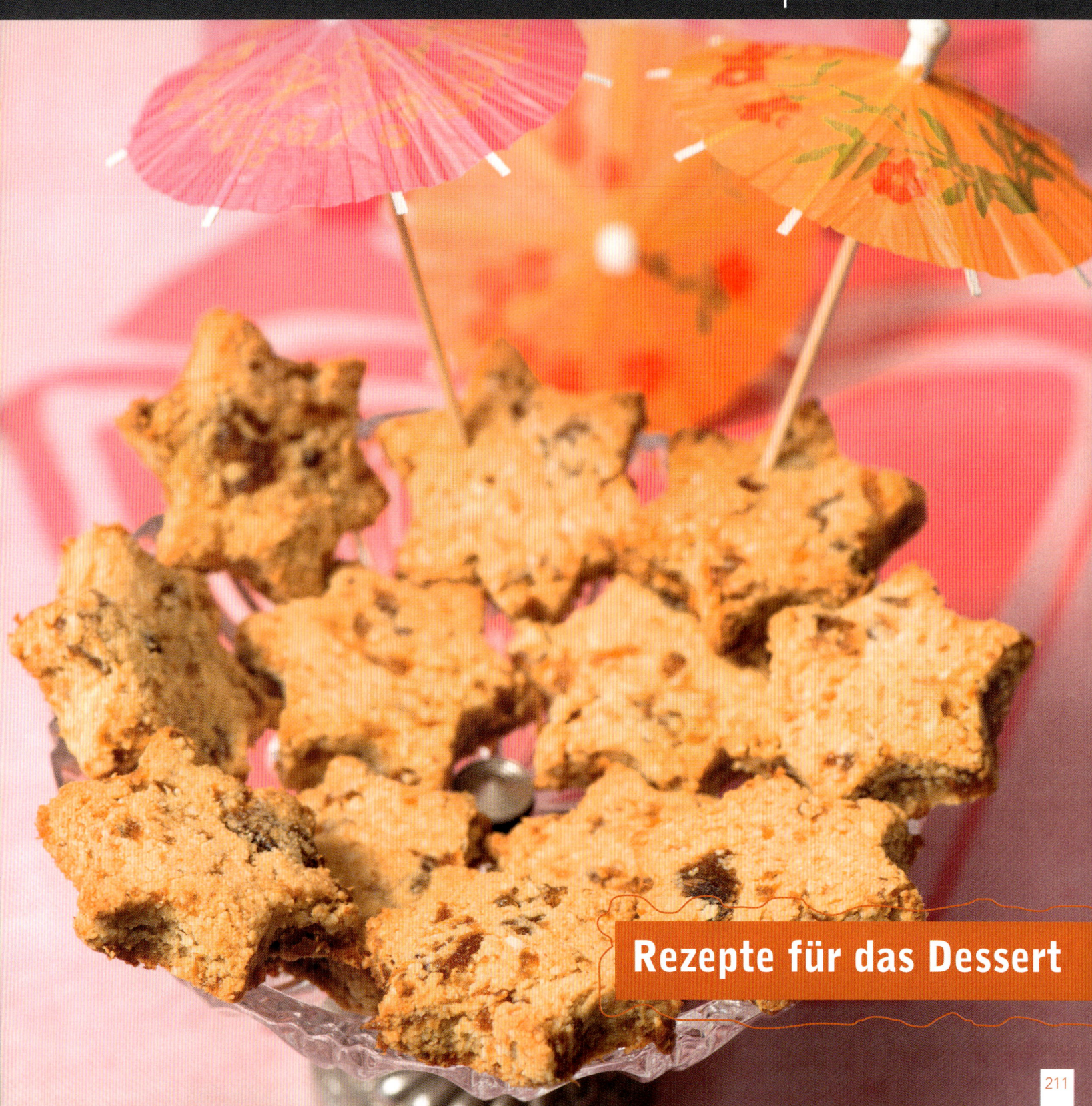

Rezepte für das Dessert

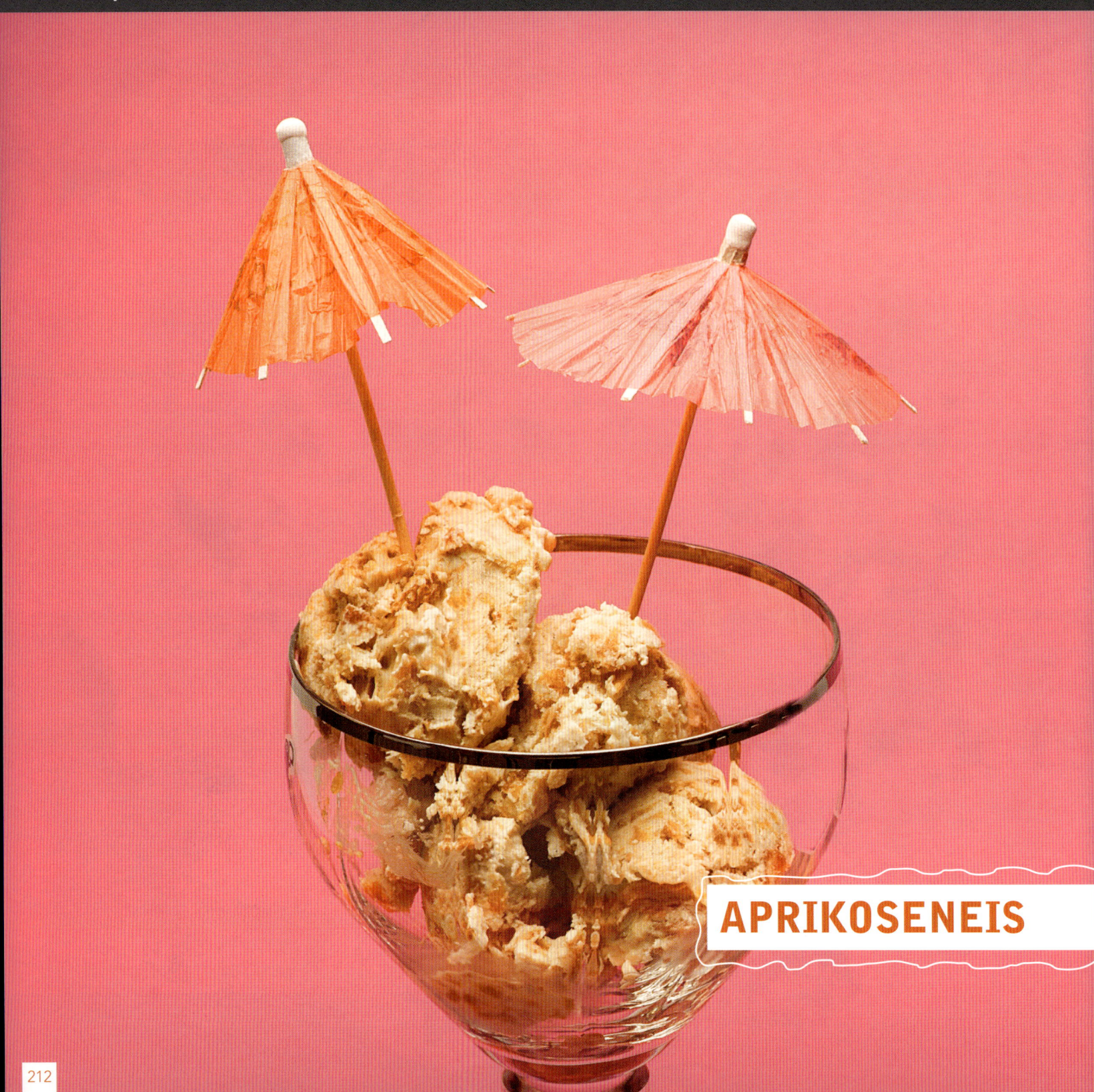

APRIKOSENEIS

Rezepte für das Dessert

Zutaten:
- 200 Gramm ungeschwefelte **Aprikosen**
- 500 ml vollfetter Bio-**Joghurt**
- 1 Teelöffel **Kardamom**
- 1 Prise Salz
- etwa 2 Kaffeelöffel **Zitronensaft**
- 10 bis 15 Tropfen **Stevia**

Zubereitung:
Die Aprikosen ein paar Stunden in Wasser einweichen lassen und anschließend zu einer homogenen Masse pürieren. Danach das Püree zum Joghurt geben. Mit Kardamom, Salz und Zitronensaft würzen, abschmecken und eventuell etwas Stevia zugeben. Die Masse in einen flachen Behälter geben und in die Tiefkühltruhe stellen. Einmal stündlich mit einer Gabel umrühren, um Kristallbildung zu vermeiden, da sonst der Geschmack leidet. Am besten gelingt das Eis, wenn man nur eine geringe Menge zubereitet. Alternativ kann die Masse auch in eine Eismaschine gegeben werden, das ist weniger aufwendig.

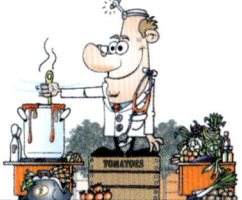

Gesundheitstipps:
- Eis lässt sich leicht ohne Zucker herstellen. Das ist gut für den Darm und den Blutzuckerspiegel.
- Joghurt ist ein fermentiertes Nahrungsmittel und damit gut für die Darmbakterien. Auch Aprikosen wirken durch ihre vielen Ballaststoffe unterstützend auf die Verdauung und den Blutzuckerspiegel.
- Der Verzehr von kalten Lebensmitteln aus dem Kühlschrank oder der Tiefkühltruhe führt dazu, dass die Verdauungsenergie vor allem bei Menschen mit einer schwachen Verdauung sinkt. Deshalb sollten diese Menschen besser darauf verzichten.
- Geben Sie immer eine Prise Salz in süße Speisen, um den süßen Geschmack zu intensivieren. Gefrorene Lebensmittel schmecken weniger süß. Deshalb enthält Eis oft viel Zucker. Bei der Verwendung von Stevia gibt es dieses Problem nicht.

Rezepte für das Dessert

EINE ALTERNATIVE ZU MARZIPANGEBÄCK

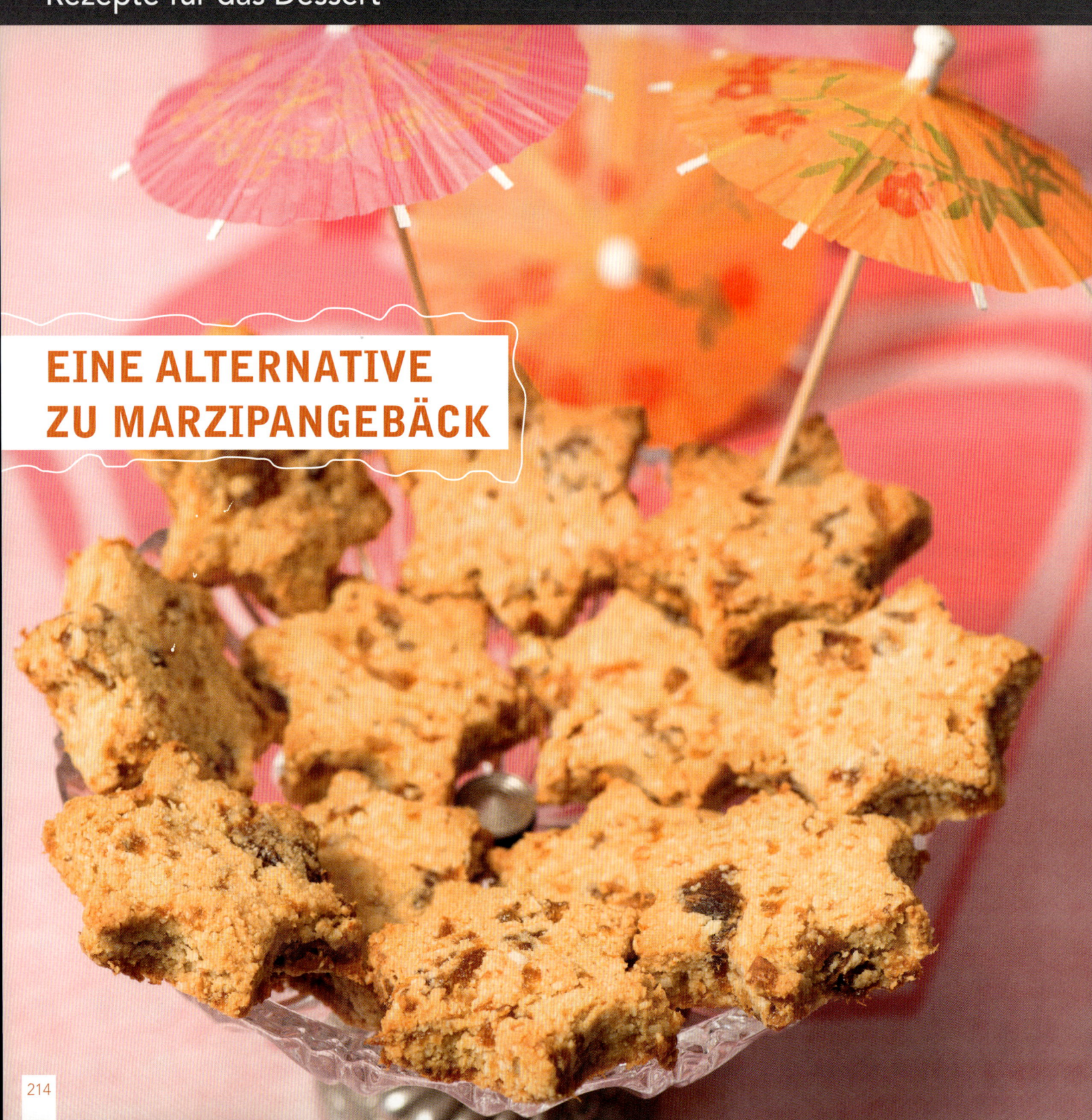

Rezepte für das Dessert

Zutaten:
- 100 Gramm ungeschwefelte **Aprikosen**
- 120 Gramm gemahlene **Mandeln**
- 1 Eiweiß (oder 1 ganzes **Ei**)
- 2 Tropfen **Orange**nöl (oder Zitronen- oder Vanille-Aroma)
- 7 Tropfen **Stevia**
- 4 Teelöffel Johannesbrotkernmehl oder **Kokosmehl**
- 1 kleiner Schuss Likör, zum Beispiel Orangenlikör wie Cointreau
- 1 Schuss **Zitronensaft**

Zubereitung:
Die Aprikosen in grobe Stücke schneiden und in ein wenig Wasser bei niedriger Hitze weichkochen. Anschließend pürieren. Das Eiweiß oder das Ei untermengen. Öl bzw. Aroma, Likör, Stevia und Zitronensaft zugeben. In einer anderen Schüssel die gemahlenen Mandeln mit dem Johannesbrotkernmehl bzw. Kokosmehl vermengen. Das Aprikosenpüree gut unterrühren oder für eine feinere Masse das Ganze mit dem Stabmixer pürieren. Den Teig abschmecken und bei Bedarf noch Likör, Zitronensaft oder Stevia zufügen. Aus dem Teig kleine Kugeln formen. Man kann den Teig auch mit einer Teigrolle ausrollen und Förmchen ausstechen. Den Ofen auf 140 Grad vorheizen und das Gebäck auf einem mit Backpapier ausgelegten Backblech etwa 40 Minuten backen.

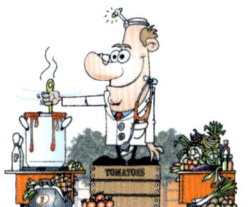

Gesundheitstipps:
• Durch die Kombination aus gesunden Fetten und langsamen Kohlenhydraten ist dieses Gebäck ideal zum Tee oder als Nachtisch. Auch gesunde Snacks wie diese enthalten dickmachende Fruktose und sollten nur in Maßen genascht werden.
• Dieses Gebäck bietet eine gute Alternative zu gewöhnlichem Weihnachtsgebäck, in dem meist viel Glukose-Fruktose-Sirup und viele Transfettsäuren enthalten sind.
• Aus dem Teig lässt sich auch Kuchen machen. Geben Sie ihn einfach in eine Backform.
• Auch für Menschen mit einer Glutenallergie ist dieses Gebäck gut geeignet.

REZEPT ANKIE DE BOER

Rezepte für das Dessert

   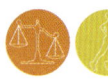

Zutaten:
- **Waldfrüchte** (Kirschen, rote und schwarze Johannisbeeren, Himbeeren, Aroniabeeren, Brombeeren usw.), am besten aus Bio-Anbau oder selbst gepflückt
- eventuell etwas **Stevia** oder Waldfruchtsaftkonzentrat
- eventuell **Granatapfel**ursaft
- **Zimt**
- **Kardamom**
- gemahlener **Ingwer**
- 1 Prise Salz
- **Banane**
- **Agar-Agar** (die genaue Menge entnehmen Sie der Anweisung auf der Verpackung) oder **Pfeilwurzelstärke** (das Gericht bekommt dann jedoch eine rosa Färbung)

Zubereitung:
Die Waldfrüchte mit ein wenig Saftkonzentrat oder Ursaft in einem Topf erhitzen, aber nicht köcheln lassen. Ein wenig Agar-Agar zugeben und auflösen. Anschließend den Topf vom Herd nehmen. Nach Geschmack die Gewürze zufügen. Danach das Salz und die in Stücke geschnittene Banane unterrühren. Wenn die Mischung zu säuerlich schmeckt, etwas Ursaft oder Stevia zufügen. Dieses Gericht eignet sich hervorragend als Nachtisch, als Snack, als Füllung für Eierkuchen oder als Topping für Muffins.

Gesundheitstipps:
- Verwenden Sie am besten Waldfrüchte aus Bio-Anbau bzw. ökologischer Landwirtschaft. Beeren, die mit Pestiziden belastet sind, enthalten weniger Schutzstoffe. Lesen Sie mehr darüber unter „Wissenswertes" bei **Waldfrüchte**n und in der Anlage „Antioxidantien, freie Radikale und ORAC-Werte".
- Diese Früchte sind für die Gesundheit sehr wichtig, so dass sie öfter auf dem Speiseplan stehen sollten. Essen Sie diese Waldfruchtmischung zum Frühstück, auf einem Stück Gebäck, als Füllung auf Hafereierkuchen, als Tortenfüllung, als Marmelade usw. In diesem Buch finden Sie mehrere Kombinationsvorschläge mit dieser Speise. Der Verzehr einer halben Tasse Waldfrüchte am Tag liefert einen wertvollen Beitrag zur Gesundheit. Natürlich kann ein einzelnes Nahrungsmittel nie allein Krankheiten vorbeugen. Versuchen Sie deshalb, täglich andere Nahrungsmittel mit präventiver Wirkung zu sich zu nehmen. Lesen Sie dazu mehr unter „Wissenswertes" bei **Nährstoffe als Medizin.**
- Die Bioflavonoide in diesen Früchten sind die stärksten Radikalfänger, die die Natur uns bietet. Eine andere Eigenschaft dieser Stoffe ist, dass sie die Barrierefunktion der Schleimhäute sehr gut intakt halten können. Bei einer mangelhaften Barrierefunktion entstehen leichter Nahrungsallergien, Magenbeschwerden oder degenerative Krankheiten.
- Zimt hat einen blutzuckersenkenden Effekt. Kardamom stimuliert die Verdauung.
- Banane gibt uns Serotonin, einen Stoff, an dem es uns in Stresssituationen schnell mangelt. Ein Mangel löst unter anderem ein starkes Verlangen nach Zucker und Kohlenhydraten aus.

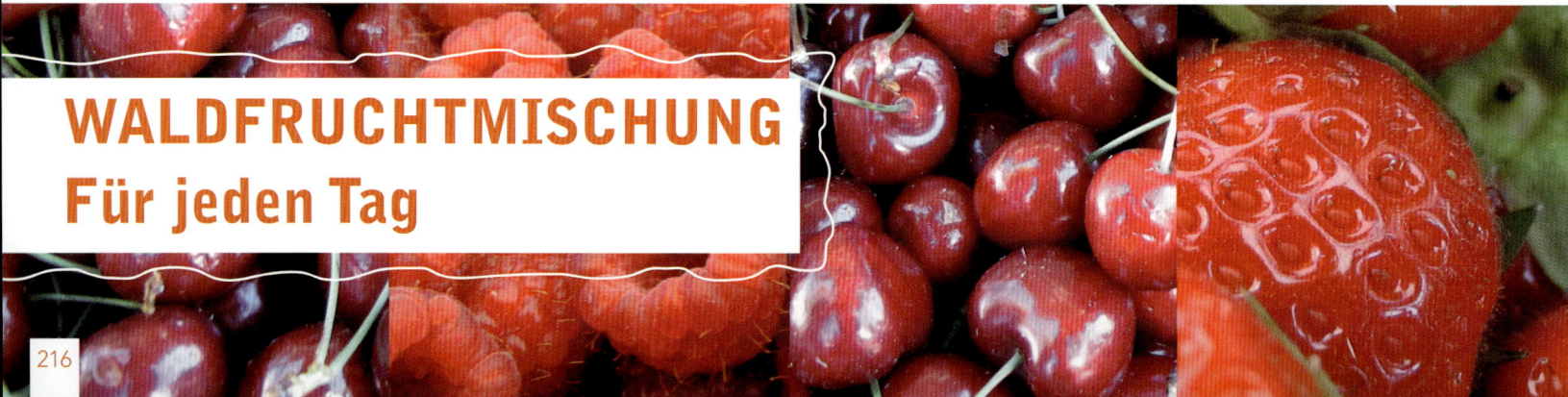

WALDFRUCHTMISCHUNG
Für jeden Tag

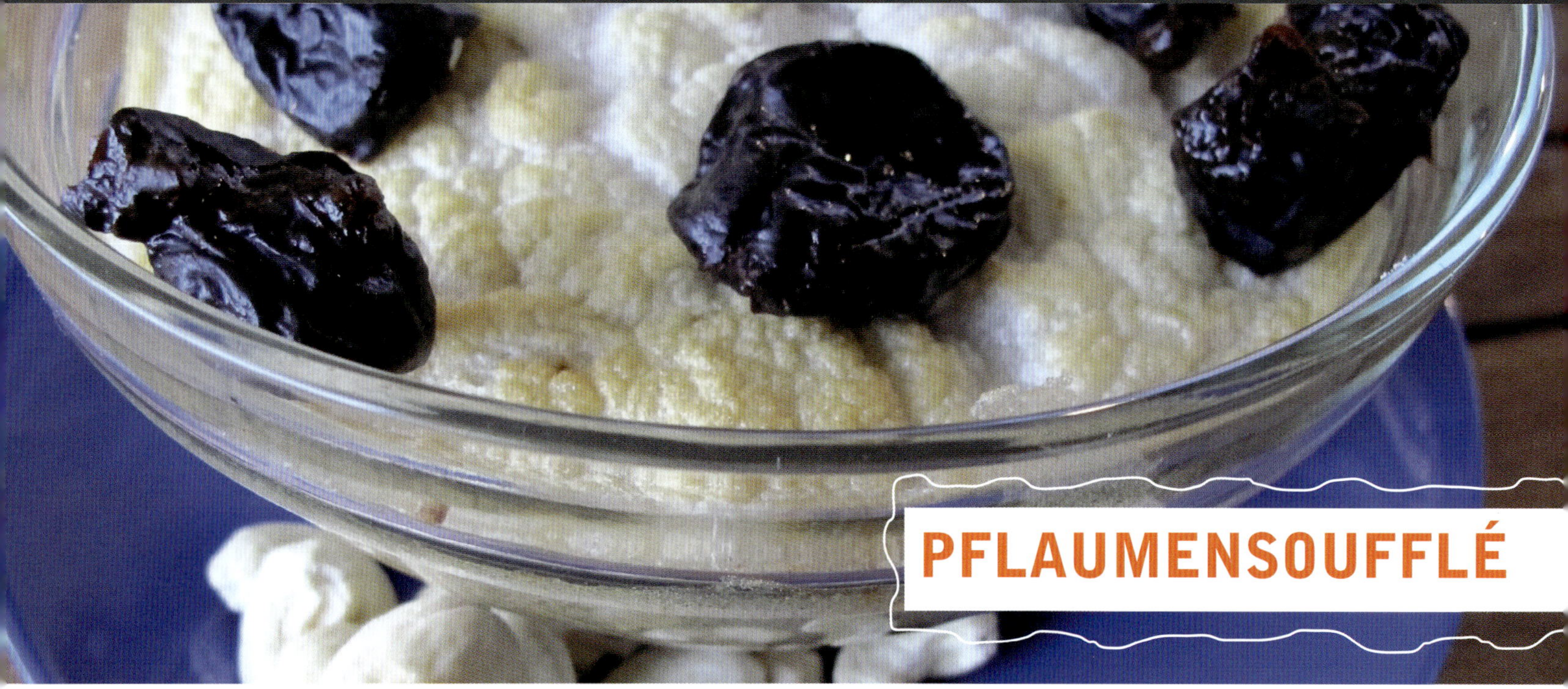

Rezepte für das Dessert

PFLAUMENSOUFFLÉ

Zutaten:
- 100 Gramm getrocknete **Pflaumen** ohne Kern
- 100 Gramm Cashew-Kerne
- 4 **Eiweiß**
- ein paar Tropfen **Stevia**
- 1 Prise **Zimt**
- 1 kleiner Schuss **Zitronensaft**
- 1 Kaffeelöffel geriebene Zitronenschale einer Bio-**Zitrone**
- eventuell 1 Prise gemahlene Vanilleschote

Zubereitung:
Die Pflaumen in Stücke schneiden und eine Viertelstunde in wenig Wasser einweichen lassen. Die Cashew-Kerne mit einem Mörser zerkleinern. Die Eier trennen und das Eiweiß zu Schnee schlagen. Danach Stevia, Zimt, Zitronensaft und Zitronenschale unterrühren. Die Pflaumen in eine Schüssel geben, danach die Cashew-Kerne darüber schichten und anschließend die Eiweißmischung darüber streichen. Etwa eine halbe Stunde im Backofen bei 150 Grad backen. Diese Speise sieht sehr schön aus, wenn sie in kleinen Glasschälchen serviert wird.

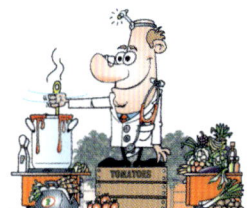

Gesundheitstipps:
• Dieses Soufflé ist ein köstlicher Snack. Getrocknete Feigen und Pflaumen haben einen hohen Nährwert. Getrocknete Pflaumen enthalten etwa viermal so viele Kalorien pro 100 Gramm wie frische Pflaumen. Deshalb sollte man beim Verzehr von derartigen gesunden Snacks oder Desserts die Gesamtmenge der pro Tag aufgenommenen Kalorien nicht aus den Augen verlieren. Auch sehr gesunde Lebensmittel können schließlich, wenn sie nicht in Maßen gegessen werden, Übergewicht verursachen.

• Die Pflaumen haben einen hohen Ballaststoffgehalt und somit eine positive Wirkung auf den Darm. Außerdem enthalten Pflaumen viel **Kalium** und Eisen.

Rezepte für das Dessert

ANANAS MIT SCHOKOLADE
Einfacher Nachtisch

Rezepte für das Dessert

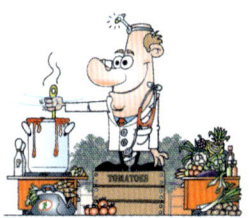

Zutaten:
- 1 frische **Ananas**
- etwa 75 Gramm dunkle **Schokolade** (mindestens 70 Prozent Kakao)

Zubereitung:
Die Ananas schälen und, einschließlich der bissfesten Ananasmitte, in Scheiben schneiden. Die Schokolade im Wasserbad schmelzen lassen. Anschließend die Schokolade mit einem Löffel über die Ananasstücke verteilen, so dass ein schönes Muster entsteht.

Gesundheitstipps:
- Dunkle Schokolade enthält Stoffe, die den Abbau von Stresshormonen unterstützen.
- Bitterschokolade fungiert als freier Radikalfänger und enthält **Magnesium**, das als wichtigster Antistressmineralstoff gilt.
- Einige Studien kommen zu dem Ergebnis, dass der Verzehr von etwa 25 Gramm Bitterschokolade pro Tag eine blutdruckregulierende Wirkung hat sowie vor Herz- und Gefäßkrankheiten und Krebs schützt (siehe Anlage „Wissenswertes"). Milchschokolade hat diesen positiven Effekt nicht.
- Gesunde Nahrungsmittel mit präventiver Wirkung sollte man in den Speiseplan integrieren und nicht zusätzlich zu sich nehmen.
- Es gibt nur wenig Obstsorten (und Desserts), deren Verzehr nach der Mahlzeit gesund ist. Die Ausnahmen sind Ananas, **Papaya** und **Kiwi**. Dieses Obst enthält Stoffe, die die Eiweißtrennung fördern. Dadurch liegt das Essen weniger schwer im Magen. Die meisten dieser Stoffe sind im Strunk der Ananas zu finden. Ananas aus der Dose hat daher diese Wirkung nicht.

> „Nicht was wir essen, sondern was wir verdauen, kommt uns zu Gute."
> *Alte Weisheit*

Rezepte für das Dessert

Zutaten:
- 12 Soft-**Feigen**
- 500 ml vollfetter Bio-**Joghurt**
- 2 bis 3 Tropfen Zitronenaroma oder noch besser 1 Kaffeelöffel geriebene Zitronenschale einer Bio-**Zitrone**
- 1 Schuss **Zitronensaft**
- 1 Teelöffel **Kardamom**
- 15 Tropfen **Stevia**
- 1 Esslöffel **Kokos**raspeln
- 1 Prise Salz, um den süßen Geschmack hervorzuheben

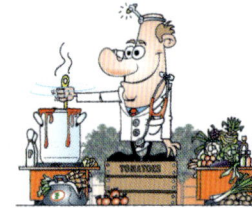

Zubereitung:
Die Feigen in etwas Wasser quellen lassen. Das Wasser abgießen und die Feigen pürieren. Das Püree zum Joghurt geben und die restlichen Zutaten untermengen. Abschmecken, ob die Mischung süß genug ist und gegebenenfalls mit etwas Stevia nachsüßen. Die Speise entweder in die Eismaschine geben oder in kleinen Muffin-Schälchen in das Gefrierfach stellen. Nach etwa eineinhalb Stunden ist die Masse gefroren.

Gesundheitstipps:
- Durch die Kokosraspeln und Feigen ist dieser Nachtisch ballaststoffreicher als viele andere Desserts. Dadurch trägt dieses Dessert zum Schutz der guten Darmbakterien bei.
- Spät am Abend sollte man besser keine Desserts mehr zu sich nehmen. Der Verzehr von Desserts am Abend führt bei vielen Menschen zu Verdauungs- oder Schlafstörungen.

FEIGENEIS

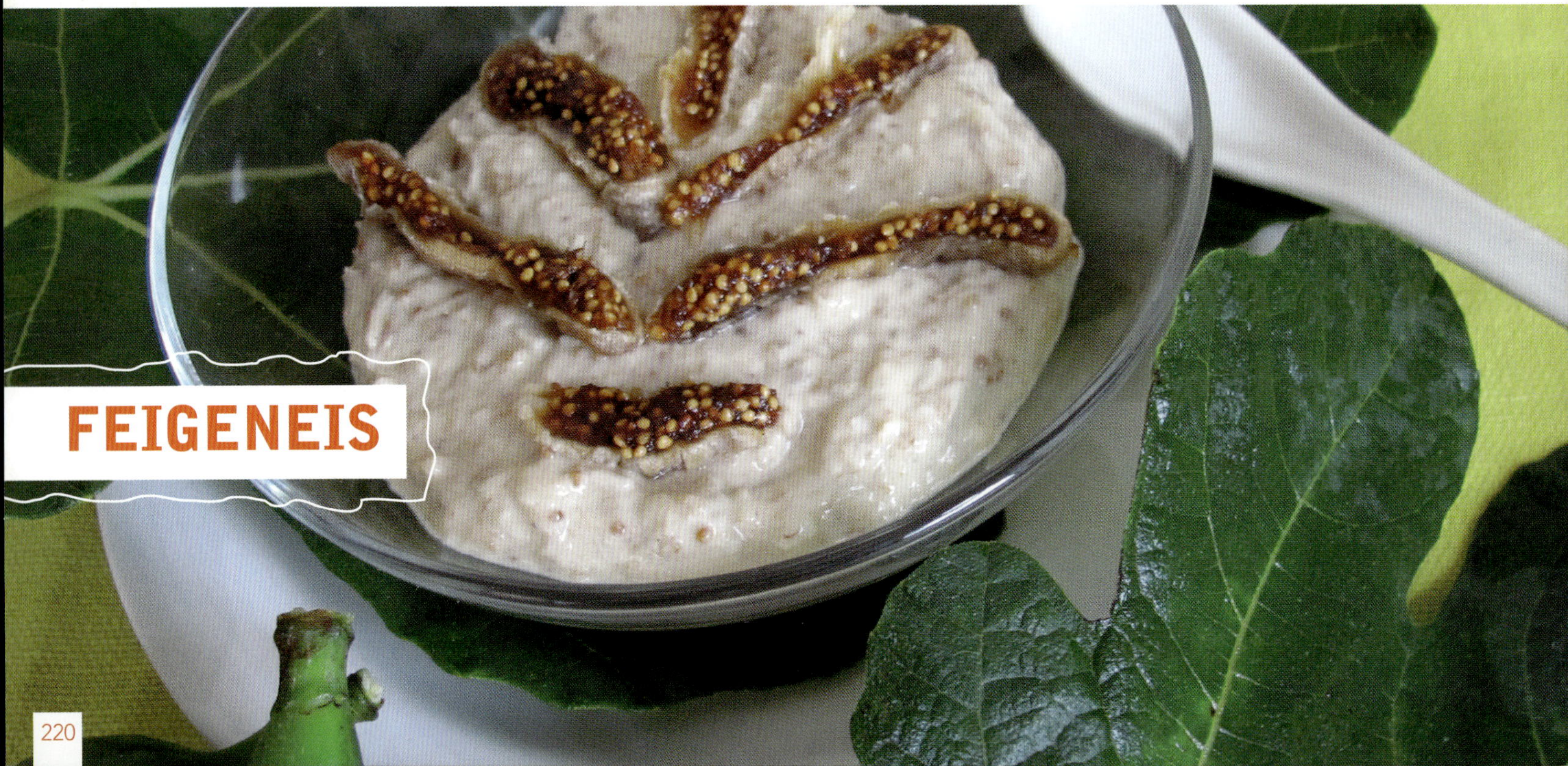

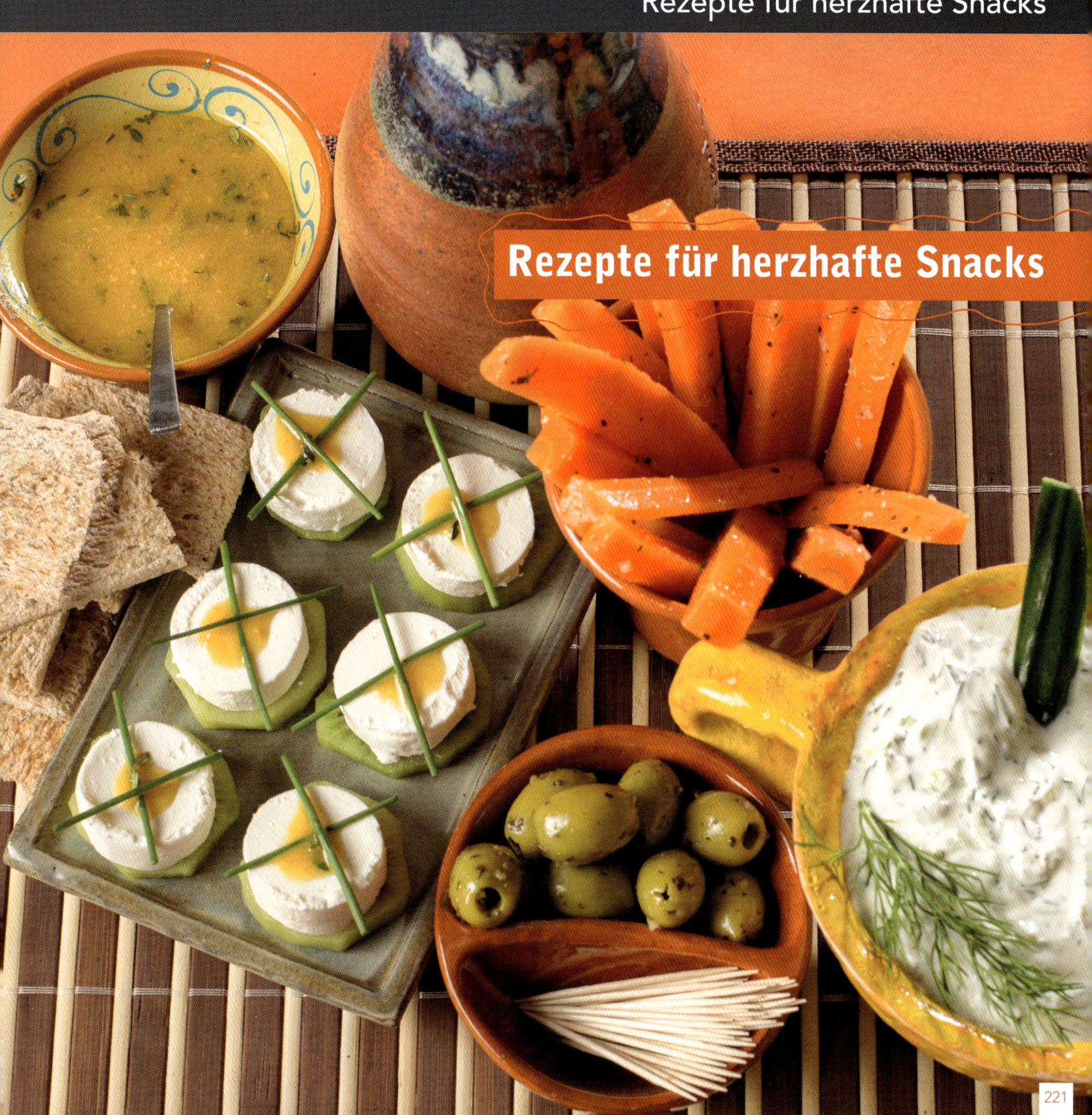

Rezepte für herzhafte Snacks

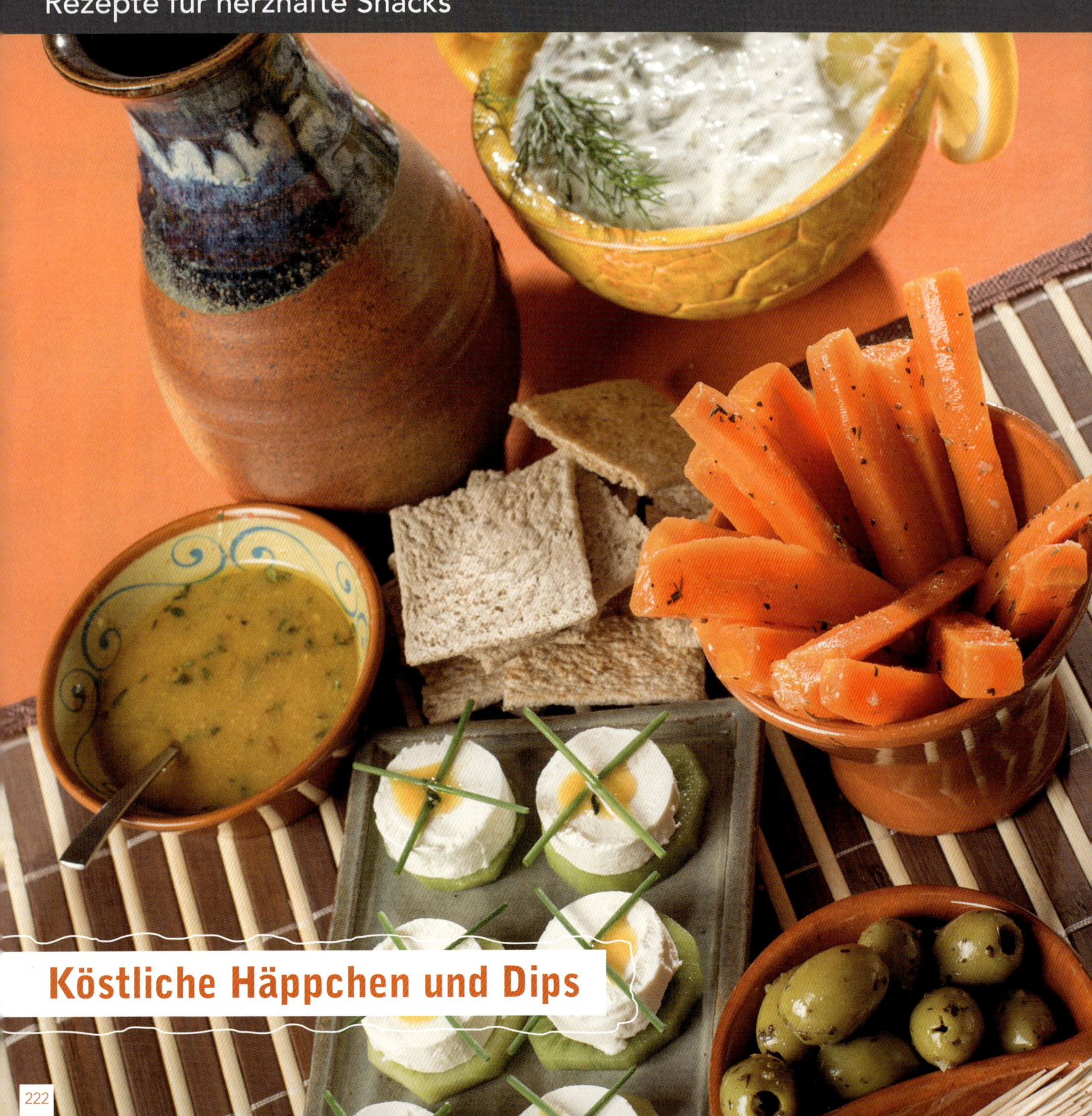

Rezepte für herzhafte Snacks

Köstliche Häppchen und Dips

Rezepte für herzhafte Snacks

Da wir die ungesündesten Lebensmittel an Geburtstagen, auf Feiern, Empfängen und vor dem Fernseher essen, nachfolgend gesundheitsfördernde Tipps und Rezepte.

Unser Ess- und Trinkverhalten wird zum Beispiel bestimmt durch:
- die Form des Trinkglases. In ein schmales, hohes Glas passt weniger hinein, obwohl man das optisch nicht bemerkt. Somit trinkt man weniger als aus einem dicken, kurzen Glas.
- die Größe des Tellers. Große Teller laden dazu ein, große Portionen aufzutun. Deshalb kann man besser kleinere Teller nehmen.
- die Auswahl. Je größer die Essensauswahl, desto mehr isst man.
- die Verpackungsgröße. Je größer die Packung oder die Flasche, aus der man serviert, desto mehr gibt man auf bzw. schenkt man ein.
- die Gesamtzeit, die man vor dem Fernseher verbringt. Je mehr Stunden man fernsieht, desto schwerer wird man. Dafür gibt es mehrere Gründe: Die Werbung erinnert einen an Essen, vor dem Fernseher isst man unbewusst mehr (da die Aufmerksamkeit nicht beim eigentlichen Essen liegt) und man bewegt sich nicht.

Entnommen aus dem Buch „Essen ohne Sinn und Verstand" von Brian Wansink. Dieses Buch enthält viel amüsant beschriebenes Wissen zu unserem Essverhalten.

Quark mit Orange

Zutaten:
- 250 Gramm Quark oder **Joghurt**
- 1 gepresste **Orange**
- eventuell 1 **Knoblauch**zehe
- **Pfeffer**
- Salz
- 1 Prise gemahlener **Ingwer** oder 1 Teelöffel frisch geriebene Ingwerwurzel
- 1 Esslöffel **Zitronensaft**
- 1 Schuss **Olivenöl**

Zubereitung:
Quark (oder Joghurt) oberhalb einer Schüssel in ein mit einem Tuch ausgelegtes Sieb geben, abdecken und ein bis zwei Stunden kühl wegstellen. Anschließend die Flüssigkeit entfernen, die Masse jedoch nicht ausdrücken. Quark bzw. Joghurt mit dem Fruchtfleisch der Orange und einem Teil des Orangensafts vermengen. Pfeffer, Salz, Ingwer (frisch geriebener Ingwer schmeckt am besten), Zitronensaft und Olivenöl zugeben. Sehr schmackhaft mit **Bärlauch**, Schnittlauch oder anderen frischen Kräutern. Diesen Aufstrich auf einer gekochten und abgekühlten Kartoffelscheibe, einer Scheibe Zucchini oder einem Cracker servieren.

Behalten Sie beim Essen und Trinken Folgendes im Hinterkopf:
„Alles, was zu viel ist, wird der Natur zuwider."
Hippocrates

Rezepte für herzhafte Snacks

Lachsmousse

Zutaten:
- Blätter von etwa 10 Stängel frischem **Basilikum** (oder mehr)
- 2 Dosen **Wildlachs**
- 1 kleine Dose schwarze **Oliven** (Abtropfgewicht 80 Gramm)
- ½ Glas sonnengetrocknete **Tomaten**
- 1 Schuss **Zitronensaft**
- 1 Schuss **Olivenöl**
- 1 Schuss **Rapsöl**
- 2 Esslöffel Quark (oder **saure Sahne** oder Crème Fraîche oder vollfetter **Joghurt**)
- 1 Kaffeelöffel getrocknetes **Basilikum**
- **Pfeffer**
- ein wenig Salz

Variation:
Auch sehr köstlich mit veganem Thunfisch-Ersatz statt Wildlachs.

Zubereitung:
Alle Zutaten, außer das frische Basilikum, in einen Mixer geben und zu einer homogenen Masse pürieren. Kurz vor dem Servieren das frische kleingeschnittene Basilikum zufügen. Auf Cracker, Roggenbrot, Gurken- oder Zucchinischeiben servieren.

Gesundheitstipp:
Wildlachs hat einen hohen Gehalt an Omega-3-Fettsäuren.

Belegte Zucchinischeiben

Zutaten:
- 1 **Zucchini**
- 1 Becher **Ziegenfrischkäse**
- 1 Prise **Pfeffer** oder **Cayennepfeffer**
- eventuell ein paar Tropfen **Zitronensaft**

Zubereitung:
Zucchini in Scheiben schneiden und diese mit zerbröseltem Ziegenkäse belegen. (Cayenne)Pfeffer darüber streuen. Anschließend noch einige Tropfen Zitronensaft darüber träufeln.

Gesundheitstipps:
Statt Cracker kann man Zucchinischeiben nehmen. Zucchinischeiben sind köstlich und gesund und können hervorragend gut mit geräuchertem Lachs, Ziegenkäse, Hüttenkäse, Lachsmousse usw. belegt werden.

Rezepte für herzhafte Snacks

Kiwi mit Ziegenkäse und Honig-Senf-Dressing

Zutaten:
- 1 grüne **Kiwi**
- 1 gelbe Kiwi
- 100 Gramm weicher **Ziegenkäse** oder 1 Ziegenkäserolle
- 1 Esslöffel Honig
- 1 Esslöffel Senf
- 4 Esslöffel **Olivenöl**
- 2 Esslöffel **Zitronensaft**
- ein wenig Salz
- ein wenig **Chilipfeffer** und **Thymian**

Zubereitung:
Die Kiwis schälen und in Scheiben schneiden. Aus dem Ziegenkäse kleine Bällchen formen oder den Ziegenkäse in Würfel bzw. in Scheiben schneiden. Jede Kiwischeibe mit Ziegenkäse und ein wenig des nachfolgend beschriebenen Dressings versehen.

Dressing:
Honig und Senf mit Olivenöl vermengen und anschließend Zitronensaft zugeben. Falls es sich nicht gut vermischen lässt, noch ein paar Tropfen Zitronensaft zufügen. Mit Salz, Chilipfeffer und Thymian abschmecken.

REZEPT BIRGIT FLÜG

Gesundheitstipps:
Die meisten Häppchen sind Dickmacher. In dieser Speise sind drei Zutaten mit einem hohen **thermogenen Effekt** enthalten: Zitronensaft, Olivenöl und Chilipfeffer. Jedoch wird diese Wirkung durch die Fruktose im Honig und die gesättigten Fettsäuren im Käse reduziert. In Maßen kann man diesen Snack allerdings genießen.

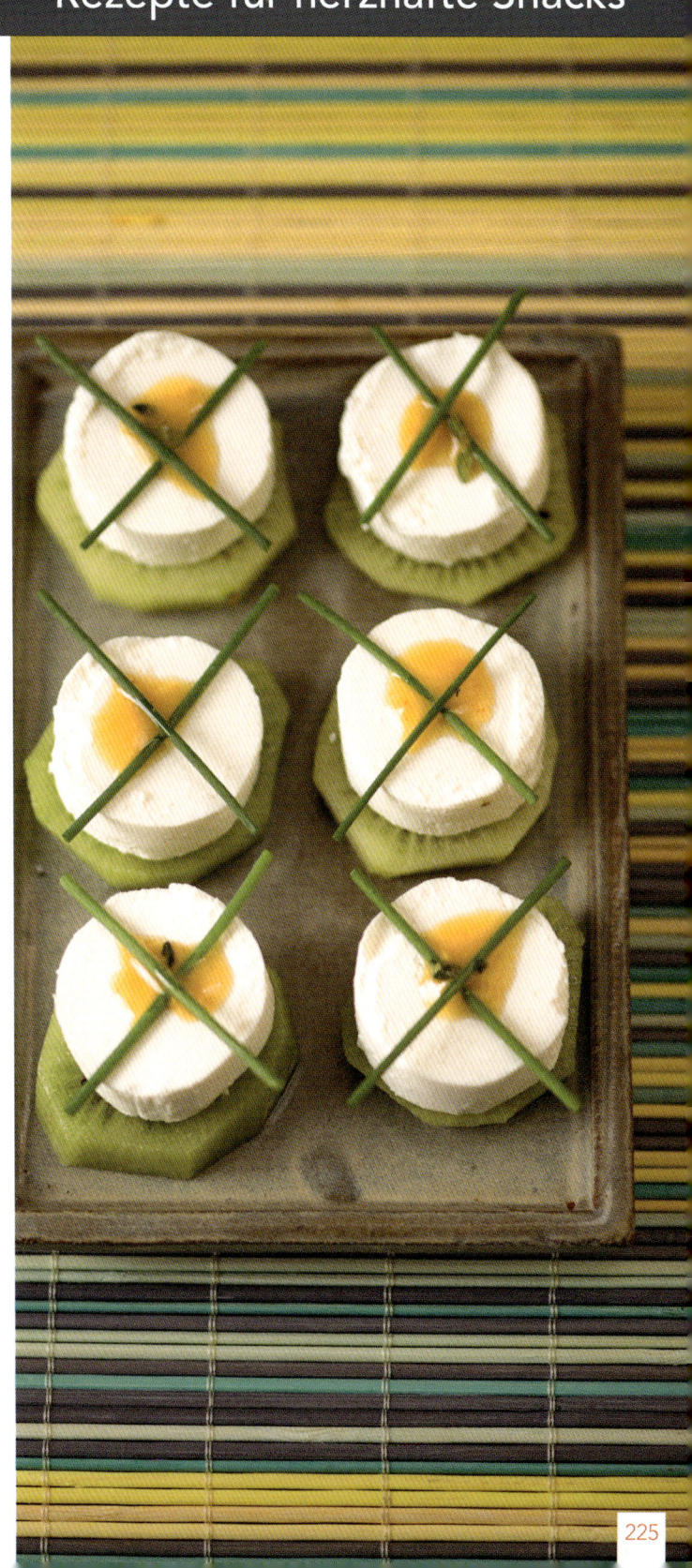

Rezepte für herzhafte Snacks

Pommes-Sauce der anderen Art

Zutaten:
- 125 Gramm **saure Sahne**
- 1 zerdrückte **Knoblauch**zehe
- 1 Schuss **Zitronensaft**
- 1 Prise **Pfeffer**
- 1 Prise Salz

Zubereitung:
Alle Zutaten miteinander vermengen und die Sauce wie Mayonnaise verwenden.

Gesundheitstipps:
Selbstverständlich weiß jeder, dass Mayonnaise und Pommes-Sauce nicht gesund sind. Diese Variante enthält jedoch kaum Transfettsäuren und Zucker und schmeckt köstlich.

Spieße mit Tomaten, Basilikum und Mozzarella

Zutaten pro Spieß:
- 1 oder 2 Bio-Cocktail**tomaten**
- 4 Blätter frischer **Basilikum**
- 1 Mini-Mozzarella-Kugel
- eventuell 2 **Oliven**
- Spieß zum Anstecken

Zubereitung:
Spricht für sich.

REZEPT BIRGIT FLÜG

Gesundheitstipps:
- Viele Häppchen enthalten reichlich **Transfettsäuren**. Dieser Snack allerdings nicht.
- Mozzarella enthält viel weniger Kalorien als zum Beispiel Gouda. (Mozzarella 248 Kcal, 20 Gramm Eiweiß und 16,5 Gramm Fett pro 100 Gramm. Gouda 390 Kcal, 25,5 Gramm Eiweiß und 32,5 Gramm Fett pro 100 Gramm.) Außerdem nimmt man mit diesem Häppchen auch Antioxidantien zu sich.

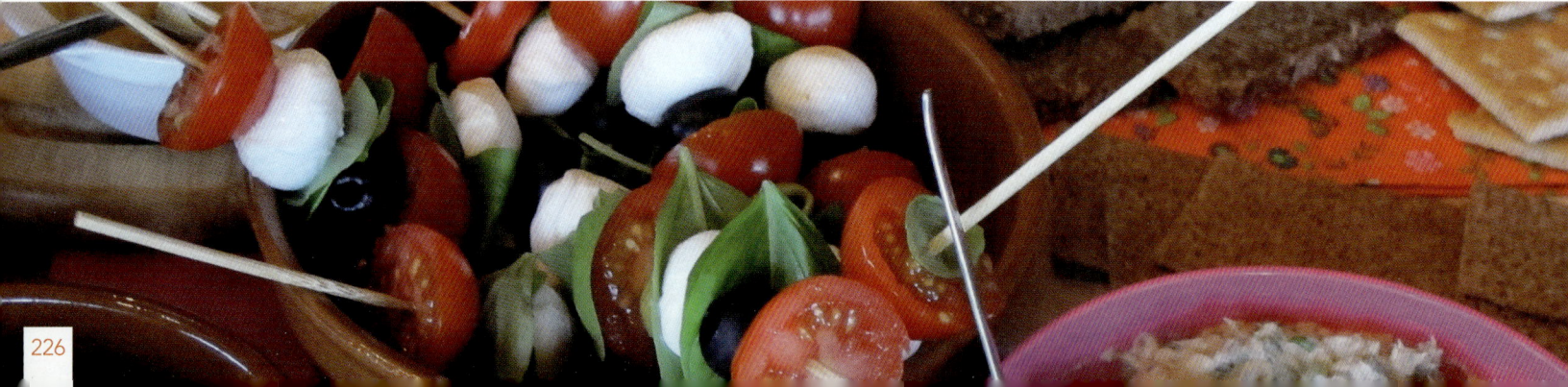

Rezepte für herzhafte Snacks

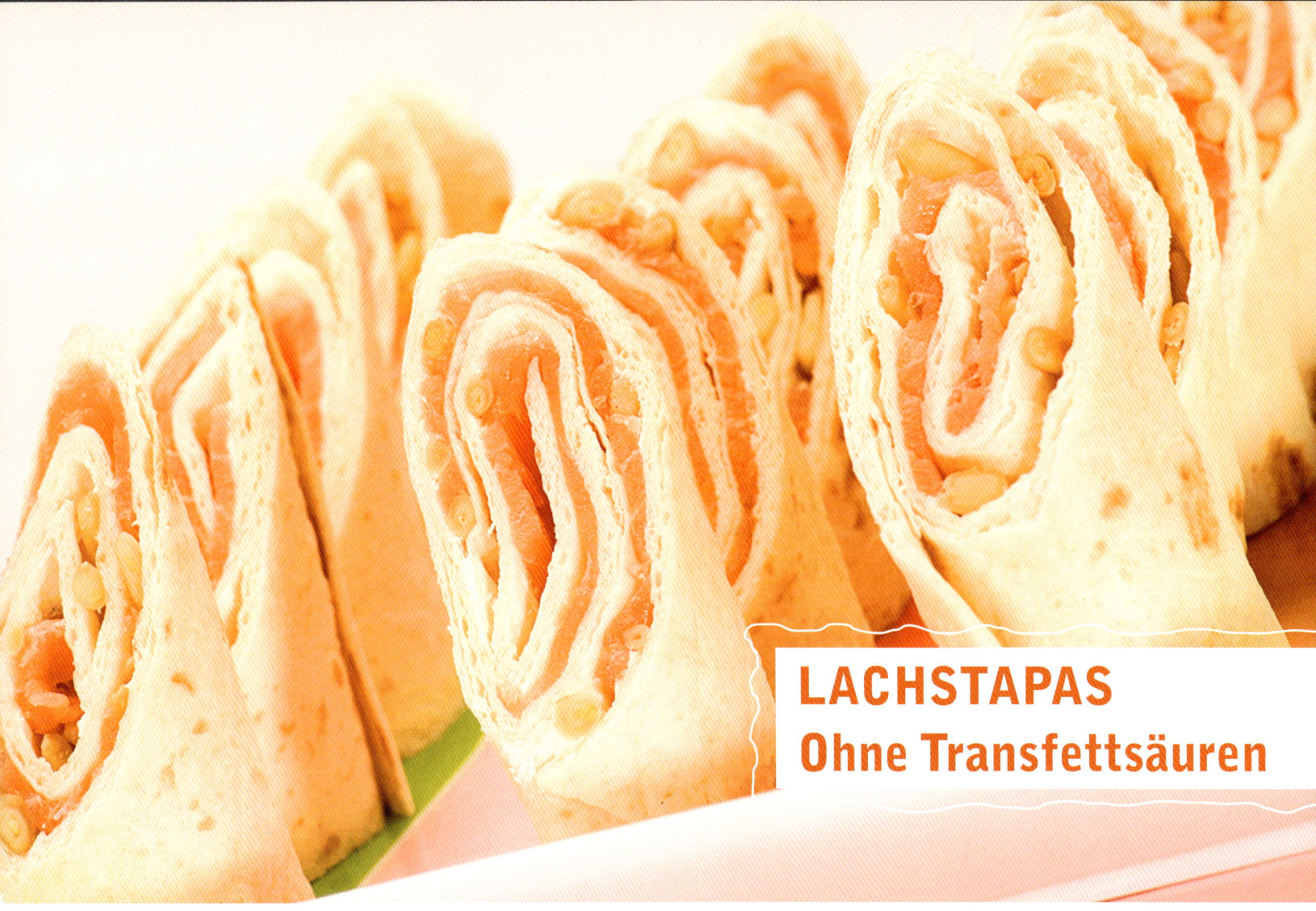

LACHSTAPAS
Ohne Transfettsäuren

Zutaten:
- 4 Tortillas oder selbstgemachte **Buchweizen**-, **Quinoa**- oder **Hafer**eierkuchen
- 1 Becher **saure Sahne**
- 100 Gramm geröstete **Pinienkerne** oder **Sonnenblumenkerne**
- 200 Gramm geräucherter **Lachs**
- eventuell fein geschnittene **Rucola**, **Basilikum** oder **Oregano**

Zubereitung:
Tortillas mit saurer Sahne bestreichen. Geröstete Pinienkerne oder Sonnenblumenkerne darüber streuen und anschließend mit geräuchertem Lachs und etwas Kräutern belegen. Die Tortillas aufrollen, mit Spießchen versehen, in Frischhaltefolie wickeln und im Kühlschrank aufbewahren. Kurz vor dem Servieren in 4 Zentimeter breite Stücke schneiden. Wenn man mehr Zeit zur Verfügung hat, kann man selbst gesunde Eierkuchen aus Buchweizen-, Quinoa-, oder Hafermehl backen und diese statt der Tortillas verwenden. »

Rezepte für herzhafte Snacks

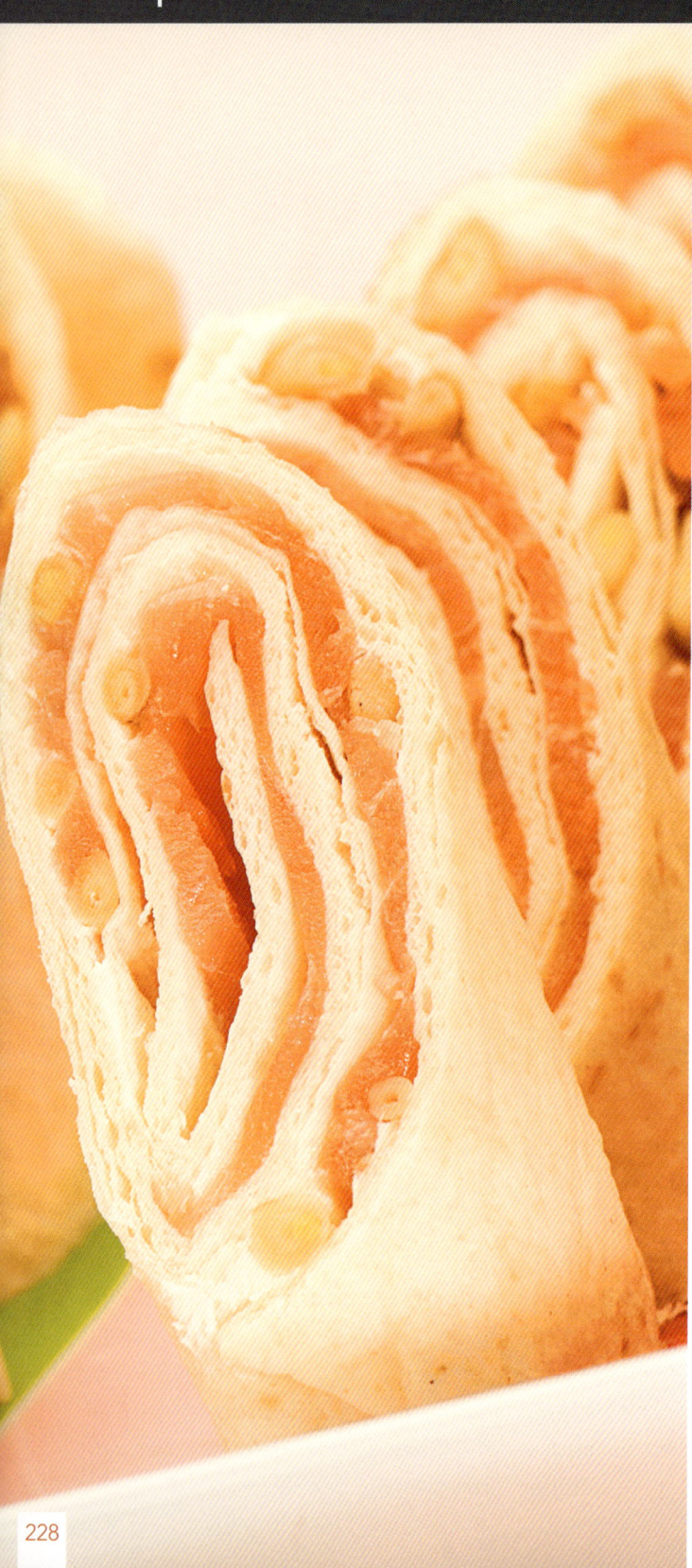

Gesundheitstipps Lachstapas:
• Tortillas sind aus Weißmehl gemacht, das nicht wirklich gesund ist. Wenn die Tortillas mit Eiweiß und gesundem Fett kombiniert werden, haben sie weniger Auswirkungen auf den Blutzuckerspiegel. Alle raffinierten Mehlprodukte wurden größtenteils ihrer Ballaststoffe, Vitamine und Mineralstoffe entledigt und bringen deshalb den Blutzuckerspiegel durcheinander. Sie begünstigen damit Energieverlust und Übergewicht.
• Diese Tapas sollte man mit Eierkuchen aus Hafer- oder Buchweizenmehl machen. Diese Mehlsorten sind vollwertige Nahrungsmittel mit Ballaststoffen und haben den Vorteil, dass sie den Blutzuckerspiegel nur langsam ansteigen lassen.
• Weißmehl ist nicht ausschließlich schlecht. Auch wenn es wenig Ballaststoffe und kaum essenzielle Nährstoffe enthält, ist der **Phytinsäure**anteil geringer als in Vollkorngetreideprodukten. Menschen mit einem sehr empfindlichen Darm reagieren daher manchmal besser auf Weißmehl als auf Vollkorngetreide. Dies sollte jedoch kein Grund sein, um sich nur von Weißmehlprodukten zu ernähren.
• Man nimmt viele gesättigte Fettsäuren und Transfettsäuren zu sich, wenn man Snacks isst. Mit diesen Tapas erhält man auch gesunde Fettsäuren. Pinienkerne und Sonnenblumenkerne enthalten Fettsäuren, die größtenteils mehrfach ungesättigt sind. Um Oxidation zu vermeiden, kann man die Pinienkerne oder Sonnenblumenkerne kurz anrösten.
• Geräucherte Fleisch- und Fischwaren sollte man nur ausnahmsweise oder zu besonderen Anlässen essen. Diese Lebensmittel schmecken zwar sehr gut, aber geräucherte Nahrungsmittel enthalten **Nitrit** und ein regelmäßiger Konsum von Nitrit sollte vermieden werden.

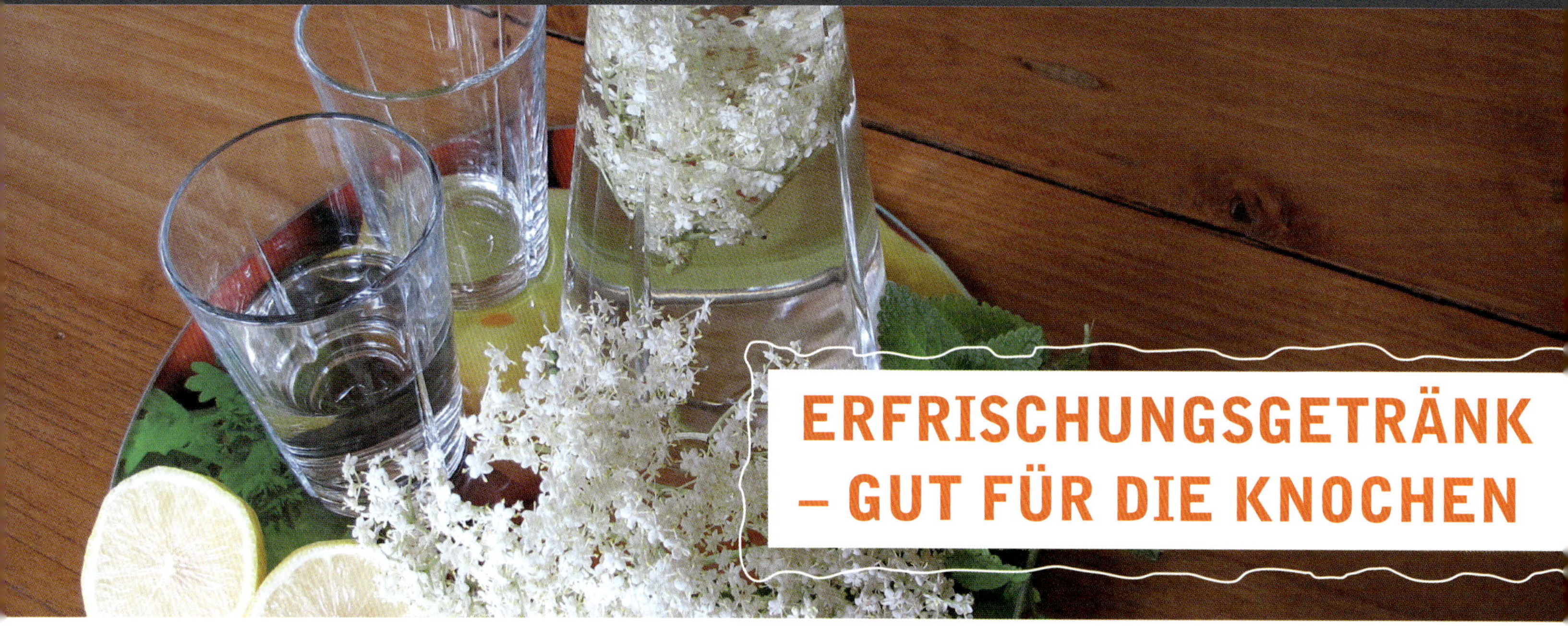

Rezepte für herzhafte Snacks

ERFRISCHUNGSGETRÄNK – GUT FÜR DIE KNOCHEN

Zutaten:
- 1 Flasche Quellwasser
- etwa 12 Tropfen **Stevia**
- 1 ordentlicher Schuss **Zitrone**n- oder Limettensaft

Variationen:
Im Mai/Juni etwa sechs reife Dolden **Holunder**blüten sammeln. Diese gut waschen und zusammen mit dem Quellwasser in einer Glasschale mindestens zwölf Stunden an eine warme Stelle stellen. Anschließend durch ein Sieb geben und etwas Stevia und Zitronensaft zufügen. Dieses Getränk ist herrlich erfrischend. Statt Holunderblüten kann man auch einige Stängel frische Zitronenmelisse nehmen und wie oben beschrieben zubereiten.

Gesundheitstipps:
• Quellwasser enthält Mineralstoffe und unterstützt somit den Erhalt von gesunden Knochen. Ein Erfrischungsgetränk wie Cola dagegen trägt zu Osteoporose bei. Am besten man kauft Quellwasser mit einem geringen Gehalt an Natrium.
• Durch die Zugabe von Zitronen- oder Limettensaft leistet dieses Getränk auch einen Beitrag zu einem gesunden Säure-Basen-Haushalt (siehe Anlage „Säure-Basen-Haushalt").
• Die meisten Fruchtsäfte und Erfrischungsgetränke sind stark blutzuckerspiegelerhöhend, weshalb sie nur in Maßen getrunken werden sollten.
• Dieses Getränk enthält kaum Kalorien und beeinflusst unseren Blutzuckerspiegel nicht wie Erfrischungsgetränke mit Zucker und synthetischen Süßstoffen. Momentan wird noch untersucht, ob Stevia eine blutzuckerspiegelerhöhende Wirkung hat. Wenn man Stevia als Zutat in ein (kalorienhaltiges) Frühstück oder Dessert gibt, hat Stevia keine Auswirkung auf den Blutzuckerspiegel. Es kann jedoch sein, dass Stevia sich auf den Blutzuckerspiegel auswirkt, wenn man es in Wasser, Kaffee oder Tee zu sich nimmt und nichts dazu isst.
• Man sollte Quellwasser am besten in Glasflaschen kaufen. Es ist noch nicht eindeutig geklärt, wie viele und welche Stoffe Plastikflaschen abgeben und welche Folgen das für den Körper hat.

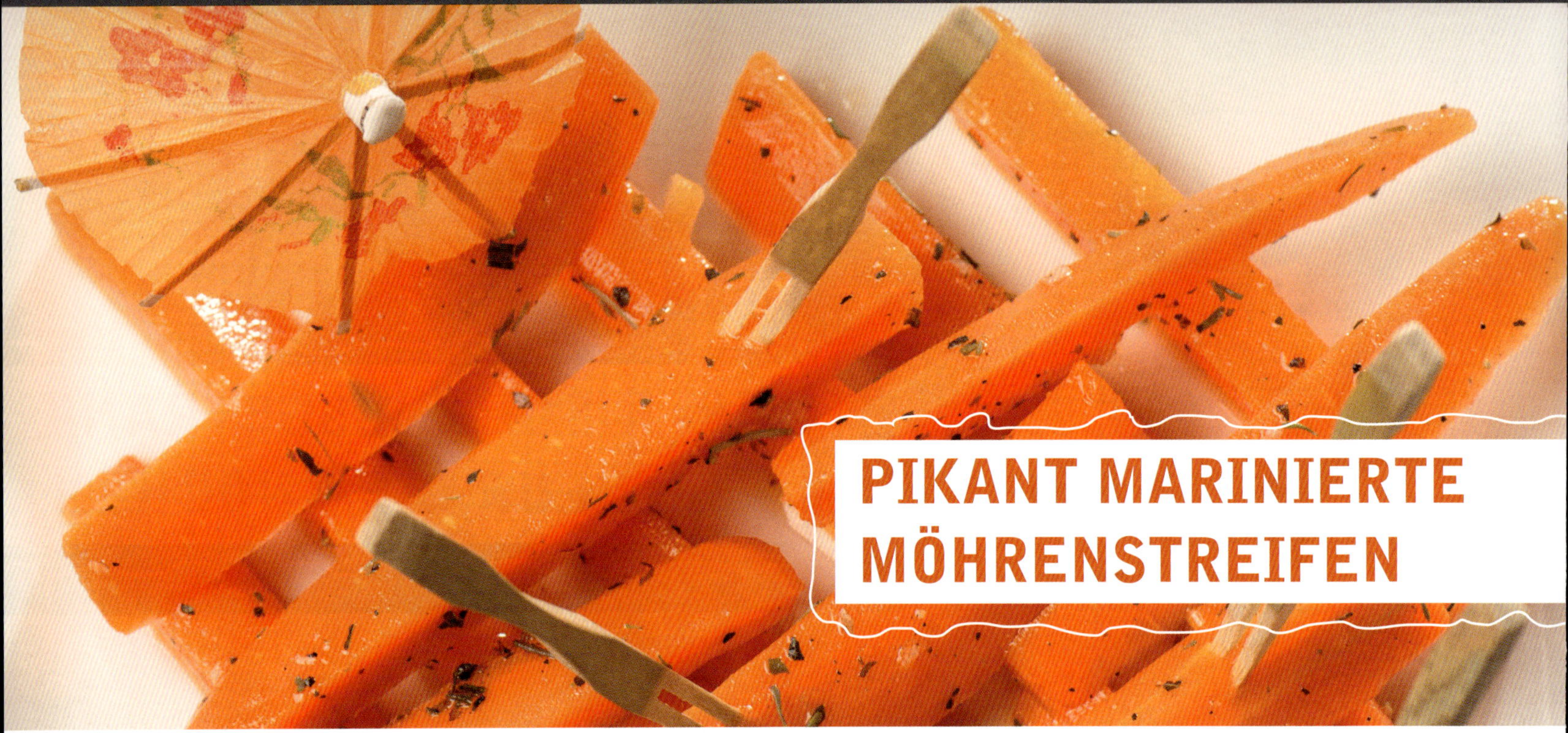

Rezepte für herzhafte Snacks

PIKANT MARINIERTE MÖHRENSTREIFEN

Zubereitung:

Möhren waschen und in etwa 7 bis 10 Zentimeter lange, fingerdicke Streifen schneiden. Die Karotten in einem Topf mit kochendem Wasser und ein wenig Salz fünf bis zehn Minuten kochen lassen. Das Wasser abgießen und das Gemüse etwas abkühlen lassen. Noch besser wäre es, die Möhren in einem Schnellkochtopf oder Dämpfer bissfest zu dämpfen. Die Möhrenstreifen in eine Schale legen. Dressing aus Essig, Öl, Oregano, Knoblauch, Salz und Pfeffer zubereiten. Das Gericht mindestens einen Tag im Kühlschrank stehen lassen, damit das Dressing einziehen und der Geschmack sich vollständig entfalten kann.

Gesundheitstipps:

- Wenn man das Gemüse nicht dämpft, sollte man es immer erst in einen Topf geben, wenn das Wasser bereits kocht. So verliert es weniger Vitamine.
- Dieser Snack ist herrlich aromatisch. Möhren haben eine sehr niedrige glykämische Last (siehe Anlage „Glykämische Last") und sind eine gute Quelle an *Carotinoiden*. Wenn man die Möhren in Olivenöl mariniert, können die Carotinoide vom Körper aufgenommen werden. Wenn man rohe Möhren isst oder Möhrensaft trinkt, sollte man ein bisschen gesundes Fett dazu essen, um die positive Wirkung auf die Gesundheit voll auszunutzen.

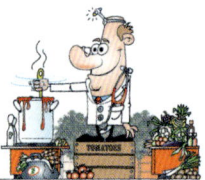

Zutaten:

- 1 große **Möhre**
- Salz
- **Pfeffer**
- 2 Esslöffel Rotweinessig
- 60 ml **Olivenöl**
- ½ Teelöffel **Oregano**
- 1 **Knoblauch**zehe, feingehackt

REZEPT BIRGIT FLÜG

Rezepte für herzhafte Snacks

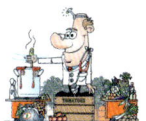

Zutaten:
- 4 bis 5 gekochte **Eier**, in Stücke geschnitten
- 2 Teelöffel **Kurkuma**, 1 Messerspitze **Ingwer**
- 1 Teelöffel Curry
- 3 Esslöffel **Rapsöl**
- 2 Esslöffel **saure Sahne**
- 3 sehr fein geschnittene saure Gurken
- 2 Kaffeelöffel Schnittlauch (frisch oder getrocknet), **Oregano** oder **Schafgarbe**, fein geschnitten
- 1 Schuss **Zitronensaft**
- etwas (Kräuter-)Salz oder Bio-**Gemüsebrühepulver**

Zubereitung:
Alle Zutaten vorsichtig mit einander vermengen.

Gesundheitstipps:
- Zitronensaft, Kurkuma, Ingwer und Rapsöl sind Zutaten, die den **thermogenen Effekt** erhöhen und einer **Insulinresistenz** entgegenwirken. Eiersalate, die man fertig kaufen kann, enthalten oft viel Zucker, viele E-Nummern und ungesunde Fettsäuren.
- Eiersalat senkt die glykämische Last vieler Nahrungsmittel wie Brot, Cracker usw. und bewirkt ein langanhaltendes Sättigungsgefühl.
- Ein Ei ist nicht der Verursacher von Cholesterinbeschwerden, oxidiertes Cholesterin jedoch schon. Oxidiertes Cholesterin ist in Kaffeeweißer oder in Nahrung mit Eiweißpulver enthalten. Deshalb sollte man sein Essen besser selber zubereiten. Trinkt man seinen Kaffee gerne weiß, ist es gut Milch statt Kaffeeweißer zu nehmen. So kann man den Cholesterinspiegel positiv beeinflussen.
- Dieser Eiersalat schmeckt auch herrlich auf einer Scheibe **Zucchini** oder **Gurke**. Man darf den Salat in diesem Fall pikanter (mit etwas mehr Kurkuma und/oder Curry) würzen.

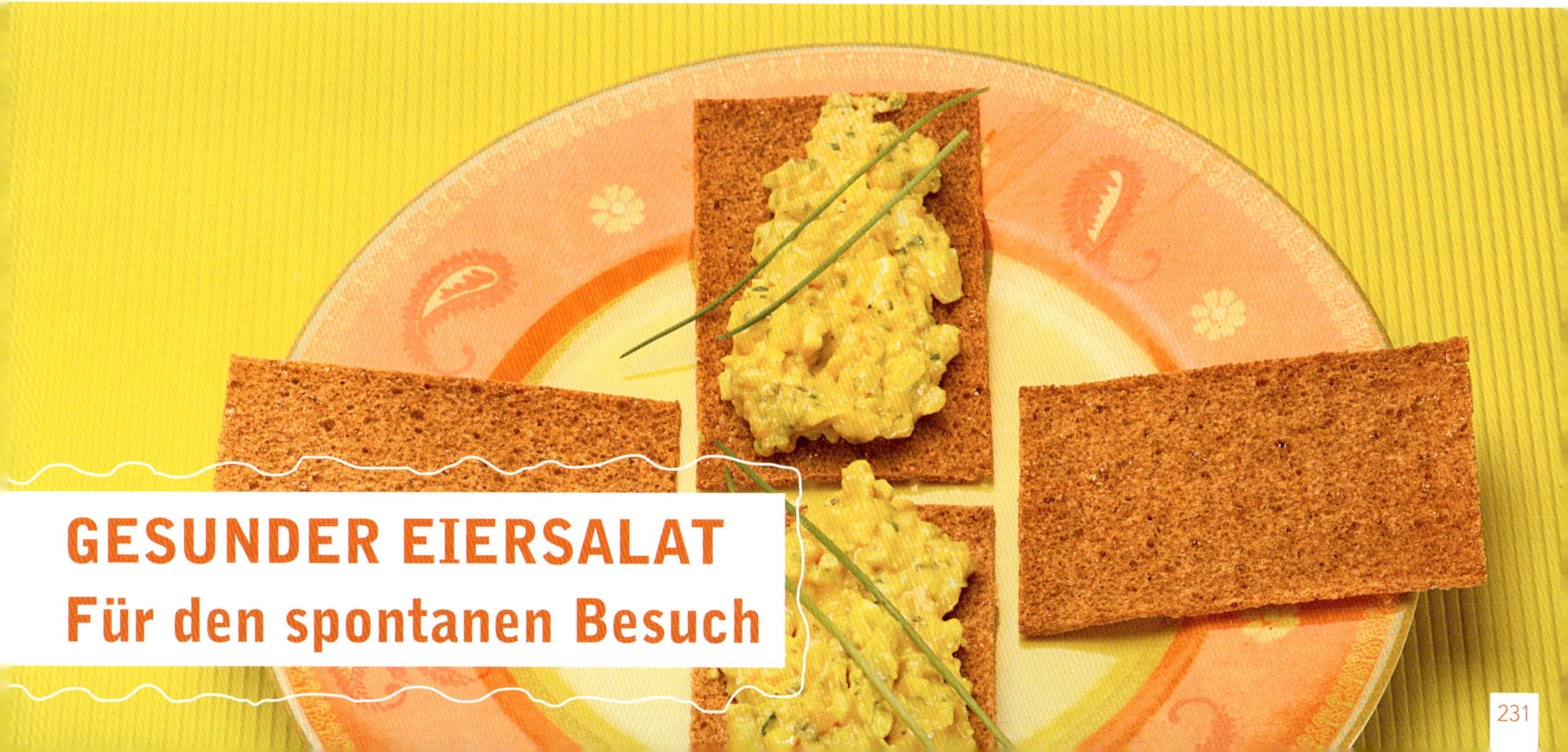

GESUNDER EIERSALAT
Für den spontanen Besuch

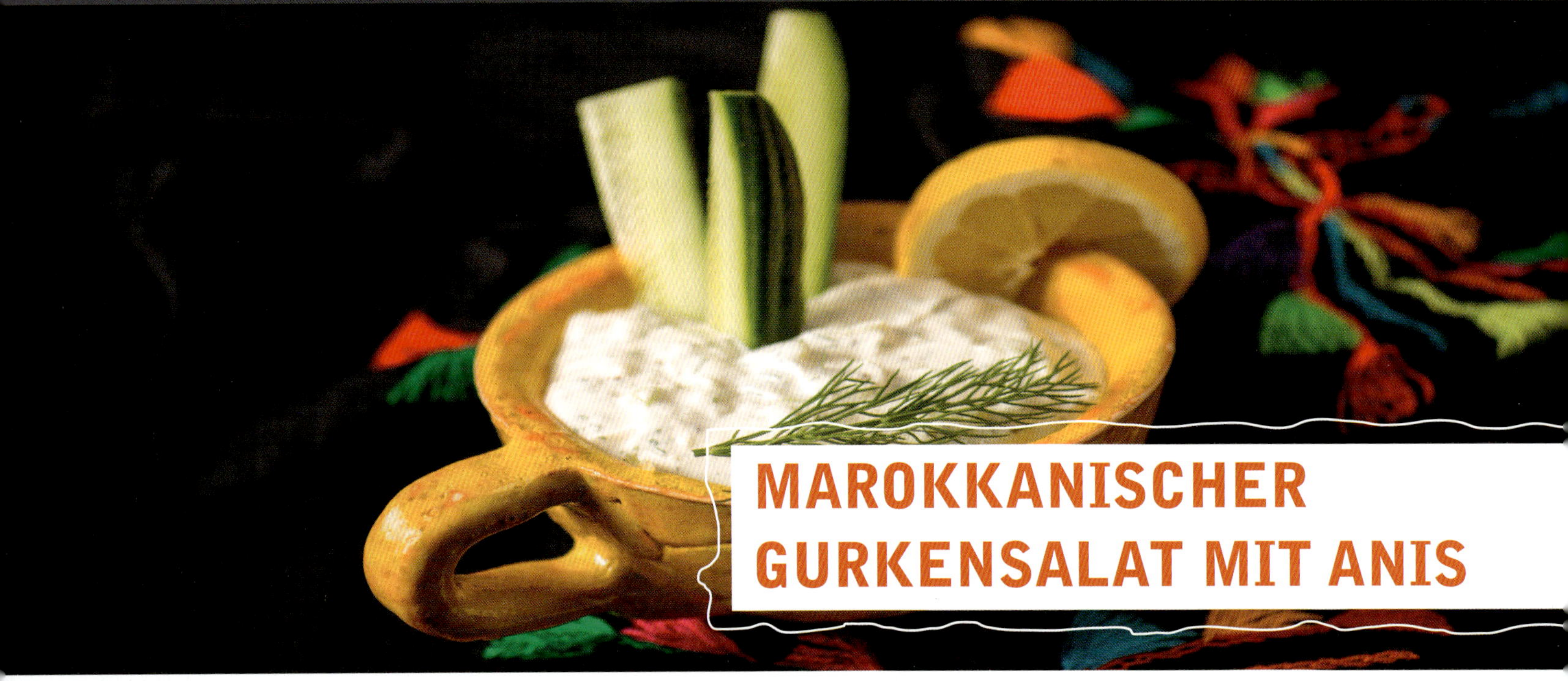

Rezepte für herzhafte Snacks

MAROKKANISCHER GURKENSALAT MIT ANIS

Zutaten:
- 500 Gramm Quark (oder **Joghurt**)
- 1 **Gurke**
- 2 **Knoblauch**zehen, fein gehackt oder zerdrückt
- 2 Teelöffel **Dill**, fein geschnitten
- 1 Esslöffel **Zitronensaft**
- 1 Teelöffel **Anissamen**, geröstet
- **Pfeffer** und Salz

Zubereitung:
Den Quark bzw. Joghurt in ein mit einem Tuch ausgelegtes Sieb oberhalb einer Schüssel geben, abdecken und ein bis zwei Stunden kühl wegstellen. Anschließend die Flüssigkeit vom Quark bzw. Joghurt entfernen, die Masse jedoch nicht ausdrücken. Die Gurke längs schneiden und eventuell bei einer großen Gurke die Samenleisten entfernen. Anschließend grob raspeln oder in Scheiben schneiden. Den Joghurt mit Knoblauch, Dill und Anis vermengen. Nach Geschmack mit Pfeffer und Salz würzen. Die Gurke in eine flache Schale geben, das Dressing darüber gießen und die Speise mit etwas frischem Dill garnieren.

Gesundheitstipps:
- Anis fördert die Magenperistaltik und die Herstellung von Magensäften und wirkt Blähungen und Darmkrämpfen entgegen.
- Vor allem Menschen mit nervösem Darm sollten regelmäßig Anis, **Fenchel** und **Pfefferminz**tee zu sich nehmen.
- Man kann die Gurke auch sehr fein reiben und einen Dip aus diesem Gericht machen. Den Dip kann man mit Gurkenscheiben und Cocktailtomaten servieren und Spießchen dazu stellen. Dips lassen sich wunderbar ohne Cracker servieren. Man verwendet stattdessen Scheiben von Gurke, **Zucchini**, **Kiwi** o.Ä.
- Bereiten Sie Häppchen selber zu. Fast alle gekauften herzhaften Snacks enthalten ungesunde Fettsäuren, **Nitrit** und Glutamat.

REZEPT BIRGIT FLÜG

Rezepte für herzhafte Snacks

Zutaten:
- 4 Scheiben Butter-**Blätterteig**
- 1 rote **Paprika**schote, gewürfelt
- etwa 20 **Oliven**, sehr fein geschnitten
- ½ Glas sonnengetrocknete **Tomaten**, sehr fein geschnitten
- 1 große **Knoblauch**zehe, zerdrückt
- **Olivenöl, Pfeffer**, Salz, **Zitronensaft, Basilikum** nach Geschmack
- etwas **saure Sahne**
- auch schmackhaft mit: 1 Dose veganem Thunfisch-Ersatz, 100 Gramm gewürztes **Quorn**-Hack oder 1 gehäufter Esslöffel rotes **Pesto**

Zubereitung:
Alle Zutaten miteinander vermengen. Die Blätterteigscheiben halbieren und die Füllung diagonal auf eine Hälfte legen. Anschließend die Blätterteigtaschen zusammenklappen. Etwa 20 Minuten im Ofen bei 150 Grad backen, bis sie hellbraun sind. Lauwarm servieren.

Gesundheitstipps:
• Butter-Blätterteig enthält gesättigte Fettsäuren, die meisten anderen Blätterteigsorten enthalten dagegen Transfettsäuren. Transfettsäuren passen nicht zu einer gesunden Ernährungsweise. Man kann in Maßen gesättigte Fettsäuren zu sich nehmen, wenn die Kalorieneinnahme und der Umfang an Bewegung im Gleichgewicht sind.

• Dieses Häppchen passt nicht zu einer <u>täglichen</u> gesunden Ernährungsweise. Dieser selbstgemachte Snack ist jedoch gesünder als die meisten fertiggekauften Häppchen, die oft **Nitrit**, **Transfettsäuren** und Glutamat enthalten.

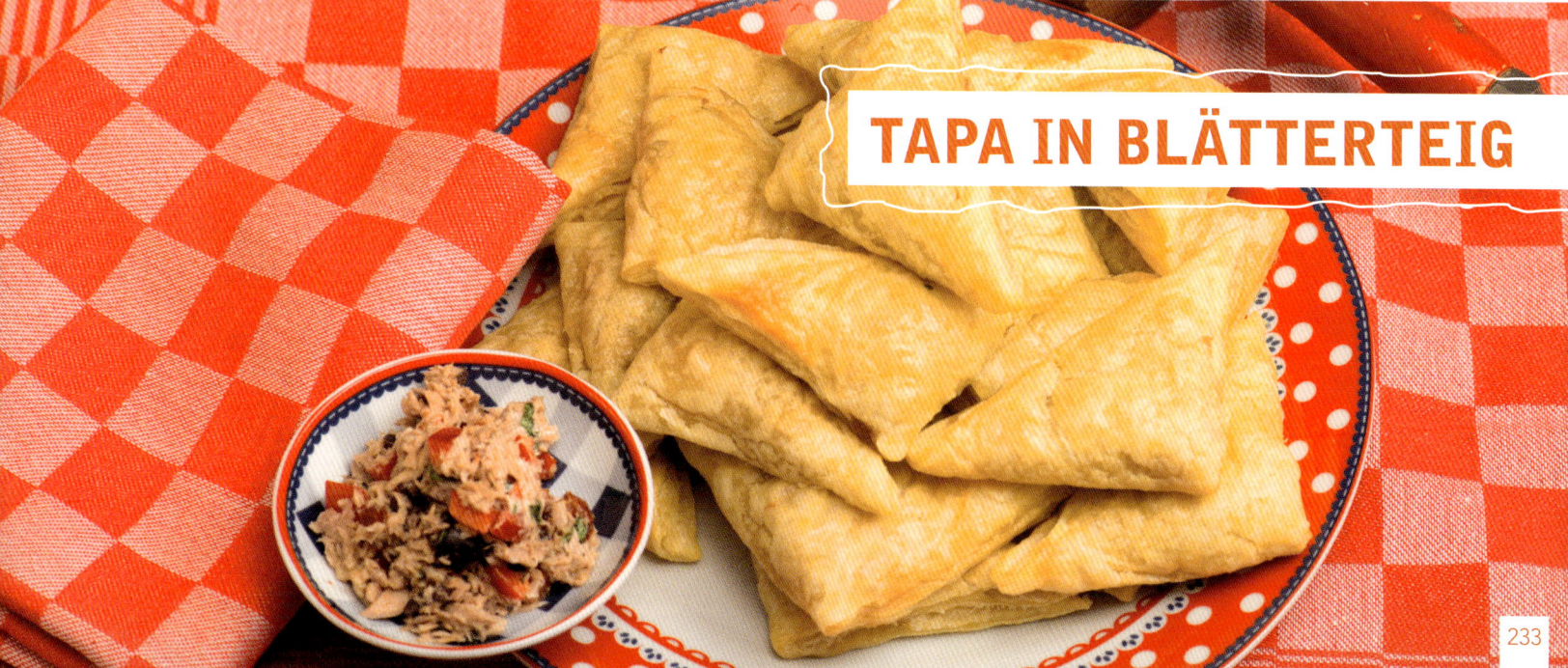

TAPA IN BLÄTTERTEIG

Wissenswertes über Nahrungsmittel

Nahrungs-mittel	Merkmale	Tipps	Gut für
Agar-Agar **BL**	• Ein Bindemittel mit darmreparierenden Eigenschaften. • Reich an den basischen Mineralstoffen Kalium, Magnesium und Kalzium. • Agar-Agar ist geschmacksneutral und kann somit in vielerlei Gerichten verwendet werden (auch in Suppen und Saucen).	• Agar-Agar ist ein gutes Bindemittel für Marmelade, Torten und Desserts. Meistens verwendet man Bindemittel, die aus Kohlenhydraten bestehen oder Mittel auf Fruktosebasis, die Übergewicht fördern (mehr dazu unter „Glukose-Fruktose-Sirup"). • Sehr große Mengen haben eine negative Auswirkung auf die Aufnahme von Mineralstoffen.	
Alfalfa	• Enthält Apigenin (Serotonin-Wiederaufnahmehemmer), die Grundlage regulärer Antidepressiva (siehe auch „Tryptophan"). • Apigenin ist auch ein wichtiges Antioxidans (siehe Anlage „Antioxidantien"). • Petersilie, Sellerie und Pfefferminze enthalten auch Apigenin.		
Ananas	• Enthält Stoffe, die die Eiweißspaltung fördern. Dadurch liegt das Essen weniger schwer im Magen. Die meisten dieser Stoffe befinden sich im faserreichen Innenteil der Ananas. Deshalb hat Ananas aus der Dose diese Wirkung nicht.	• Es gibt wenig Obstsorten, die man nach dem Essen verzehren sollte. Ausnahmen sind Ananas, Papaya und Kiwi. • Ananas aus der Dose enthält oft sehr viel Glukosesirup, der stark blutzuckerspiegelerhöhend ist und deshalb nicht in eine blutzuckerspiegelsenkende Diät gehört.	
Anchovis	• Enthält sehr gesunde Omega-3-Fettsäuren, die für das Herz und die Blutgefäße gut sind.	• Anchovis und Sardinen sind kleine, aber gute fette Fischsorten. Man sollte immer im Hinterkopf behalten, dass kleine Fische viel weniger mit Schadstoffen belastet sind als große (Raub-)Fische, wie z.B. Makrele und Thunfisch. Da Anchovis sehr salzig sind, sollte man ausreichend Gemüse dazu essen.	
Anis	• Anis fördert die Magenperistaltik und die Produktion von Magensäften. • Anis reduziert Blähungen und Darmkrämpfe.	• Anis darf ruhig öfter auf dem Speiseplan stehen. Vor allem Menschen mit nervösem Darm profitieren davon, wenn sie regelmäßig Anis, Fenchel und Pfefferminztee zu sich nehmen.	

BL= Erhältlich im Bioladen

Wissenswertes über Nahrungsmittel

Nahrungs-mittel	Merkmale	Tipps	Gut für
Anti-Nährstoffe	• Anti-Nährstoffe sind Abwehrstoffe, die Pflanzen bilden, um nicht gegessen zu werden. Sie sind leicht toxisch und schlecht verdaulich und behindern dadurch die Verdauung und die Aufnahme von Nährstoffen. • Die bekanntesten Anti-Nährstoffe sind: – Phytinsäure in Getreidesorten (erschwert die Mineralstoffaufnahme). – Tannine in Kaffee und Tee. – Saponine in Getreide, Soja, Hülsenfrüchten (wie Kidneybohnen), Erdnüsse, Quinoa und Pflanzen aus der Familie der Nachtschattengewächse (wie Kartoffeln, Tomaten und Auberginen). – Oxalate in z.B. Rhabarber, Mangold, Winterportulak und Spinat. – Lektine in u.a. Soja, Linsen, Hülsenfrüchten, Getreide, Teff, Mais, Reis. Kidneybohnen enthalten sehr viel Lektine. • Rohe Kohlsorten, Kohlrabi, Senf und Samen der Kapuzinerkresse enthalten auch Anti-Nährstoffe. Menschen mit Schilddrüsenbeschwerden sollten diese Nahrungsmittel nur in Maßen zu sich nehmen.	• Anti-Nährstoffe sind für die menschliche Verdauung schwer abbaubar. Auch wenn viele sagen, dass Brot oder Hülsenfrüchte gesund sind, kann nicht jeder Mensch solche Nährstoffe gut verarbeiten. Beobachten Sie, wie Ihr Körper auf Nahrungsmittel reagiert. • Genauso wie Gluten können Saponine und Lektine bei empfindlichen Menschen den Darm und somit die Darmschleimhäute schädigen. Dadurch kann eine pathologisch durchlässige Darmwand entstehen, die viele Beschwerden bereiten kann. • Außerdem werden diese Anti-Nährstoffe mit Autoimmunkrankheiten und niedriggradigen Entzündungen in Verbindung gebracht. • Kalzium macht Oxalsäure größtenteils unschädlich. Geben Sie deshalb immer ein wenig von einem Milchprodukt, z.B. saure Sahne, an Gemüse, das Oxalsäure (Oxalate) enthält.	Bei lang-währen-den / ernsthaf-ten Darm-beschwer-den kann es ratsam sein, sie eine Weile aus dem Speise-plan zu nehmen.
Apfel	• Enthält Pektin. Pektin senkt den Cholesterin- und Zuckergehalt im Blut und ist ein nützlicher Ballaststoff für den Darm. • Ein Apfel enthält auch viel Quercetin, ein wichtiges Antioxidans. Außerdem wirkt es positiv bei Allergien, da es im Körper die Histamin-Freisetzung hemmt.	• Ein geriebener Apfel setzt viel mehr Pektin frei als ein ganzer oder in Stücke geschnittener Apfel.	
Apfelessig **BL**	• Apfelessig stimuliert die Fettverbrennung und hat eine hemmende Wirkung auf Ablagerungen in den Blutgefäßen. • Apfelessig stimuliert die Verdauung und bindet Abfallstoffe, so dass diese ausgeschieden werden können.	• Man sollte versuchen, so oft wie möglich einen Schuss Apfelessig oder Zitronensaft in den Gerichten zu verarbeiten. Das Gericht bekommt dadurch eine schmackhafte frische Note und korrigiert gleichzeitig den Säure-Basen-Haushalt. Im Allgemeinen isst man zu viele säurebildende Lebensmittel, was eine negative Wirkung auf die Gesundheit und den Energiehaushalt hat. Übrigens: säuerlich schmeckende Nahrungsmittel sind meistens basisch.	

BL= Erhältlich im Bioladen

Wissenswertes über Nahrungsmittel

Nahrungs-mittel	Merkmale	Tipps	Gut für
Aprikosen, ungeschwefelt	• Aprikosen enthalten reichlich Kalium. Kalium ist ein Mineralstoff, der zusammen mit Magnesium eine positive Wirkung bei Herzrhythmusstörungen, hohem Blutdruck, Herzkrämpfen usw. hat. • Eine der wenigen Fruchtsorten, die nicht stark blutzuckerspiegelerhöhend ist. • Basisch, also ein gutes Gegengewicht zu den vielen Säure bildenden Stoffen in der Ernährung (siehe Anlage „Säure-Basen-Haushalt"). • Aprikosen enthalten viele Ballaststoffe, dies ist gut für den Darm und den Blut-zuckerspiegel.	• Man sollte ungeschwefelte Aprikosen kaufen, da diese kein Sulfit enthalten und somit den Körper weniger belasten. Die Farbe der ungeschwefelten Aprikosen ist zwar weniger schön, aber das ist unwichtig. • Obst enthält natürliche Fruktose. Aprikosen hingegen haben relativ wenig Fruktose. Zu viel natürlicher Fruchtzucker (z.B. in Bananen, Trauben, Fruchtsäften) fördern Übergewicht. Mehr dazu unter „Glukose-Fruktose-Sirup".	
Artischocke	• Artischocken enthalten fast alle Nährstoffe für die DNA: SAM, Betain, Cholin, Vitamin B12 und Folsäure. Diese Stoffe sind auch bei der richtigen Umwandlung von Homocystein in der Leber beteiligt. Wenn Homocystein nicht gut umgewandelt wird, können chronische Krankheiten wie Arterienverkalkung entstehen. • Im Gegensatz zu fast allen anderen Gemüsesorten behält die Artischocke in der Dose ihre antioxidative Kapazität. • Artischocke erhöht die Gallenabgabe und verbessert so die Fettverdauung und die Darmperistaltik. Dadurch wird der Stuhl weniger hart und kann leichter abgehen. • Artischocke schützt und repariert die Leber. • Artischocke verhindert die Oxidation des LDLs („das böse Cholesterin"). Oxidiertes Cholesterin schadet den Blutgefäßen. • Außerdem verhindert die Artischocke teilweise die Wiederaufnahme von Cholesterin aus dem Darm.	• Man sollte versuchen, Artischocke mit Sprossen zu kombinieren. Diese Kombination ist reich an SAM (siehe auch „SAM"). Wenn man regelmäßig Artischocken verzehrt, wird die entgiftende Wirkung der Leber verbessert. Dadurch werden weniger freie Radikale gebildet.	
Aubergine	• Aubergine ist reich an Acetylcholin. Acetylcholin spielt eine wichtige Rolle für die Reizübertragung im Gehirn und Darm. • Aubergine hat die gleichen gesunden Antioxidantien (Anthocyane) wie rote und lila Früchte.	• Gegrillte Aubergine hat einen noch höheren Antioxidanswert. In Kombination mit Knoblauch, Zwiebeln, italienischen Kräutern und Olivenöl stärkt sie die Antioxidanswirkung. Aubergine kann man deshalb oft auf den Speiseplan setzen.	

BL= Erhältlich im Bioladen

Wissenswertes über Nahrungsmittel

Nahrungs-mittel	Merkmale	Tipps	Gut für
Avocado	• Avocado ist reich an Tyrosin (ein wichtiger Brennstoff für die Schilddrüse). Aus Tyrosin wird Dopamin (Botenstoff des Glücks) hergestellt. Andere Tyrosinquellen sind Mandeln, Hering und Kürbiskerne. • Avocado ist eine gute Quelle an Zink und Kupfer (wichtig für die Leber) und enthält Omega-9-Fettsäuren (siehe Anlage „Fettsäuren"). • Avocado ist reich an Glutamin (wichtigster Reparaturstoff für die Schleimhäute). In stressigen Zeiten wird sehr viel Glutamin verbraucht. Stress kann die wichtigste Ursache von Ungleichgewicht im Nervensystem sein. In stressigen Zeiten wird weniger vom Stabilitätsstoff Serotonin hergestellt, weniger vom Glücksbotenstoff Dopamin und weniger vom körpereigenen Beruhigungsmittel GABA. • Avocado enthält viel Vitamin C, Vitamin E und Vitamin K (wichtige Antioxidantien für das Herz). • Ein weiterer Bestandteil der Avocado ist das Antioxidans Lutein, das bei degenerativen Augenkrankheiten und Herz- und Gefäßkrankheiten hilft. • Avocado enthält Beta-Sitosterin. Beta-Sitosterin senkt das schlechte LDL-Cholesterin. • Aus Avocado kann der Körper Q10 herstellen. Q10, Kalium und Magnesium sind die wichtigsten Brennstoffe für den Herzmuskel. Dieser Muskel arbeitet 24 Stunden pro Tag und braucht somit eine konstante Energielieferung.	• Avocado sollte man immer roh genießen, denn erhitzt oxidiert sie und schmeckt außerdem bitter. • Avocado immer direkt mit Zitronensaft besprenkeln, damit keine Oxidation (Braunfärbung) stattfindet. • Avocado mit Zitronensaft, Chilipulver und Koriander beugt Insulinresistenz und Übergewicht hervorragend vor. • Für den Darm ist Avocado zusammen mit Ingwer eine Wohltat, weil sie die Darmperistaltik stark verbessert und Verstopfungsbeschwerden löst. Außerdem bietet diese Kombination eine starke Unterstützung für die Leber. • Wenn Avocado mit Spargel zubereitet wird, bilden sie gemeinsam eine sehr gute NAC-Quelle (ein starkes Antioxidans für die Leber). Wenn der Darm seine Arbeit nicht gut machen kann, wird die Leber stärker belastet. Dadurch nimmt der Bedarf an Antioxidantien wie NAC zu. • Wenn Avocado mit Hüttenkäse, der Molkeprotein enthält, kombiniert wird, werden die Schleimhäute und der Darm repariert. Dadurch verhindert man Beschwerden wie (Nahrungs-)Allergien, chronische Darmkrankheiten usw. • Wenn man Avocado mit Sprossen, die das Vitamin B6 enthalten, serviert, kann der Körper den Glücksbotenstoff Dopamin herstellen. • Man kann Avocado als Belag auf einem Cracker, als Vorspeise mit Lachs oder als Beilage zu (mexikanischen oder mediterranen) Bohnen- oder Reisgerichten essen. • Menschen, die viele Schmerzmittel zu sich nehmen, sollten Avocado öfter auf den Speiseplan setzen. Das Gleiche gilt für Menschen mit einer schwachen Leber- oder Darmfunktion.	

BL= Erhältlich im Bioladen

Wissenswertes über Nahrungsmittel

Nahrungs-mittel	Merkmale	Tipps	Gut für
Ballaststoffe	• Es gibt lösliche und unlösliche Ballaststoffe. Die unlöslichen Ballaststoffe sind in Getreide und Kleie enthalten und bewirken einen guten Darmtransit. Die löslichen Ballaststoffe sind in Obst, Gemüse, Hülsenfrüchten, Hafer, Haferkleie, Hirse, Nüssen, Samen, Flohsamen, Kokos, Leinsamen, Algen und Inulin enthalten. • Die löslichen Ballaststoffe bilden indirekt Nahrung für die Darmbakterien. Sie werden in Buttersäure umgewandelt, so dass das Wachstum und die Anhaftung der guten Darmbakterien gefördert werden. Ohne ausreichend lösliche Ballaststoffe können die Darmbakterien nicht überleben. Im Allgemeinen nimmt man über die Ernährung zu wenig lösliche Ballaststoffe zu sich. • Die löslichen Ballaststoffe sind stark blutzuckerregulierend und cholesterinsenkend.	• Für Menschen mit hohem Blutzuckerspiegel und trägem Darm ist es empfehlenswert, einen Kaffeelöffel Inulin dem Frühstück beizufügen. • Man braucht täglich etwa 30 bis 40 Gramm Ballaststoffe und zwar vor allem von den löslichen Ballaststoffen.	
Banane	• Ist reich an Kalium, ein Mineralstoff, der sehr wichtig für einen gesunden Blutdruck und gesunde Blutgefäße ist. • Banane sorgt für eine zusätzliche Zufuhr von Serotonin. Unter Stress hat man einen Mangel an Serotonin. Hierdurch wird ein starkes Verlangen nach Kohlenhydraten ausgelöst. • Banane ist eine gute Quelle an Tryptophan und Magnesium. Eine gute Kombination für das Gehirn.	• Eine reife Banane hat eine hohe glykämische Last. Deshalb sollten Menschen mit Übergewicht oder Blutzuckerspiegelproblemen sie nicht als Snack essen. Sie können jedoch Bananen, wie in den Rezepten beschrieben, verwenden, da dort die glykämische Last stark abgemildert ist (siehe Anlage „Glykämische Last"). • Eine rohe Banane enthält hauptsächlich resistente Stärke. Diese Stärke wird nicht in den Blutgefäßen aufgenommen und erweist dem Darm somit gute Dienste.	
Bärlauch	• Bärlauch reinigt den Darm von giftigen Schlacken. Eine Darmverschmutzung äußert sich oft in Symptomen wie träger Verdauung, häufigen Blähungen oder Blähbauch. Bärlauch hilft dabei, die Verdauung im Darm zu verbessern. Eine gesunde Verdauung ist die Grundlage unseres Wohlbefindens. • Bärlauch ist ein Tonikum für das Herz und die Blutgefäße (siehe „Zwiebel"). • Bärlauch steht zwar nicht unter Naturschutz, doch ist das Sammeln innerhalb von Naturschutzgebieten und Naturdenkmälern grundsätzlich nicht gestattet. Der Bärlauch genießt auch außerhalb von Schutzgebieten einen Mindestschutz und darf nur für den Eigenbedarf gesammelt werden. Um die Bestände zu schonen, sollte man pro Pflanze nur ein Blatt ernten und keine Zwiebeln ausgraben. Wenn Sie im Garten eine geeignete Stelle haben, kaufen Sie Bärlauchzwiebeln und pflanzen diese.	• Feingeschnittene Bärlauchblätter schmecken köstlich auf einem belegten Brötchen oder in einem Salat. Auch in Frischkäse schmeckt Bärlauch wunderbar. Allerdings sollte man einen solchen Kräuterkäse zeitnah verzehren, da er schnell bitter wird. Getrockneter Bärlauch schmeckt eigentlich nur, wenn man ihn nicht erhitzt. Man kann ihn auf Suppen, in Salaten oder als Brotbelag essen. • Frischen Bärlauch gibt es leider nur im Frühling. In den anderen Jahreszeiten kann man täglich Knoblauch und Zwiebeln auf den Speiseplan setzen. Diese Nahrungsmittel sind auch sehr heilsam bei Herz- und Gefäßerkrankungen.	

Wissenswertes über Nahrungsmittel

Nahrungs-mittel	Merkmale	Tipps	Gut für
Basilikum	• Basilikum ist ein wichtiges Antioxidans aus der mediterranen Küche. • In der Kräuterheilkunde wird Basilikum häufig verwendet, um (nervöse) Verdauungsbeschwerden zu behandeln, egal ob es dabei um Übelkeit, nervösen Darm, Krämpfe oder Leberbeschwerden geht. Basilikum hat eine entkrampfende Wirkung auf die gesamte Verdauung.	• Basilikum mit Pesto und Brokkoli kombiniert ergibt viele gute Antioxidantien. • Basilikum hat sowohl frisch als auch getrocknet eine hohe antioxidative Kapazität (siehe Anlage „Antioxidantien"). • Basilikum erst im letzten Moment dem Essen zugeben, sonst geht das herrliche Aroma verloren.	
Blätterteig	• Viele Blätterteigprodukte enthalten Transfettsäuren. Transfettsäuren sind ungesunde Fette. Kaufen Sie lieber Blätterteig, der mit Butter hergestellt wurde (siehe „Transfettsäuren"). • Ab und zu darf man ruhig sündigen beim Essen. Man sollte jedoch immer auf die enthaltenen Zutaten achten: Entscheiden Sie sich für Butterprodukte, Zucker statt Süßstoffen und vollfett statt halbvoll.	• Blätterteig ist nicht wirklich gesund. Wenn man sich oder andere verwöhnen möchte, kann man am besten die Buttervariante kaufen. Die Buttervariante enthält keine Transfettsäuren. Manche Gerichte kann man jedoch auch wunderbar ohne Blätterteig servieren. Man kann die Zutaten zum Beispiel in Muffin-Förmchen (aus Papier) oder in kleine Schälchen geben.	
Bockshornklee	• Bockshornklee ist reich an Saponinen (siehe „Anti-Nährstoffe"). • Bockshornklee senkt das Cholesterin und die Triglyceride. • Er senkt die Blutzuckerwerte und erhöht die Glukosetoleranz und hilft den Nüchternblutzucker zu senken. • Er enthält L-Dopa (die Vorstufe für Dopamin, unserem Glücksbotenstoff). • Bockshornkleesprossen (nicht der gemahlene Bockshornklee) enthalten den Stoff SAM, der eine sehr wichtige Rolle bei der Umwandlung von Homocystein spielt (zusammen mit Magnesium, Vitamin B3, Vitamin B6 und Vitamin B12 und Folsäure). Wenn Homocystein nicht gut umgewandelt wird, wirkt es schädlich. Es verursacht dann u.a. Entzündungen an den Gefäßen.	• Bockshornklee kann man als Sprossen oder gemahlen essen. • Gemahlenen Bockshornklee sollte man nicht mitkochen, da er bitter wird. • Es ist gut, regelmäßig Bockshornkleesprossen auf den Brotbelag zu geben, vor allem wenn in der Familie erhöhte Cholesterinwerte oder Herz- und Gefäßerkrankungen vorkommen.	
Brennnessel	• Brennnessel ist reich an Chlorophyll, das Abfallstoffe (u.a. Toxine) im Körper bindet und verhindert, dass diese Stoffe im Körper Schaden anrichten. Außerdem liefert Chlorophyll den Zellen sehr viel Energie. Alle chronischen Krankheiten weisen Energiemangel auf Zellniveau auf. Deshalb sollten Menschen mit einer chronischen Erkrankung regelmäßig Nahrungsmittel mit Chlorophyll auf den Speiseplan setzen. • Außerdem ist Brennnessel sehr mineralstoffreich (basisch). In stressigen Zeiten verbraucht man große Mengen an Mineralstoffen, die man mit der Nahrung kaum ergänzen kann. • Brennnessel enthält auch entzündungshemmende Stoffe.	• Man kann auch getrocknete Brennnesselblätter verwenden, sollte diese allerdings ein paar Stunden einweichen, bevor man sie in die Suppe gibt, da sie sonst zu hart und zäh sind. Bei gemahlener Brennnessel ist das nicht notwendig. Gemahlene oder getrocknete Brennnesselblätter sind weniger gesund als frische, aber besser als ganz darauf zu verzichten.	

Wissenswertes über Nahrungsmittel

Nahrungs-mittel	Merkmale	Tipps	Gut für
Brokkoli	• Eine gute Quelle des Co-Enzyms Q10, das wichtig für die Energieproduktion ist. • Brokkoli ist der Spitzenreiter unter den Gemüsearten, bezogen auf die Menge an Schutzstoffen. Er enthält (genauso wie andere Kohlsorten) so genannte Glycosinolate. Diese entgiften den Körper und schützen gegen degenerative Erkrankungen (siehe Tabelle ORAC-Werte in der Anlage „Antioxidantien"). • Alle Gemüsesorten sind gute Mineralstofflieferanten. Sie enthalten reichlich Kalzium und Kalium.	• Bereiten Sie Brokkoli nie in der Mikrowelle zu. Fast alle Antioxidantien und wirksamen Stoffe werden dadurch zerstört. • Auch Brokkoli aus der Tiefkühltruhe hat nur noch wenig Antioxidantienkapazität. • Nicht länger als sieben Tage im Kühlschrank aufbewahren, da sonst ein erheblicher Verlust an Antioxidantien die Folge ist. • Die Antioxidantien in Brokkoli arbeiten eng mit dem Stoff Selen zusammen. Kombinieren Sie deshalb Brokkoli mit selenhaltigen Nahrungsmitteln wie Para- oder Cashewnüssen, Sonnenblumenkernen, Geflügel, Fisch oder Ei.	
Brokkolisprossen **BL**	• Brokkolisprossen sind wertvolle Sprossen, wenn es um Antioxidantien geht. Alle Sprossen enthalten reichlich Enzyme und Reparaturstoffe (Wachstumshormone genannt). • Außerdem zeichnen sich Brokkolisprossen auch durch die Wirkung des Antioxidans Sulforaphan aus. Laut Wissenschaftlern ist die Antioxidanswirkung von Brokkolisprossen Tage, nachdem die Sprossen verzehrt wurden, noch im Körper vorhanden. Untersuchungen haben ergeben, dass 30 Gramm Brokkolisprossen der Menge von 600 Gramm Brokkoli entsprechen.	• Es gibt nur wenige Geschäfte, in denen man Brokkolisprossen kaufen kann. Im Internet gibt es jedoch die Möglichkeit, Brokkoli-Keimsaat in Bio-Qualität zu bestellen.	
Buchweizen (Mehl)	• Buchweizen hat eine niedrigere glykämische Last als Weizen. Deshalb bewirkt Buchweizen eine bessere Blutzuckerregulierung. • Buchweizen enthält Rutin, das die Durchblutung in den Blutgefäßen und dem Darm stimuliert und verbessert. • Buchweizen ist glutenfrei. Eine Wohltat für den Darm, da die moderne Ernährung reich an glutenhaltigen Weizen ist. Bei vielen Menschen führt Gluten zu Darmirritationen. • Außerdem enthält Buchweizen relativ wenig Phytinsäure (siehe „Phytinsäure"). • Buchweizen ist ein wunderbares glutenfreies Bindemittel für Suppen und Saucen.	• Da Brot aus Buchweizen allein kein gutes Endergebnis erzielt, sollte man das Mehl mit anderen Mehlsorten mischen. • Für Buchweizeneierkuchen ist das Mehl jedoch ideal. • Man kann das Buchweizenmehl mit Quinoamehl vermengen, wenn man den Geschmack von reinen Buchweizeneierkuchen nicht mag.	
Butter	• Butter enthält Buttersäure, eine wichtige Energiequelle für die Darmbakterien. Sie fördert das Wachstum und die Anhaftung der guten Darmbakterien.	• Im Gegensatz zu Margarine ist Butter ein unverarbeitetes Produkt. Butter enthält gesättigte Fettsäuren. • Bio-Butter (von Tieren, die geweidet haben) enthalten mehr Omega-3-Fettsäuren und CLA als herkömmlicher Butter.	

BL= Erhältlich im Bioladen

Wissenswertes über Nahrungsmittel

Nahrungs-mittel	Merkmale	Tipps	Gut für
Buttersäure	• Buttersäure findet sich in Butter und in löslichen Ballaststoffen. • Buttersäure fördert das Wachstum und die Anhaftung der guten Darmbakterien und verbessert dadurch die Darmflora. • Die Aufnahme von Buttersäure wird durch selenreiche Nahrungsmittel wie Zwiebeln, Knoblauch, Brokkoli, Sesam und Paranüsse erhöht.		
Carotinoide	• Carotinoide ist der Sammelname für die Antioxidantien Lycopin, Lutein, Zeaxanthin und Betacarotin. Diese Antioxidantien haben eine schützende Wirkung bei Oxidationsprozessen von Sauerstoff und Fetten (siehe Anlage „Antioxidantien"). • Vor allem Lutein und Zeaxanthin sind für ihre schützende Wirkung gegen Augenleiden bekannt. • Carotinoide geben dem Obst und dem Gemüse ihre gelbe, orange oder rote Farbe. Wenn man täglich verschiedene Obst- und Gemüsesorten isst, nimmt man ein breites Spektrum an Carotinoiden zu sich, wobei jedes Nahrungsmittel seine eigene spezielle Schutzwirkung auf unseren Körper hat. • Astaxanthin ist ein Carotinoid, das erst vor kurzer Zeit entdeckt wurde. Dieser Farbstoff hat eine noch viel höhere Antioxidantienkapazität (für die Augen, das Herz und die Gefäße), als die oben genannten Carotinoide. Astaxanthin ist für die Rotfärbung von Fischen und Krebstieren wie Krebs, Lachs, Forelle oder Krill verantwortlich. Krill ist inzwischen auch als Nahrungsergänzungsmittel erhältlich.	• Angst vor zu viel Vitamin A (durch zu viel Betacarotin) ist unbegründet. Wir produzieren nicht mehr als der Körper braucht. Wenn man zu viel Betacarotin zu sich nimmt, kann die Hautfarbe sich ein wenig gelb färben. Diese harmlose Farbe verschwindet wieder, wenn man aufhört Betacarotin zu essen. • Diese Antioxidantien sind hauptsächlich fettlöslich. Essen Sie sie also zusammen mit gesunden Fetten, so wie in den Rezepten beschrieben.	
Cayenne-pfeffer	• Erhöht die thermogene Wirkung (siehe „Thermogenese"). • Er wirkt als Tonikum (Stärkungsmittel) und stimuliert das Herz und den Kreislauf. In Ländern, in denen viel Cayennepfeffer gegessen wird, kommen weniger Herz- und Gefäßerkrankungen vor. • Cayennepfeffer erhöht die Abgabe von Verdauungssäften, so dass die Nahrung besser verdaut wird.	• Die Kombination aus Pfeffer, Kurkuma und Cayenne stimuliert die Fettverbrennung. • Cayennepfeffer wird bei kalten Händen und Füßen verwendet.	

BL= Erhältlich im Bioladen

Wissenswertes über Nahrungsmittel

Nahrungs-mittel	Merkmale	Tipps	Gut für
Champig-non	• Enthält wenig Eiweiß (3%), kein Fett, kein Cholesterin, aber viele Ballaststoffe. Er ist damit eine Ergänzung für den Bedarf an Ballaststoffen und Eiweiß, jedoch keine vollwertige Eiweißquelle.	• Reinigen Sie Champignons immer trocken, ansonsten verlieren sie ihr Aroma. • Als Vegetarier ist es sinnvoll Champignons immer mit anderen Eiweißquellen zu ergänzen, um vollwertige Eiweiße zu bekommen. • Heben Sie sie nicht zu lange auf. Sie enthalten dann mehr biogene Amine. Bei empfindlichen Menschen kann dies Nahrungsunverträglichkeiten oder Allergien auslösen.	
Chilipfeffer/ Chilipulver	• Chilipfeffer und schwarzer Pfeffer erhöhen die thermogene Wirkung (siehe „Thermogenese").		⚖️
Chilischoten	• Chilischoten enthalten Capsaicin. Dieser Stoff bewirkt Harmonie zwischen dem sympathischen und dem parasympathischen Nervensystem (Wechselwirkung von Stress und Ruhe). • Chili verbessert die Fettverbrennung.		🧠 ⚖️
Chlorophyll	• Alles was grün ist, enthält viel Chlorophyll (vor allem Blattgemüse). Chlorophyll bindet viele Toxine (Abfallstoffe), so dass diese aus dem Körper ausgeschieden werden können. • Chlorophyll ist ein starker Energielieferant und verbessert die Sauerstoffversorgung und den Säure-Basen-Haushalt in unserem Körper.		🧪
Cholesterin	• Cholesterin ist ein unentbehrlicher Stoff für unseren Körper. Unsere Zellmembranen werden unter anderem daraus aufgebaut. Außerdem stellt der Körper aus Cholesterin Hormone her: Cortisol, DHEA, Östrogen, Progesteron, Testosteron. • Cholesterin ist ein wichtiges Antioxidans. • Auch unser (Pro-)hormon Vitamin D3 muss aus Cholesterin hergestellt werden. • Wenn wir zu wenig Cholesterin aus dem Essen aufnehmen, wird es von der Leber produziert.	• Die wichtigste Quelle von Cholesterin ist Eigelb. Eiweiß enthält kein Cholesterin. • Ein Ei ist nicht cholesterinerhöhend. • Eier von freilaufenden Hühnern enthalten weniger Cholesterin. • Oxidiertes Cholesterin ist schlecht für den Körper und kann Herz- und Gefäßerkrankungen verursachen. Die wichtigsten Quellen von oxidiertem Cholesterin sind Ei- und Milchpulver in Fertiggerichten. Auch das Essen von Transfettsäuren erhöht die Oxidierung von Cholesterin. • Wenn man statt Fertigprodukten selbst zubereitete Nahrung zu sich nimmt, verhindert man die Aufnahme von Transfettsäuren, Milch- und Eipulver.	🧪

Wissenswertes über Nahrungsmittel

Nahrungs-mittel	Merkmale	Tipps	Gut für
Cholin	• Cholin gehört zu den B-Vitaminen. Cholin wird verwendet um Acetylcholin herzustellen, ein unentbehrlicher Stoff für eine gute Reizübertragung im Gehirn und Darm. • Cholin ist außerdem ein wichtiger Stoff für den Fett- und Cholesterinstoffwechsel.		♥ 🧠 🌿
Dattel	• Datteln enthalten viel Kalium, Magnesium, Folsäure und Silizium.	• Datteln sind gesunde Mineralstoffbomben, enthalten jedoch auch eine große Menge schnell resorbierbaren Zucker. Kein Problem bei körperlicher Anstrengung, jedoch nicht geeignet für Menschen, die sich nur wenig bewegen. • Silizium ist wichtig für Haare, Knochen, Gelenke und ein gesundes Gehirn.	🧠
Dicke Bohnen	• Dicke Bohnen sind eine sehr gute Quelle für L-Dopa, den Vorläufer unseres Glücksbotenstoffs Dopamin. Jedoch nur, wenn wir über Vitamin B6 verfügen. Geben Sie deshalb Sprossen mit Vitamin B6 zu den dicken Bohnen. Dann ist die Chance größer, dass die Umwandlung in Dopamin erfolgt. Unter Stress sinkt die Dopaminherstellung stark, weil die Grundstoffe für die Herstellung von Stresshormonen verwendet werden. • Dicke Bohnen sind eine gute Eiweißquelle.		🧠 🟠
Dill	• Dill wirkt beruhigend und schlaffördernd. • Die ätherischen Öle in Dill haben eine krampflösende Wirkung auf den Darm und den Magen. Dill lindert Blähungen und Völlegefühl.	• Menschen mit viel Stress sollten täglich Dill auf den Speiseplan setzen. Dillsamen können auch prima als (Schlaf-)Tee mit Wasser aufgebrüht werden. • Die Milchbildung bei stillenden Müttern wird angeregt durch eine Kombination aus Dill, Anis, Fenchel und Brennnessel.	🧠 🌿 🟡

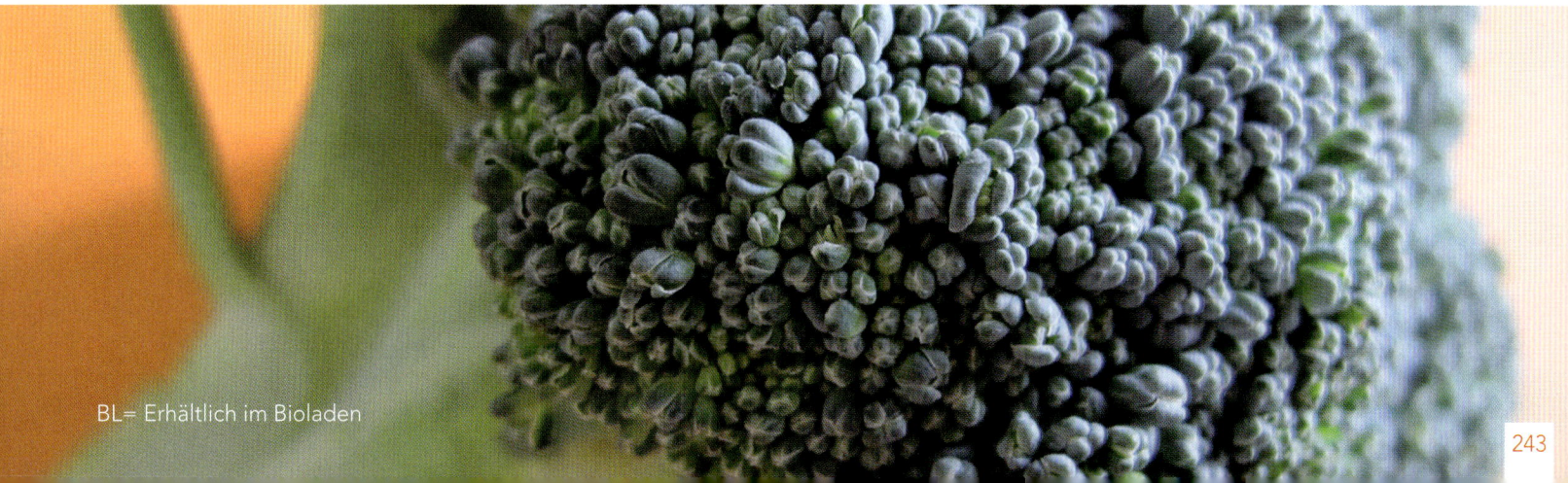

BL= Erhältlich im Bioladen

Wissenswertes über Nahrungsmittel

Nahrungs-mittel	Merkmale	Tipps	Gut für
Dinkel **BL**	• Dinkel reizt die Darmschleimhäute weniger als Weizen, weil Dinkel mehr Schleimstoffe enthält, die die Darmschleimhäute weicher machen. • Dinkelmehl hat auch eine geringere Wirkung auf den Blutzuckerspiegel (und somit auf das Gewicht) als Weizenmehl und Weißmehl. Menschen mit enorm viel Übergewicht oder Insulinresistenz sollten jedoch vorübergehend auch auf Dinkelbrot verzichten. • Dinkel ist leichter verdaulich als Weizen. • Dinkel enthält etwa 10 bis 20% mehr Eiweiß als Weizen. Dinkel enthält u.a. Tryptophan und Phenylalanin: Diese Stoffe werden vom Körper in den stimmungshebenden Neurotransmitter Serotonin und Dopamin umgewandelt. • Dinkel enthält mehr Mineralstoffe als Weizen: Silizium, Eisen, Zink und Mangan.	• Menschen mit Darmbeschwerden sollten versuchen herauszufinden, ob sie Dinkel gut vertragen. Dinkel enthält nämlich Gluten, genauso wie Weizen. Dinkel verursacht jedoch weniger häufig Unverträglichkeiten.	
Dressing (selbstgemacht)	• Ein Dressing aus Ingwer, Zitronensaft, Apfelessig und Rapsöl erhöht den thermogenen Effekt (die Verbrennung). Hierdurch bleibt man schlank und fit. • Die Grundlage eines Dressings besteht normalerweise aus 1 Teil Essig (oder Zitrone) und 3 Teilen Öl. • Jamie Oliver bringt es auf den Punkt: Ein Dressing zubereiten bedeutet abschmecken, abschmecken und nochmals abschmecken. Deshalb werden in den Rezepten keine genauen Mengen angegeben und man kann seinen eigenen Geschmack entwickeln. • Wenn man verschiedene Sorten Öl und Essig zu Hause hat, ist es möglich, einem Dressing öfter andere Geschmacksnoten zu verleihen. • Für einen großen Salatkopf bereitet man etwa 150 ml Dressing zu. Man serviert das Dressing separat, wenn man den Salat nicht auf einmal verzehren möchte.	• Ein Salatdressing braucht immer eine Prise Salz, um die Wirkstoffe aus dem Salat aufnehmen zu können. • Man sollte immer eine Omega-3-Fettsäure in das Dressing geben (z.B. Leinsamenöl, Walnussöl oder Rapsöl). Das ist eine einfache Methode, um die Einnahme von Omega-3-Fettsäuren zu erhöhen (siehe Tabelle in der Anlage „Fettsäuren"). • Außerdem sollte man regelmäßig eine Omega-9-Fettsäure verwenden. • Es ist auch gut, ein Öl, das reich an Vitamin E ist, zu verwenden (siehe „Vitamin E"). • Fertige Dressings aus dem Supermarkt enthalten häufig Transfettsäuren, E-Nummern, Stärke und Zucker.	

BL= Erhältlich im Bioladen

Wissenswertes über Nahrungsmittel

Nahrungs-mittel	Merkmale	Tipps	Gut für
E620 bis E625 (Geschmacksverstärker) (Vor allem E621 wird häufig in herzhaften Lebensmittel verarbeitet.)	• Diese Geschmacksverstärker sind in nahezu allen herkömmlichen herzhaften Produkten im Supermarkt enthalten. • Diese Geschmacksverstärker haben auf Etiketten folgende Namen: MNG oder auf Englisch MSG, Mononatriumglutamat, Glutamin(-säure), Geschmacksverstärker, Monosodiumglutamat, hydrolysiertes Pflanzeneiweiß, hydrolysiertes Pflanzenprotein, Natriumglutamat. • Negative Auswirkungen dieser Geschmacksverstärker: Sie sind toxisch für das Gehirn und die Leber. Sie bewirken einen Rückgang des menschlichen Wachstumshormons (der wichtigste Reparaturstoff). Sie regen den Appetit an (unser Verlangen nach Essen und vor allem nach Kohlenhydraten steigt) und fördern Insulinresistenz, erhöhte Insulinabgabe und Übergewicht. Vor allem Ungeborene, junge Kinder und Senioren können Glutamate nur schwer abbauen.	• Am besten ist es, wenn man so viel wie möglich Lebensmittel in Bioläden oder Reformhäusern kauft. In diesen Produkten sind nur wenige E-Nummer zugelassen und keine künstlichen Geschmacksverstärker wie z.B. E621. Manche Bio-Produkte enthalten jedoch Hefeextrakt, ein natürliches Glutamat, das nicht als Geschmacksverstärker gekennzeichnet werden muss. • Den Verzehr von Glutamaten kann man verhindern, wenn man das Essen selber kocht oder Bio-Essen kauft.	✗

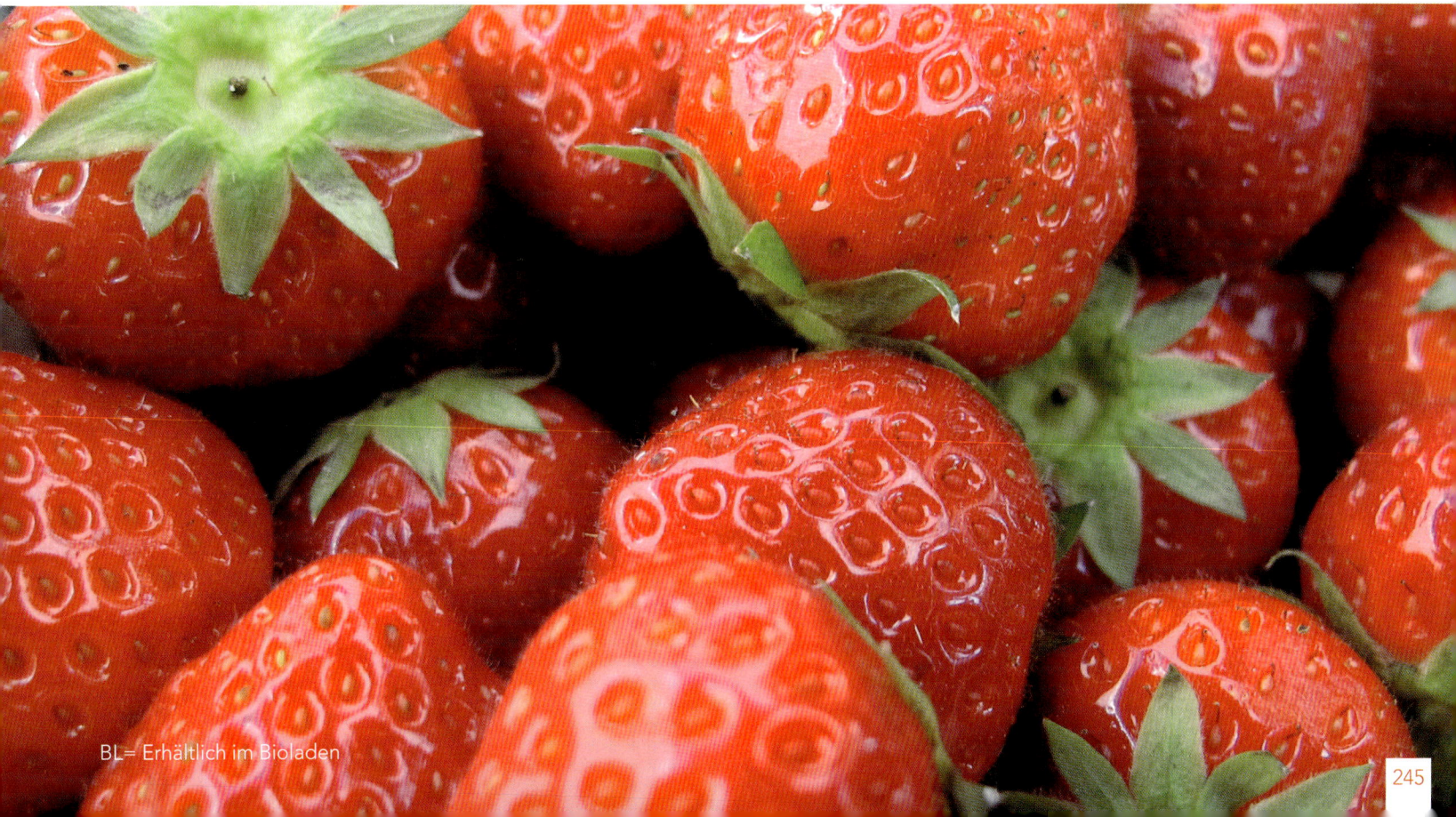

BL= Erhältlich im Bioladen

Wissenswertes über Nahrungsmittel

Nahrungs-mittel	Merkmale	Tipps	Gut für
Ei	• Ei ist eine sehr gute Eiweißquelle. • Ei enthält Vitamin B12, Eisen, Zink, Selen, Vitamin A und Vitamin D. • In Eiern von freilaufenden Hühnern gibt es teilweise Omega-3-Fettsäuren. • Eigelb hat ein sehr starkes Antioxidans für die Augen (Lutein). Je gelber das Eigelb, desto mehr Schutz für die Augen. Eidotter von Hühnern, die genügend Auslauf im Grünen bekommen, enthalten viel mehr gelbe Farbstoffe. • Wenn man täglich ein Ei isst, hat dies keine negative Auswirkung auf die Cholesterinwerte. Es hat sogar eine günstige Wirkung auf die Cholesterinwerte, durch die Menge an Vitamin B12 und den Stoff Betain. Vor allem bei Menschen mit erhöhten Homocysteinwerten. Außerdem stellt die Leber weniger Cholesterin her, wenn es ausreichend in der Nahrung vorhanden ist. Die Leber ist für 40% der Cholesterinherstellung verantwortlich. • Ei enthält Cholin (Vorstufe von Lecithin), das eine günstige Wirkung auf die Senkung der Blutfette hat. Das Blut wird weniger dickflüssig. • Ei verbessert die Darmperistaltik, durch das Lecithin, das im Ei enthalten ist. Das Lecithin bewirkt auch, dass das Cholesterin nicht an den Gefäßwänden kleben bleibt. Außerdem ist Lecithin ein unentbehrlicher Stoff für die Reizübertragung im Gehirn. Ein Mangel kann zu Depressionen, Demenz, ADHS, Dyslexie und Alzheimer führen.	• Ein Ei in die Suppe macht die Suppe schön sahnig und gibt ein langanhaltendes Sättigungsgefühl und einen stabilen Blutzuckerspiegel. So wird aus der Suppe eine ideale Hauptmahlzeit. • Nach Molke ist das Ei die vollwertigste Eiweißquelle. Ein Ei enthält alle Aminosäuren, die wir täglich brauchen. Mehrere Untersuchungen haben ergeben, dass ein Ei nicht der Auslöser von einem zu hohen Cholesterinwert ist. Vor allem nicht, wenn man Eier von freilaufenden Hühnern isst. • Wenn man Ei mit Spargel kombiniert, unterstützt man die Leber bei ihrer entgiftenden Aufgabe. • Die gesündeste Zubereitungsweise ist das Pochieren: Man bringt Wasser zum Kochen, danach gibt man einen Schuss Essig in das leicht köchelnde Wasser, anschließend lässt man das aufgeschlagene Ei sacht in das Wasser gleiten. Nach genau vier Minuten nimmt man das pochierte Ei wieder heraus. (Sie können ein Video dieser Zubereitungsweise im Internet bei YouTube anschauen. Geben Sie als Suchbegriff „Ei pochieren" ein.) • Ein Ei mit einer Gabel verquirlen, hemmt das Entstehen von oxidiertem Cholesterin.	
Entzündungshemmer (natürliche)	• Gewürze mit entzündungshemmender Wirkung: Basilikum, Thymian, Kreuzkümmel, Curry, Garam Masala, Kardamom, Rosmarin, Minze, Ingwer, Eichblattsalat, grüner Tee, Winterendivie, Kurkuma, Knoblauch, Mariendistel, Kamille und Spirulina. • Auch Omega-3-Fettsäuren hemmen die Entzündungsreaktionen im Körper. • Kokosöl enthält einen Stoff (Laurinsäure), der Bakterien und Viren töten kann. • Ingwer hemmt die Umwandlung von Arachidonsäure. Zu viel Arachidonsäure fördert Entzündungen und wird als Mitverursacher von vielen Erkrankungen der westlichen Welt gesehen. Arachidonsäure ist vor allem in (Schweine-)Fleisch enthalten. • Auch Waldfrüchte, Bromelain aus Ananas und ungeröstete Nüsse enthalten entzündungshemmende Stoffe.	• Makrelen, Heringe und Sardinen sind Fische, die sehr reich an Omega-3-Fettsäuren sind. Für Menschen, die schnell zu Entzündungen neigen, ein Muss. Leider enthalten Makrelen viele Kontaminationen (PCB, Quecksilber, Flammschutzmittel usw.). Verzehren Sie sie deshalb nur in Maßen und greifen Sie eventuell auf Nahrungsergänzungsmittel zurück (siehe „Omega-3-Fettsäuren"). Menschen, die regelmäßig Schmerzmittel nehmen, haben einen höheren Bedarf an Kalzium, Folsäure, Vitamin B12 und Vitamin D und sollten versuchen ihre Leber zusätzlich zu unterstützen.	

BL= Erhältlich im Bioladen

Wissenswertes über Nahrungsmittel

Nahrungs-mittel	Merkmale	Tipps	Gut für
E-Nummer	• Nicht jede E-Nummer ist ungesund. Auch natürliche Produkte wie Betenrot, Curcumin und Sorbitol (z.B. aus Vogelbeeren) haben eine E-Nummer.	• Bio-Lebensmittel dürfen nur bestimmte E-Nummer enthalten. Die EU-Öko-Verordnung hat die Verwendung von Zusatzstoffen bei Bio-Produkten jedoch sehr eingeschränkt. Insgesamt sind nur 48 Stoffe zugelassen. Die ökologischen Anbauverbände lassen noch weniger Zusatzstoffe zu. Informieren Sie sich im Internet, welche Stoffe zugelassen sind.	
Erdnüsse	• Erdnüsse sind Hülsenfrüchte und keine Nüsse, wie oft angenommen. • Sie sind eine relativ gute Eiweißquelle (20% bis 30%) und ein Nahrungsmittel mit einer sehr niedrigen glykämischen Last (siehe Anlage „Glykämische Last"). • Erdnüsse enthalten relativ viele gesättigte Fettsäuren, jedoch auch einen Großteil Omega-6-Fettsäuren. Deshalb sollte man sie nicht zu häufig essen, da man im Allgemeinen bereits zu viel Omega-6-Fettsäuren im Vergleich zu Omega-3-Fettsäuren zu sich nimmt. Und das fördert Entzündungen.	• Auch für Arachidöl (Erdnussöl) gilt, dass der regelmäßige Verzehr ein Übermaß an Omega-6-Fettsäuren zur Folge hat und damit ein erhöhtes Entzündungsrisiko birgt. Es ist jedoch gesünder, in Arachidöl zu frittieren als in Sonnenblumenöl. • Erdnüsse stehen ziemlich hoch oben auf der Liste der Lebensmittelunverträglichkeiten. • Es gibt auch zuckerfreie Erdnussbutter in Bioläden zu kaufen. • Man sollte nicht zu häufig Erdnüsse oder Erdnussbutter konsumieren, da diese Lebensmittel manchmal zu viele Aflatoxine enthalten (ein Giftstoff, der durch einen Pilz entsteht).	🟠
Estragon	• Estragon ist ein herrliches aromatisches Kraut. Es lindert Blähungen und Völlegefühl, verbessert die Verdauung schwerer Gerichte und verhindert Verstopfung. • Dieses Kraut stärkt den Verdauungstrakt.	• Estragon kann man gut mit anderen Kräutern wie Basilikum, Petersilie und Schnittlauch kombinieren.	🟢
Feigen	• Feigen sind eine reiche Quelle an Eisen, Kalzium, Vitamin C, Vitamin B6, Folsäure und Pektin. Pektin senkt den Cholesteringehalt und verbessert den Darmtransit. • Feigen sind gute Basenbildner.	• Bei einem Blutzuckertief sind Feigen ein effektives Mittel, um den Blutzuckerspiegel schnell zu erhöhen. • Feigen lassen sich hervorragend in Salaten, Kuchen, Desserts usw. verarbeiten. • Es gibt Manna-Feigen-Sirup für Menschen mit trägem Darm. Diesen Sirup kann man Joghurt oder Salatdressing zufügen.	❤️ 🟢 🟡

BL= Erhältlich im Bioladen

Wissenswertes über Nahrungsmittel

Nahrungs-mittel	Merkmale	Tipps	Gut für
Fenchel	• Fenchel ist ein Kraut bzw. ein Gemüse, das eine gute Wirkung auf die Verdauung hat. Fenchel bekämpft Blähungen, reduziert Gasbildung und Krämpfe, verbessert den Appetit, verbessert die Verdauung im Magen, verhindert ein Völlegefühl nach der Mahlzeit usw. • Er enthält Limonen – ein Stoff, der eine cholesterinsenkende Wirkung hat. • Er stimuliert die Magenfunktion, so dass der Darm optimal entlastet wird. • Ferner bewirkt Fenchel eine verbesserte Gallenproduktion und ist krampflösend.		
Fermentation oder Fermentierung **BL** (betrifft viele Lebensmittel)	• Fermentation oder Fermentierung ist ein Vorgang zur Haltbarmachung von Lebensmitteln. Bei Fermentation wird Nahrung durch Zugabe von Bakterien, Pilzen oder Hefe umgewandelt. Dadurch wird die Nahrung sozusagen vorverdaut. • Die Fermentation gibt Lebensmitteln ihre spezielle Geschmacksnote. • Beispiele für fermentierte Nahrungsmittel sind: Tee, Kaffee, Sauerkraut, Joghurt, Miso, Tamari, Shoyu, Molkosan, Tempeh, Kefir, Créme Fraîche, saure Sahne, Buttermilch, Essig, Bier, Wein, milchsauer vergorene Gemüsesäfte.	• Bei eiweißreichen Nahrungsmitteln werden die Eiweiße durch die Fermentation bereits zu Aminosäuren abgebaut. Dadurch sind fermentierte Eiweißprodukte für Menschen mit einer schwachen Verdauung leichter zu verdauen. • Man sollte lieber Bio-Sauermilcherzeugnisse als herkömmliche Sauermilcherzeugnisse kaufen. In Bio-Milcherzeugnissen werden ältere Säurewecker (Starterkulturen aus Milchsäurebakterien) verwendet, bei denen die Fermentationsdauer länger ist.	
Fisch	• Es gibt fette und nicht fette Fischsorten. In der Anlage „Fettsäuren" sind auf Seite 299 die fetten Fischsorten, die viel EPA/DHA enthalten, aufgelistet. • Fetter Fisch aus der Dose enthält auch gesunde Fettsäuren. Am besten kauft man Fischkonserven mit Fisch, der in Wasser oder Olivenöl eingelegt ist. Vermeiden Sie Fischdosen mit Sonnenblumenöl. Dieses Öl ist eine Omega-6-Fettsäure und davon nimmt man im Allgemeinen schon mehr als genug zu sich. • Die meisten Menschen beginnen mit dem Verzehr von nicht-fettem Fisch, da dieser weniger intensiv schmeckt. • Fischstäbchen sind nicht gesund: Sie enthalten wenig Fisch, viele schnelle Kohlenhydrate, Transfettsäuren und gesättigte Fettsäuren.	• Das Garen von Fisch in Gemüsebrühe ist eine gesunde Zubereitungsart. Man kann Fisch auch in Weißwein dünsten oder pochieren. Das Braten und vor allem das Frittieren von Fisch geht auf Kosten der gesunden Fettsäuren im Fisch. • Auch beim Einfrieren verliert der Fisch gesunde Fettsäuren. • Geräucherter Fisch sollte wegen der Nitrosamine (siehe „Nitrat") nur in Maßen verzehrt werden. Raubfische sollte man nicht öfter als ein Mal pro Woche auf den Speiseplan setzen, da sie häufig mit Quecksilber, Dioxinen und PCB belastet sind.	
Flavonoide	• Es gibt mehrere Gruppen Flavonoide: 1) Anthocyane in blauen Waldfrüchten 2) Isoflavone in Soja und Hülsenfrüchten 3) Catechine in Tee und Obst 4) Flavonole in Kakao, grünem Tee, Grapefruit 5) Flavone in Zwiebel, Tee, Apfel, Brokkoli, Grapefruit.	• Siehe Anlage „Antioxidantien".	

Wissenswertes über Nahrungsmittel

Nahrungs-mittel	Merkmale	Tipps	Gut für
Fleisch	• Beim Schmoren von Fleisch (in Butter bzw. Kokosöl und etwas kochendem Wasser, Wein oder Bier) entstehen weniger Schadstoffe als beim Braten. • Das Zubereiten von Fleisch auf einer offenen Feuerstelle verursacht potentiell krebserregende Stoffe (aromatische Kohlenwasserstoffe). • Wenn Sie grillen möchten, nehmen Sie das Nahrungsergänzungsmittel Vitamin C 1000 mg, um der Bildung von Nitrosaminen entgegen zu wirken (siehe „Nitrat"). • Beim Schmoren von Fleisch bleiben die Säfte, das Aroma und der Geschmack besser erhalten. • Das Marinieren von Schmorfleisch in Wein oder Bier macht das Fleisch zarter und gesünder. Außerdem braucht das Fleisch weniger Garzeit. • Essen Sie statt Fleisch einige Male pro Woche einen Ersatz wie Quorn, Ei, fetten Fisch usw. Das Herz und das Gefäßsystem werden es Ihnen danken. Viel Fleisch zu essen, ist auch nicht gut für das Gewicht. Fleisch enthält viel Linolsäure. Davon nehmen wir genug zu uns durch den Konsum von Fleischwaren, Molkereiprodukten, Sonnenblumenöl und Margarine. Es ist besser, gesunde Fette wie Olivenöl, fetter Fisch, Nüsse, Samen usw. zu essen, denn damit senken wir die Blutfettwerte und das schlechte Cholesterin. Zusätzlich reduzieren wir das Risiko auf das Verklumpen von Blutplättchen (siehe Anlage „Fettsäuren").	• Wenn Sie Fleisch essen möchten, ist es empfehlenswert, Fleisch von Tieren zu kaufen, die geweidet haben. • Beachten Sie, dass Tiere, die ständig in Bewegung waren, ein anderes Fett-Eiweiß-Verhältnis haben als Tiere, die immer stillstanden. • Versuchen Sie, rotes Fleisch (wie Rind, Schwein, Lamm) nur in Maßen zu essen. Untersuchungen haben ergeben, dass rotes Fleisch das Risiko auf Dickdarmkrebs erhöht. • Laut Untersuchungen ist das Risiko auf Polypen und Darmkrebs beim Verzehr von verarbeitetem Fleisch höher als von unverarbeitetem rotem Fleisch. Als verarbeitetes Fleisch gelten geräuchertes, gepökeltes, gesalzenes oder chemisch konserviertes Fleisch wie Schinken, Salami und Hot Dogs. Die Ursache liegt womöglich beim Nitrit. • Schweinefleisch enthält viel Arachidonsäure. Ein Übermaß an Arachidonsäure wird mit Entzündungen in Zusammenhang gebracht. Menschen mit Herz- und Gefäßerkrankungen, Rheuma, Schuppenflechten oder anderen chronischen Entzündungen sollten die Einnahme von Arachidonsäure lieber einschränken.	
Gartenkresse	• Gartenkresse enthält relativ viel Magnesium und trägt dadurch zur Entspannung bei. • Gartenkresse ist eine gute Quelle an Vitamin B6.		
Gelbwurzel	• Siehe „Kurkuma".		
Gemüsebrühepulver und Gemüsebrühewürfel, in Bio-Qualität **BL**		• Es ist am besten, wenn man Gemüsebrühe in Bio-Qualität kauft, also ohne das Glutamat E621. Glutamat (E621) bewirkt einen Insulinanstieg. Jedes gesunde Gericht kann schließlich den Blutzuckerspiegel erhöhen, wenn E621 darin enthalten ist (siehe „E621"). • In herkömmlichen Gemüsebrühewürfeln sind oft Transfettsäuren enthalten. Transfettsäuren passen nicht zu einer gesunden Ernährungsweise (siehe „Transfettsäuren" und Anlage „Fettsäuren").	

Wissenswertes über Nahrungsmittel

Nahrungs-mittel	Merkmale	Tipps	Gut für
Glukose-Fruktose-Sirup	• Die Kombination von Glukose und Fruktose in einem Produkt ist absolut ungesund. Die Glukose erhöht den Blutzuckerspiegel und fördert die Fetteinlagerung. Anschließend muss die Leber versuchen, die Fruktose zu verarbeiten. Der hohe Verzehr von Glukose/Fruktose: – führt zu einem Anstieg des Cholesterin und der Triglyceride – senkt die Insulinsensitivität – fördert Bauchfett – kann zur Leberverfettung beitragen, sogar bei jungen Kindern mit Übergewicht (Leberverfettung wird auch Non Alcoholic Fatty Liver Disease genannt) – fördert Leptinresistenz, so dass sich kein Sättigungsgefühl einstellt und man mehr isst.	• Auf Verpackungen (z.B. von vielen süßen Lebensmitteln im Supermarkt) liest man folgende Bezeichnungen: HFCS oder High Fructose Corn Syrup, Fruktosesirup, Glukose-Fruktose-Sirup, Maissirup. • Menschen mit Übergewicht, Blutzuckerspiegelproblemen oder Herz- und Gefäßbeschwerden sollten diese Stärke vermeiden oder nur ausnahmsweise zu sich nehmen. • Achtung: Viele zuckerfreie Geliermittel in „Marmelade ohne Zucker" enthalten viel Fruktose.	✗
Glutamin	• Glutamin ist vorwiegend in Avocado, Ricotta und Hüttenkäse enthalten. • Wichtiger Stoff für die Reparatur der (Darm-)Schleimhäute und bei Schleimhautentzündungen. • Glutamin wird für die Bildung von Glutathion gebraucht: Ein sehr wichtiges Antioxidans, das von der Leber produziert wird (siehe „Glutathion"). • Es hält den Säure-Basen-Haushalt aufrecht (siehe Anlage „Säure-Basen-Haushalt"). • Außerdem ist es wichtiger Energielieferant für die Muskeln. • Glutamin reduziert den Bedarf an Genussmittel. • Es ist in den folgenden Nahrungsmitteln enthalten: Wild, Weizenkeime, Ei, Molkenprotein, Avocado, Hüttenkäse und Ricotta.	• Aus Glutamin muss der Körper auch den beruhigenden Neurotransmitter GABA herstellen.	🟢🔵🟡🟣
Glutathion	• Glutathion ist ein wichtiges Antioxidans für die Leber. • Es kann sozusagen viele andere Antioxidantien recyceln, so dass sie noch einmal verwertet werden können. • Glutathion ist vor allem in Spargel, Avocado und Walnüssen enthalten. • Das Immunsystem ist größtenteils von ausreichend Glutathion abhängig.	• Eine hohe Dosis Schmerzmittel kann die Menge Glutathion im Körper stark senken. Menschen, die regelmäßig Schmerzmittel zu sich nehmen, sollten öfter Nahrungsmittel mit Glutathion auf den Speiseplan setzen.	🟣🟡
Gluten, glutenfrei	• Gluten sind Proteine in einigen Getreidearten. Gluten bewirkt, dass der Brotteig schön aufgeht. Manche Menschen reagieren allergisch auf Gluten. Ein Übermaß an Gluten ist jedoch für niemanden gesund, da zu viel Gliadin allerlei Immunreaktionen im Körper auslösen und auch den Gehirnstoffwechsel aus dem Gleichgewicht bringen kann. • Glutenfreie Getreidesorten sind: Buchweizen, Teff, Mais, Reis, Quinoa, Amarant, Hirse, Hafer. • Zu den glutenhaltigen Getreidesorten gehören: Weizen, Dinkel, Kamut, Roggen und Gerste.	• Lebensmittel mit Gluten sollte man nur in Maßen verzehren. • Man kann die Einnahme senken, indem man z.B. auf alle Weizensnacks verzichtet, den Konsum glutenhaltigen Brotes reduziert oder zum Mittagessen einen reichhaltigen Salat isst. Es gibt genügend Alternativen zu glutenhaltigen Nahrungsmitteln. • Wenn man weniger Brot isst, sollte man darauf achten, genügend Jod einzunehmen, z.B. indem man zwei Mal pro Woche Algen auf den Speiseplan setzt oder die Gerichte mit Jodsalz würzt.	🟢🔵

Wissenswertes über Nahrungsmittel

Nahrungs-mittel	Merkmale	Tipps	Gut für
Goji-Beere **BL**	• Eine Beere aus dem Himalayagebirge mit einer starken antioxidativen Kapazität. • Aufgrund der positiven Wirkung auf die Gesundheit und die Stimmung auch Happy Berry oder Smiley Berry genannt. Die Goji-Beere enthält Aminosäuren wie Tryptophan.		
Granatapfel	• Granatapfel enthält Ellaginsäure, ein sehr starkes Antioxidans (Himbeeren enthalten diesen Stoff auch). • Ellaginsäure bewirkt, dass insbesondere Fette und Cholesterin im Körper nicht oxidieren. Somit ist Ellaginsäure ein wichtiger Stoff gegen Herz- und Gefäßkrankheiten. • Außerdem ist Ellaginsäure hinsichtlich Angiogenese und Tumorwachstum ein wichtiger Stoff im Kampf gegen Krebs.	• Ellaginsäure ist auch in Erdbeeren, Himbeeren, Brombeeren, Walnüssen, Pekannüssen und Cranberrys enthalten. Es gibt noch mehr Obstsorten, die Ellaginsäure enthalten, aber in geringerer Menge. • Wenn Sie wissen möchten, welche Wirkung diese (und andere) Nährstoffe auf Krebs haben, lesen Sie das Buch „Nahrungsmittel gegen Krebs" von Beliveau und Gingras.	
Grüne Erbsen	• Grüne Erbsen sind nicht nur eine gute und nahrhafte Eiweißquelle, sie enthalten auch Acetylcholin. Dieses sorgt für einen effektiveren Gehirnstoffwechsel und ist außerdem ein wichtiger Stoff für die Darmperistaltik.	• Tiefgekühlte grüne Erbsen sind gesünder als Erbsen aus dem Glas oder aus der Dose.	
Grüner Tee	• Grüner Tee ist durch die vielen Polyphenole ein Antioxidans. Der wichtigste wirksame Stoff heißt EGCG. Bei diesem Stoff geht man davon aus, dass er eine präventive Wirkung in Bezug auf chronische Krankheiten und Krebs hat. • Grüner Tee erhöht die Verbrennung im Ruhezustand (Primärstoffwechsel). • Grüner Tee enthält, wie schwarzer Tee, Gerbstoff und Koffein, deshalb sollte man nicht zu viel pro Tag davon trinken. Gerbstoff bindet viele Mineralstoffe, zu viel Koffein erzeugt Stresshormone.	• Grüner Tee in Kombination mit Zitronensaft ist am effektivsten, wenn es um antioxidative Kapazität und Fettverbrennung geht. • Wenn man die wirksamen Stoffe optimal verwenden möchte, sollte man den Tee minimal fünf Minuten ziehen lassen. • Japanischer grüner Tee scheint die meisten wirksamen Stoffe zu enthalten.	
Gurke	• Gurke ist sehr reich an Kalium. Unschätzbar an Festtagen, an denen viel säuernde Nahrung gegessen wird.		

BL= Erhältlich im Bioladen

Wissenswertes über Nahrungsmittel

Nahrungs-mittel	Merkmale	Tipps	Gut für
Hafer	• Hafer ist eine gute Quelle für Ballaststoffe. Diese bewirken einen langsamen Anstieg und ein langsames Absinken des Blutzuckerspiegels und sind Nahrung für die Darmbakterien. • Hafer enthält den Ballaststoff Beta-Glucan, der eine cholesterinsenkende Wirkung hat. • Hafer ist gut für das Nervensystem, da er viel Kalzium, Magnesium, Silizium, Eisen, Zink und Vitamin B hat. Silizium ist ein wichtiger Antistress- und Reparaturmineralstoff. • Außerdem findet sich im Hafer viel vom Eiweißstoff Tryptophan, aus dem der Körper Serotonin herstellt. Serotonin beeinflusst das Verlangen nach Kohlenhydraten und die emotionale Stabilität. Serotonin regelt, zusammen mit Magnesium und gesunden Fetten, die Darmperistaltik. Nachts stellt der Körper aus Serotonin das Schlafhormon Melatonin her. Ausreichend Melatonin ist wichtig, weil im Schlaf der Körper repariert wird.	• Hafer ist ein vielseitiges Nahrungsmittel, das vor allem in stressigen Zeiten nicht fehlen sollte. • Hafer ist oft in natürlichen, beruhigenden Nahrungsergänzungsmitteln enthalten und wird Avena Sativa genannt. • Hafermehl kann man leicht selber herstellen: Einfach Haferflocken in den Mixer geben.	
Haferkleie **BL**	• Haferkleie enthält Lignane. Diese Ballaststoffe sind nicht nur für den Darm, sondern für die gesamte Gesundheit erforderlich. Außerdem sind sie unverzichtbar, um das hormonelle System über die Östrogenrezeptoren zu regulieren. Ferner sind es starke Antioxidantien. Wenn es möglich ist, starten Sie den Tag mit etwas Haferkleie zum Frühstück. • Haferkleie ist cholesterinsenkend. Sie bindet überflüssiges Cholesterin im Darm, so dass es mit dem Stuhl ausgeschieden wird. Etwa die Hälfte des Cholesterins wird normalerweise aus dem Darm wieder in den Blutkreislauf aufgenommen. Die Wiederaufnahme zu verringern, ist eine sehr effektive Art einem Cholesterinanstieg entgegenzuwirken. • Haferkleie ist auch reich an Silizium.	• Menschen, die ihren Cholesterinspiegel senken möchten, sollten ausreichend Haferkleie essen. Man benötigt etwa 30 bis 40 Gramm täglich, bis das Cholesterin gesunken ist. Bei einem normalen Cholesterinspiegel benötigt man noch etwa die Hälfte pro Tag. Man kann Haferkleie in verschiedenen Gerichten verarbeiten: – ein Esslöffel im Joghurt – als Paniermehl – in Broten, Kuchen, Torten, die man selber macht – in einem Omelett. • Genauso wie andere Getreidekleiesorten enthält Hafer auch Phytinsäure. Um die günstigen Eigenschaften von Haferkleie zu nutzen, sollte man den Verzehr von anderen Getreidesorten mäßigen.	
Haselnüsse	• Haselnüsse enthalten gute Omega-9-Fettsäuren, Vitamin E, OPC (siehe „Pinienkerne") und den Mineralstoff Chrom. Chrom hält den Blutzuckerspiegel konstant und verringert dadurch das Verlangen nach Kohlenhydraten. • Eine Person, die öfter gesundes Fett isst, braucht auch mehr Vitamin E. Gute Fettsäuren können im Körper leicht oxidieren und Vitamin E hemmt diese Oxidation.		

BL= Erhältlich im Bioladen

Wissenswertes über Nahrungsmittel

Nahrungs-mittel	Merkmale	Tipps	Gut für
Hering	• Hering ist, nach der Sonne, die beste Vitamin-D-Quelle. • Hering ist reich an Omega-3-Fettsäuren (siehe Anlage „Fettsäuren"). • Er enthält relativ wenig Quecksilber. Je kleiner der Fisch, desto weniger Umweltschadstoffe bringt er mit sich. Daher sind auch Anchovis und Sardinen eine gute Wahl. • Hering ist, wie Avocado, reich an Tyrosin, ein Brennstoff für die Schilddrüse und das Glückshormon Dopamin.	• Hering ist durch die Dioxin- und PCB-Belastung nicht geeignet, um einen Mangel an Vitamin D zu beheben. • (Herbst-)Depressionen werden mit einem Mangel an Vitamin D in Zusammenhang gebracht. Sonnenlicht ist die wichtigste Quelle, um Vitamin D herzustellen. Der regelmäßige Verzehr von Hering kann jedoch einen Beitrag zur Vitamin-D-Versorgung leisten.	
Himbeere	• Enthält Pektin. Pektin senkt den Cholesterin- und Zuckerwert. • Pektin ist ein wichtiges Antioxidans (siehe „Granatapfel" und Anlage „Antioxidantien").		
Hirse **BL**	• Hirse ist eine wunderbare Silizium-Quelle, ein wichtiger Baustoff für das Nervensystem, den Darm, aber auch für den Erhalt flexibler, gesunder Knochen bzw. Gelenke und eine schöne Haut.	• Menschen mit Übergewicht, Diabetes, Blutzuckerspiegelproblemen sollten lieber keine Hirse, sondern Quinoa verwenden, denn Hirse hat eine ziemlich hohe glykämische Last, Quinoa dagegen eine niedrige (siehe Anlage „Glykämische Last").	
Holunder	• Sowohl die Holunderblüten als auch die Holunderbeeren enthalten Stoffe, die das Wachstum von Viren unterbinden können. Beide stimulieren das Abwehrsystem, wodurch z.B. die Dauer von viralen Beschwerden wie Grippe verkürzt wird.	• Aus Holunderblütendolden kann man ein herrliches und gesundes Erfrischungsgetränk herstellen.	
Homocystein	• Ein erhöhter Homocysteinwert steht in Zusammenhang mit einem erhöhten Risiko an Herz- und Gefäßkrankheiten, vor allem an Arteriosklerose. Erhöhte Homocysteinwerte können erblich bedingt sein oder die Folge eines Mangels in der Ernährung.	• Ausreichend Vitamin B12, Folsäure und B6 in der Ernährung sind wichtige Bedingungen für einen gesunden Homocysteinwert. Am besten erreicht man dies, indem man viel Obst und Gemüse verzehrt. Wenn man kein Fleisch oder Fisch isst, kann man Vitamin B12 als Nahrungsergänzungsmittel nehmen. • Ei und rote Bete enthalten den Stoff Betain, der dabei hilft, den Homocysteinspiegel zu senken.	

BL= Erhältlich im Bioladen

Wissenswertes über Nahrungsmittel

Nahrungs-mittel	Merkmale	Tipps	Gut für
Hülsen-früchte	• Hülsenfrüchte lassen den Blutzuckerspiegel langsam steigen und sinken. • Die löslichen Ballaststoffe in Hülsenfrüchten sind eine Wohltat für den Darm. Ballaststoffe regulieren außerdem den Blutzuckerspiegel, bewirken ein langanhaltendes Sättigungsgefühl und verbessern die Darmperistaltik. • Hülsenfrüchte sind eine gute Eiweißquelle, jedoch auch relativ säurebildend (siehe Anlage „Säure-Basen-Haushalt"). Essen Sie sie deshalb nicht zu häufig und kombinieren Sie sie immer mit reichlich Gemüse. • Hülsenfrüchte enthalten ziemlich viele Anti-Nährstoffe (siehe „Anti-Nährstoffe"). Die Menge an Anti-Nährstoffen wird jedoch durch das Einweichen, das Garkochen und das Entfernen von Schaum reduziert.	• Im Allgemeinen isst man mehr Kohlenhydrate als Eiweiße. Dadurch, dass Hülsenfrüchte eine relativ gute Eiweißquelle sind, hält das Sättigungsgefühl viel länger an als beim Verzehr von Kohlenhydraten. • Bei Hülsenfrüchten ist es ratsam, Kräuter wie Estragon, Bohnenkraut oder Kümmel zu verwenden. Diese Kräuter machen solche Gerichte leichter verdaulich und sorgen für weniger Blähungen. • Schwarze Bohnen sind einfacher zu verdauen als andere Hülsenfrüchte. • Vegetarier sollten ausreichend andere Eiweiße zu sich nehmen, denn Hülsenfrüchte bilden keine vollwertige Eiweißquelle.	
Hüttenkäse / körniger Frischkäse	• Hüttenkäse bzw. körniger Frischkäse ist die Käsesorte mit den wenigsten Kalorien. • Das Verhältnis von Eiweiß zu Fett ist etwa drei Mal günstiger als bei anderen Käsesorten. • Dieser Käse enthält fast kein Cholesterin. • Hüttenkäse ist wichtig für den Darm, weil er den Reparaturstoff Glutamin enthält, aus dem die Darmschleimhäute aufgebaut sind. Glutamin ist außerdem eine wichtige Aminosäure, die den Säure-Basen-Haushalt reguliert.	• Hüttenkäse hat nur wenig Eigengeschmack. Diesen Käse kann man sehr gut mit Kräutern oder Gewürzen verfeinern.	

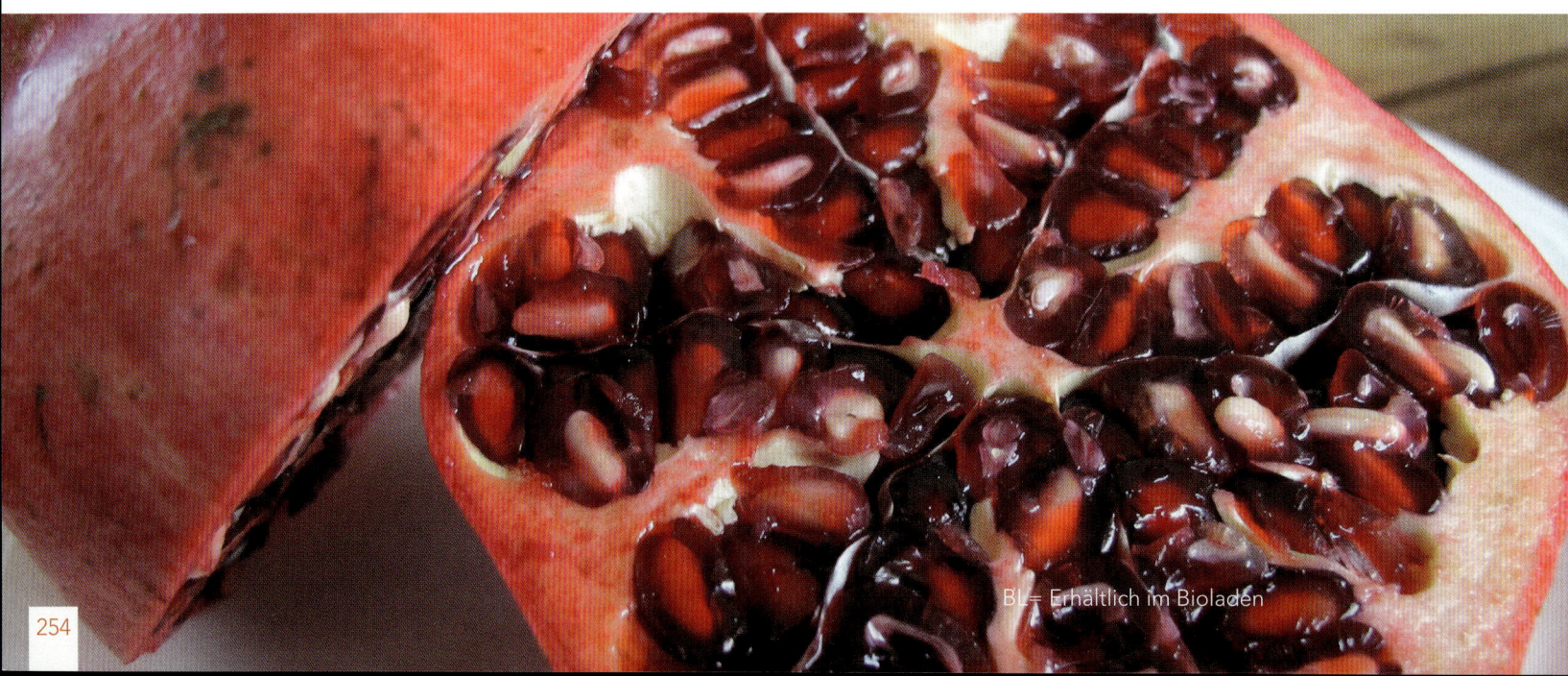

BL= Erhältlich im Bioladen

Wissenswertes über Nahrungsmittel

Nahrungs-mittel	Merkmale	Tipps	Gut für
Ingwer	• Ingwer erhöht den thermogenen Effekt, so dass die Zellen besser Energie herstellen können. • Er verbessert die Aufnahme von Nährstoffen aus dem Darm um bis zu 200%. Das ist der Grund, weshalb Ingwer in vielen Rezepten dieses Buches verwendet wird. Wenn man ein wenig gemahlenen Ingwer hinzu gibt, bekommt das Gericht nicht den typischen Ingwergeschmack wie bei frisch geriebenem Ingwer. • Ingwer verbessert die Darmperistaltik und die Magenfunktion, ist entzündungshemmend und senkt den Cholesterinwert. • Frischer Ingwer enthält relativ viel Zink. (Die beste Zinkquelle sind Austern.) • Der Stoff 6-Gingerol in Ingwer ist ein phytochemischer Stoff, der eine vorbeugende Wirkung hinsichtlich Krebs hat. • Ingwer ist von jeher als Mittel gegen Übelkeit bekannt. Auch heutzutage kann man Ingwer bei Übelkeit nehmen (z.B. während Reisen, in der Schwangerschaft, nach einer Chemotherapie oder einer Operation). Dafür lässt man ein Stück frischen Ingwer in kochendem Wasser ziehen und trinkt es danach in kleinen Schlucken.	• Vorzugsweise frischen Ingwer verwenden, ansonsten gemahlenen Ingwer. • Wenn man Ingwer mit Zitronensaft kombiniert, wird die Verbrennung auf Zellniveau stimuliert und einer Insulinresistenz und Übergewicht entgegengewirkt. • Menschen, die viel innere Hitze haben, sollten Ingwer lieber nur in Maßen verwenden. Das gleiche gilt auch für Knoblauch, Pfeffer, Kurkuma usw. Diese Gewürze haben alle eine wärmende Wirkung.	
Inulin	• Inulin ist ein unverdauliches Kohlenhydrat. Es ist enthalten in Zwiebel, Knoblauch, Lauch, Artischocke, Zichorie, Löwenzahnblättern, Schwarzwurzel, Topinambur, Pfeilwurzelstärke, Spargel, Pastinake und Süßkartoffel. • Inulin hat einige wichtige Funktionen im Körper: – Es ist ein sogenanntes Präbiotikum und trägt im Darm zum Überleben der guten Bakterien bei. Dadurch verbessern sich die Verdauungsfähigkeit, die Aufnahme von Nährstoffen und der Stuhlgang. Außerdem sinkt das Risiko auf schlechte Bakterien im Darm. – Inulin fördert einen stabilen Blutzuckerspiegel, was für die gesamte Gesundheit wichtig ist (siehe Anlage „Glykämische Last"). – Außerdem führt Inulin zu einer Verminderung von Cholesterin und Triglyceriden.	• Bei der Umstellung auf Nahrung mit mehr Inulin können vorübergehend Blähungen und Völlegefühl entstehen. Deshalb ist es gut, diese Nahrungsmittel dem Speiseplan sukzessiv zuzufügen, so dass der Darm sich daran gewöhnen kann. • Bei stark schwankendem Blutzuckerspiegel, stark erhöhten Cholesterinwerten und chronischen Darmbeschwerden kann es sinnvoll sein, Inulin als Nahrungsergänzungsmittel zu nehmen.	
Italienische Kräuter	• Italienische Kräuter und Kräuter der Provence (aus Bio-Anbau) sind starke Radikalfänger und geben Gerichten ein herrliches Aroma. Ein guter Ersatz, wenn man ohne den Geschmacksverstärker E621 (siehe „E621") kochen möchte.		

BL= Erhältlich im Bioladen

Wissenswertes über Nahrungsmittel

Nahrungs-mittel	Merkmale	Tipps	Gut für
Joghurt	• Joghurt ist ein fermentiertes Nahrungsmittel und gut für die Darmbakterien. • Joghurt ist reich an Tryptophan (siehe „Tryptophan"). • Kinder, die Bio-Molkereiprodukte bekommen, scheinen 30% weniger Ekzembeschwerden zu entwickeln als Kinder, die herkömmliche Molkereiprodukte essen. Der Grund dafür ist wahrscheinlich, dass in Bio-Milcherzeugnissen mehr CLA enthalten ist (siehe „Schafskäse"). • Pasteurisierter Joghurt enthält keine lebenden Milchsäurebakterien mehr. • Vollfetter Joghurt enthält mehr gesättigte Fettsäuren und CLA (siehe „Schafskäse"). • Ökologisch erzeugte Sauermilchprodukte enthalten mehr rechtsdrehende Milchsäure als nicht-ökologisch erzeugte. Rechtsdrehende Milchsäure ist leichter verdaulich als linksdrehende Milchsäure.	• Etwa ein Drittel aller West-Europäer hat eine Laktoseintoleranz. Molkereiprodukte mit Laktose sind für diese Menschen keine geeigneten Nahrungsmittel. • Manche Menschen mit einer Laktoseintoleranz vertragen jedoch kleine Mengen Sauermilchprodukte. Diese Menschen können das am besten mit Bio-Milcherzeugnissen ausprobieren, weil bei der Fermentation mehr Laktose abgebaut wird. • Mit Joghurt und Quark hat man zwei Nahrungsmittel, aus denen man gut Gemüsesaucen zubereiten kann.	
Kalium	• Kalium normalisiert, zusammen mit Natrium, den Flüssigkeitshaushalt, die Muskelaktivität, den Herzrhythmus und den Blutdruck. Da im Allgemeinen viel Natrium und zu wenig Kalium über die Nahrung aufgenommen wird, entstehen schnell Herzprobleme. Der Körper ist von jeher auf das Festhalten von Natrium eingestellt, da die Urnahrung wenig Natrium enthielt. • Täglich ein paar Hundert Gramm Gemüse, einige Stücke Obst und ausreichend Wasser sind gute Bedingungen für einen gesunden Kaliumhaushalt.	• Menschen mit Herzproblemen sind empfindlich für Störungen im Gleichgewicht zwischen Natrium und Kalium. Ein zu hoher oder zu niedriger Kaliumwert birgt ein erhöhtes Risiko auf Herzrhythmusstörungen.	🟣 ❤️ 🟡
Kamut **BL**	• Kamut ist eine alte Getreidesorte und ein uralter Verwandter des heutigen Hartweizens. • Er enthält viel mehr Eiweiß als Weizen und ist relativ reich an Selen. • In Bioläden sind allerlei schmackhafte Nudelvarianten aus Kamut erhältlich.	• Kamut ist weniger blutzuckerspiegelerhöhend als normaler Weizen. Menschen mit Übergewicht oder Blutzuckerspiegelproblemen sollten Kamut jedoch nur in Maßen essen. • Kamut wird von Menschen mit Verdauungsbeschwerden oft besser als Weizen vertragen. Das Gleiche gilt für Dinkel.	🟢 🟠
Kapuziner-erbsen	• Kapuzinererbsen sind etwas in Vergessenheit geraten, aber doch ein sehr gesundes Eiweiß. • Sie beeinflussen den Blutzuckerspiegel kaum. Für Menschen mit Blutzuckerspiegelproblemen sind sie deshalb eine schöne Alternative zu Pasta, Reis, Kartoffeln usw.	• Hülsenfrüchte liegen bei den meisten Menschen mit einer empfindlichen Verdauung schwer im Magen. Kapuzinererbsen und schwarze Bohnen sind leichter verdaulich.	🟢 🟠

BL= Erhältlich im Bioladen

Wissenswertes über Nahrungsmittel

Nahrungs-mittel	Merkmale	Tipps	Gut für
Kapuziner-kresse (Blüten und Samen)	• Die Blüten der Kapuzinerkresse sind reich an Schwefel und an Endorphinen (Stoffe für das Wohlbefinden). • Sie enthalten entzündungshemmende Stoffe und haben pilzhemmende Eigenschaften. • Sie sind reich an Glucosinolaten (siehe „Anti-Nährstoffe"). Diese hemmen die Jodaufnahme. Bei häufiger Verwendung kann sich das negativ auf die Schilddrüse auswirken.	• Bereiten Sie Ihre eigenen Kapern aus Samen der Kapuzinerkresse zu. Sammeln Sie die Samen nach der Blüte und geben Sie sie in ein Schraubglas mit (Kräuter-)Essig und einer Prise Salz. Nach zwei Monaten können Sie die Kapern verzehren. Sie schmecken sehr köstlich in Salaten.	
Kardamom	• Kardamom lindert Mundgeruch. • Er verhindert Blähungen und verbessert die Darmperistaltik (noch mehr in Kombination mit Fenchel). • Kardamom stimuliert die Verdauung.	• Kardamom belebt den Geschmack von süßen Nahrungsmitteln. • Er schmeckt auch vorzüglich in Curry.	
Kartoffel	• Abgekühlte Kartoffeln enthalten resistente Stärke. Durch Retrogradation der Stärke (Verkleisterung der Stärke) können die Kohlenhydrate nicht mehr gut von den Verdauungsenzymen umgewandelt werden. Dadurch werden sie nicht als Glukose im Blut aufgenommen und kommen mehr oder weniger unverdaut im Darm an. Der Blutzuckerspiegel schwankt dann viel weniger. Die resistente Stärke wird im Darm in kurzkettige Fettsäuren umgewandelt. Diese Fettsäuren dienen als Nahrung für die Darmbakterien und fördern die Gesundheit des Darms. • Kartoffeln enthalten reichlich Kalium. Kalium bildet zusammen mit Kalzium und Magnesium das wichtigste Mineralstofftrio für ein gesundes Herz. • Junge Kartoffeln enthalten viel Vitamin C.	• Wenn man Kartoffeln kocht, kein Salz zum Kochwasser geben. Das Salz entzieht der Kartoffel Kalium. Die Kartoffeln erst salzen, wenn das Kochwasser abgegossen ist. • Menschen mit Übergewicht und Blutzuckerspiegelschwankungen sollten besser keine warmen Kartoffeln essen, sondern in Maßen kalte Kartoffeln. • Kartoffel mit Ei ist eine der besten Eiweißkombinationen. Vor allem Vegetarier sollten regelmäßig eine vollwertige Eiweißkombination, wie z.B. ein Kartoffelomelett, auf den Speiseplan setzen. • Man sollte grüne Stellen an der Kartoffel immer entfernen. Die grünen Stellen enthalten den toxischen Stoff Solanin. Solanin wird durch das Kochen der Kartoffel nicht abgebaut. • Kartoffeln nie Stunden vorher schälen und im Wasser lagern. Das Vitamin C entweicht dabei ins Wasser. • Das Backen oder Frittieren von Kartoffeln sollte eine große Ausnahme sein, genauso wie der Verzehr von Chips. Beim Backen und Frittieren sollte man die Kartoffeln jedoch eine halbe Stunde vorher in Wasser legen, da dann etwas weniger Acrylamid entsteht. Acrylamid ist ein Stoff, der mit einem erhöhten Risiko auf Krebs und Herz- und Gefäßkrankheiten in Verbindung gebracht wird.	

BL= Erhältlich im Bioladen

Wissenswertes über Nahrungsmittel

Nahrungs-mittel	Merkmale	Tipps	Gut für
Kichererbsen	• Kichererbsen haben eine niedrige glykämische Last und senken den Blutzuckerspiegel dadurch sehr langsam. So geben sie ein lang anhaltendes Sättigungsgefühl. • Kichererbsen sind eine gute Kalzium- und Zinkquelle.	• Kichererbsen sind sehr reich an Levodopa, dem Stoff, aus dem der Körper das Glückshormon Dopamin herstellen kann. Bei Stress werden viel weniger dieser Stoffe hergestellt. • Bereiten Sie auch einmal Falafel aus Kichererbsen zu.	
Kidneybohnen	• Kidneybohnen enthalten gesunde Eiweiße und Ballaststoffe. In stressigen Zeiten braucht man viele Eiweiße, meistens isst man gerade dann Kohlenhydrate. Dadurch können zusätzlich Störungen hinsichtlich Stimmung, Schlaf, Immunsystem und Hormonen entstehen. • Kidneybohnen sind jedoch reich an Anti-Nährstoffen. Deshalb sollte man sie nur in Maßen verzehren. Menschen mit empfindlichem Darm sollten erspüren, ob die Kidneybohnen ihnen bekommen, denn sie enthalten sehr viele Lektine.	• Täglicher Stuhlgang ist wichtig. Wenn man aber nach dem Verzehr eines bestimmten Lebensmittels schnell auf die Toilette muss, kann es sein, dass der Darm sich so schnell wie möglich dessen entledigen möchte. Getreide, Hülsenfrüchte und Milch enthalten für viele Menschen Stoffe, die der Darm schnell wieder loswerden möchte.	
Kirschen	• Kirschen enthalten viel Schwefel und Silizium, Stoffe, die die Darmschleimhäute gesund halten oder reparieren. • Außerdem enthalten Kirschen, genauso wie andere rote und lila Früchte, viele Antioxidantien und Stoffe wie Anthocyane und Quercetin.	• Kirschen bzw. Kirschsaft reduzieren Rheuma- und Gichtbeschwerden. Die Anthocyane, die darin enthalten sind, hemmen ein Enzym, das bei der Herstellung von Harnsäuren beteiligt ist.	
Kiwi	• Kiwi enthält das Enzym Actinidin, das die Eiweißspaltung fördert. • Weitere wichtige Bestandteile der Kiwi sind Lutein (siehe „Carotinoide"), Kalzium, Vitamin C und Vitamin E. Wahrscheinlich erklärt diese Kombination die guten Eigenschaften von Kiwi im Hinblick auf zu hohen Blutdruck und Blutflüssigkeit.	• Es gibt nur wenige Obstsorten, deren Verzehr nach einer Mahlzeit ratsam ist. Die Ausnahmen sind Kiwi, Ananas und Papaya. Alle drei enthalten Stoffe, die eine gute Verdauung von Eiweißen bewirken. Dadurch liegt das Essen weniger schwer im Magen und man bekommt kein Völlegefühl nach der Mahlzeit.	

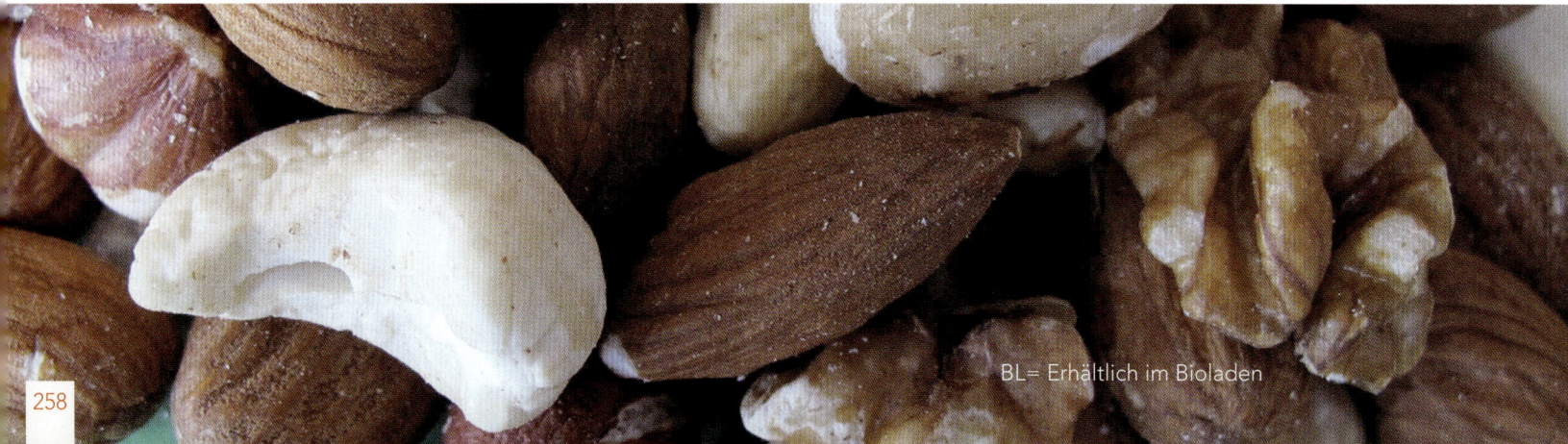

BL= Erhältlich im Bioladen

Wissenswertes über Nahrungsmittel

Nahrungsmittel	Merkmale	Tipps	Gut für
Knoblauch und andere Sorten aus der Gattung Lauch (Zwiebel, Bärlauch, Lauch, Schnittlauch, Schalotte)	• Die Eigenschaften von Knoblauch, Zwiebel und Bärlauch: Sie – erhöhen das HDL (im Volksmund „das gute Cholesterin") – hemmen das Verklumpen von Thrombozyten (Blutplättchen) – senken den Blutdruck – hemmen die Oxidation, hauptsächlich von Fettsäuren und Cholesterin – sind antiarteriosklerotisch und stimulieren die Reduzierung von Ablagerungen – enthalten Selen (starkes Antioxidans) und Schwefel (sehr wichtig für die Leber und die Umwandlung von Homocystein). • Ferner verfügen (besonders) Knoblauch und Zwiebel über Stoffe, die Krebszellen in einem frühen Stadium hemmen können.	• Versuchen Sie, täglich Zwiebeln und Knoblauch auf den Speiseplan zu setzen. Frischen Bärlauch gibt es leider nur im Frühjahr. • Die heilsamen Eigenschaften von Knoblauch sind am stärksten, wenn Sie Knoblauch roh zerdrückt essen. Der Geruch ist dann jedoch intensiver. • Den starken Geruch von Knoblauch können Sie mit dem Verzehr von einem Stängel Petersilie etwas abmildern. Es gibt sogar Petersiliekapseln zu kaufen, um den Geruch zu neutralisieren. • Knoblauch und Zwiebel aus der Mikrowelle enthalten diese schützenden Eigenschaften kaum noch. • Knoblauchkapseln sind nicht wirklich eine Alternative zu frischem Knoblauch.	
Knollensellerie	• Knollensellerie hat einen hohen Nährwert. • Ihr Geschmack ist würzig. • Sie enthält das gleiche ätherische Öl (Apiin) wie Petersilie, sowie u.a. Kalium, Kalzium, Natrium, Magnesium und Eisen. Die Knollensellerie ist ein prima Basenbildner (siehe Anlage „Säure-Basen-Haushalt").	• Knollensellerie ist ideal als Würze in Eintöpfen und Suppen. • Sie fungiert in einem Eintopf prima als Kartoffelersatz.	
Kokosmilch	• Kokosmilch enthält gesunde Fettsäuren. Es sind zwar gesättigte Fettsäuren, jedoch mit komplett anderen Eigenschaften als gesättigte Fettsäuren aus Butter, Fleisch oder Käse. • Kokosmilch ist sehr gesund für das Herz und die Gefäße, senkt den Cholesterin- und Blutzuckerspiegel und erhöht den thermogenen Effekt.	• Kokosmilch oder Kokosöl, mit Zitronensaft, Chilipaste, Knoblauch und Ingwer kombiniert, hat einen außergewöhnlichen thermogenen Effekt. Den kann man gut gebrauchen, wenn man abnehmen möchte oder in Zeiten, in denen man mehr isst, als man an Energie verbraucht. • Kokosmilch ist eine schöne Grundlage für Curry. Außerdem ist sie leicht verdaulich. • Kokosmilch ist eine Alternative für Menschen mit Laktoseintoleranz bzw. Milchzuckerunverträglichkeit. Kokosmilch ist kein Milchersatz, da sie eine komplett andere Eiweißzusammensetzung aufweist.	

BL= Erhältlich im Bioladen

Wissenswertes über Nahrungsmittel

Nahrungs-mittel	Merkmale	Tipps	Gut für
Kokosöl **BL**	• Kokosöl enthält Laurinsäure, die Pilze, Bakterien und Viren bekämpft. Wenn der Darm z.B. durch die Einnahme von Antibiotika oder Schmerzmittel weniger von den guten Darmbakterien enthält, entsteht im Darm sehr leicht ein übermäßiges Wachstum von schlechten Bakterien und Pilzen. • In Kokosöl vorhanden ist auch der Stoff Caprylsäure, der ebenfalls Pilze hemmt. • Kokosöl erhöht das gute HDL-Cholesterin und senkt das schlechte LDL-Cholesterin. • Es enthält 10% weniger Kalorien als gesättigte Fettsäuren. • Kokosöl besteht zu etwa 85% aus gesättigten Fettsäuren, von denen etwa 75% mittelkettige Fettsäuren (MCT) sind. Mittelkettige Fettsäuren werden im Körper nicht als Reservefett gespeichert, sondern wie Kohlenhydrate für direkte Energie verwendet. Deshalb ist dieses Öl ideal für Sportler und Menschen mit Übergewicht. • Es hat einen thermogenen Effekt von etwa 12%, während gesättigte Fettsäuren etwa nur 3% besitzen. • Auf den Blutzuckerspiegel hat es eine stabilisierende Wirkung. • In Kombination mit Kokosöl werden Omega-3-Fettsäuren und Q10 besser vom Körper aufgenommen. • Es enthält kein Cholesterin und keine Transfettsäuren.	• In Kokosöl frittieren oder braten ist viel gesünder als z.B. in Sonnenblumenöl (es sei denn in High-Oleic Sonnenblumenöl aus dem Bioladen). Kokosöl enthält gesättigte Fettsäuren und ist deshalb nicht für Oxidation empfänglich (siehe Anlage „Fettsäuren"). • Kokosöl hat eine stark sättigende Wirkung, so dass das Verlangen nach Süßem reduziert wird. • Sportler sollten vor und während einer Sporteinheit immer etwas mit Kokosöl verzehren (siehe z.B. Rezept Sportriegel auf S. 203). • Auch Menschen mit Leber- und Gallenproblemen vertragen Kokosöl meist besonders gut. • Kokosöl gibt es in verschiedenen Qualitäten: – Kaltgepresstes Kokosöl ist nicht raffiniert und schmeckt nach Kokos. Es ist die teuerste Variante, hat jedoch auch die beste Qualität. – Kokosöl, das geruchsneutral und gebleicht ist, kann mit Lösemitteln raffiniert sein. Kaufen Sie deshalb ein Bio-Produkt. Bio-Kokosöl wird mit Hilfe von Wasserdampf geruchsneutral gemacht. Geruchsneutrales Kokosöl ist gleichzeitig geschmacksneutral und eignet sich deshalb wunderbar zum Backen, Braten oder als Brotbelag. Kokosöl aus dem Kühlschrank ist zu hart, um es zu verwenden. • Versuchen Sie, neben Kokosöl täglich auch ausreichend ungesättigte (essentielle) Fettsäuren über die Nahrung aufzunehmen (siehe Anlage „Fettsäuren").	
Kokos-raspeln / Kokosmehl **BL**	• Kokos enthält viele Ballaststoffe, die den Blutzuckerspiegel nur langsam ansteigen lassen, den Cholesterinwert senken und die Darmperistaltik fördern. • Kokosmehl ist Kokos in gemahlener Form. Ein Esslöffel enthält bereits etwa 10 Gramm Ballaststoffe (fast ein Drittel des täglichen Bedarfs). • Kokos enthält, im Gegensatz zu Ballaststoffen aus Getreide, fast keine Phytinsäure.	• Kokos hat eine natürliche Süße, so dass man nur wenig Süßungsmittel hinzufügen muss. • Kokosmehl ist ein ideales Bindemittel für glutenfreie Backwaren. Ansonsten werden sie schnell zu krümelig. • Der hohe Ballaststoffgehalt ist gut für Menschen mit trägem Darm, zu hohem Cholesterinwert oder Blutzuckerspiegelproblemen.	

BL= Erhältlich im Bioladen

Wissenswertes über Nahrungsmittel

Nahrungs-mittel	Merkmale	Tipps	Gut für
Kräuter der Provence	• Mit Kräutern der Provence und italienischen Kräutern aus Bio-Anbau fügt man Gerichten starke freie Radikalfänger und Entzündungshemmer zu (siehe auch „Entzündungshemmer"). • Diese Kräuter machen eine Mahlzeit sehr schmackhaft, so dass man dem Gericht nur wenig Salz und keine künstliche Geschmacksverstärker zuzugeben braucht.		
Kreuz-kümmel	• Kreuzkümmel ist ein Gewürz gegen Blähungen, Krämpfe und Völlegefühl. • Kreuzkümmel verleiht Gerichten einen nussigen bis anisartigen Geschmack. Obwohl Kreuzkümmelsamen den Kümmelsamen ähnlich sind, schmecken sie milder.	• Wenn Essen schwer im Magen liegt, bringt das Kauen auf einigen Kreuzkümmelsamen Erleichterung. • Der Kreuzkümmel entfaltet am besten seinen herrlichen Geschmack, wenn man ihn leicht anröstet und danach im Mörser zermahlt.	
Kürbis	• Kürbis enthält Cucurbitin. Dieser Stoff hat eine normalisierende Wirkung auf den Serotonin- und Leptinhaushalt. Das ist wichtig, wenn man ein großes Verlangen nach Kohlenhydraten spürt oder wenn das Sättigungsgefühl ausbleibt. • Cucurbitin wirkt stresssenkend. • Menschen mit Schlafstörungen, nervösem Darm und Menschen mit einem starken Verlangen nach Süßem und nach Kohlenhydraten haben oft einen Serotoninmangel. Kürbis und Zucchini regulieren das. • Kürbis und Möhren bilden ein wunderbares Carotinoidenduo (siehe „Carotinoide").		
Kürbiskerne	• Kürbiskerne und Sonnenblumenkerne sind gute Zinkquellen. Zink wird bei Stress, Entzündungen, starkem Schwitzen und Blutzuckerschwankungen schnell aufgebraucht. Es entsteht dann ein Mangel und der Stress nimmt weiter zu. • Zink ist ein Mineralstoff, der unterschätzt wird, jedoch eine wichtige Rolle bei sehr vielen Körperfunktionen spielt (z.B. bei dem Immunsystem, dem Blutzucker, der Prostata, dem Gehirnstoffwechsel und dem Säure-Basen-Haushalt). • Kürbiskerne sind reich an Tyrosin (ein wichtiger Brennstoff für die Schilddrüse). Aus Tyrosin wird Dopamin hergestellt (das Glückshormon). • Tyrosin ist auch die Grundlage für die Herstellung von Q10, ein wichtiger Stoff für die Energieproduktion, vor allem für den Herzmuskel. Außerdem wirkt Q10 in den Zellen als starkes Antioxidans.	• Man kann Kürbis- und Sonnenblumenkerne vielseitig verwenden: In selbstgebackenen Brot, im Müsli oder als Snack für Zwischendurch. • Für Männer mit Prostatabeschwerden ist es gut, täglich Kürbiskerne oder Kürbiskernöl zu sich zu nehmen.	

Wissenswertes über Nahrungsmittel

Nahrungs-mittel	Merkmale	Tipps	Gut für
Kurkuma (Curcuma, Gelbwurzel)	• Kurkuma ist ein wichtiges Antioxidans. • Sie erhöht den thermogenen Effekt (die Verbrennung). • Sie verbessert die Leber- und Gallenfunktion und wirkt entzündungshemmend (bei rheumatischen Beschwerden, Magen- und Darmentzündungen, Herz- und Gefäßerkrankungen) • Sie wirkt cholesterinsenkend. • Sie hemmt die Bildung von Benzopyren bei Rauchern, die Schädlichkeit von Acrylamid (siehe „Kartoffeln") und die Bildung von Nitrosaminen (siehe „Nitrosamine"). • Gleichzeitig verhindert sie die Entstehung von Ablagerungen in den Blutgefäßen im Gehirn (Alzheimer). • Sie erhöht das Glutathionniveau (siehe „Glutathion") und bewirkt eine bessere Gallenbildung und dadurch eine bessere Fettverdauung. • Auch bei hartnäckigen Bakterien wirkt sie antibakteriell.	• Versuchen Sie, in so vielen Gerichten wie möglich Kurkuma zu verarbeiten, so dass Sie etwa 1 Teelöffel am Tag zu sich nehmen. • Kurkuma ist vor allem wichtig für Menschen, bei denen der Darm schon seit geraumer Zeit aus dem Gleichgewicht ist (und damit auch die Leber) und für Menschen mit (Nahrungsmittel-) Allergien und chronischen Darmkrankheiten. • Geben Sie immer Pfeffer an ein Gericht, in dem Sie Kurkuma verwenden. Pfeffer sorgt dafür, dass Kurkuma besser aufgenommen wird. • Die Kombination von Pfeffer und Kurkuma stimuliert die Fettverbrennung. • Kurkuma verleiht den meisten Gerichten eine wunderschöne Farbe und wird deshalb auch gern „Safran der armen Leute" genannt.	
Kuzu **BL**	• Kuzu und Agar-Agar sind Bindemittel mit wunderbaren schleimhautreparierenden Stoffen. • Im Gegensatz zu herkömmlichen Bindemitteln wird der Blutzuckerspiegel von diesen Bindemitteln nicht beeinflusst.	• Kuzu ist geschmacksneutral und kann deshalb prima in allerlei Gerichten verwendet werden (auch in Suppen und Saucen). • Lösen Sie Kuzu zuerst in etwas kaltem Wasser auf und geben Sie es danach an das Gericht.	
Lachs (siehe auch „Wildlachs")	• Lachs ist eine gute Quelle an Omega-3-Fettsäuren. • Geräucherter Lachs und Lachs, bei dem die Kennzeichnung „Wild" fehlt, ist gezüchtet und enthält dadurch weniger EPA und DHA als Wildlachs. • Lachs enthält Lecithin. Dieser Stoff verbessert die Reizübertragung im Gehirn, so dass die Stimmung, die Konzentration und das Denkvermögen verbessert werden. Außerdem bewirkt Lecithin, dass das Cholesterin und die Fettsäuren nicht anhaften, sondern in löslicher Form bleiben.	• Es ist besser, Lachs aus Alaska zu kaufen und keinen Atlantiklachs. Lachs eignet sich zum Pochieren und man sollte ihn nicht frittieren oder hoch erhitzen. • In vielen Supermärkten kann man inzwischen Wildlachs erhalten. Wildlachs aus der Dose ist eine gute Alternative. • Man sollte nicht zu häufig geräucherten Lachs oder geräuchertes Fleisch essen, sondern lieber ungeräucherte Nahrungsmittel kaufen. Geräucherter Fisch und geräuchertes Fleisch enthalten Nitrosamine, die potentiell krebserregend sind. Außerdem sind sie sehr salzhaltig. Zitronensaft und Vitamin C hemmen die Umwandlung zu Nitrosaminen. Deshalb ist es gut, bei einer solchen Mahlzeit ausreichend Zitronensaft zu verwenden oder ein Nahrungsergänzungsmittel mit Vitamin C 1000 mg einzunehmen.	

BL= Erhältlich im Bioladen

Wissenswertes über Nahrungsmittel

Nahrungs-mittel	Merkmale	Tipps	Gut für
Laurinsäure	• Laurinsäure ist ein Stoff, der hauptsächlich in Kokosöl, Palmöl, Schafsmilch und Ziegenmilch vorkommt und antibakterielle und pilzhemmende Eigenschaften hat.		
Lecithin	• Lecithin wird in Cholin, Inosit, Phosphatidylcholin und Serin umgewandelt. • Diese Stoffe sind Grundstoffe für die Gehirnzellen. Sie verbessern die Reizübertragung im Gehirn, so dass die Stimmung, die Konzentration und das Denkvermögen verbessert werden. Außerdem verbessern sie die Reizübertragung im Darm, so dass eine bessere Darmperistaltik entsteht. • Lecithin bewirkt, dass das Cholesterin nicht an den Gefäßwänden kleben bleibt und Fett abgebaut wird.	• Die beste Lecithinquelle ist ein weichgekochtes Ei. Auch Sojabohnen, Getreide und Weizenkeime enthalten Lecithin. • Der höchste Lecithingehalt findet sich in Eidotter (siehe „Ei").	
Leinsamen	• Leinsamen senken das LDL-Cholesterin. • Sie sind reich an Lignanen, die die Geschlechtshormone ins Gleichgewicht bringen. • Sie sind entzündungshemmend auf Grund der Omega-3-Fettsäuren. Es ist jedoch nicht sicher, ob der Durchschnittsmensch diese Omega-3-Fettsäuren auch tatsächlich in EPA und DHA (die Stoffe, die der Körper schließlich braucht) umwandeln kann. Mehr dazu in der Anlage „Fettsäuren". • Sie verbessern die Darmfunktion.	• Gemahlene Leinsamen oxidieren viel schneller, weshalb man sie luftdicht verschließen und kühl und dunkel aufbewahren sollte. Noch besser ist es, ganze Leinsamen zu kaufen und selber kleine Mengen zu mahlen. So verringert man das Risiko auf Oxidation. • Die Verdauung kann ganze Leinsamen nur schwer öffnen, so dass der Körper die gesunden Fettsäuren schwieriger aufnehmen kann. • Leinsamen besser nicht erhitzen.	
Leinsamenöl	• Leinsamen und Leinsamenöl sind bewährte Nahrungsmittel, um den Darm zum täglichen Stuhlgang anzuregen. • Leinsamen enthalten Omega-3-Fettsäuren und helfen, den Fettsäurehaushalt im Gleichgewicht zu halten (siehe Anlage „Fettsäuren").	• Leinsamenöl immer kühl und dunkel aufbewahren! • Dieses Öl nie erhitzen! • Leinsamenöl wird schnell ranzig (oxidiert) und damit ungesund.	
Light-Produkte	• Light-Produkte sind Nahrungsmittel, die 30% weniger Kalorien, Fettsäuren oder Zucker als normale Produkte enthalten. • Menschen, die auf Light-Produkte zurückgreifen, nehmen meist dennoch zu. Light-Süßstoffe setzen eine Insulinreaktion in Gang. Da jedoch in den Light-Produkten kein Zucker enthalten ist, wird das Insulin umsonst hergestellt. Das verursacht starke Schwankungen im Blutzuckerspiegel, weshalb wir erneut das Verlangen verspüren, Zucker zu uns nehmen (siehe Anlage „Glykämische Last").	• Verwenden Sie Nahrungsmittel, die zur Gesundheit beitragen und ein Sättigungsgefühl hervorrufen. Mit Sättigungsgefühl nascht man weniger.	✗

BL= Erhältlich im Bioladen

Wissenswertes über Nahrungsmittel

Nahrungs-mittel	Merkmale	Tipps	Gut für
Lignane	• Lignane kommen in Kürbis, Mohnsaat, Beeren, Haferkleie, Gemüse und vor allem in Leinsamen vor. Es sind wichtige Ballaststoffe für einen gesunden Darm.		
Linsen	• Linsen sind leicht verdaulich und haben einen relativ hohen Eiweißgehalt. • Sie enthalten viele Mineralstoffe und viel Folsäure.	• Menschen, die Hülsenfrüchte eigentlich schlecht vertragen, können Linsen oftmals gut verdauen. • Linsen enthalten keine vollwertigen Eiweiße. Deshalb sollte man darauf achten, ausreichend anderes Eiweiß zu sich zu nehmen.	
Löwenzahn-blätter	• Löwenzahnblätter verbessern die Funktion der Leber und der Galle. • Durch das enthaltene Inulin verbessern sie auch den Glukosestoffwechsel und die Darmperistaltik. • Sie wirken flüssigkeitsabführend und enthalten viele basische Mineralstoffe. • Sie sind reich an Cholin und Bitterstoffen, die die Verdauung anregen (siehe „Cholin").	• Die jungen Blätter schmecken am besten in einem Salat. • Die Blätter werden weniger bitter, wenn man sie vor dem Verzehr eine Stunde in Wasser legt.	
Lutein / Zeaxanthin	• Lutein und Zeaxanthin sind starke Antioxidantien für die Augen, um degenerative Augenbeschwerden zu verhindern und potentielle Krebszellen in einem frühen Stadium auszuschalten. • Lutein befindet sich in: Möhren, Eigelb, Spinat, Brokkoli, Tomate, Grünkohl, Dicken Bohnen, Ringelblumen, Studentenblumen (Tagetes) und Brennnessel. • Zeaxanthin ist hauptsächlich in Kohl, Spinat, Mandarine, Orange und Paprika enthalten.	• Je gelber der Eidotter von freilaufenden Hühnern, desto abwechslungsreicher hat das Huhn gefressen und desto mehr Antioxidans Lutein ist enthalten. Ein guter Grund, Eier von freilaufenden Hühnern zu kaufen, nach Möglichkeit vom Biobauern Ihres Vertrauens. • Ein Eidotter kann auch sehr gelb sein, wenn das Huhn z.B. Mais gefressen hat. In diesem Fall sagt die gelbe Farbe nichts über die antioxidative Kapazität aus.	
Lycopin	• Tomaten sind die wichtigste Quelle an Lycopin (siehe „Carotinoide"). Auch Wassermelonen, Guaven, rote Grapefruits und Papayas enthalten diesen Stoff, jedoch in geringeren Maßen. • Lycopin hat eine präventive Wirkung in Bezug auf Krebserkrankungen. Nachgewiesen wurde dies am stärksten in Bezug auf Prostatakrebs.	• Lycopin ist ein fettlösliches Antioxidans. Beträufeln Sie die Tomaten deshalb, wie in der mediterranen Küche, immer mit etwas Olivenöl. • Besonders viel Lycopin wird freigesetzt, wenn die Tomate erhitzt wird.	
Macadamia	• Macadamianüsse und Pekannüsse sind wunderbare Cholesterinsenker. Sie enthalten größtenteils einfach ungesättigte Fettsäuren, genauso wie Olivenöl. • Außerdem bewirken sie, dass das Cholesterin weniger oxidiert, so dass sie präventiv gegen Arteriosklerose wirken.	• Kaufen Sie ungesalzene und ungeröstete Nüsse, da diese den größten Gesundheitseffekt haben.	

BL= Erhältlich im Bioladen

Wissenswertes über Nahrungsmittel

Nahrungs-mittel	Merkmale	Tipps	Gut für
Magnesium	• Magnesium ist ein Mineralstoff, der bei über 300 Vorgängen im Körper beteiligt ist. Magnesium ist der zentrale Baustein für die Energieherstellung auf Zellniveau. Weniger Energieherstellung bedeutet weniger Energie, weniger Reparaturfähigkeit und ein größeres Risiko für Übergewicht. • Magnesium (z.B. in dunkler Schokolade) spielt eine zentrale Rolle beim Normalisieren des Herzschlags bei Herzrhythmusstörungen, beim Senken von Bluthochdruck, Muskelkrämpfen, Herzkrämpfen usw. • Magnesium gilt im Volksmund als Anti-Stress-Mineralstoff.	• Magnesium ist größtenteils aus der Nahrung verschwunden. Die wichtigsten Magnesiumlieferanten sind: grünes Blattgemüse, Gartenkresse, Nüsse, Samen, Fenchel, Kakao, Dattel, Himbeere, Papaya, Banane, Vollkornprodukte, Avocado, rote Paprika, Schafgarbe, Brennnessel, Lindenblüten und Löwenzahn. • Bei großem Magnesiummangel kann man diesen nur schwer mit Nahrung ausgleichen. In solchen Fällen empfiehlt es sich, ein Nahrungsergänzungsmittel mit Magnesium zu nehmen. Achten Sie beim Kauf darauf, dass das Magnesiumprodukt organische Salze und keine anorganischen Salze enthält. Anorganische Salze werden schlechter vom Darm absorbiert.	
Mandeln, gemahlene Mandeln	• Mandeln sind glutenfrei. • Sie enthalten größtenteils einfach ungesättigte Fettsäuren (Omega-9, siehe Anlage „Fettsäuren") und sind deshalb sehr gesund für das Herz und die Blutgefäße. • Mandeln haben eine hohe antioxidative Kapazität (siehe ORAC-Tabelle in der Anlage „Antioxidantien"). • Sie enthalten viel Mangan, das eine bedeutende Rolle bei der Entgiftung der Leber und der Energieherstellung auf Zellniveau spielt. • Außerdem enthalten Mandeln den Mineralstoff Chrom, der den Blutzuckerspiegel konstant hält und dadurch unser Verlangen nach Kohlenhydraten reduziert. Bei Übergewicht wird oft Chrommangel festgestellt.	• Gemahlene Mandeln sind ein guter Ersatz für Weizenmehl und können in (herzhaften) Kuchen, Torten und Brote verarbeitet werden.	
Mangan	• Mangan spielt eine zentrale Rolle bei der Leberentgiftung, der Energieherstellung auf Zellniveau und gesunden Knochen, Gelenken und Bindegewebe. • Mangan ist u.a. enthalten in Dinkel, Hafer, Banane, roten Johannisbeeren, Kakao, Sauerkraut, Rotwein, Artischocken, Gartenkresse, Haselnüssen, Erdnüssen, Mandeln, Eidotter, Forelle, Walnüssen, Sonnenblumenkernen und Spinat.	• Manganmangel kommt häufig vor. Gründe sind ein hoher Konsum an Zucker, Fleisch und Molkereiprodukten, die häufige Verwendung von Phytinsäure und der hohe Phosphorgehalt in der Ernährung.	

BL= Erhältlich im Bioladen

Wissenswertes über Nahrungsmittel

Nahrungs-mittel	Merkmale	Tipps	Gut für
Melone	• Melone ist reich an Acethylcholin. Dieser Stoff spielt eine wichtige Rolle bei der Reizübertragung im Gehirn und im Darm. • Melone enthält von allen Obstsorten das meiste Lycopin. Außerdem enthält sie das Antioxidans Betacarotin.	• Melone gärt relativ schnell im Magen. Deshalb sollte man sie vorzugsweise auf nüchternen Magen essen. • Wassermelone enthält die Vorstufe einer gefäßerweiternden Aminosäure. Deshalb ist sie für Menschen mit hohen Blutdruck gut geeignet.	
Möhren / Karotten	• Möhren haben eine sehr geringe glykämische Last. • Sie enthalten das Carotinoid Lycopin (siehe „Carotinoide").	• Die Carotinoide in Möhren können mit Hilfe von etwas Fett, wie z.B. Olivenöl, aufgenommen werden. Achten Sie darauf, wenn Sie rohe Möhren oder Möhrensaft zu sich nehmen. • Das Betacarotin in Möhren kann in Vitamin A umgewandelt werden, wenn die Möhren mit Öl kombiniert werden. • Lassen Sie die Möhren im Schmortopf ganz und schneiden Sie sie erst auf dem Teller. Die Nährstoffe bleiben so optimal erhalten und der Geschmack ist köstlich.	
Molkenprotein	• Molke ist ein wichtiger Stoff für den Darmaufbau und auch sehr wichtig für das Immunsystem. • Gute Molkenprodukte sind Colostrum, Ricotta und Hüttenkäse. • Molke hat von den Eiweißen den stärksten thermogenen Effekt.	• Menschen mit Laktoseintoleranz können in Maßen Molke verwenden, wenn sie ein Nahrungsergänzungsmittel mit Laktase dazu einnehmen.	
Mozzarella	• Mozzarella enthält viel weniger Kilokalorien als z.B. Gouda (Mozzarella 248 Kcal, 20 Gramm Eiweiß und 16,5 Gramm Fett pro 100 Gramm. Gouda 390 Kcal, 25,5 Gramm Eiweiß und 32,5 Gramm Fett pro 100 Gramm.). Verwenden Sie deshalb lieber Mozzarella als einen Würfel Gouda. • Mozzarella enthält gute Antioxidantien.	• Mozzarella besteht aus gesättigten Fettsäuren. Der Körper braucht jedoch gesunde ungesättigte Fettsäuren. Versuchen Sie deshalb den Verzehr von Fleisch, Milcherzeugnissen (wie Käse) und versteckten Fetten zu reduzieren.	
NAC (N-Acetyl-Cystein)	• NAC findet sich in Spargel, Avocado und Ei. • NAC ist, zusammen mit Selen, der Vorläufer von Glutathion, ein starkes Antioxidans, das der Körper selbst herstellt (siehe weiter unter „Glutathion" und in der Anlage „Antioxidantien").		

BL= Erhältlich im Bioladen

Wissenswertes über Nahrungsmittel

Nahrungs-mittel	Merkmale	Tipps	Gut für
Nährstoffe als Medizin (im niederländischen: Nutricijn)	• In den Niederlanden gibt es einen Neologismus für „Nährstoffe als Medizin": Das Wort heißt Nutricijn. Damit sind Nährstoffe gemeint, die in Obst, Gemüse, Kräutern und Gewürzen vorkommen und einen positiven Effekt auf das Wohlbefinden und die Gesundheit haben und zur Krankheitsprävention beitragen. Es sind keine Medikamente im klassischen Sinn, sie haben jedoch bewiesenermaßen einen positiven Effekt auf die Gesundheit. • Bekannte Stoffe, die nachweislich eine positive Wirkung bei Herz- und Gefäßkrankheiten haben, sind die Kombination aus Resveratrol, Fischöl, Lycopin (in u.a. Tomaten), Catechine (in grünem Tee), Vitamin C und Vitamin E (in Samen, Kernen, Weizenkeimen, Weizenkeimöl, pflanzlichem Öl). Zu den krebsvorbeugenden Stoffen gehören Sulforaphan (in u.a. Brokkoli), Diallylsulfid (in Knoblauch und Zwiebeln), Limonen (in Zitrusfrüchten), Resveratrol (in Trauben und Rotwein), Indol-3-Carbinol (in Kohlsorten), Lycopin (in Tomaten), Catechine (in grünem Tee), Delphinidin (u.a. in Heidelbeeren), Curcumin (in Kurkuma), Ellaginsäure (u.a. in Granatapfel, Erdbeeren, Himbeeren).	• Die tägliche Einnahme von Nutricijnen ist notwendig, um gesund zu bleiben und Krankheiten wie Krebs vorzubeugen. • Wenn Sie mehr darüber lesen möchten, können Sie das Buch „Nahrungsmittel gegen Krebs" von Dr. Richard Beliveau und Dr. Denis Gingras lesen. • Bedenken Sie, dass die Art der Zubereitung der Lebensmittel eine wichtige Rolle spielt. Brokkoli aus der Mikrowelle hat z.B. kaum noch gesunde Stoffe. Und grüner Tee muss mindestens fünf Minuten ziehen, damit die gewünschten Stoffe freigesetzt werden.	
Naturreis, langkochend	• Naturreis ist ein starkes Antioxidans. Er bringt das Stresssystem ins Gleichgewicht, enthält viele gesunde Ballaststoffe und verbessert das Hormongleichgewicht. • Naturreis enthält Gamma-Oryzanol, das die Magenfunktion stärkt, die Magensäureproduktion im Magen normalisiert und die Umwandlung von Nitrit in Nitrosamine verhindert. • Reis ist glutenfrei, eine Wohltat für den gereizten Darm. • Naturreis hat einen hohen Ballaststoffgehalt und fördert somit den täglichen Stuhlgang.	• Die positiven Eigenschaften des Naturreis finden sich nicht in weißem Reis. Weißer Reis ist stark blutzuckerspiegelerhöhend und enthält über die Hälfte weniger Ballaststoffe, Vitamine und Mineralstoffe als Naturreis. • Naturreis ist so gesund, dass er das Risiko auf fast alle Zivilisationskrankheiten reduziert, wenn man ihn einige Male pro Woche isst. Dennoch ist Naturreis blutzuckererhöhend. Deshalb ist es wichtig, nur kleine Portionen als Beilage zu Gemüse und etwas Eiweiß zu verzehren. • Die Reissorte Basmatireis ist am wenigsten blutzuckerspiegelerhöhend, ist jedoch ein weißer Reis.	

BL= Erhältlich im Bioladen

Wissenswertes über Nahrungsmittel

Nahrungs-mittel	Merkmale	Tipps	Gut für
Nitrat / Nitrit (E249 - E252) Nitrosamine	• Nitrathaltige Gemüse sind Salat, Spinat, rote Bete, Staudensellerie, Endivie, Winterportulak, Rübstiel, Brunnenkresse, Mangold, Spitzkohl, Chinakohl, Kohlrabi, Fenchel, Rucola und Paksoi. Diese Gemüse bilden keine gesunde Kombination mit Fisch, da dann schnell schädliche Nitrosamine entstehen. Nitrosamine sind potentiell krebserregende Stoffe. • Rucola, Kopfsalat und Spinat enthalten das meiste Nitrat. • Gemüse der Saison und Gemüse aus tiefen Böden enthalten weniger Nitrat. • Zum Glück gibt es viele Gemüsesorten ohne Nitrat: Zucchini, grüne Erbsen, Knollensellerie, Gurke, Paprika, Spargel, Lauch, Rotkohl, Wirsing, Schnittbohnen, Rosenkohl, dicke Bohnen, Zwiebeln, Chicorée, Weißkohl, Möhren, Aubergine, Blumenkohl, Grünkohl, Brokkoli. • Nitrat hat die E-Nummern E249 bis E252. Es wird u.a. verwendet, damit Fleisch nicht verfärbt und es länger haltbar ist. Der Grund, weshalb Nitrate noch so häufig verwendet werden, liegt darin, dass das Botulinumbakterium in Fleisch zerstört werden soll. Deshalb findet man Nitrat auch in Bio-Fleischware. • Nitrat bzw. Nitrit kann im Körper leicht in krebserregende Nitrosamine umgewandelt werden. • Beim Räuchern von Fisch oder Fleisch entstehen, ebenso wie beim Rauchen von Zigaretten, Nitrosamine. Auch in Nahrung, die in viel Salz konserviert wurde, sind Nitrosamine enthalten. • Ausreichend Vitamin C und Knoblauch hemmen diese Umwandlung.	• Bio-Gemüse und Gemüse aus tiefen Böden enthalten weniger Nitrat als Gemüse aus Gewächshäusern. • Nitrathaltiges Gemüse sollte man nach dem Abkühlen maximal noch ein Mal aufwärmen. • Das Kochwasser von nitrathaltigem Gemüse am besten abgießen. • Der regelmäßige Verzehr von nitrathaltigem Gemüse ist im Sommer nicht so schlimm, da zu dieser Jahreszeit weniger Nitrat darin enthalten ist. • Es ist ratsam, bei der Kombination von Nitrat und Fisch dem Gericht immer reichlich Zitronensaft oder geriebene Zitronenschale zuzugeben. Allgemein ist es jedoch besser, diese Kombination zu vermeiden oder nur selten zu essen. • Auch beim Grillen oder dem Verzehr von geräuchertem Fisch bzw. geräuchertem Fleisch oder industriell hergestellten Fleischwaren (Wurst, Hotdogs usw.) sollte man Vitamin C nehmen. Man sollte jedoch versuchen, solches Essen nur in Ausnahmefällen zu sich zu nehmen.	
Oliven	• Oliven sind hervorragende Basenbildner, reich an Omega-9-Fettsäuren und eine gute Quelle an ungesättigten Fettsäuren und Kalzium.		

Wissenswertes über Nahrungsmittel

Nahrungs-mittel	Merkmale	Tipps	Gut für
Olivenöl	• Olivenöl enthält einfache ungesättigte Omega-9-Fettsäuren sowie ein Antioxidans zur Prävention und Behandlung von Herz- und Gefäßkrankheiten. • Es reduziert Insulinresistenz.	• Kaufen Sie am besten ein kaltgepresstes, natives Olivenöl extra. • Braten Sie in etwas Butter oder Kokosöl und geben Sie erst Olivenöl zu, nachdem Sie die Pfanne vom Herd genommen haben. So gehen die Antioxidantien im Olivenöl nicht verloren. • Streichen Sie Bratbutter und Margarine von Ihrem Speiseplan und entscheiden Sie sich für gesunde Fette (siehe Anlage „Fettsäuren"). • Wenn Sie Olivenöl erhitzen möchten, tun Sie es nur kurz und nicht über 170 Grad.	
Omega-3-Fettsäuren	• Dies sind sogenannte essentielle Fettsäuren. Das bedeutet, dass der Körper sie nicht selber herstellen kann, sondern sie mit der Nahrung aufnehmen muss (siehe Anlage „Fettsäuren"). • Wenn Sie ein Nahrungsergänzungsmittel mit Omega-3-Fettsäuren kaufen möchten, entscheiden Sie sich für ein Produkt, das keine Verunreinigungen enthält.	• In Kombination mit Vitamin A und Vitamin D sind Omega-3-Fettsäuren natürliche Blutzuckerregulatoren. • Sie haben einen starken thermogenen Effekt. Für Menschen mit Übergewicht sind sie daher eine wichtige Nahrungsquelle. • Es ist für die Gesundheit förderlich, wenn die tägliche Einnahme von Omega-6-Fettsäuren unter der Einnahme von Omega-3-Fettsäuren liegt. In der westlichen Ernährung jedoch werden durchschnittlich 20 Mal mehr Omega-6- als Omega-3-Fettsäuren verzehrt.	
OPC	• OPC finden sich in Kakao, Pinienkernen, Haselnüssen, Rotwein, Trauben, Zimt und Orangen. • OPC sind natürliche Beruhigungsmittel für das Herz und die Blutgefäße stärkende Betablocker.		
Orangen	• Orangen sind eine Quelle für Vitamin C, Hesperidin und Quercetin. • Sie enthalten relativ viel Kalzium, ein wichtiger Stoff, der u.a. den Blutdruck reguliert. • Sie sind eine gute Quelle für OPC, Stoffe mit Betablockerwirkung, die das Herz weniger anfällig für Reize machen, die Durchblutung verbessern und die Gefäßwände schützen. • Das Weiß unter der Orangenschale enthält Pektin. Dies senkt den Cholesterin- und Zuckergehalt im Blut.	• Die Schalen von Bio-Orangen kann man reiben und zu einem Gericht geben. Orangen, die nicht aus Bio-Anbau stammen, sind dafür nicht geeignet (siehe „Zitrone"). Die Schale enthält andere Schutzstoffe als die Frucht selbst. • Gepresste Orangen haben eine starke Auswirkung auf den Blutzuckerspiegel, weil der Saft keine Ballaststoffe enthält. Deshalb ist es besser, Orangen zu essen als Orangensaft zu trinken.	

BL= Erhältlich im Bioladen

Wissenswertes über Nahrungsmittel

Nahrungs-mittel	Merkmale	Tipps	Gut für
Oregano	• Oregano ist ein reinigendes Kraut, das den Darm schützt. Außerdem wirkt er entspannend (auf die Muskulatur) und ist ein gutes Antioxidans. • Oregano enthält antibiotische und pilzabwehrende Stoffe.		
Papaya	• Papaya enthält Stoffe, die die Eiweißspaltung fördern.	• Es gibt nur wenige Obstsorten, die nach der Mahlzeit leicht verdaulich sind. Die Ausnahmen sind Kiwi, Ananas und Papaya. Alle drei enthalten Stoffe, die bewirken, dass die Eiweiße gut verdaut werden. Dadurch liegt das Essen weniger schwer im Magen und man bekommt nach der Mahlzeit kein Völlegefühl.	
Paprika, rot	• Rote Paprika enthält Capsaicin, das die Fettverdauung anregt und Entzündungen hemmt. • Paprika verbessert die Durchblutung. • Paprika enthält Antioxidantien und viel Vitamin A und Vitamin C. Das ist gut für das Immunsystem (siehe auch Anlage „Antioxidantien").	• Verwenden Sie vorzugsweise Paprikaschoten aus Bio-Anbau. Diese Paprikaschoten hatten mehr Zeit zum Wachsen und enthalten dadurch mehr Vitalstoffe und schmecken besser. • Gegrillte Paprikaschoten haben ein herrliches Aroma. Im Gegensatz zu angebranntem Fleisch ist ein wenig zu dunkel gegrilltes Gemüse nicht ungesund. • Um die Vitalstoffe optimal zu erhalten, sollten Sie Paprika so kurz wie möglich dünsten bzw. regelmäßig roh verzehren.	
Paranüsse	• Paranüsse sind reich an Selen. Selen ist wichtig für die Leberentgiftung, das Immun- und Fortpflanzungssystem, die Herstellung von Schilddrüsenhormonen und zur Vorbeugung chronischer Krankheiten.	• Selenmangel kommt häufig vor, da deutsche Böden eher selenarm sind.	
Pastinake	• Pastinake enthält den Stoff Inulin, der den Blutzuckerspiegel nur langsam ansteigen und sinken lässt. • Inulin dient den Darmbakterien als Nahrung. Solange man die richtige Menge und das richtige Verhältnis an guten Bakterien hat, ist die Gesamtgesundheit optimal gewährleistet.	• Die Kombination Ingwer und Pastinake verleiht der Mahlzeit nicht nur eine herrlich exotische Note, sondern kann im Darm die Aufnahme von Vitaminen und Mineralstoffen bis zu 200 Prozent verbessern.	
Pektin	• Pektin ist ein nützlicher Ballaststoff für den Darm. Pektin findet sich in Äpfeln, Pflaumen, Johannisbeeren, Brombeeren, Himbeeren, im Weiß der Orange und Zitrone.	• Ein geriebener Apfel setzt viel mehr Pektin frei als ein in Stücke geschnittener Apfel.	

BL= Erhältlich im Bioladen

Wissenswertes über Nahrungsmittel

Nahrungs-mittel	Merkmale	Tipps	Gut für
Pesto	• Bio-Pesto enthält oft gesunde Fettsäuren (die in Pecorino, Pinienkernen und Olivenöl zu finden sind) und sehr viele Antioxidantien (Basilikum). Da Pesto hoch konzentriert ist, sind dort mehr Antioxidantien als in frischem Basilikum (siehe auch unter „Basilikum").	• Pesto nicht erhitzen, da es sonst den Geschmack verliert. • Kaufen Sie nur Pesto, das gesunde Fettsäuren enthält: Olivenöl statt Sonnenblumenöl, Pinienkerne statt Cashewnüsse. • Selbstgemachtes Pesto schmeckt am besten. Eine gute Alternative ist ein Glas Bio-Pesto.	
Petersilie	• Petersilie stellt nach Möhren die wichtigste Quelle an Betacarotin (Vorläufer von Vitamin A) dar. • Petersilie ist ein starkes Antioxidans, weil sie relativ viel Chlorophyll enthält (siehe Anlage „Antioxidantien"). • Sie wirkt stark flüssigkeitsabführend und eignet sich deshalb gut als tägliche Ergänzung bei Herz- und Gefäßkrankheiten und Übergewicht.	• Petersilie neutralisiert den Geruch von Knoblauch, der in vielen Rezepten Verwendung findet.	
Pfeffer	• Pfeffer erhöht die Abgabe von Magensäure und Pankreasenzymen. • Pfeffer ist ein starkes Antioxidans gegen krebserzeugende Stoffe. • Chilipfeffer und schwarzer Pfeffer erhöhen den thermogenen Effekt, so dass die Zellen noch besser Energie herstellen können.	• Geben Sie zu einem Gericht mit Kurkuma immer etwas Pfeffer. Der Pfeffer verbessert die Wirkung des Kurkumas. Die Kombination aus Pfeffer, Kurkuma und Cayennepfeffer stimuliert die Fettverbrennung.	
Pfefferminze	• Sie wirkt krampflösend. • Sie verbessert die Abgabe von Magensäure.		
Pfeilwurzelstärke **BL**	• Dieses Bindemittel wird aus einer Wurzel hergestellt. Es ist leicht verdaulich, geschmacksneutral und geruchlos. • Pfeilwurzelstärke ist, genauso wie Agar-Agar, ein Stoff, der wichtige Ballaststoffe für den Darm enthält.	• Bindemittel aus Kartoffelstärke oder Weizenmehl erhöhen den Blutzuckerspiegel.	

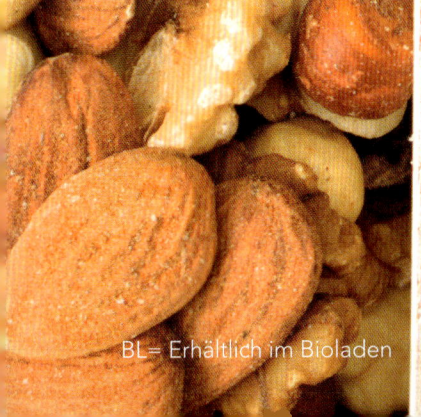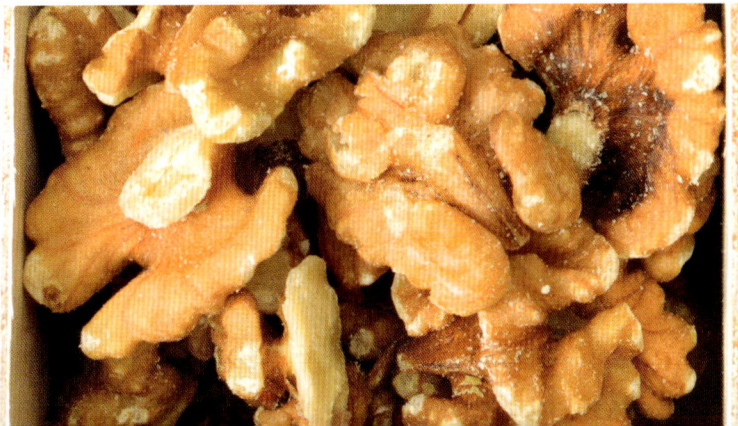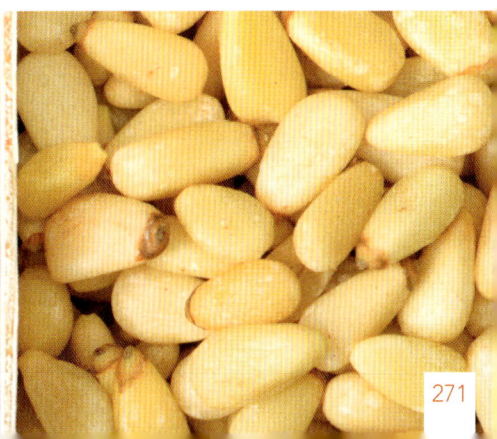

BL= Erhältlich im Bioladen

Wissenswertes über Nahrungsmittel

Nahrungs-mittel	Merkmale	Tipps	Gut für
Phytinsäure	• Phytinsäure ist ein sogenannter Anti-Nährstoff. Phytinsäure bindet Mineralstoffe und Spurenelemente, so dass diese während der Verdauung nicht aufgenommen werden können. Da die moderne Ernährung mineralstoffarm ist, bewirkt der Verzehr von Brot mit viel Phytinsäure, dass dem Körper noch weniger Mineralstoffe zur Verfügung stehen. Ein Zinkmangel zum Beispiel bringt den Blutzuckerspiegel durcheinander und stimuliert den Hunger. Zink ist außerdem wichtig für unser Stress-, Fortpflanzungs- und Immunsystem. • Weiterhin blockiert Phytinsäure bestimmte Verdauungsenzyme, vor allem Lipase, so dass Fette schlechter abgebaut werden können.	• Man kann den Teig bei selbstgebackenem Brot länger aufgehen lassen. Dadurch wird ein Großteil der Phytinsäure abgebaut. • Sauerteig-, Dinkel-, Teff- und Roggenbrot enthalten weniger Phytinsäure als Weizenbrot. • Weizenvollkornbrot und Mehrkornbrot enthalten viel mehr Phytinsäure als Weißbrot. Weißbrot ist jedoch keine gute Alternative, da es ein sogenanntes leeres Nahrungsmittel ist und eine hohe glykämische Last hat. • Man kann dem Mehl Sauerteig zugeben, wodurch es zur Fermentation kommt und die Phytinsäure leichter abgebaut wird. Alternativ kann man einen Schuss Molke zufügen. • Es ist besser, auf Backpulver zu verzichten. Backpulver bewirkt, das Phytinsäure nicht abgebaut wird. • Getreidekleie (vor allem Weizenkleie) enthält viel Phytinsäure. Deshalb sollte man diese nicht übermäßig und über einen längeren Zeitraum verwenden.	So wenig wie möglich verzehren.
Phyto-östrogene	• Phytoöstrogene sind enthalten in fermentiertem Soja (nicht in Shoyu), Alfalfa, Leinsamen, grünen Erbsen, Kichererbsen und anderen Hülsenfrüchten.	• Phytoöstrogene bringen die Östrogene ins Gleichgewicht, in Abhängigkeit von der körpereigenen Östrogenmenge.	🟣
Pinienkerne	• Pinienkerne hemmen das Stresssystem. • Sie sind cholesterinsenkend und verbessern den Zustand der Gefäßwände. • Sie enthalten gesunde Fettsäuren (Omega-3-, 6- und 9-Fettsäuren), die größtenteils mehrfach ungesättigt sind. Diese sind unentbehrlich für die Gesundheit. • Die Kombination von Fettsäuren und Eiweiß senkt die glykämische Last der Nahrung. • Pinienkerne wirken als ein natürlicher Betablocker, der das Herz beruhigt und die Blutgefäße stärkt. • Pinienkerne enthalten sogenannte OPC. Diese schützen die Blutgefäße vor Schäden und verbessern im Allgemeinen die Blutzufuhr. (Auch Traubenkerne und Traubenschalen enthalten OPC. Die Traubensorten Tannat und Cabernet Sauvignon sind bekannt für ihren sehr hohen OPC-Gehalt.)	• Essen Sie keine rohen Pinienkerne. Sie hemmen die Schilddrüsenfunktion. • Rösten Sie die Pinienkerne ganz leicht, da die gesunden Fettsäuren ansonsten oxidieren. Das gleiche gilt für das Rösten von Sonnenblumenkernen.	🟠 ❤️ 🟣 🔵

BL= Erhältlich im Bioladen

Wissenswertes über Nahrungsmittel

Nahrungs-mittel	Merkmale	Tipps	Gut für
Präbiotika	• Präbiotika sind essentielle Zuckerarten (wie Pektine, Zellulose usw.). Sie sind enthalten in Gemüse, Obst, Süßkartoffeln, Getreidekörnern, Vollkornprodukten, Bohnen, Hülsenfrüchten, Nüssen, Samen und Flohsamen-Wegerich (plantago psyllium). • Präbiotika fördern das Wachstum der guten Darmbakterien, reparieren die Darmschleimhäute, bewirken die Herstellung von Darmschleim und hemmen das Wachstum der falschen Bakterien, Viren und Pilze.	• Man braucht täglich etwa 30 bis 40 Gramm dieser Ballaststoffe bzw. essentiellen Zuckerarten (siehe auch „Inulin").	
Probiotika	• Probiotika finden sich in fermentierten Nahrungsmitteln wie Kefir, Joghurt, Buttermilch, Quark, saurer Sahne, Pickles, Sauerkraut und Miso.	• Probiotika sind gutartige Mikroorganismen, die die Gesundheit des Darms unterstützen.	
Q10	• Q10 gehört zusammen mit Kalium und Magnesium zu den wichtigsten Energielieferanten. Organe, die viel Energie benötigen, haben einen großen Bedarf an Q10. Das sind z.B. Herz, Leber, Milz, Nieren, Bauchspeicheldrüse und Nebennieren. • Q10 ist ein Antioxidans in den Zellen und bewirkt, zusammen mit Vitamin B, Magnesium und Mangan, dass der Körper die Nahrung optimal in Energie umwandeln kann. • Der Körper kann selbst Q10 aus Tyrosin produzieren (siehe auch „Tyrosin").	• Vor allem Menschen, die Cholesterinsenker zu sich nehmen, haben einen erhöhten Bedarf an Q10. Diese Menschen könnten alternativ auf das Nahrungsergänzungsmittel Q10 zurückgreifen. • Die Fähigkeit des Körpers, Q10 herzustellen, lässt im Alter nach.	
Quinoa **BL**	• Quinoa wird oft zu den glutenfreien Getreiden gerechnet. Glutenfrei ist Quinoa schon, aber keine Getreidesorte. • Quinoa hat einen hohen Nährwert und enthält viele Vitamine (vor allem B1, B2, B3 und B5, die für die Herstellung von Energie auf Zellniveau sehr wichtig sind). • Quinoa ist reich an Magnesium, Eisen und Kupfer und enthält mehr Eiweiß als traditionelle Getreidesorten, etwa 20% pro 100 Gramm.	• Quinoa hat eine niedrige glykämische Last und ist deshalb ideal für Menschen mit Übergewicht oder Blutzuckerspiegelproblemen. • Aus einem Rest Quinoa kann man leicht einen schmackhaften Salat zubereiten. • Vitamin B5 ist sehr wichtig für die Nebennieren. Man sollte Quinoa und andere Nahrungsmittel, die B5 enthalten (wie Hafer, Roggen, Buchweizen) bei Stress regelmäßig verzehren.	
Quorn	• Quorn ist ein natürlich fermentiertes Schimmelpilzmyzel. • Es ist ein Fleischersatz und eine relativ gute Proteinquelle. • Es enthält relativ viel Zink.	• Leider enthalten die marinierten Quorn-Produkte im Supermarkt viele Zusatzstoffe. Deshalb sollte man besser unmarinierte Quorn-Produkte kaufen und diese selber mit Kräutern, Gewürzen und natürlichen Geschmacksverstärkern marinieren oder würzen.	

BL= Erhältlich im Bioladen

Wissenswertes über Nahrungsmittel

Nahrungs-mittel	Merkmale	Tipps	Gut für
Rapsöl	• Rapsöl ist eine gute Quelle an ungesättigten Omega-3-Fettsäuren. Diese sind unentbehrlich für die Gesundheit, für die Energie, ein gesundes Gewicht und ein gesundes Gehirn. • Rapsöl enthält lösliche Ballaststoffe und Magnesium.	• Rapsöl ist ideal für Menschen, die keinen Fisch essen. • Achtung: Rapsöl darf man nur kalt verwenden, weil das Öl ansonsten oxidiert. • Viele Menschen geben lieber Rapsöl als Olivenöl zum Salatdressing, da Rapsöl geschmacksneutraler ist.	
Resveratrol	• Resveratrol findet sich in Trauben, Erdnüssen, Johannisbeeren, Moosbeeren, Rotwein (hauptsächlich Merlot und Pinot Noir) und im japanischen Staudenknöterich. • Es wirkt präventiv hinsichtlich Arteriosklerose und hemmt bzw. fördert, je nach Notwendigkeit, den Östrogenrezeptor. • Resveratrol hemmt die Bildung und das Wachstum von Tumoren. Weiterhin verhindert Resveratrol das Verkleben von Blutplättchen sowie die Oxidation von Cholesterin. • Die Kombination Resveratrol, Fischöl, Lycopin (u.a. in Tomaten), Catechine (u.a. in grünem Tee), Vitamin C und Vitamin E (in Samen, Kernen, Weizenkeimöl, pflanzlichem Öl) ist laut einem Bericht des Forschungsinstituts TNO aus dem Jahr 2011 die beste Kombination, um Herz- und Gefäßkrankheiten vorzubeugen.	• Weißwein, Traubensaft und Cranberrysaft enthalten auch Resveratrol, jedoch in geringeren Maßen als Rotwein. • Die Menge an Resveratrol in Rotwein sollte jedoch kein Grund sein, mehr Rotwein zu trinken. Resveratrol kann man auch durch den Verzehr anderer Lebensmittel zu sich nehmen. • Die mediterrane Ernährungsweise, die bekannt ist für ihre präventive Wirkung in Bezug auf Krankheiten, besteht nicht nur aus Rotwein. Dieser wird hauptsächlich zu den Mahlzeiten getrunken. Dies hat eine komplett andere Wirkung auf die Gesundheit und den Blutzuckerspiegel als ein Glas Alkohol zwischendurch. • Eine Pflanze stellt Resveratrol her, um sich vor Fäule, Pilzen usw. zu schützen, d.h. dass nicht gespritzte Pflanzen mehr Resveratrol produzieren.	
Rosinen / Sultaninen	• Sie erhöhen den Blutzuckerspiegel stark und sind Säurebildner (siehe Anlage „Säure-Basen-Haushalt"). • Sie enthalten viel Kalium und sind deshalb (in Maßen gegessen) eine gute Ergänzung für Menschen mit Herzproblemen.	• Man kann in Rezepten die Rosinen durch Aprikosen ersetzen, um die blutzuckerspiegelerhöhende Wirkung zu verhindern.	
Rosmarin	• Rosmarin hat eine positive Wirkung auf die Durchblutung, auch im Darm. Die Organe können nur bei einer guten Durchblutung optimal funktionieren. • Er hat eine gute antioxidative Kapazität (siehe Tabelle ORAC-Werte in der Anlage „Antioxidantien") und schützt die Leber.	• Nicht jeder hat frischen Rosmarin zur Verfügung. Gemahlener oder getrockneter Rosmarin ist jedoch eine gute Alternative (z.B. in einem Glas Gemüsesaft).	

BL= Erhältlich im Bioladen

Wissenswertes über Nahrungsmittel

Nahrungs-mittel	Merkmale	Tipps	Gut für
Rote Bete	• Rote Bete ist eine sehr gute Quelle an Betain, der Stoff, aus dem der Körper SAM herstellt. SAM bewirkt, dass im Gehirn, im Darm, in der Leber und in der DNA allerlei Umwandlungen gut funktionieren (siehe „SAM") • Rote Bete enthält Stoffe, die helfen, den Blutdruck zu senken und die Cholesterinwerte zu verbessern. • Sie hat einen hohen Antioxidanswert und unterstützt die Leber bei der Entgiftung. • Das Betenrot (Betanin) ist ein natürlicher Farbstoff (E162).	• Bei regelmäßigem Verzehr von roter Bete immer Vitamin C oder Zitronensaft dazu essen (wegen des Nitrats). • Gemüse aus Bio-Anbau enthält weniger Nitrat. • Gekochte rote Bete hat eine niedrige glykämische Last. Deshalb ist der Verzehr von roter Bete gut für Menschen mit Blutzuckerspiegelproblemen. Man sollte sie jedoch nicht mit schnellen Kohlenhydraten wie Kartoffeln kombinieren. • Die jungen Blätter der roten Bete schmecken herrlich in einem Salat.	
Rucola	• Rucola gehört zur Familie der Kreuzblütengewächse. Genauso wie der Rest dieser Familie enthält Rucola Isothiocyanate. Das sind phytochemische Stoffe, die wichtig sind zur Krebsvorbeugung. • Rucola hat einen scharfen, bitteren, nussigen Geschmack. Die jungen Blätter schmecken weniger scharf.	• Da Rucola allein sehr bitter schmeckt und reich an Nitrat ist, sollte man sie am besten mit anderen Salatsorten kombinieren.	
Salvestrole	• Sie sind in roten und lila Waldfrüchten, Rotwein und dunkler Schokolade enthalten. Sie sind sehr stark antioxidativ.	• Siehe Anlage „Antioxidantien".	
SAM	• SAM ist ein wichtiger Bestandteil in über 35 Vorgängen, in denen Stoffumwandlungen vollzogen werden (siehe „Rote Bete"). Dies nennt man auch Methylierung. Viele Methylierungsvorgänge finden in der Leber, im Gehirn, im Darm, im Knorpel und in den Zellen statt. Diese Prozesse verlaufen mühsamer, wenn man älter wird und weniger SAM zur Verfügung steht. • SAM arbeitet eng mit Magnesium, Vitamin B6, Vitamin B12 und Folsäure zusammen. • Bei einem Mangel an diesen Stoffen kann ein erhöhtes Homocystein entstehen (siehe weiter unter „Homocystein").	• Die wichtigsten Quellen an SAM sind Bockshornkleesprossen und andere Sprossen. • Es gibt auch Nahrungsergänzungsmittel mit SAM. Diese Produkte sind jedoch sehr teuer. Deshalb ist es ratsam, ausreichend SAM, Magnesium, B6, B12, B3 und Folsäure mit der Nahrung aufzunehmen, indem man rohe, unverarbeitete Nahrungsmittel sowie Sprossen isst.	
Sardinen	• Diese Fische sind sehr reich an Omega-3-Fettsäuren.	• Da Sardinen (und auch Anchovis) kleine Fischsorten sind, weisen sie insgesamt weniger Verunreinigungen auf als große Fische.	

BL= Erhältlich im Bioladen

Wissenswertes über Nahrungsmittel

Nahrungs-mittel	Merkmale	Tipps	Gut für
Sauerkraut	• Alle fermentierten Produkte wie z.B. Sauerkraut und Bio-Joghurt haben einen ausgesprochen günstigen Effekt auf die Darmbakterien. Außerdem senken sie den pH-Wert im Darm, so dass das Risiko auf ungünstige Bakterien und Pilze geringer wird (siehe „Fermentation"). • Durch die Fermentation enthält Sauerkraut mehr Vitamin C als andere Kohlsorten. • Fügt man dem Sauerkraut noch Knoblauch, Kurkuma, Pfeffer, Cayennepfeffer oder Kokosöl hinzu, wird die Verdauung angeregt.	• Menschen mit Übergewicht sollten Sauerkrautgerichte ohne Kartoffeln zubereiten (siehe Rezept „Sauerkraut"). • Kohlsorten dürfen drei bis vier Mal pro Woche auf dem Speiseplan stehen, weil sie potentiell krebserregende Stoffe unschädlich machen.	
Saure Sahne	• Saure Sahne ist eine gute Eiweißquelle und enthält keine Transfettsäuren. • Sie enthält nur 160 Kcal pro 100 mg (Pommes-Sauce mindestens 270 Kcal pro 100 mg). • Am besten kauft man ein Bio-Produkt wegen des Fermentationsverfahrens (siehe „Fermentation").	• Saure Sahne wird meistens in kalten Gerichten und Crème Fraîche in warmen Gerichten verwendet. Man kann jedoch auch zu warmen Speisen saure Sahne geben, darf sie jedoch nicht kochen lassen.	
Schafgarbe	• Schafgarbe ist ein Wildkraut mit Bitterstoffen, das die Verdauung verbessert. • Sie ist krampflösend (bei Darmkrämpfen, Menstruationskrämpfen usw.) und leicht blutgefäßerweiternd, so dass sie bei hohem Blutdruck helfen kann.	• Man sollte nur fein geschnittene junge Blätter in Suppen, Salate, Eintöpfe, Omelett oder in eine Teemischung geben. Zu viel Schafgarbe macht ein Gericht bitter.	
Schafsmilch-produkte	• Schafsmilchprodukte enthalten im Vergleich zu Kuhmilchprodukten mehr CLA. CLA tragen zur Reduzierung von Bauchfett bei und verringern das Risiko von Arteriosklerose. In Bio-Milchprodukten finden sich ebenfalls mehr CLA als in herkömmlichen Milchprodukten. • Ein weiterer wichtiger Stoff in Schafsmilchprodukten ist Orotsäure, auch Vitamin B13 genannt, die an der Herstellung von DNA beteiligt ist. In Möhren und Molke kommt dieser Stoff genauso vor.	• Menschen mit Kuhmilchallergien vertragen häufig Schafskäse gut, Ziegenkäse jedoch nicht. • Schafskäse ist viel leichter verdaulich als Kuh- und Ziegenkäse und stellt dadurch eine gute Alternative für Menschen mit Verdauungsbeschwerden dar.	
Schokolade (falls mehr als 70% Kakao)	• Schokolade ist reich an Magnesium. • Dunkle Schokolade hat eine blutdrucksenkende Wirkung und eine hohe Schutzwirkung (durch die Epicatechine), im Hinblick auf das Herz- und Gefäßsystem sowie auf Krebs.	• Die Kombination aus Milch und Schokolade bietet keine vorbeugende Wirkung. • Schokolade enthält Vorläufer verschiedener Neurotransmitter, deshalb essen Menschen gern Schokolade, wenn sie sich unglücklich fühlen. Milchschokolade enthält jedoch sehr wenig dieser Vorläufer. Deshalb sollte man besser ein wenig dunkle Schokolade verzehren. • Der Verzehr von etwa 25 Gramm Bitterschokolade am Tag hat bereits eine heilsame Wirkung.	

BL= Erhältlich im Bioladen

Wissenswertes über Nahrungsmittel

Nahrungs-mittel	Merkmale	Tipps	Gut für
Selen	• Selen findet sich in Paranüssen, Knoblauch, Pilzen und Fischsorten wie Krebs, Krabbe und Thunfisch. Mehr dazu unter „Paranüsse".		
Shoyu **BL**	• Würzender Zusatz mit fermentierten Sojabohnen, Weizen, Wasser und Meeressalz. Shoyu hat einen milderen Geschmack als Tamari. • Shoyu ist ein hervorragender Ersatz für herkömmliche Würzsauce und Gemüsebrühe, die oft viel Salz und Glutamate enthalten.	• Menschen mit Darmproblemen sollten lieber Tamari verwenden, ein glutenfreies Nahrungsmittel.	
Silizium	• Silizium ist in Hirse, Hafer, Zinnkraut, Krusten- und Schalentieren enthalten. Der Körper braucht Silizium für gesunde Haare, Nägel, Bindegewebe, Knorpel, Knochen, einen intakten Darm und ein gut funktionierendes Gehirn.		
Soja	• Soja ist nicht so gesund, wie die Werbung es uns glauben lassen möchte. Soja enthält viele Anti-Nährstoffe und sogenannte Phytoöstrogene. Beides sollten wir nur in geringem Maße zu uns nehmen. • In Soja findet sich ein Isoflavon namens Genistein. Dieser Stoff kann eine präventive Wirkung auf hormonbedingte Krebserkrankungen wie Brust- oder Prostatakrebs haben (wenn man bereits im jungen Alter begonnen hat, Soja zu essen). Dieser Stoff schwächt die Wirkung des körpereigenen Östrogens. Ein Übermaß an diesem Stoff kann die hormonellen Vorgänge im Körper negativ beeinflussen. • Soja, welches nicht aus Bio-Anbau stammt, kann auf Grund des Zubereitungsverfahrens Aluminium enthalten. Kaufen Sie Soja aus Bio-Anbau, das nicht genetisch modifiziert wurde. • Viele herkömmliche Sojaprodukte sind dermaßen stark weiterverarbeitet, dass kaum noch Isoflavone darin vorkommen. • Soja enthält auch sogenannte Trypsinhemmer. Diese Stoffe behindern die Eiweißverdauung. Die Folge ist, dass Aminosäuren und Spurenelemente schlecht aufgenommen werden können.	• Tempeh und Miso sind fermentierte Sojaprodukte, die nur wenig Anti-Nährstoffe enthalten. Deshalb sind sie leichter verdaulich und binden weniger Mineralstoffe als nicht-fermentierte Sojaprodukte. • Kaufen Sie Shoyu, Tamari und süße Sojasauce (Ketjap Manis) aus Bio-Anbau. Diese Nahrungsmittel sind besser für die Gesundheit, da sie fermentiert sind und keine Zusatzstoffe enthalten. • Das Sojaprodukt mit der größten Menge Isoflavon ist Sojamehl. • Wenn Sie bereits Soja auf dem Speiseplan haben, versuchen Sie, Nahrungsergänzungsmittel mit Soja zu vermeiden (häufig enthalten in Eiweißpräparaten und Mitteln für Frauen in den Wechseljahren). • Soja ist ein Säurebildner (siehe Anlage „Säure-Basen-Haushalt"). Kompensieren Sie diesen Säurebildner mit ausreichend Basenbildnern.	

BL= Erhältlich im Bioladen

Wissenswertes über Nahrungsmittel

Nahrungs-mittel	Merkmale	Tipps	Gut für
Sonnen-blumen-kerne	• Sonnenblumenkerne sind Kraftfutter für den Menschen. Sie enthalten viel Eiweiß und viele gesunde Fettsäuren sowie die Mineralstoffe Kalzium, Magnesium, Kalium, Eisen, Zink, Kupfer, Vitamin E und die meisten B-Vitamine. • Es gibt nicht viele zinkreiche Nahrungsmittel. Zink ist jedoch ein sehr wichtiges Spurenelement, das bei sehr vielen Körperfunktionen benötigt wird.	• Es gibt nicht so viele gute Quellen an Vitamin E und Zink. Verzehren Sie deshalb regelmäßig Sonnenblumenkerne und Kürbiskerne. • In Bioläden sind auch Sonnenblumenkern-aufstriche erhältlich.	
Spargel	• Spargel ist, gefolgt von Avocado, die beste Gluthationquelle. Es ist das wichtigste körpereigene Antioxidans, um die Zellen zu schützen. Außerdem braucht die Leber viel Gluthation, um ihre entgiftenden Aufgaben ausführen zu können.	• Man sollte Spargel immer mit Ei kombinieren, da diese Kombination die Leber bei ihren entgiftenden Aufgaben unterstützt. Die Leber hat es schwer, wenn der Darm nicht optimal funktioniert, da sie dadurch mehr Abfallstoffe abführen muss. • Spargel mit Avocado kombiniert erhöht das Antioxidans NAC (siehe auch „NAC").	
Spekulatius-gewürz	• Spekulatiusgewürz enthält eine gute Mischung Antioxidantien wie Zimt, Muskatnuss (oder Muskatblüte), Gewürznelke, Kardamom, Ingwer und oft noch etwas Pfeffer, Koriander und Anis.	• Spekulatiusgewürz findet sich u.a. in Spekulatiusgebäck. Spekulatiusgebäck enthält jedoch häufig Transfettsäuren, Glukose-Fruktose-Sirup und Weißmehl. Versuchen Sie eine Variante mit Palmöl zu kaufen. Eine gesündere Variante finden Sie auf Seite 210: Spekulatiuskuchen oder -plätzchen.	
Spinat	• Spinat ist ein wunderbarer Lieferant von Chlorophyll (genauso wie Brennnessel) und enthält Magnesium (jedoch weniger als in früheren Zeiten). Magnesium und Chlorophyll bilden zusammen mit Sauerstoff und B-Vitaminen die wichtigsten Stoffe, um auf Zellniveau Energie (ATP) herzustellen. Ausreichend ATP bedeutet weniger Krankheiten und mehr Fitness, Vitalität und Reparaturvermögen. • Spinat enthält Bioflavonoide und Schutzstoffe (siehe Seite 300 bis 306).		
Sprossen	• Sprossen sind reich an Glutamin (ein wichtiger Stoff für die Leberentgiftung), SAM (siehe „SAM"), Vitamin B6 und Enzymen. • Sie enthalten sehr viele Reparaturstoffe und verbessern die Verdauung, da sie Enzyme enthalten.	• Versuchen Sie über jeden Salat, den Sie servieren, Sprossen zu geben. Sie enthalten ein breites Spektrum an Stoffen, die in der Ernährung kaum noch vorkommen.	

BL= Erhältlich im Bioladen

Wissenswertes über Nahrungsmittel

Nahrungs-mittel	Merkmale	Tipps	Gut für
Stauden-sellerie	• Staudensellerie, aber auch Petersilie, wirkt abführend. • Staudensellerie ist außerdem sehr reich an Folsäure (falls roh verzehrt) und Kalium. Beide Stoffe sind wichtig für ein gesundes Herz. • Außerdem enthält Staudensellerie Vitamin B3, ein wichtiger Stoff in einer cholesterinsenkenden Diät und bei der Umwandlung von Homocystein in der Leber (siehe „Homocystein").		
Steckrübe	• Obwohl die Steckrübe sehr gesund ist, hat sie eine etwas höhere glykämische Last als viele andere Gemüsesorten. Wenn man die Steckrübe mit Fettsäuren und Eiweißen (z.B. Pinienkerne, Rapsöl, Lachs) verzehrt, senkt man die glykämische Last. Dieser Grundsatz gilt für alle Nahrungsmittel mit einer hohen glykämischen Last.		
Stevia	• Stevia ist ein Süßstoff ohne Kalorien, der um ein Vielfaches süßer als Zucker ist. • Stevia hat eine positive Wirkung auf den Blutzuckerspiegel und die Insulinwerte. Verantwortlich ist der Stoff Steviosid. • Stevia wirkt blutdruckregulierend. • Nicht jeder mag den Geschmack von Stevia. Man kann alternativ die Menge an Stevia halbieren oder weglassen und das Gericht mit etwas Kokosblütenzucker, Erythrit, Xylit, Agavendicksaft, Ahornsirup oder Tagatose süßen. Dies sind alle Süßstoffe, die gut schmecken und den Blutzuckerspiegel nur wenig schwanken lassen. Aber jeder dieser Süßstoffe hat auch negative Auswirkungen auf die Gesundheit. Deshalb sollte man sie nur in Maßen verwenden.	• Stevia ist ein wunderbarer Ersatz für Zucker. Aber es scheint, dass Stevia eine blutzuckererhöhende Wirkung hat, wenn keine Kalorien dazu eingenommen werden (z.B. in Erfrischungsgetränken). In Gerichten mit anderen Zutaten hat Stevia diese Wirkung nicht. • Viele der günstigen Eigenschaften von Stevia scheinen nur für die Verwendung der ganzen Pflanze zu gelten und nicht für die Verwendung von isolierten Stoffen, wie z.B. Steviatropfen oder Steviapulver.	
Sulfite (E-Nummer E220 bis E228)	• Getrocknete Südfrüchte, Marmelade, der Inhalt von Konserven, Kartoffelprodukte und Wein enthalten oft Sulfite. Sulfite verhindern Verfärbungen und stabilisieren natürliche Farbstoffe (wie z.B. in Rotwein). • Empfindliche Menschen können von Sulfiten Kopfschmerzen, allergische Reaktionen oder Durchfall bekommen. • Die Einnahme von zu vielen Sulfiten führt zu einem Abbau einiger B-Vitamine, so dass diese dem Körper nicht mehr zur Verfügung stehen.	• Weine aus Bio-Anbau enthalten im Allgemeinen weniger Sulfite als herkömmliche Weinsorten. Es gibt sogar Bio-Weine ohne Sulfite. • In billigen Weinsorten sind meistens mehr Sulfite vorhanden als in etwas teureren Weinen. • Sulfite können auch in Weißwein vorkommen, vor allem in süßem Weißwein. • Getrocknete Bio-Südfrüchte sind ungeschwefelt und deshalb zu bevorzugen.	✗

BL= Erhältlich im Bioladen

Wissenswertes über Nahrungsmittel

Nahrungs-mittel	Merkmale	Tipps	Gut für
Süße Sojasauce (Ketjap Manis) in Bio-Qualität **BL**	• In den Rezepten in diesem Buch ist immer Sojasauce in Bio-Qualität gemeint. Süße Sojasauce aus dem Supermarkt enthält viel Zucker und Zusatzstoffe. Süße Sojasauce in Bio-Qualität wird aus fermentiertem Tempeh (siehe „Soja") hergestellt und enthält zwar etwas Zucker, aber keine Zusatzstoffe.	• Menschen mit Übergewicht sollten süße Sojasauce nur in Maßen verwenden.	
Süßkartoffeln	• Süßkartoffeln sind eine wunderbare Quelle an Inulin. Inulin hilft den Blutzuckerspiegel zu regulieren, gibt ein langanhaltendes Sättigungsgefühl und bewirkt, dass die guten Darmbakterien gedeihen können. Solange man über ausreichend gute Darmbakterien verfügt, ist die Gesamtgesundheit optimal gewährt. • Süßkartoffeln haben eine sehr geringe glykämische Last (10 bei 100 Gramm). • Sie enthalten viel Betacarotin (Antioxidans) und Vitamin C.	• Bei der Zubereitung von Püree kann man die Menge Kartoffeln halbieren und durch Süßkartoffeln ersetzen. • Die Süßkartoffel, die innen rosa ist, hat eine höhere antioxidative Kapazität als die, die innen hell ist.	
Tahina **BL**	• Tahina ist eine Sesampaste. Sie enthält Kalzium und Zink, die vom Körper gut aufgenommen werden. Kalzium ist ein Mineralstoff, der bei Stress verbraucht wird. Bei einem Mangel an Kalzium, aber auch bei Übersäuerung, wird Kalzium aus den Knochen entnommen (siehe Anlage „Säure-Basen-Haushalt"). • Tahina ist eine gute Quelle an gesunden Fettsäuren. Sie enthält fast genauso viele einfache ungesättigte Fettsäuren wie mehrfach ungesättigte Fettsäuren. Das Hauptaugenmerk liegt jedoch auf den Omega-6-Fettsäuren und nicht auf Omega-3-Fettsäuren. • Sie hat eine sehr geringe glykämische Last.	• Das Kalzium aus Tahina wird vom Körper besser aufgenommen als das aus Sesamsamen und aus Milch.	
Tamari **BL**	• Tamari ist eine glutenfreie Sauce aus fermentierten Sojabohnen, die sich gut zum Würzen eignet. Tamari ist sehr köstlich und stellt einen prima Ersatz für herkömmliche Würzsaucen, die oft Glutamate enthalten, dar.		
Teff **BL**	• Teff ist ein wunderbares, vollwertiges Getreide und hat wenig Effekt auf den Blutzuckerspiegel. Teff schmeckt nicht nur gut, sondern ist auch nahrhaft. • Die Mineralstoffaufnahme wird nur in geringem Maße behindert, da Teff wenig Phytinsäure enthält (siehe „Phytinsäure"). • In Teff findet sich auch der Anti-Nährstoff Lektin.	• Teff ist ein glutenfreies Getreide, aber nicht alle Menschen mit einer Weizen- oder Glutenunverträglichkeit reagieren gut auf Teff. Probieren Sie es aus.	

BL= Erhältlich im Bioladen

Wissenswertes über Nahrungsmittel

Nahrungs-mittel	Merkmale	Tipps	Gut für
Thermogener Effekt / Thermogenese	• Thermogenese bedeutet Wärmebildung. Alle Stoffwechselvorgänge im Körper liefern Energie und Wärme. Es gibt Nahrungsmittel mit starker Wärmebildung und welche mit geringer Wärmebildung. Je stärker der thermogene Effekt, desto mehr Kalorien werden in Wärme umgewandelt. Diese Kalorien können somit nicht als Fett gespeichert werden. • Nahrungsmittel mit starkem thermogenem Effekt sind: – Ingwer, Kurkuma, Pfeffer, Chilipfeffer, Cayennepfeffer, Paprika, Meerrettich, Knoblauch, Jod, grüner Tee und Rotwein (nur zur Mahlzeit); – ungesättigte Fettsäuren aus Nüssen, fettem Fisch usw.; – der Stoff CLA aus Milchprodukten; – Kokosöl. • Eiweiß erhöht den thermogenen Effekt. Deshalb sind Eiweißdiäten momentan in Mode. Eine Eiweißdiät ist jedoch auf längere Sicht nicht gut für die Gesundheit. • Molkeneiweiß hat den stärksten thermogenen Effekt von allen Eiweißarten.	• Gesättigte Fettsäuren und Kohlenhydrate haben einen geringen thermogenen Effekt. Menschen, die abnehmen möchten, sollten wenig davon zu sich nehmen. Viele Diäten sind darauf ausgerichtet, die Kalorieneinnahme zu verringern. Kohlenhydrate werden dabei sogar empfohlen. Leider verringert man dadurch den thermogenen Effekt. Außerdem bewirkt die Einnahme von den meisten Kohlenhydraten einen starken Anstieg des Glukosewertes, so dass man schließlich nicht abnimmt (Erklärung: siehe Anlage „Glykämische Last").	
Thunfisch	• Thunfisch ist eine starke Quelle an Omega-3-Fettsäuren. • Thunfisch enthält Selen. Selen ist wichtig für die Leberentgiftung. Außerdem ist es ein wichtiges Antioxidans. • Prüfen Sie regelmäßig mit Hilfe des Fischratgebers von Greenpeace, welche Fischsorten vom Aussterben bedroht sind. Versuchen Sie, diese Fischsorten so weit wie möglich durch Fischsorten zu ersetzen, die nicht gefährdet sind. Viele Thunfischarten sind gefährdet.	• Die besten Zubereitungsarten für Thunfisch sind dämpfen oder pochieren. • Man sollte Thunfisch, obwohl er ein wunderbarer fetter Fisch ist, höchstens ein Mal pro Woche essen. Thunfisch ist nämlich ein Raubfisch und häufig mit Quecksilber, Dioxinen und PCB-Kontaminationen belastet. • Eine köstliche Alternative (jedoch ohne Omega-3-Fettsäuren) ist veganer Thunfisch.	
Thymian	• Thymian enthält entzündungshemmende Stoffe und ist ein gutes Antioxidans. Außerdem ist Thymian verdauungsfördernd. • Er wirkt am stärksten auf die Schleimhäute der oberen Luftwege und auf den Verdauungskanal.		

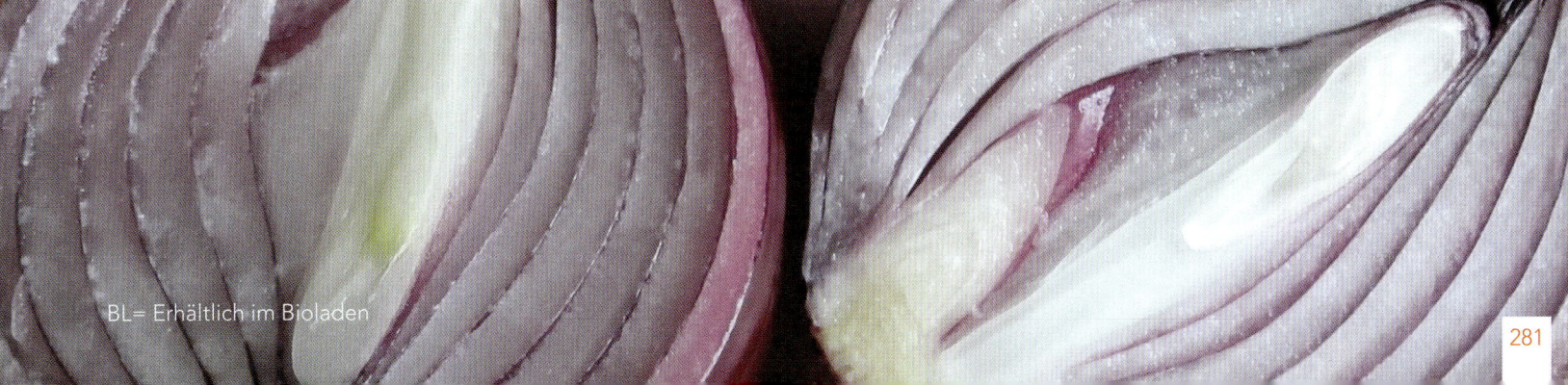

BL= Erhältlich im Bioladen

Wissenswertes über Nahrungsmittel

Nahrungsmittel	Merkmale	Tipps	Gut für
Tilapia	• Tilapia enthält relativ hohe Omega-6-Werte und geringe Omega-3-Werte. Dieser Fisch ist damit nicht als Entzündungshemmer geeignet, jedoch eine Alternative, um den Konsum von Fleisch zu reduzieren. Menschen, die im Allgemeinen nicht so gern Fisch essen, wissen den Geschmack von weißem Speisefisch oft zu schätzen, weil er milder ist. • Tilapia enthält Eiweiße und ist leicht verdaulich. Deshalb ist er für Menschen mit einer schwachen Verdauung geeignet.	• Das Fischöl in Tilapia wird besser aufgenommen, wenn der Fisch mit Kokosöl kombiniert wird. • Nutzen Sie zum Kaufen von Fisch den Fischratgeber von Greenpeace.	
Tomate	• Der krebshemmende Stoff in Tomate heißt Lycopin. (Er stoppt die Entwicklung und das Wachstum von Krebszellen.) • Lycopin (aus warmen Tomaten) senkt den Blutdruck und das Cholesterin. • Tomate ist eine gute Vitamin-C-Quelle und reich an Kalium (siehe „Kalium").	• Man sollte vorzugsweise Tomaten aus Bio-Anbau kaufen. • Lycopin in Tomate kann optimal freigesetzt werden, wenn die Tomate erhitzt und zusammen mit etwas Fett zubereitet wird. Bitte nur erhitzen, nicht kochen. Ansonsten verlieren die Tomaten andere wertvolle Stoffe. • Tomatenmark, Tomatensauce und Ketchup weisen den höchsten Gehalt an Lycopin auf. In Ketchup ist auch viel Zucker, deshalb diesen nur in Maßen verwenden. • Tomaten und andere Nachtschattengewächse enthalten Saponine (siehe „Anti-Nährstoffe"), die nicht von jedem gut verdaut werden können. • Man sollte immer reife Tomaten kaufen oder grüne Stellen wegschneiden, da diese das natürliche Gift Solanin enthalten.	

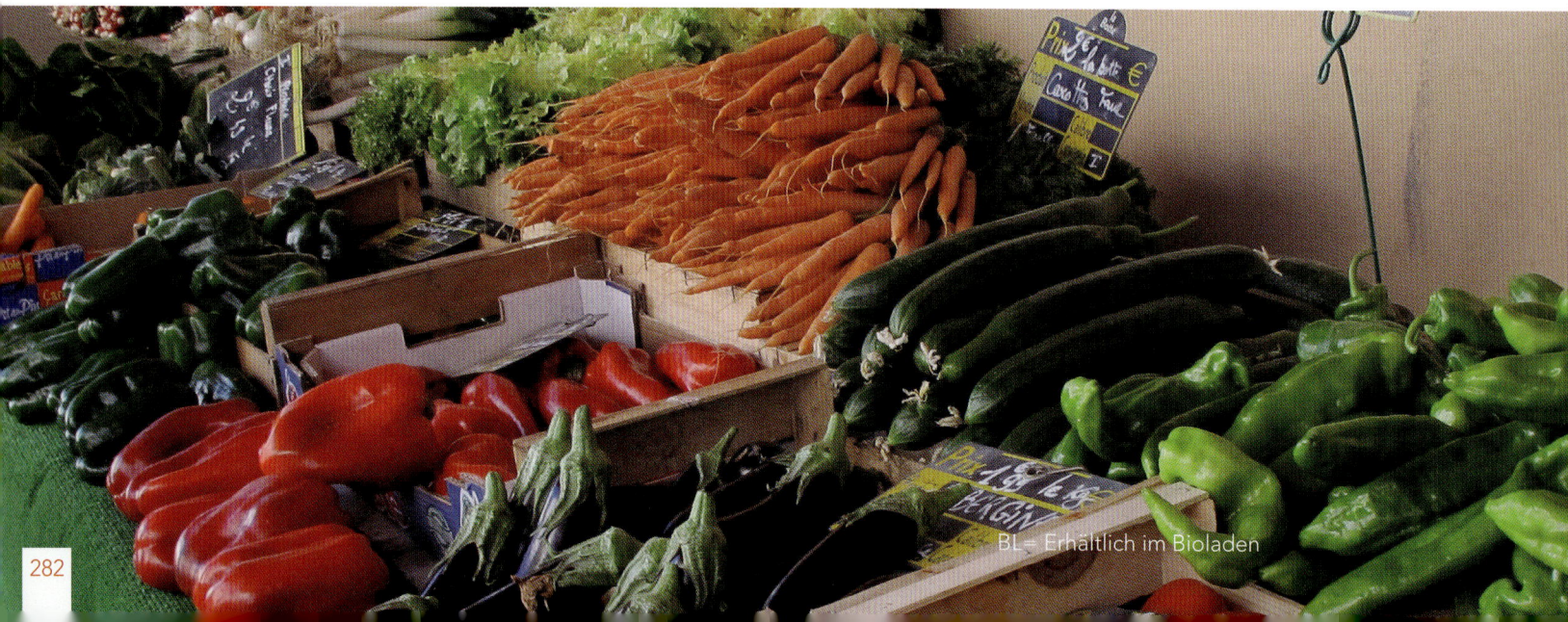

BL= Erhältlich im Bioladen

Wissenswertes über Nahrungsmittel

Nahrungsmittel	Merkmale	Tipps	Gut für
Transfettsäuren	• Transfettsäuren sind ungesund (Erklärung siehe Anlage „Fettsäuren"). • Es gibt industriell hergestellte Transfettsäuren in der trans-Form und naturbelassene, die weitestgehend in der cis-Form vorliegen (wie in tierischen Produkten und in der Muttermilch). Bei industriellen Prozessen werden die flüssigen Öle (wie Sonnenblumen-, Mais- und Sojaöl) in gehärtetes Fett umgewandelt. Diese gehärteten Fette sind fest oder streichfähig und werden in Keksen, Kuchen, Brot, Fertigprodukten und Snacks verarbeitet. • Transfettsäuren werden auf Verpackungen wie folgt bezeichnet: gehärtete Fette, teilgehärtete Fette, teilgehärtetes Öl, hydrogeniertes pflanzliches Fett, hydrogeniertes pflanzliches Öl, pflanzliches Öl. Vor allem der letzte Begriff ist irreführend, da er so gesund klingt. • Bei Streich- und Speisefetten liegt der Gehalt an Transfettsäuren bei 1 bis 2%, Butter enthält keine. Die Menge an Transfettsäuren in bestimmten Back- und Süßwaren schwankt zwischen 1 und 30%.	• Falls Sie Fertigprodukte verwenden möchten, versuchen Sie die zu kaufen, die mit Butter, Palmöl oder Kokosöl zubereitet wurden. Der Verzehr von gesättigten Fettsäuren (in Maßen) hat nicht die negativen Auswirkungen, die Transfettsäuren auf die Gesundheit haben. • Bereiten Sie Ihr Essen selber zu, so dass Sie gesunde Fettsäuren verwenden können. • Versuchen Sie, soweit es geht, Bio-Produkte zu kaufen, denn darin dürfen keine Transfettsäuren verarbeitet werden. • Transfettsäuren, die in tierischen Produkten vorkommen, sind weniger schädlich als industriell hergestellte Fettsäuren. Der Körper braucht aber essentielle Fettsäuren. Versuchen Sie deshalb, gesunde Fette zu sich zu nehmen und tierische Fettsäuren nur wenig zu konsumieren (siehe Anlage „Fettsäuren").	✗
Tryptophan	• Diese Aminosäure ist der Grundstoff für den Neurotransmitter Serotonin. Serotonin wird nachts in Melatonin und Pinolin umgewandelt, Stoffe für den Schlaf bzw. das Träumen. • Tryptophan findet sich vor allem in Bananen, Milch, Joghurt, Ei, Hafer und Kürbis. Serotoninmangel verursacht Labilität, Stimmungsschwankungen, Depressionen und ein größeres Verlangen nach Süßem und Kohlenhydraten. Auch Fibromyalgie steht in Zusammenhang mit einem verringerten Serotoninwert.	• Hätten Sie gern noch mehr Rezepte? Das Buch von Natalie Savona „The Kitchen Shrink: Foods and Recipes for a Healthy Mind" enthält schmackhafte, stimmungsaufhellende Gerichte. • Tägliche Bewegung, weniger Stress und Blutzuckerspiegelschwankungen wirken sich positiv auf den Serotoninhaushalt aus.	🔵🟠🟡
Tyrosin	• Tyrosin ist in Mandeln, Pekannüssen, Kürbiskernen, Sesamsaat, Quark, Kichererbsen, Linsen, Sojabohnen, Ricotta, Hüttenkäse, Avocado, Fleisch, Hering und Ei enthalten. • Es ist wichtig für die Herstellung von Schilddrüsenhormonen und die Produktion von Adrenalin und Noradrenalin. • Es bildet außerdem einen Vorläufer von Dopamin, dem sogenannten Glückshormon. Ein Mangel an Dopamin wird mit ADHS, Depression, Parkinson und Apathie in Zusammenhang gebracht.	• Ausreichend Tyrosin ist sehr wichtig bei chronischer Müdigkeit, Burn-Out, Depressionen, Libidoproblemen und Schilddrüsenproblemen. • Man sollte außerdem ausreichend Lebensmittel, die reich an Magnesium und Vitamin B sind, zu sich nehmen, da diese Stoffe bei der Umwandlung von Tyrosin in andere körperwichtige Stoffe benötigt werden.	🟠🔵🟣

BL= Erhältlich im Bioladen

Wissenswertes über Nahrungsmittel

Nahrungsmittel	Merkmale	Tipps	Gut für
Vitamin-C	• Vitamin C spielt eine ausschlaggebende Rolle bei der Bekämpfung von Insulinresistenz. Deshalb sollte jeder Mensch mit Übergewicht, Blutdruckproblemen und erhöhten Blutfettwerten täglich Vitamin C zu sich nehmen. • Vitamin C ist ein unfehlbares Vitamin beim Abbau von Cholesterin, als Anti-Stress-Vitamin, als Antioxidans, um Nitrosaminbildung zu verhindern, für gesunde Knochen, Kollagen-Aufbau, für Energie usw.	• Viel Vitamin C geht verloren. Das kommt daher, weil Gemüse und Obst zu schnell gezüchtet, grün geerntet (z.B. Orangen), lange aufbewahrt und (luftdicht) in Folie verpackt werden. Eine andere Ursache ist, dass Gemüse und Obst falsch zubereitet werden. • Man sollte versuchen, 300 bis 500 Gramm Gemüse und einige Stücke Obst am Tag zu essen. Am besten ist es, wenn sie frisch sind und aus der Region stammen.	
Vitamin-D	• Die wichtigsten Vitamin-D-Quellen in der Nahrung sind Lachs, Hering und Sardinen. Aber die Ernährung reicht nicht aus, um optimale Werte für die Gesundheit zu erreichen. Lange Zeit wurde angenommen, dass Vitamin D vor allem wichtig ist, um Osteoporose zu verhindern. Inzwischen scheint, dass nahezu alle chronischen Krankheiten mit einem Vitamin-D-Mangel zusammenhängen.	• (Herbst)Depressionen werden mit einem Mangel an Vitamin D in Zusammenhang gebracht. Sonnenlicht ist die wichtigste Quelle, um Vitamin D herzustellen.	
Vitamin-E	• Öle, die reich an Vitamin E sind: Weizenkeimöl, Reiskleieöl, Haselnussöl und Mandelöl. • Auch Sonnenblumenöl enthält viel Vitamin E, jedoch auch viel Omega-6-Fettsäuren (siehe Anlage „Fettsäuren"). • Andere Nahrungsmittel, die viel Vitamin E enthalten, sind Weizenkeime, Samen und Nüsse. • Je mehr ungesättigte Fettsäuren man isst (Fisch, Nüsse, gesundes Öl usw.), desto größer ist der Bedarf an Vitamin E.	• Vitamin E schützt gesunde Fettsäuren vor der Oxidation, oxidiert jedoch auch selbst leicht. Deshalb sollte man Öle mit Vitamin E nur kalt verwenden. • Ein Nahrungsergänzungsmittel mit Fischöl enthält vorzugsweise auch etwas Vitamin E, um Oxidation zu verhindern. • Man sollte keine Nahrungsergänzungsmittel mit künstlichem Vitamin E verwenden.	
Waldfrüchte (u.a. Brombeeren, Kirschen, Himbeeren, Erdbeeren, Apfelbeeren, rote und schwarze Johannisbeeren)	• Die Stoffe in rote Beeren halten die Barrierefunktion der Schleimhäute intakt oder reparieren sie. Bei einer mangelhaften Barrierefunktion entstehen leichter Nahrungsallergien, degenerative Krankheiten usw. • Die Antioxidantien und phytochemischen Stoffe in diesen Früchten (Ellaginsäure, Anthocyane, Proanthocyane) sind nicht nur die stärksten freien Radikalfänger, die die Natur uns bietet, sondern auch Stoffe, die uns vor Krebs schützen. Es scheint, dass sie die Aktivierung von krebserregenden Stoffen blockieren und die Angiogenese von Krebszellen hemmen (d.h. dass das wachsende Gefäßnetzwerk des Tumors gehemmt wird).	• Rote und lila Waldfrüchte haben die größte positive Wirkung auf die Gesundheit, wenn sie nicht gespritzt sind. Je mehr die Früchte sich gegen Fraß und Mikro-Organismen verteidigen müssen, desto mehr Schutzstoffe werden hergestellt. • Weitere Informationen diesbezüglich findet man im Buch „Krebszellen mögen keine Himbeeren: Nahrungsmittel gegen Krebs" von Dr. Richard Béliveau und Dr. Denis Gingras.	

BL= Erhältlich im Bioladen

Wissenswertes über Nahrungsmittel

Nahrungs-mittel	Merkmale	Tipps	Gut für
Walnussöl / Walnüsse	• Walnüsse enthalten Omega-3-Fettsäuren. • Sie haben einen starken thermogenen Effekt. • Walnüsse sind die gesündesten Nüsse, wenn es um die Antioxidanswirkung geht. • Walnüsse sind eine gute Eiweißquelle. • Sie sind reich an Arginin, eine gefäßerweiternde Aminosäure, die dabei hilft, den Blutdruck auf einem gesunden Niveau zu halten.	• Ein Gericht mit Walnussöl sollte gleich abgedeckt werden, da Walnussöl schnell oxidiert, wenn es mit Sauerstoff in Kontakt kommt. • Achten Sie beim Kauf von Walnussöl aus dem Supermarkt darauf, dass es reines Walnussöl ist und kein Omega-6-Öl mit Walnussaroma. • Das Übergewichtsrisiko wird gesenkt, wenn man täglich einige ungeröstete Walnüsse verzehrt.	🧑‍🍳
Weißer Speisefisch	• Weißer Speisefisch wie Köhler, Tilapia usw. enthält wenig Omega-3-Fettsäuren (die Ausnahme ist Atlantischer Butterfisch). • Pangasius aus Vietnam sollte man besser nicht kaufen. Dieser Fisch kommt aus dem Mekong-Fluss, ein extrem belasteter Fluss. Bio-Tilapia oder Bio-Pangasius sind eine wunderbare Alternative oder man nimmt für die Rezepte mit weißem Speisefisch einen Ersatz wie z.B. Tempeh oder Seitan.	• Kaufen Sie verantwortungsbewusst Fisch mit dem Fischratgeber von Greenpeace.	
Weizen	• Der heutige Weizen besteht meistens aus einer anderen Sorte Stärke als früher (damals aus Amylose, jetzt aus Amylopektin). Der heutige Weizen hat im Vergleich ein größeres, volleres Korn und erhöht den Blutzuckerspiegel stärker. • Alle Weizensorten enthalten Gluten (siehe „Gluten").	• Menschen mit Darmproblemen vertragen ältere Getreidesorten wie Dinkel und Kamut meistens besser. Außerdem lassen ältere Getreidesorten den Blutzuckerspiegel nicht so schnell ansteigen. • Mehl, das auf Mühlsteinen gemahlen wurde, enthält mehr Keimlinge und hat eine gröbere Struktur. Dadurch hat dieses Mehl eine geringere Wirkung auf den Blutzuckerspiegel. Versuchen Sie, solches Mehl im Bioladen zu bekommen.	
Wildlachs	• Wildlachs enthält meistens mehr Omega-3-Fettsäuren als Zuchtlachs. Der Grund ist, dass Zuchtlachs größtenteils mit Kohlenhydraten gefüttert wird. Dadurch enthält der Zuchtlachs mehr gesättigte Fettsäuren. Da die Einnahme von Omega-3-Fettsäuren wichtig ist, sollten Sie vorzugsweise Wildlachs kaufen. • Rosa Fischfleisch enthält den Stoff Astaxanthin (siehe „Carotinoide"). • Achten Sie beim Kauf auf die Herkunft des Lachses (siehe „Gesundheitstipps" auf Seite 177).	• Berücksichtigen Sie, dass kleine Fische viel weniger belastet sind, als große (Raub-)Fische. • Die gesunden Fettsäuren z.B. in Lachs können auf einem Schlag ungesund werden, wenn der Fisch gebraten oder frittiert wird. Beim Pochieren von Fisch oxidieren die Fettsäuren nicht. Oxidierte Fettsäuren sind eine Bedrohung für das Herz und die Gefäße, weil sie zu Gefäßwandschäden führen (siehe Anlage „Fettsäuren"). • Wildlachs darf man im Vergleich zu Zuchtlachs nicht zu lange pochieren, weil er sonst zu trocken wird.	🧑‍🍳

BL= Erhältlich im Bioladen

Wissenswertes über Nahrungsmittel

Nahrungs-mittel	Merkmale	Tipps	Gut für
Winter-portulak / Winterpostelein	• Ein Gemüse, das ein wenig Omega-3-Fettsäuren enthält und sehr reich an Mineralstoffen und Vitamin C ist.	• Winterportulak ist herrlich als Salat oder roh in einem Püree. • Dieses Gemüse nicht zu häufig und nicht in großen Mengen essen, weil es einen hohen Gehalt an Oxalsäure aufweist.	
Ziegenkäse / Ziegenmilch-erzeugnis	• Ziegenkäse ist für den Körper weniger belastend als Käse aus Kuhmilch. Ziegenkäse besteht aus Eiweißen und Fettsäuren, die leichter abgebaut werden. Außerdem enthält Ziegenkäse eine gesündere Form von Casein im Vergleich zu Kuhmilchkäse.	• Ziegenmilcherzeugnisse enthalten relativ viele Omega-6-Fettsäuren. Menschen mit Entzündungen sollten das berücksichtigen. Schafskäse enthält relativ viele Omega-3-Fettsäuren und ist somit eine bessere Wahl als Kuh- oder Ziegen-milcherzeugnisse.	
Zimt	• Zimt ist ein Antioxidans, das den LDL-Spiegel und den Gesamtcholesterinspiegel senkt. • Zimt senkt außerdem den Blutzuckerspiegel.		
Zitrone / Zitronensaft	• Die Zitronensäure in der Zitrone aktiviert den Citratzyklus auf Zellniveau. Hier wird das Essen schließlich in Energie umgewandelt. • Zitrone ist ein guter Basenbildner. Sie verringert die Insulinresistenz und somit Übergewicht. • Außerdem ist sie eine gute Vitamin-C-Quelle.	• Am besten verwendet man Zitronen aus Bio-Anbau. Ein Großteil der antioxidativen Kapazität ist nämlich in der Schale und im weißen Teil direkt unter der Schale enthalten. • Die Schale der Zitrusfrucht enthält außerdem spezifische Stoffe, die dabei helfen, Triglyceride und LDL-Cholesterin zu verringern. • Die geriebene Schale der Zitrone kann man in allerlei Salaten verwenden, falls die Früchte aus Bio-Anbau stammen (das gleiche gilt für Orangen). • Die geriebene Schale ist außerdem sehr gut geeignet, um den Geschmack von diversen Gerichten zu verfeinern. • Wenn man den Speisen einen Schuss Apfelessig oder Zitronensaft beigibt, bekommt das Essen eine frische Note und der Säure-Basen-Haushalt wird korrigiert. Trotz ihres säuerlichen Geschmacks sind Zitronen und Apfelessig Basenbildner. Im Allgemeinen isst man jedoch zu viele Säurebildner, was sich negativ auf die Gelenke und den Energiehaushalt auswirkt.	

BL= Erhältlich im Bioladen

Wissenswertes über Nahrungsmittel

Nahrungs-mittel	Merkmale	Tipps	Gut für
Zitronengras	• Zitronengras wurde in früheren Zeiten bereits als Antiseptikum (gegen Bakterien, Pilze, Parasiten und Viren) verwendet. • Außerdem ist es ein Tonikum (Stärkungsmittel) für die gesamte Verdauung.	• Man kann statt frischem Zitronengras auch gemahlenes kaufen. Der Geschmack ist jedoch anders. Frisches Zitronengras nimmt man vor dem Essen aus der Mahlzeit, da es ansonsten zäh schmeckt. Es sei denn, man schneidet das Zitronengras vorher ganz fein.	
Zucchini	• Zucchini enthält Cucurbitin. Dieser Stoff hat eine normalisierende Wirkung auf die Serotonin- und Leptinrezeptoren im Gehirn. Störungen des Serotonin-Systems treten oft unter Stress auf und verursachen ein großes Verlangen nach Kohlenhydraten. Störungen des Leptin-Systems führen zu einem Ausbleiben des Sättigungsgefühls, so dass wir immer weiter essen möchten. Zucchini bewirkt, dass wir das Serotonin besser nutzen und dadurch in stressigen Zeiten weniger Lust auf Süßes verspüren.		
Zwiebel	• Zwiebel hat die gleichen Eigenschaften wie Knoblauch und Bärlauch. • Zwiebel ist gut für Herz und Gefäße: Sie erhöht das HDL-Cholesterin, hemmt die Produktion von Cholesterin in der Leber, die Oxidation von Fettsäuren und Cholesterin und das Verklumpen von Blutplättchen. • Sie senkt den Blutdruck und wirkt Ablagerungen entgegen. • Wichtige Bestandteile der Zwiebel sind Selen (starkes Antioxidans) und Schwefel (sehr wichtig für die Leber und die Umwandlung von Homocystein). • Außerdem enthält sie Quercetin. Dieser Stoff kommt auch in Apfel und Rotwein vor und reduziert das Risiko von Herz- und Gefäßerkrankungen sowie von Krebs. Ferner hemmt dieser Stoff Histamin.	• Die wirksamen Stoffe der Zwiebel werden optimal freigesetzt, wenn man Zwiebeln in einer trockenen Pfanne andünstet und erst Butter oder Öl hinzufügt, wenn die Zwiebeln glasig sind. • Wenn man Zwiebeln ohne Tränen zu vergießen schneiden möchte, empfiehlt es sich, sie unter Wasser zu schälen und zu schneiden. • Versuchen Sie, täglich Zwiebeln und Knoblauch auf den Speiseplan zu setzen. Diese Nahrungsmittel haben sehr gute Eigenschaften in Bezug auf Herz- und Gefäßerkrankungen und eine schützende Wirkung gegen Krebs.	

BL= Erhältlich im Bioladen

Glykämische Last

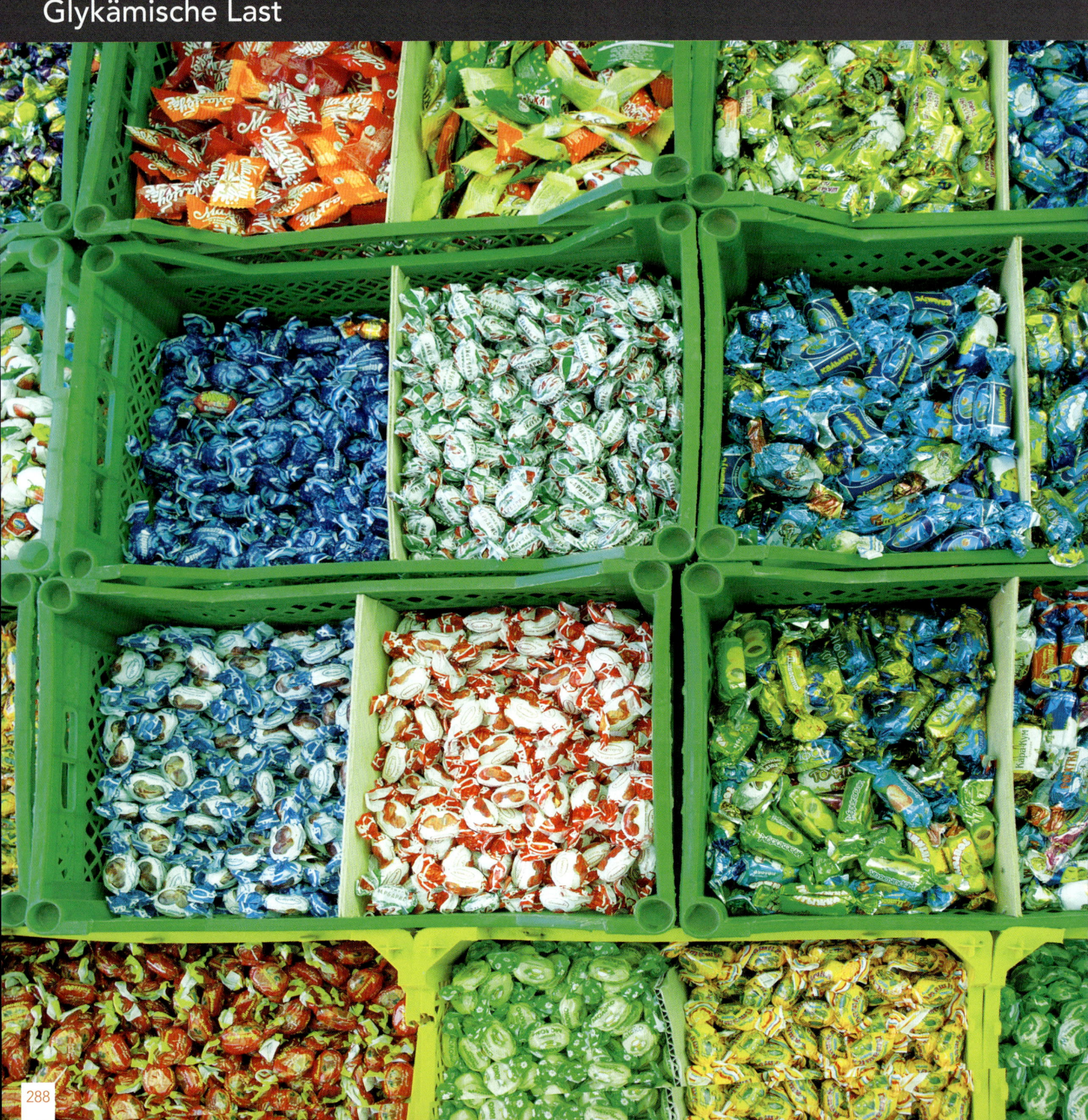

Glykämische Last

GLYKÄMISCHE LAST

Alle Kohlenhydrate werden in unserem Verdauungssystem in Glukosemoleküle zerlegt und danach über den Darm in unsere Blutbahn aufgenommen. Die Menge an Glukosemolekülen bestimmt den Glukosewert (den Blutglukosegehalt, der umgangssprachlich Blutzucker genannt wird). Die Aufgabe der Hormone Insulin und Glukagon besteht darin, die Glukosewerte in bestimmten Grenzen zu halten. Unser Körper ist sehr auf ausgewogene Glukosewerte bedacht. Die Werte dürfen weder zu niedrig noch zu hoch sein.

Insulin ist das Hormon der Bauchspeicheldrüse. Insulin bewirkt, dass Glukose in unsere Zellen aufgenommen wird und in Energie umgewandelt werden kann. Ein Teil der Glukose wird als Reservezucker (Glykogen) in unseren Muskeln und der Leber gespeichert, um die Zeit zwischen den Mahlzeiten zu überbrücken.
Glukagon ist das Hormon, das den Reservezucker wieder in Glukose verwandelt, sobald ein Glukosemangel herrscht. So verfügt unser Körper immer über die Energie, die er benötigt.

Je höher der Glukosewert, desto mehr Insulin wird hergestellt. Die Geschwindigkeit, mit der Kohlenhydrate zu Glukose zerlegt werden, ist abhängig von der Menge und Art der Kohlenhydrate, die wir zu uns nehmen:
• Schnelle Kohlenhydrate (alle Arten Zucker, alle mit Zucker gesüßten Produkte, Weißbrot und Weizenbrot, alle aus Weizenmehl hergestellten Produkte, die meisten Snacks und Gebäcksorten, helle Nudelsorten, weißer Reis, Mais, Fruchtsäfte, Erfrischungsgetränke usw.) werden schnell im Darm zerlegt und in die Blutbahn aufgenommen. Dies kann zu Blutzuckerwerten führen, die unser Körper als zu hoch einstuft. Bei einem plötzlichen Anstieg durch schnelle Kohlenhydrate gibt die Bauchspeicheldrüse mehr Insulin ab, so dass die Glukose schnell aus der Blutbahn verschwindet. Die Folge ist ein rapides Sinken des Blutzuckers. Dieses Absinken verursacht oft Beschwerden, wie Ermüdung, verschwommenes Sehen, ständiges Hungergefühl, Stimmungsschwankungen, Ängste, Verwirrtheit, Kopfschmerzen, Konzentrationsschwäche, Muskelzittern, Schweißausbrüche usw. Diese Symptome werden oft mit der erneuten Aufnahme von schnellen Kohlenhydraten bekämpft, damit man sich bald (aber kurzzeitig) besser fühlt. Die Bauchspeicheldrüse muss hierfür jedoch wieder ein Übermaß an Insulin produzieren. Insulin hat außer der Funktion, den Blutzuckerspiegel zu senken, noch eine Eigenschaft: Es ist unser Fettspeicherungshormon. Überflüssiger Zucker wird in Fett umgewandelt. Je höher das Insulinniveau, desto mehr Fettspeicherung. Das bedeutet, dass die Ernährung mit schnellen Kohlenhydraten Übergewicht begünstigt, zum Beispiel durch Snacks, die oft aus gesüßten Weizenprodukten bestehen.
• Langsame Kohlenhydrate, auch komplexe Kohlenhydrate genannt (Vollkornprodukte, Gemüse, Obst, Knollengewächse usw.), werden in unserem Verdauungssystem langsamer zerlegt. Auch durch die in diesen Produkten enthaltenen Ballaststoffe bleibt ein schneller Anstieg der Blutglukosewerte aus. Das bedeutet, dass die Glukose langsam in unsere Blutbahn aufgenommen wird. Die Bauchspeicheldrüse produziert nur die Menge an Insulin, die zur Menge der konsumierten Kohlenhydrate passt. Es gibt keine Notwendigkeit, den Zucker schnell verarbeiten zu müssen.

Unsere gegenwärtige Ernährungsweise enthält viele schnelle Kohlenhydrate und teilweise versteckte Zuckerarten. Wenn wir zu oft und zu viel davon essen, ergeben sich bei vielen Menschen die folgenden Beschwerden (in chronologischer Reihenfolge):
• Hypoglykämie und Hyperinsulinämie. Der Wechsel zwischen zu hohen und zu niedrigen Blutzuckerspiegelwerten. Hierdurch entstehen starke Blutzuckerspiegelschwankungen. (In der Tabelle auf der nächsten Seite als orangene Linie dargestellt.)
• Insulinresistenz. Wenn permanent zu viele schnelle Kohlenhydrate gegessen werden, wird unsere Bauchspeicheldrüse

Glykämische Last

überreizt und produziert sogar bei wenig Kohlenhydraten viel Insulin. Durch das Überangebot reagieren unsere Zellen mit reduzierter Sensibilität auf das Insulin und die Glukose. Die Zellen werden immer unempfindlicher für Insulin und lassen immer weniger Insulin zu sich herein.

Der Zuckerspiegel ist dadurch permanent zu hoch. Als Notmaßnahme wird die Glukose in Fett umgewandelt und im Körper gespeichert. Oft entstehen dann im Taillenbereich die so genannten Schwimmringe. Sogar mit einer Diät ist es schwierig, diese wieder loszuwerden. Die Zellen sind dabei, insulinresistent zu werden. Die Bauchspeicheldrüse ist von der harten Arbeit irgendwann erschöpft: Wenn die Blutzuckerwerte nicht sinken, bekommt sie, so lange bis der Blutzuckerspiegel sich normalisiert hat, immer wieder den Auftrag, Insulin herzustellen. Da die Glukose jedoch nicht in die Zelle aufgenommen wird, bleibt der Wert zu hoch. Vor dem Verzehr der nächsten Mahlzeit oder des nächsten Snacks ist der Blutzuckerspiegel immer noch zu hoch. Ein Glukosetoleranztest bei Menschen mit oben genannten Symptomen weist oft das nach folgende Bild auf:

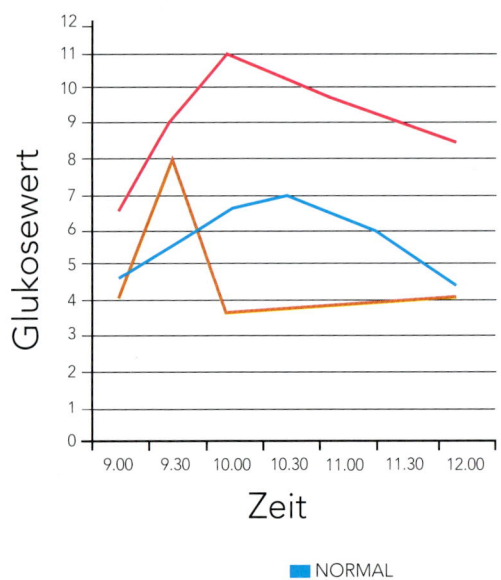

Quelle: www.glycemicindex.com

Spezifische Maßnahmen gegen eine Insulinresistenz sind:
• Täglich einige der folgenden Nahrungsmittel bzw. Mineralstoffe auf den Speiseplan setzen: Grüner Tee, Kurkuma, Zimt, Ingwer, Mango, gesunde (Fisch-)Fettsäuren, Avocado, Koriander, Zitronen(-saft), Kokosöl, Bockshornklee, Chrom (z.B. in Nüssen, Ei, Roggen, Hafer, Buchweizen) und Zink (in Nüssen, Samen, Kernen, Ei).
• Täglich ausreichend Obst und Gemüse verzehren und selten schnelle Kohlenhydrate essen.
• Tägliche Bewegung (am besten vor dem Frühstück) ist erforderlich, damit die Zellen wieder Insulin und Glukose aufnehmen.
• Stressreduzierung ist enorm wichtig für die Regulierung der Glukosewerte. Schnelle Kohlenhydrate und Stresshormone lassen die Blutzuckerwerte stark schwanken, sowohl bei Hypoglykämie als auch bei Insulinresistenz. Außerdem ist die Kombination von schwankendem Insulin und Kortisol ein Schritt in Richtung Schwankung der Geschlechtshormone, Schilddrüsenhormone, Wachstumshormone und der Neurotransmitter Serotonin, Dopamin und GABA.
• Light-Produkte, Transfettsäuren und Glutamate vom Speiseplan streichen (siehe Anlage „Wissenswertes"), dafür ausreichend Omega-3-Fettsäuren einnehmen (siehe Anlage „Fettsäuren").
• Der Taille-Hüft-Quotient sagt mehr aus als der Body-Mass-Index (BMI). Wenn der Umfang der Taille abnimmt, ist man auf dem richtigen Weg. Der Taillenumfang sollte bei Frauen weniger als achtzig Prozent des Hüftumfangs sein, bei Männern gilt ein Verhältnis von 1:1.
• Man sollte versuchen, der Insulinresistenz mit gesunder Ernährung, Bewegung und Stressreduzierung entgegen zu wirken. Zusätzlich kann man sich von einem Arzt oder Therapeuten für orthomolekulare Medizin beraten lassen. Es ist auch sinnvoll, sich bei der sportlichen Betätigung professionell betreuen zu lassen. Bei starkem Übergewicht oder viel Stress sollte man keinen Sport ausüben, bei dem übermäßig Adrenalin ausgeschüttet wird.

Glykämische Last

- Durch die Einnahme von qualitativ hochwertigen Nahrungsergänzungsmitteln unterstützt man den Körper im Bedarfsfall mit Vitaminen, Mineralstoffen und Spurenelementen. Lassen Sie sich vor dem Kauf beraten. In Frage kommen vor allem Multivitaminpräparate und Nahrungsergänzungsmittel mit Magnesium, Vitamin C und eventuell Vitamin D.

Laut Schätzungen haben etwa neunzig Prozent der übergewichtigen Menschen eine Insulinresistenz. Dadurch entstehen oft die folgenden Beschwerden:
- noch mehr Übergewicht
(Insulin ist ein Fettspeicherungshormon)
- Entzündungen (Insulin ist auch ein entzündungsförderndes Hormon)
- Diabetes
- Bluthochdruck
- erhöhtes Krebsrisiko
- gestörte Blutfettwerte (Triglyceride hoch, LDL-Cholesterin hoch, HDL-Cholesterin niedrig)
- höheres Risiko auf Unfruchtbarkeit durch Zystenbildung in den Eileitern

Momentan wird untersucht, ob Herz- und Gefäßkrankheiten nicht primär durch den hohen Konsum von schnellen Kohlenhydraten verursacht werden. Bis jetzt werden die gesättigten Fettsäuren als Übeltäter gesehen.

Die glykämische Last (GL) von Kohlenhydraten zeigt das Maß des Blutzuckerspiegelanstiegs nach dem Verzehr einer mittleren Portion dieses Nahrungsmittels an. Je niedriger die GL, desto entspannter kann die Bauchspeicheldrüse hinsichtlich der Insulinproduktion reagieren.

Es gibt viele Tabellen mit dem glykämischen Index (GI) von Nahrungsmitteln. Diese zeigen auch das Maß des Blutzuckerspiegelanstiegs an, jedoch ohne die durchschnittliche Menge des Nahrungsmittels zu berücksichtigen. In diesem Buch wird die glykämische Last (GL) betrachtet, da es auch wichtig ist, welche Menge man zu sich nimmt.

NAHRUNGSMITTEL	PORTION	GL / Portion
Ananas	120 g	7
Apfel	120 g	6
Apfelsaft	250 ml	30
Apfelscheiben, getrocknet	60 g	10
Aprikosen	120 g	5
Aprikosen, getrocknet	60 g	9
Baguette, hell	60 g	30
Banane	120 g	12
Basmatireis, 10 Min. Kochzeit	150 g	23
Bier	250 g	14
Bitterschokolade, > 70% Kakaoanteil	50 g	6
Blattgemüse, Salat, Kohl, Zwiebel, Tomate, Aubergine, Paprika, Brokkoli	100 g	< 1
Braune Bohnen	150 g	6,5
Braune Tellerlinsen	150 g	8
Brot, 50% Haferanteil	30 g	9
Buchweizen	100 g	11
Chips	50 g	11
Cola	250 ml	90
Cornflakes	60 g	42
Couscous	150 g	23

Glykämische Last

NAHRUNGSMITTEL	PORTION	GL / Portion
Cream Cracker	30 g	13
Datteln	60 g	40
Dicke Bohnen	100 g	5,5
Dinkelbrot, Vollkorn	30 g	12
Dinkelmehl, hell	30 g	17
Erdbeeren	120 g	1
Erdnüsse	50 g	1
Feigen	60 g	16
Fruktose	10 g	2
Glukose	10 g	10
Grapefruitsaft	250 ml	11
Grüne Erbsen, frisch	100 g	4
Haferkeks	25 g	7
Haferkleie	30 g	2
Hirse	150 g	25
Honig	10 g	3
Joghurt, fettarm	200 g	4
Joghurt, vollfett	200 g	3
Kartoffeln, gebraten	150 g	26
Kartoffeln, gekocht	150 g	14
Kartoffelpüree	150 g	15
Kichererbsen	150 g	10

NAHRUNGSMITTEL	PORTION	GL / Portion
Kirschen	120 g	3
Kürbis	100 g	5
Laktose	10 g	5
Maizena	15 g	9
Mango	120 g	8
Marmelade mit Zucker	20 g	9
Marmelade ohne Zucker	20 g	2,5
Melba Toast	30 g	16
Milch, fettarm	250 g	4
Milch, vollfett	250 g	3
Milchschokolade	50 g	12
Möhren, gekocht	100 g	6
Möhren, roh	100 g	2,5
Müsli, Weizen	60 g	20
Naturreis, vorgekocht, 20 Min. Kochzeit	150 g	18
Orangen	120 g	5
Orangensaft, ungesüßt	250 ml	13
Pflaumen	120 g	6
Pflaumen, getrocknet	60 g	10
Pommes	150 g	22
Popcorn ohne Zucker	20 g	8
Quinoa	150 g	9,5

Glykämische Last

NAHRUNGSMITTEL	PORTION	GL / Portion
Reis, weiß	150 g	23
Roggenvollkornbrot	60 g	16
Rosinen	60 g	29
Rote Bete	80 g	4
Saccharose	10 g	7
Schälerbsen	150 g	7,5
Spaghetti, hell, 10 Min. Kochzeit	180 g	21
Spaghetti, Vollkorn	180 g	16
Süßkartoffel	100 g	10
Tomatensaft	250 ml	4
Torte	57 g	15
Wassermelone	120 g	7
Weintrauben	120 g	8
Weizenbrot, hell	60 g	20
Weizenbrot, Vollkorn	60 g	18

Anmerkungen zur Tabelle

- In der Tabelle kommt Fruktose mit einer GL von 2 gut weg. Leider hat Fruktose einen anderen Nachteil. Sie muss von der Leber abgebaut werden. Somit wird nicht die Bauchspeicheldrüse, sondern die Leber belastet. Fruktose kann nicht wie Zucker gespeichert werden. Deshalb hat die Leber keine andere Möglichkeit, als den Überschuss an Fruchtzucker in Fett umzuwandeln. Die Folgen von zu viel Fruktose sind, dass die Triglycerid- und Cholesterinwerte steigen, der Blutzuckerspiegel über längere Zeit zu hoch ist und eine Fettleber entstehen kann (sogar schon bei Jugendlichen). Deshalb ist Fruktose nicht als Zuckerersatz für den täglichen Konsum geeignet. Heutzutage enthält die Mehrzahl der Süßwaren im Supermarkt Glukose oder Fruktose. Auch sehr viele Lebensmittel für Diabetiker sind mit Fruktose gesüßt. Deshalb ist es ratsam, vor dem Kauf das Produktetikett aufmerksam zu lesen und Produkte mit diesen Zutaten zu vermeiden.

- Es gibt Menschen, die im Bioladen oder Reformhaus Süßwaren kaufen, in dem Glauben, ihrer Gesundheit etwas Gutes zu tun. Es stimmt, dass die alternativen Süßungsmittel wie Reissirup, Ahornsirup, Weizensirup, Melasse usw. im Gegensatz zu raffiniertem Zucker noch etwas Mineralstoffe enthalten. Die alternativen Süßungsmittel lassen die Blutzuckerwerte jedoch auch schwanken. Das Gleiche gilt für Bio-Weißmehlprodukte. Obwohl sie aus Bio-Anbau stammen, haben sie den gleichen Effekt auf den Blutzuckerspiegel wie herkömmliche Weißmehlprodukte.

- Naturreis hat eine hohe glykämische Last, jedoch auch viele positive Eigenschaften, wie zum Beispiel die große Menge an Ballaststoffen. Eine kleine Portion eines solchen Nahrungsmittels kann die Gesundheit durchaus fördern.

- Menschen mit stark schwankenden Blutzuckerwerten sollten am besten für eine gewisse Zeit alle Nahrungsmittel mit einer GL über 10 von ihrem Speiseplan streichen, bis sich die Werte etwas normalisiert haben. Danach können diese Menschen ausprobieren, ob ihnen kleine Mengen dieser Lebensmittel gut bekommen. Diabetiker sollten am besten nur Nahrungs-

Glykämische Last

mittel mit einer GL unter 10 verzehren.
• Bei jedem Nahrungsmittel mit einer hohen GL kann die Last durch die Zugabe von Ballaststoffen, Eiweißen und Fettsäuren verringert werden. Man sollte dennoch wenig hochglykämische Nahrungsmittel essen. Die Betonung liegt auf ausreichend Obst, Gemüse, gesunden Fettsäuren usw.
• Viele Backrezepte in diesem Buch enthalten aus dem oben genannten Grund Ei und Haferkleie. Weiterhin wird in diesem Buch viel Wert auf Gemüse und Obst gelegt, da diese durch die vielen Ballaststoffe die GL senken.
• Auch die Kombination aus Hülsenfrüchten und Reis senkt die GL.
• Außerdem verringert Kokosöl die GL aller Nahrungsmittel.
• Sportler und Menschen mit chronischer Müdigkeit sollten sich ebenso über die GL der Nahrungsmittel informieren. Unser Energiehaushalt hat zum Großteil mit der Einnahme von bestimmten Kohlenhydraten zu tun: Schnelle Kohlenhydrate brauchen die Energie schnell auf.
• Vollfette Molkereiprodukte haben eine etwas geringere GL als halbvolle, weil Fettsäuren die GL senken. D.h. nicht, dass vollfette Molkereiprodukte für jede Person besser geeignet sind. Nur Menschen, die sich ausreichend bewegen, können in Maßen vollfette Molkereiprodukte verzehren.
• Die Art der Zubereitung des Essens, aber auch andere Umstände, wie hastiges Essen, eine träge oder ganz schnelle Magenfunktion, die Verdauungsfähigkeit usw. können das Maß, wie sehr der Blutzuckerspiegel ansteigt, beeinflussen. Die Zahlen in der Tabelle sind daher nur Richtwerte.
• Blutzuckerspiegelschwankungen können sehr viele Gesundheitsbeschwerden und Übergewicht fördern.

Weiteres Wissenswertes zu diesem Thema:
• Die GL von vielen anderen Lebensmitteln finden Sie auf der (englischsprachigen) Website www.glycemicindex.com.
• Empfehlenswert zu diesem Thema ist auch das (englischsprachige) Buch von Fedon Lindberg „The Glycemic Index-Based Life-Saving Diet of the Greeks".

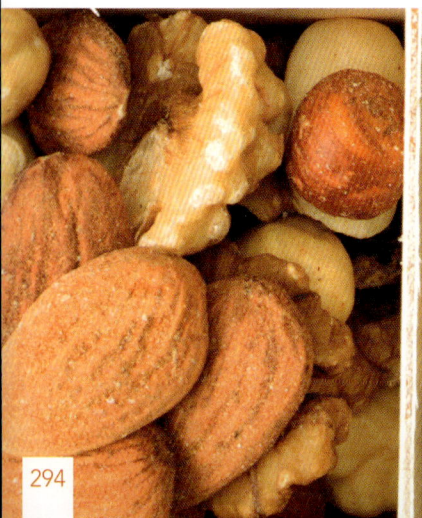
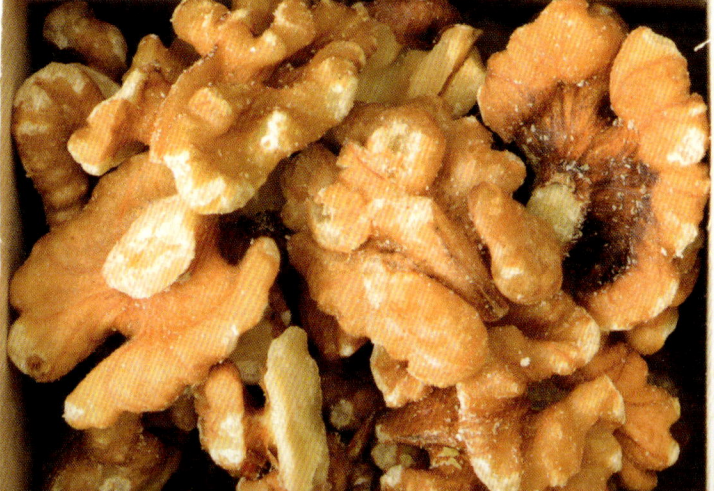
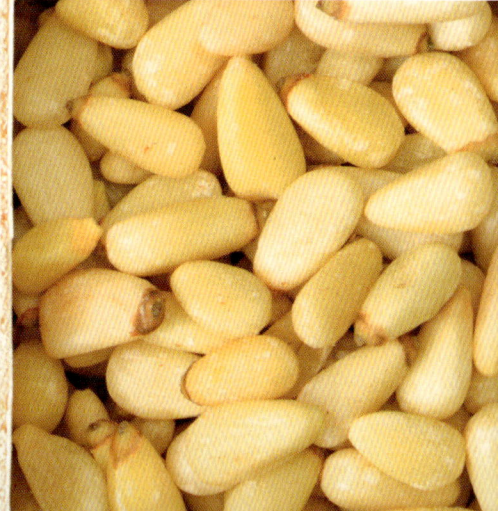

Säure-Basen-Haushalt

SÄURE-BASEN-HAUSHALT

Ein ausgeglichener Säure-Basen-Haushalt ist wichtig für die Gesundheit, da alle biochemische Prozesse im Körper (wie die Verdauung, das Denken, der Schlaf, die Energielieferung) mithilfe von Enzymen stattfinden. Enzyme funktionieren am besten, wenn der pH-Wert im Blut etwa 7,4 beträgt. Der Körper versucht fortwährend einen optimalen pH-Wert herzustellen, da dieser wichtig für die Gesundheit und die Vitalität ist. Osteoporose ist eine logische Folge der Übersäuerung. Auch Beschwerden wie Nierensteine, frühzeitiges Altern, Energieverlust, Herzbeschwerden, übermäßiger Haarausfall, Muskelkrämpfe, Gicht, erhöhte Entzündungssensibilität, Depressionen usw. werden mit Übersäuerung in Zusammenhang gebracht. Der Grund dafür ist, dass basische Mineralstoffe und Spurenelemente wie Kalzium, Magnesium, Natrium, Kalium, Kupfer und Zink durch die Übersäuerung des Körpers nicht mehr für wichtige Körperprozesse zur Verfügung stehen.

URSACHEN FÜR EINEN GERINGEN PH-WERT:

• Zu viele Säurebildner in der Ernährung verursachen einen geringen pH-Wert. Im Allgemeinen essen wir viele Säurebildner und wenig Basenbildner. Das optimale Verhältnis für den Körper besteht aus ca. 80 Prozent Basenbildner und ca. 20 Prozent Säurebildner. In der Tabelle sind die Nahrungsmittel in bestimmte Kategorien unterteilt. Wenn man viele Säurebildner konsumiert, dann ist es wichtig, viel Gemüse, Gemüsesäfte, Wasser, Kräutertee und Obst als Ausgleich zu sich zu nehmen. Obstsäfte haben eine geringere Wirkung, weil sie stark blutzuckerspiegelerhöhend sind (und damit säuernd).

• Für einen gesunden Säure-Basen-Haushalt sollten wir täglich etwa 300 bis 500 Gramm Gemüse (einschließlich Sprossen) und 200 bis 300 Gramm Obst essen. Außerdem braucht man 1 bis 1,5 Liter Flüssigkeit, um den Säure-Basen-Haushalt aufrecht zu erhalten. Kaffee, schwarzer Tee, Alkohol und Erfrischungsgetränke dürfen nicht dazu gerechnet werden, da diese Getränke nicht basisch sind.

• Stress ist ein starker Säurebildner. Auch wenn man ziemlich viele Basenbildner zu sich nimmt, können leicht pH-Störungen entstehen, wenn man (fortwährend) Stress empfindet. Es gibt verschiedene Sorten Stress: Eine Crash-Diät bedeutet für den Körper genauso Stress wie ein überfüllter Terminkalender.

• Eiweißmangel oder Eiweißüberschuss wirken auch säurebildend. Sportler mit einem hohen Eiweißbedarf sollten daher viele Basenbildner zu sich nehmen.

• Unsere Nahrung enthält auf Grund der heutigen Pflanzenzüchtungen immer weniger Mineralstoffe und Spurenelemente. Man braucht jedoch Mineralstoffe und Spurenelemente

stark säurebildend	säurebildend	schwach säurebildend / schwach basenbildend	basenbildend	stark basenbildend
Käse	Hülsenfrüchte	Quark	Milch	Gemüse
Fleisch	Fisch	Crème Fraîche	Buttermilch	Obst
Soja	Erdnüsse	Nüsse	Joghurt	Gemüsesäfte
Zucker	Eidotter	Samen	Mandeln	Kartoffeln
Weißmehlprodukte	Getreide	Öle	Sonnenblumenkerne	Obstsäfte
Schwarzer Tee	geschwefelte	ungeschwefelte		Kräutertee
Kaffee	Südfrüchte	Südfrüchte		Mineralwasser
Alkohol		Butter		Rotwein
Erfrischungsgetränke		Eiklar		

Säure-Basen-Haushalt

wie Kalzium, Magnesium, Natrium, Kalium, Kupfer und Zink, damit das Blut basisch bleibt.

• Der Verzehr von viel Getreide und Brot bedeutet automatisch Übersäuerung, weil Getreide zu den Säurebildnern gehört. Außerdem hat Getreide noch einen Nachteil: Die Phytinsäure in Getreide bindet sich an die Mineralstoffe, so dass diese dem Körper nicht mehr zur Verfügung stehen. Der Mineralstoff Zink ist beispielsweise ein wichtiger Puffer für Säuren.

• Blutzuckerspiegelschwankungen entstehen durch Nahrung mit viel Zucker oder raffinierten Kohlenhydraten und starkem Alkoholkonsum. Raffinierte Kohlenhydrate bewirken zuerst einen starken Anstieg und danach ein schnelles Absinken des Blutzuckerspiegels. Sowohl Blutzuckerwerte als auch der pH-Wert werden vom Körper streng überwacht. Um die niedrigen Blutzuckerwerte zu korrigieren, produziert der Körper Adrenalin. Dies sorgt dafür, dass Reservezucker mobilisiert wird. Der Ausstoß von Adrenalin bringt eine starke Übersäuerung mit sich.

• Zu wenig Bewegung, aber auch starke physische Anstrengungen und Leistungssport wirken sich negativ auf den pH-Wert aus.

• Gärungen im Darm kann man verhindern, indem man die Einnahme von Zucker und Fruchtsäften einschränkt, kein Obst nach der Mahlzeit isst, gut kaut und während der Mahlzeit nur wenig trinkt.

Im Internet findet man Tabellen mit PRAL-Werten von Nahrungsmitteln. Die PRAL-Werte geben an, ob ein Lebensmittel eine basische (negativer Wert) oder säuernde (positiver Wert) Wirkung hat. Je höher der positive Wert eines Lebensmittels ist, desto übersäuerter ist der Körper.

In den Rezepten werden häufig sowohl Säurebildner als auch Basenbildner verwendet. Wenn die basischen Nahrungsmittel in einem Rezept überwiegen, dann findet sich bei dem jeweiligen Rezept das Energie-Symbol.

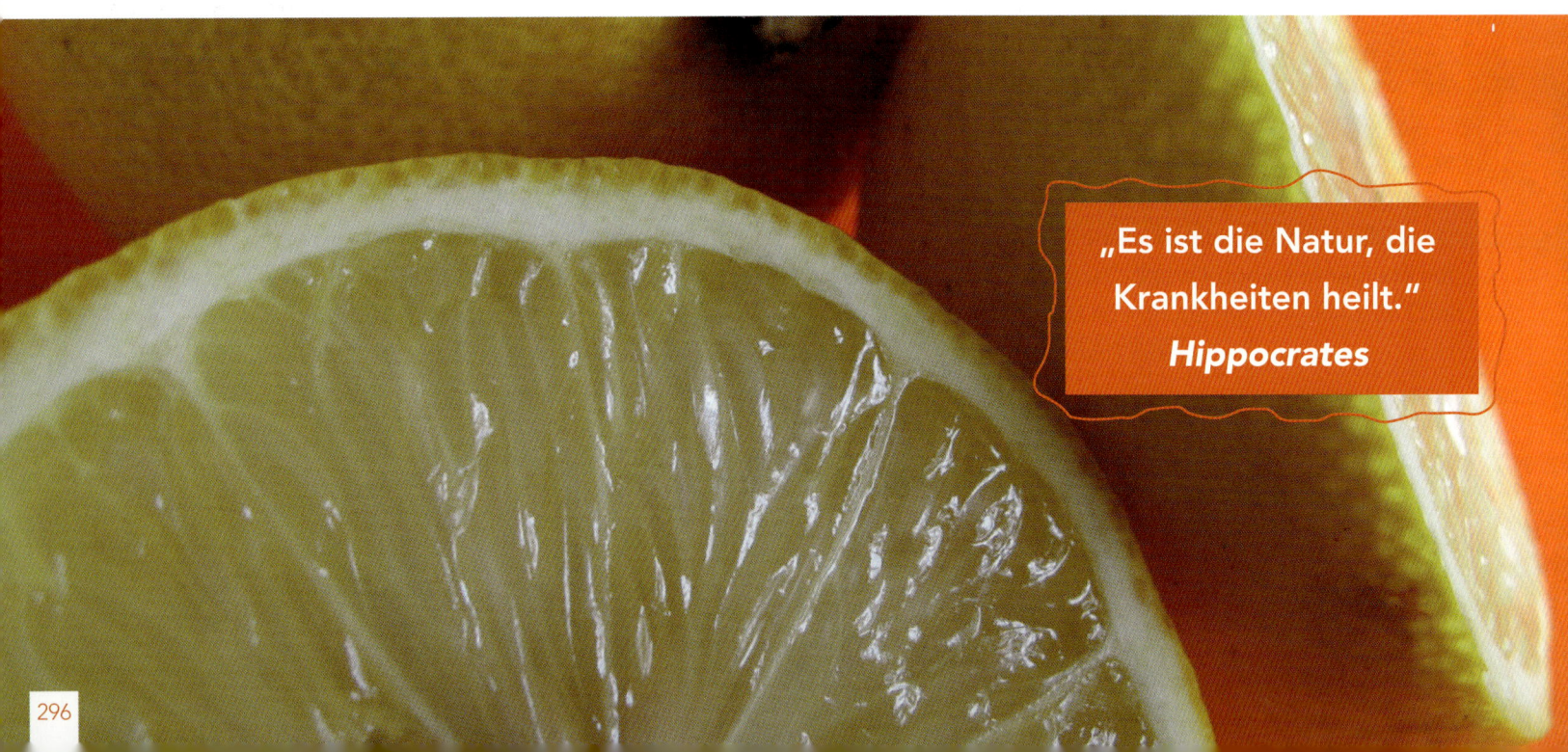

„Es ist die Natur, die Krankheiten heilt."
Hippocrates

Fettsäuren

FETTE

Das Thema Fette ist sehr komplex: Es gibt viele Namen und Einteilungen. Dieses Buch soll helfen, den Schleier ein wenig zu lüften. Fette werden in verschiedene Fettsäuren eingeteilt. Es gibt drei Hauptgruppen: ungesättigte Fettsäuren, gesättigte Fettsäuren und Transfettsäuren.

UNGESÄTTIGTE FETTSÄUREN

Unsere Gesundheit ist abhängig von einer ausreichenden Einnahme ungesättigter Fettsäuren. Das sind die so genannten essentiellen Fettsäuren: Fettsäuren, die der Körper mit der Nahrung aufnehmen muss, weil er sie selber nicht herstellen kann (gesättigte Fettsäuren kann der Körper zum Beispiel selber herstellen). Die essentiellen Fettsäuren werden für die nachfolgenden Körperfunktionen benötigt:

• Die essentiellen Fettsäuren sorgen für gesunde Zellmembranen, zusammen mit Cholesterin. Die Zellmembranen bestimmen, welche Stoffe in die Zellen hineingelassen werden und welche nicht. Die Zellmembranen lassen Nährstoffe, Hormone, Sauerstoff, Insulin usw. in die Zellen und Abfallstoffe wieder heraus. Auf den Zellmembranen befinden sich zahlreiche Rezeptoren, die alle Signale innerhalb und außerhalb der Zellen wahrnehmen und weiterleiten. Gesunde Zellmembranen bestimmen somit die Qualität der Kommunikation im Körper und legen fest, inwieweit die Zellen auf neue Umstände reagieren können. Die Geschwindigkeit, mit der unser Körper das Gleichgewicht nach Veränderungen wieder findet, nennt man Homöostase (Rückkehr zur normalen Situation). Die tägliche Einnahme von essentiellen Fettsäuren sorgt für flexible und durchlässige Zellmembranen, die schnell auf Situationen reagieren können und somit eine wesentliche Grundlage für unsere Gesundheit sind!

• Aus ungesättigten Fettsäuren werden die Stoffe GLA, EPA und DHA hergestellt. Diese bilden die Grundstoffe für hormonähnliche Substanzen (Eikosanoide genannt), die fast alle Körperfunktionen (wie Hormone, Entzündungen, Hautfunktion, Gehirnstoffwechsel oder Blutdruck) beeinflussen.

• Das Gehirn besteht hauptsächlich aus diesen Fettsäuren. Ein gesundes Gehirn ist also von gesunden Fettsäuren (und ausreichend Cholesterin) abhängig.

• Diese Fettsäuren sind für die Aufnahme von anderen Nährstoffen wie zum Beispiel Vitamin A, D, E und K, Carotinoide und Lycopin wichtig.

GESÄTTIGTE FETTSÄUREN

Gesättigte Fettsäuren finden sich hauptsächlich in tierischen Produkten: Milcherzeugnisse und Fleisch. Auch pflanzliche Fette wie Kakao, Kakaobutter, Kokos und Palmfett sind gesättigte Fettsäuren. Gesättigte Fettsäuren sind nicht per Definition ungesund, aber der Körper braucht nur wenig davon. Für Vitalität und Gesundheit und ein gesundes Gewicht benötigt der Körper <u>ungesättigte</u> Fettsäuren! Wenn man viele gesättigte Fettsäuren (auch häufig in Fertiggerichten) zu sich nimmt, geht das auf Kosten der Einnahme der ungesättigten Fettsäuren. Kokosöl nimmt unter den gesättigten Fettsäuren einen besonderen Platz ein, da es eine sehr gesunde gesättigte Fettsäure ist (siehe Anlage „Wissenswertes" bei **Kokosöl**).

TRANSFETTSÄUREN

Transfettsäuren sind von Natur aus in kleinen Mengen in tierischen Produkten enthalten. Große Mengen gehärteter (Trans-)Fettsäuren findet man in sehr vielen industriell (nicht ökologisch) hergestellten Produkten. Die Struktur von gehärteten (Trans-)Fettsäuren ist anders als die von natürlichen Transfettsäuren. Flüssige (preiswerte) mehrfach ungesättigte Fettsäuren (wie Mais-, Sonnenblumen- und Sojaöl) werden mittels Hydrierung in der Fabrik in feste Transfettsäuren umgewandelt. Für die Lebensmittelindustrie ein perfektes Produkt: Es ist preiswert, es ist lange haltbar und es gibt dem Endprodukt eine schöne Struktur. Leider sind diese Transfettsäuren schädlich für die Gesundheit. Laut der unabhängigen Einrichtung des niederländischen Gesundheitsministeriums RIVM erhöhen sie das Krankheitsrisiko erheblich. Leider wer-

Fettsäuren

den die Transfettsäuren in sehr vielen Supermarktprodukten und Restaurants verarbeitet: In Keksen über Brot bis zu fast allen herzhaften Lebensmitteln und Snacks. In der Anlage „Wissenswertes" steht, unter welchen Begriffen man Transfettsäuren auf Etiketten findet. In manchen europäischen Ländern bestehen bereits gesetzliche Regelungen hinsichtlich der Grenzwerte für Transfettsäuren in Lebensmitteln. In Deutschland ist das leider noch nicht der Fall. Wenn man täglich gehärtete (Trans-)Fettsäuren und gesättigte Fettsäuren statt essentiellen Fettsäuren zu sich nimmt, werden die Zellmembranen undurchlässiger. Wenn gesunde Fettsäuren Mangelware sind, werden die anderen Fettsäuren in die Zellmembranen eingebaut. Dadurch verdicken sich die Zellmembranen und der Stoffaustausch wird erschwert. Das Risiko auf u.a. Übergewicht (insbesondere Bauchfett), Krebs, Insulinresistenz und Arteriosklerose erhöht sich.

Was man über gesunde ungesättigte Fettsäuren wissen sollte:

- Ungesättigte Fettsäuren werden klassifiziert als Omega-3-, -6- oder -9-Fettsäuren. Omega-3 und Omega-6 sind mehrfach ungesättigte Fettsäuren. Omega-9 sind einfach ungesättigte Fettsäuren. In der Tabelle wird aufgelistet, welche Lebensmittel Omega-3-, -6- oder -9-Fettsäuren enthalten.
- Mehrfach ungesättigte Fettsäuren (also Omega-3- und Omega-6-Fettsäuren) eignen sich nicht sehr für Erhitzung. Das Frittieren in Sonnenblumenöl ist somit ungesund, es sei denn, man verwendet High Oleic aus dem Bioladen. Manche mehrfach ungesättigte Fettsäuren dürfen sogar nur kalt verwendet werden.
- Die einfach ungesättigten Fettsäuren sind relativ hitzestabil.
- **Für die Gesundheit ist es förderlich, mehr Omega-3 als Omega-6-Fettsäuren zu essen. Nicht, weil Omega-6-Fettsäuren unwichtig sind, sondern weil wir mit unserer Nahrung bereits das Zwanzigfache an Omega-6-Fettsäuren im Vergleich zu Omega-3-Fettsäuren aufnehmen.**
- Die Omega-3- und Omega-6-Fettsäuren müssen im Körper schrittweise in GLA und EPA/DHA umgewandelt werden. Diese Stoffe sind dann nutzbar für den Körper. Die Umwandlung ist jedoch nicht so einfach, da es viele erschwerende Faktoren gibt:
  - Die Umwandlung ist für den menschlichen Körper schwierig. Die Wissenschaftler sind sich nicht sicher, ob jeder Mensch die Umwandlung von z.B. Walnussöl oder Leinöl in die nutzbare Form EPA/DHA schafft. Fettreicher Fisch enthält bereits die nutzbaren Stoffe EPA/DHA.
  - Die Umwandlung kann durch viele Umstände gebremst werden: Mangel an Magnesium, Vitamin B6 oder Zink, zu viel Stress, Alkohol oder Zucker usw. Das kann bedeuten, dass, obwohl man Walnussöl, Rapsöl oder Leinöl verzehrt, die Umwandlung in die nutzbaren Stoffe EPA/DHA nicht stattfindet, weil z.B. nicht genügend Zink oder Magnesium zur Verfügung steht.
  - Die Umwandlung wird auch durch die Einnahme von zu vielen Omega-6-Fettsäuren und Transfettsäuren erschwert.
- Fleisch von Tieren, die geweidet haben, kann relativ viele Omega-3-Fettsäuren enthalten.
- Fisch aus ökologischer Zucht (u.a. gezüchteter Lachs) enthält oft weniger EPA und DHA als wir annehmen. Der Grund dafür ist, dass die Nahrung für die Fische oft nicht mehr aus Fisch (reich an Omega-3), sondern aus Getreide besteht.
- Fast alle Fette enthalten mehrere Omega-Fettsäuren (also -3, -6 und -9). Die Aufteilung in der Tabelle richtet sich nach der Fettsäure, die größtenteils vorhanden ist.
- Wenn man mehr Informationen über Fette und Öle lesen möchte, kann man auf folgende Bücher zurückgreifen: „The Omega Diet" von Artemis Simopoulos (englischsprachig, von der amerikanischen Lebensart ausgehend) oder „Know Your Fats" von Mary G. Enig (auch englischsprachig, gute Übersichten, jedoch ziemlich wissenschaftlich).

Fettsäuren

Wichtige Quellen für Omega-6 Linolsäure = mehrfach ungesättigt	Wichtige Quellen für Omega-3 Linolensäure = mehrfach ungesättigt	Wichtige Quellen für Omega-9 Ölsäure = einfach ungesättigt
Sesamöl	Rapsöl	Olivenöl (81%), Oliven (76% Ölsäure)
Distelöl	Leinsamen, Leinöl, Hanfsamen, Chiasamen	Avocado, Avocadoöl (74%)
Sonnenblumenöl	Walnüsse, Walnussöl	Sonnenblumenöl High Oleic (in Bioläden erhältlich)
Margarine (mit Linolsäure angereichert). Auch Sojapasten bestehen größtenteils aus Omega-6. Auch Pasten, die mit Omega-3 angereichert sind, enthalten überwiegend Omega-6-Fettsäuren.	Eier, mit Omega-3 angereichert.	Haselnüsse, Haselnussöl (> 80%)
Maiskeimöl	Gemüse wie Portulak, Brunnenkresse und Blattgemüse enthalten auch noch ein wenig Omega-3.	Distelöl High Oleic (in Bioläden erhältlich)
Weizenkeimöl	**Direkte Quellen für DHA/EPA**	Macadamianüsse (81%)
Kürbiskerne, Kürbiskernöl	Fetter Fisch wie Lachs, Thunfisch, Hering, Makrele, Butterfisch, Aal, Sardine, Forelle usw.	Mandeln, Mandelöl (73%)
Erdnussöl (Arachidöl) (besteht auch zu einem großen Teil aus gesättigten Fettsäuren)	Nicht-gezüchtetes, freilaufendes Wild, Geflügel; Fleisch	Reiskleie, Reiskeimöl (42%) (besteht auch noch ein wenig aus Omega-3-Fettsäuren)
Traubenkernöl	Lebertran (enthält außerdem Vitamin A und D)	Nüsse
Palmöl (besteht auch zu einem großen Teil aus gesättigten Fettsäuren)	DHA-Präparat aus Algen (speziell für Vegetarier) und alle anderen Omega-3-Nahrungsergänzungsmittel, die aus fettem Fisch gewonnen werden.	
Sojaöl	Krillöl (nur als Nahrungsergänzungsmittel erhältlich)	
Direkte Quellen an GLA (Gamma-Linolensäure)	Fischölkapseln	
Nachtkerzenöl, Borretschöl, Öl der Schwarzen Johannisbeere (alle als Nahrungsergänzungsmittel erhältlich)		

Antioxidantien, freie Radikale und ORAC-Werte

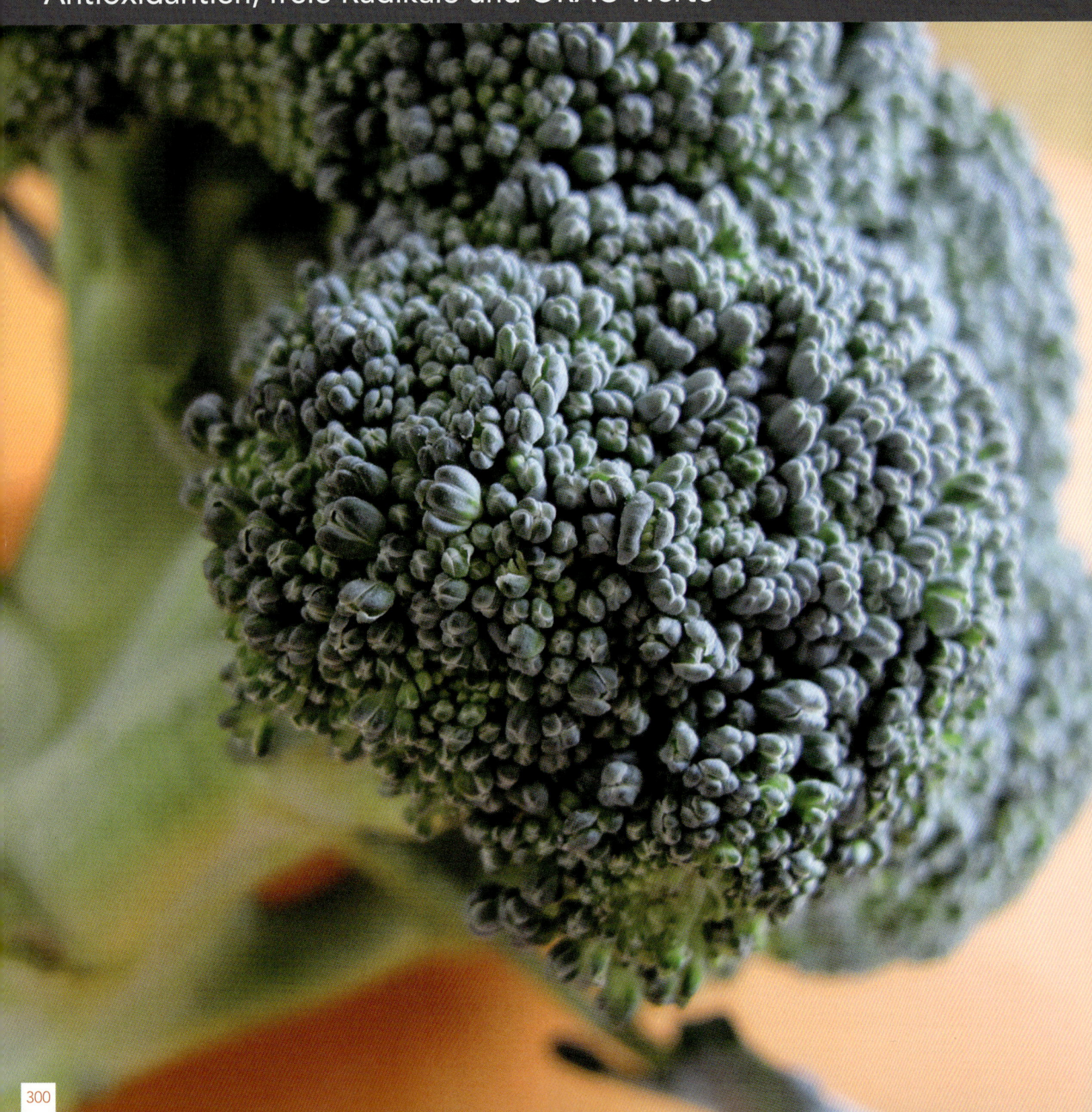

Antioxidantien, freie Radikale und ORAC-Werte

ANTIOXIDANTIEN, FREIE RADIKALE UND ORAC-WERTE

Freie Radikale sind Moleküle, die als Nebenprodukt bei der Energieherstellung im Körper entstehen. Man kann sie vergleichen mit Funken beim Feuer. Wie Funken können auch freie Radikale Schaden anrichten. Falls die freien Radikalen im Übermaß vorhanden sind, greifen sie die Zellen an. Die DNA und die Zellmembranen sind beliebte Ziele der freien Radikale. Wenn die Zellen Schaden nehmen, können sie ihre Funktionen nicht mehr korrekt ausführen, wodurch Krankheiten entstehen.

Freie Radikalbildung ist ein normaler Prozess im Körper. Alle Stoffwechselprozesse in den Zellen verwenden Sauerstoff. Ein Teil des Sauerstoffs wird in freie Radikale umgewandelt. Freie Radikale sind nicht nur schlecht: Man braucht eine gewisse Menge an freien Radikalen, um z.B. beginnende Infektionen unschädlich machen zu können. Ein Überschuss an freien Radikalen (oxidativer Stress genannt) ist jedoch schädlich und kann Gesundheitsbeschwerden verursachen oder bestehende Beschwerden verschlimmern. Das sind Beschwerden wie z.B. Herz- und Gefäßkrankheiten, Cholesterinoxidation, Krebs, Entzündungen, Rheuma, Star, Alzheimer und frühzeitige Alterung.

Einige Ursachen für die Bildung von zu vielen freien Radikalen im Körper sind:
- Zu viel Essen. Viel Nahrung bedeutet viel Verbrennung auf Zellniveau und damit viele freie Radikale. Mäßigkeit heißt die Devise. Die Kalorieneinnahme ist oft größer als der Bedarf. Die Folge ist, neben einer erhöhten freien Radikalbildung, auch Übergewicht.
- Ein hohes Stressniveau oder übermäßig körperliche Anstrengung wie bei Leistungssportlern.
- Der Verzehr von viel raffinierter Nahrung (Zucker, Weißmehl usw.) oder zu viel Eiweiß. Die Folge ist ein hoher Blutzuckerspiegel (siehe Anlage „Glykämische Last"). Der Zucker kann sich an Aminosäuren aus Eiweiß binden. Diese Aminosäuren können somit nicht mehr vom Körper verwendet werden und haften an anderen Eiweißen (das wird Vernetzung genannt). Die Eiweiße oxidieren (es entstehen mehr freie Radikale) und bewirken eine Verhärtung von Gewebe und Funktionsverluste. Arteriosklerose, Schlaganfälle, Alzheimer, Star, Gelenksteife, Muskelsteife und Faltenbildung werden hiermit in Zusammenhang gebracht.
- Entzündungen. Entzündungen fördern die Herstellung von freien Radikalen, und zu viele freie Radikale bewirken wiederum Entzündungen. Ein Teufelskreis beginnt. Daher ist es empfehlenswert, bei Entzündungen viele Antioxidantien mit der Nahrung aufzunehmen und eventuell ein gutes Nahrungsergänzungsmittel zu nehmen. Man sollte bedenken, dass Herz- und Gefäßkrankheiten auch Entzündungskrankheiten sind und hohe Glukosewerte ebenfalls Entzündungen auslösen können.
- Auch durch externe Umstände können freie Radikale entstehen: Umgebungsfaktoren wie Strahlung, Luftverschmutzung, Smog, Pestizide, Lösungsmittel, Schwermetallbelastung, Zigarettenrauch, übermäßige Sonnenbäder, Röntgenstrahlung, häufige Flugreisen und bestimmte Medikamente.

Es ist also wichtig, durch die Wahl der Nahrung und den Lebensstil die Menge an freien Radikalen zu reduzieren und die Menge an Antioxidantien zu erhöhen. Antioxidantien bewirken, dass freie Radikale weniger Schaden im Körper anrichten können. Laut Schätzung nehmen die Menschen achtzig bis neunzig Prozent weniger Antioxidantien zu sich als noch vor 50 Jahren. Man braucht etwa 200 bis 300 Gramm Obst und 300 bis 500 Gramm Gemüse am Tag, um ausreichend Antioxidantien aufzunehmen. Es gibt verschiedene Antioxidantien, wie z.B.:
- Stoffe, die die Entstehung von freien Radikalen verhindern oder die freien Radikale unschädlich machen wie Chlorella, Vitamin C, E und B, Carotinoide, Hesperidin, Quercetin, Rutin, Taurin, Methionin, Ginkgo, Mariendistel, Genistein. Es werden immer noch mehr von diesen Stoffen entdeckt.

Antioxidantien, freie Radikale und ORAC-Werte

- Antioxidantien, die der Körper selber herstellt wie SOD, Glutathion, Katalase, Q10, Liponsäure und Cystein. Voraussetzung ist jedoch, dass ausreichend Mineralstoffe und Spurenelemente wie Kupfer, Zink, Selen, Mangan und Eisen mit der Nahrung aufgenommen werden.
- Stoffe mit einer indirekten antioxidativen Kapazität wie Sulforaphan in Brokkoli. Sogar einige Tage nach dem Verzehr ist dieser Stoff in der Lage, oxidativen Stress zu verringern.

Die antioxidative Kapazität von Nahrungsmitteln (also die Fähigkeit, freie Radikale zu neutralisieren oder zu reduzieren) wird in ORAC-Werten ausgedrückt. ORAC ist die Abkürzung für den englischen Begriff Oxygen Radical Absorbance Capacity. Die Forschungseinrichtung des US-Landwirtschaftsministeriums ARS hat Nahrungsmittel auf ihre antioxidative Kapazität untersucht. Je höher der ORAC-Wert, desto höher die antioxidative Kapazität.

Nahrungsmittel	ORAC-Wert pro 100 g Nahrungsmittel
Alfalfasprossen	1510
Ananas, roh	385
Apfel, Golden Delicious mit Schale	2670
Apfel, Golden Delicious ohne Schale	2210
Apfel, mit Schale (durchschnittlich)	3049
Apfel, ohne Schale (durchschnittlich)	2573
Avocado Hass, roh	1922
Basilikum, frisch	4805
Basilikum, getrocknet	67553

Nahrungsmittel	ORAC-Wert pro 100 g Nahrungsmittel
Bitterschokolade	20823
Blattsalat, rot	2380
Blaubeere, roh	4669
Bohnenkraut, frisch	9465
Brokkoli, gekocht	2368
Brokkoli, roh	1362
Brokkoli, tiefgefroren, nicht zubereitet	496
Chilipulver	23636
Currypulver	48504
Dill, frisch	4392
Erdbeere, roh	3577
Estragon, frisch	15542
Feigen, roh	3383
Gojibeere	3290
Granatapfel, roh	4479
Granatapfelsaft	2681
Grüner Tee, zubereitet	1253
Gurke, roh mit Schale	232
Gurke, roh ohne Schale	140
Haselnüsse	9645
Himbeere	4882

Antioxidantien, freie Radikale und ORAC-Werte

Nahrungsmittel	ORAC-Wert pro 100 g Nahrungsmittel	Nahrungsmittel	ORAC-Wert pro 100 g Nahrungsmittel
Ingwerwurzel, roh	14840	Rotwein, Cabernet Sauvignon	4523
Kardamom	2764	Rotwein, Merlot	2670
Kirsche, roh	3747	Schwarze Johannisbeere, roh	5905
Kiwi, roh	862	Spinat, roh	1515
Knoblauch, roh	5708	Süßkartoffel, gekocht	760
Kümmelsamen	76800	Tafelwein, rosé	1005
Kurkuma, gemahlen	159277	Tafelwein, weiß	392
Macadamianüsse	1695	Thymian, frisch	27426
Mandeln	4454	Thymian, getrocknet	157380
Melone, Cantaloupe	319	Tomate, reif, gekocht	406
Möhre, gekocht	317	Tomaten, passiert	694
Möhre, roh	666	Vollkornbrot, 7-Korn	1421
Muskatnuss	69640	Walnüsse	13541
Olivenöl, nativ extra	372	Weintraube, blau, roh	1837
Oregano, frisch	13970	Weintraube, grün, roh	1018
Oregano, getrocknet	200129	Zwiebel, rot, roh	1521
Pekannüsse	17940	Zwiebel, weiß, roh	863
Petersilie	74349		
Pfefferminze, frisch	13978		
Radieschen, roh	1736		
Radieschensprossen	2184		

Der ORAC-Wert wird in Mikromol Trolox-Äquivalenten pro Gramm angegeben, als Summe von wasserlöslichen und fettlöslichen Stoffen (Quelle: USDA Database for the Oxygen Radical Absorbance Capacity of Selected Foods). Auch die ORAC-Werte von vielen anderen Nahrungsmitteln kann man hier nachschlagen.

Antioxidantien, freie Radikale und ORAC-Werte

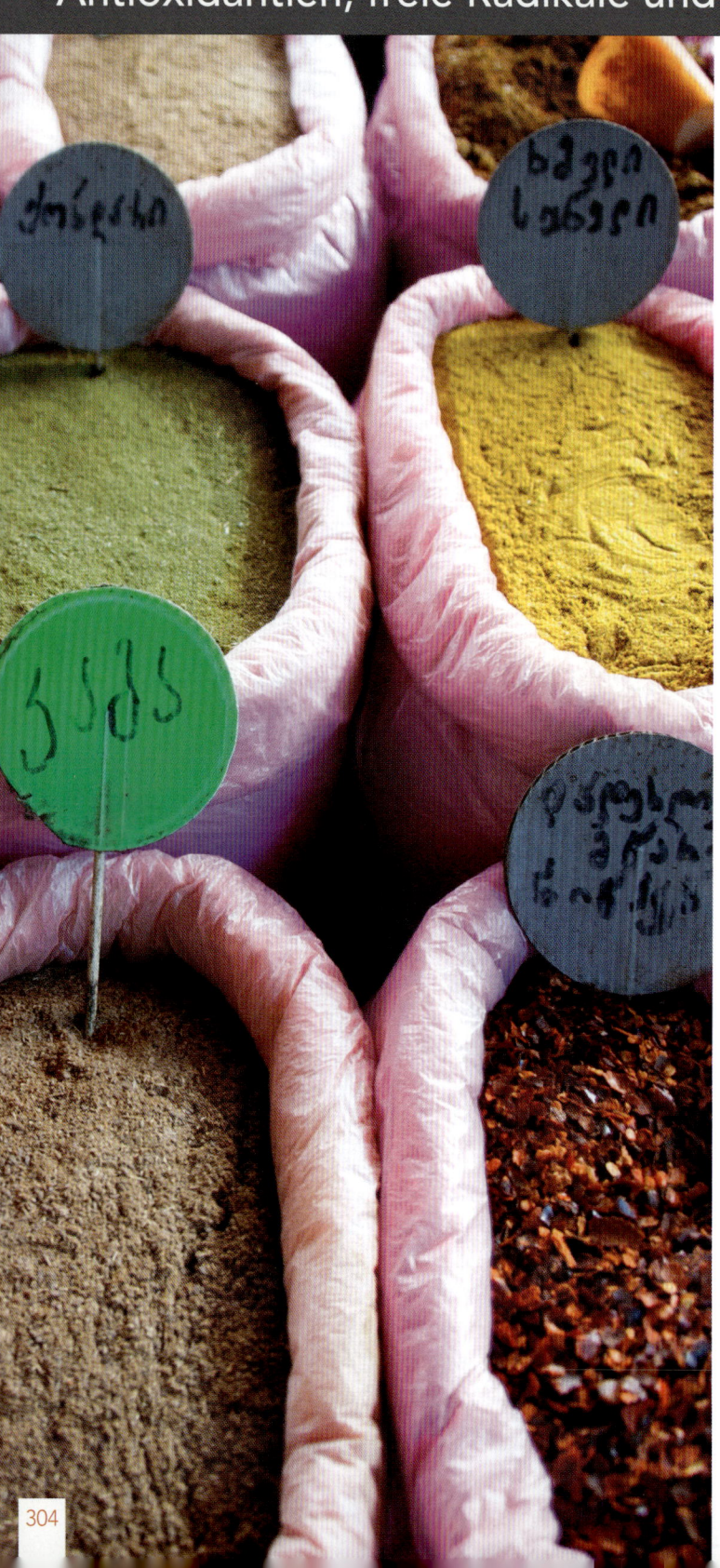

Nennenswerte Aspekte in der Tabelle sind:
- Kräuter und Gewürze sind die stärksten Antioxidantien. Um die Gesamtmenge an Antioxidantien zu erhöhen, ist die tägliche Einnahme von Kräutern und Gewürzen besser als der Verzehr von zusätzlichem Obst und Gemüse. Das bedeutet nicht, dass man weniger als die empfohlene Menge an Obst und Gemüse essen sollte. Obst und Gemüse sind sehr wichtige Quellen für Ballaststoffe, Vitamine, Mineralstoffe, Spurenelemente und biochemische Substanzen, die uns vor Krankheiten schützen.
- Getrocknete Kräuter enthalten pro 100 Gramm viel mehr Antioxidantien als 100 Gramm frischer Kräuter. Man sollte jedoch bedenken, dass man für das Würzen einer Mahlzeit nicht so eine große Menge getrockneter Kräuter verwendet.
- Obst mit Schale hat eine höhere antioxidative Kapazität als Obst ohne Schale.
- Rote Nährstoffe haben eine höhere antioxidative Kapazität als weiße (siehe Tabelle bei Wein, Salate, Zwiebel).
- Jedes Antioxidans hat seine eigene Wirkung im Körper. Man sollte versuchen, täglich verschiedenfarbiges Gemüse und Obst zu essen und auch mit den Kräutern zu variieren. Mehr Informationen über die antioxidative Kapazität findet man im Buch „Nahrungsmittel gegen Krebs" von Dr. Richard Beliveau und Dr. Denis Gingras.
- Antioxidative Nahrungsergänzungsmittel sind für manche Menschen (z.B. Sportler oder Menschen mit ernsthaften Erkrankungen) eine willkommene Ergänzung. Kaufen Sie Präparate von vertrauenswürdigen Firmen. Es gilt jedoch zu bedenken, dass Nahrungsergänzungsmittel nie dem Zusammenspiel der verschiedenen Stoffe einer Pflanze gerecht werden können. Man kann z.B. eine Orange nicht mit einem Vitamin-C-Präparat kompensieren, da Orangen weitere schützende Stoffe und Ballaststoffe enthalten. Es gibt Präparate, die einen hohen Gehalt an Bioflavonoide haben, die sozusagen versuchen, die Natur nachzuahmen.

Antioxidantien, freie Radikale und ORAC-Werte

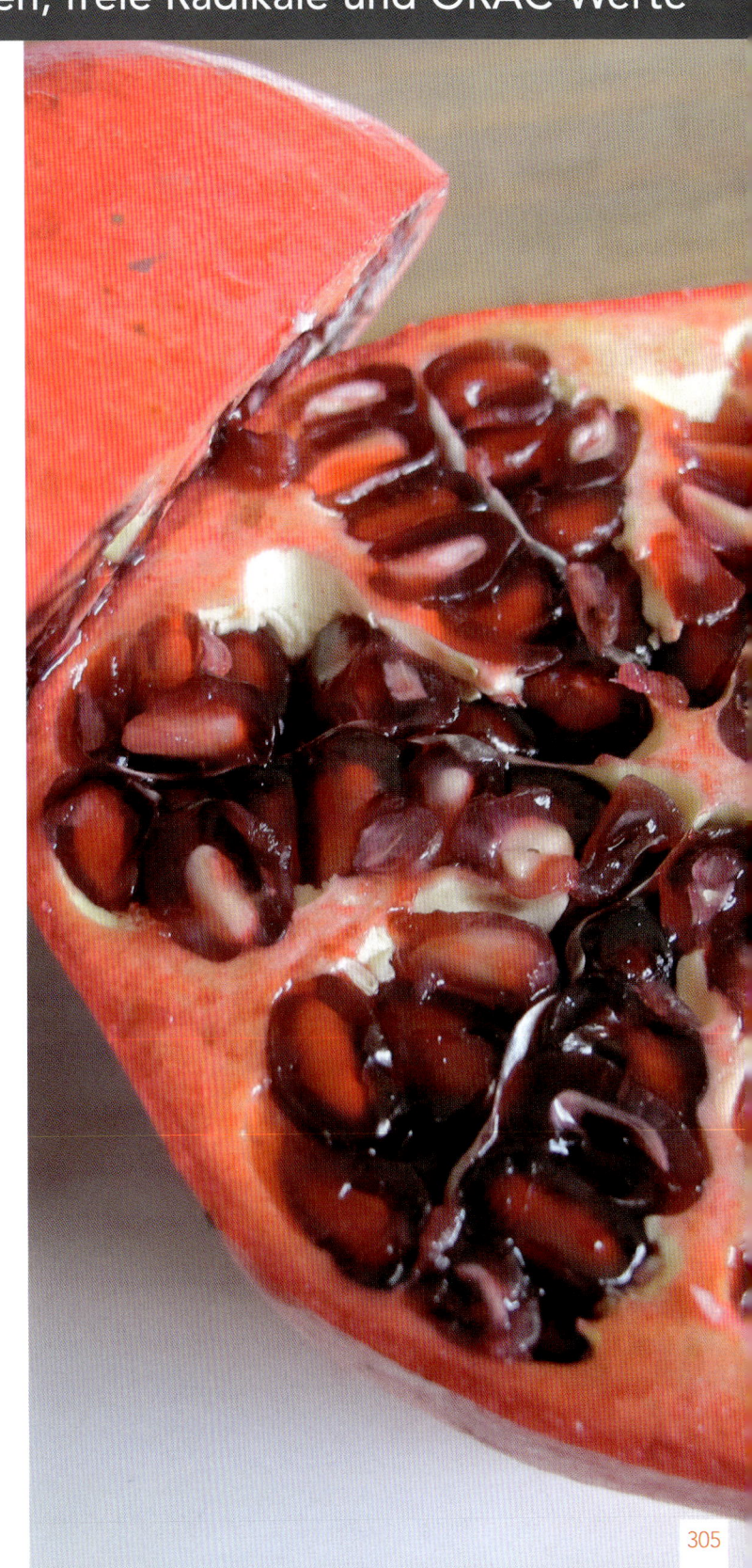

Wenn Sie ein Antioxidans-Präparat kaufen möchten, ist es sinnvoll, sich für ein Kombinationspräparat mit mehreren Antioxidantien zu entscheiden. Die verschiedenen Antioxidantien arbeiten im Körper eng zusammen. Zum Beispiel die Einnahme ausschließlich von Vitamin E hat kaum einen Effekt und kann sogar kontraproduktiv wirken. Kaufen Sie keine Präparate mit synthetischen A-, D-, E-Vitaminen oder mit synthetischen Carotinoiden. Wenn ein Hersteller nicht auf der Verpackung angibt, dass es sich um natürliche Vitamine handelt, sind sie wahrscheinlich synthetisch. Vermeiden Sie auch Präparate mit anorganisch vorliegenden Mineralstoffen. Wenn keine Verbindung nach dem Mineralstoff genannt wird (z.B. Zink als Citrat), können Sie davon ausgehen, dass der Stoff anorganisch ist und von der Verdauung schlecht aufgenommen wird.

Auch wenn die Tabelle hilfreich ist, ein Nahrungsmittel ist mehr als nur ein Antioxidans. Jede Pflanze produziert auch Schutzstoffe (phytochemische Stoffe genannt), um sich gegen Viren, Pilze, Bakterien, UV-Strahlung oder Umwelteinflüsse zu schützen. Wenn man Pflanzen mit Pflanzenschutzmitteln behandelt, besteht für die Pflanzen keine Notwendigkeit, sich selbst zu schützen. Je mehr die Pflanzen sich verteidigen müssen, desto mehr Schutzstoffe stellen sie her. Es sind gerade diese Stoffe, die der Körper im Kampf gegen Erkrankungen benötigt. Aus diesem Grund ist der Verzehr von Bio-Obst und Bio-Gemüse wichtig.

Laut Tabelle ist der Verzehr von zum Beispiel Tomaten unwichtig. Tomaten sind jedoch sehr reich an Lycopin, ein Carotinoid, das vor (Prostata-)Krebs schützt. Auch Brokkoli würde laut Tabelle nicht häufig auf den Speiseplan kommen. Brokkoli schneidet jedoch durch die Menge an Sulforaphan am Besten in Bezug auf krebshemmende Eigenschaften ab. Das heißt, dass ein Lebensmittel, obwohl es kein starkes Antioxidans ist, durch seine phytochemischen Stoffe wichtig sein

Antioxidantien, freie Radikale und ORAC-Werte

kann für Krebsprävention oder zur Bekämpfung anderer Erkrankungen. Außerdem kann ein Lebensmittel mit einem niedrigen ORAC-Wert eine gute Ballaststoffquelle sein (z.B. Feigen) oder reich an Vitaminen, Mineralstoffen und Spurenelementen.

PHYTOCHEMISCHE STOFFE (NÄHRSTOFFE ALS MEDIZIN)

Vielleicht wird man in einigen Jahren feststellen, dass die Menge phytochemischer Stoffe in Nahrungsmitteln viel wichtiger ist als die antioxidative Kapazität oder die Menge an Vitaminen und Mineralstoffen. Es werden immer mehr Nährstoffe in Kräutern, Gewürzen, Gemüse und Obst nachgewiesen, die zur Krankheitsprävention beitragen. In den Niederlanden werden diese Stoffe „Nutricijnen" genannt, ein Neologismus für „Nährstoffe als Medizin".

Nach jetzigem Stand der Erkenntnis sind die folgenden Stoffe in Kombination miteinander hilfreich bei der Verhinderung von Herz- und Gefäßkrankheiten:

- Resveratrol (in Weintrauben, Erdnüssen, [Moos-] Beeren, Rotwein, im japanischen Staudenknöterich)
- Fischöl (in fettem Fisch)
- Lycopin (die beste Quelle ist Tomate)
- Catechine (in grünem Tee)
- Vitamin C (in Gemüse, Obst)
- Vitamin E (in Samen, Kernen, Weizenkeimöl, pflanzlichem Öl)

Quelle: TNO-Bericht 2011

Bis jetzt wurden im Rahmen von Laboruntersuchungen die wichtigsten krebshemmenden Stoffe in den folgenden Nahrungsmitteln und Verbindungen gefunden (in willkürlicher Reihenfolge):

- Brokkoli
- Knoblauch / Zwiebeln
- Zitrusfrüchte
- Weintrauben / Rotwein
- Kohlsorten
- Tomaten
- Grüner Tee
- Blaubeeren
- Kurkuma
- Erdbeeren
- Bitterschokolade
- Omega-3-Fettsäuren

Auch hierbei ist es wichtig, abwechslungsreich zu essen. Es ist nicht sinnvoll, jeden Tag die gleichen Lebensmittel zu verzehren.

Das Besondere an diesen Stoffen ist, dass sie sowohl zur Krebsprävention als auch zur Krebshemmung beitragen können. Wenn Sie dazu mehr Infos möchten, lesen Sie das Buch „Nahrungsmittel gegen Krebs" von Dr. Richard Beliveau und Dr. Denis Gingras. Nahrungsmittel und Verbindungen, die auch eine erhebliche Menge phytochemischer Stoffe enthalten und sehr wahrscheinlich vor Krebs schützen, sind unter anderem: Alfalfa, Apfel, Artischocke, Aubergine, Avocado, Basilikum, Rosmarin, Chilischote, Ingwer, Genistein in Soja, Gerste, Grapefruit, Kapern, Kirschen, Kopfsalat, Gewürznelke, Linsen, Mango, Olivenöl, Pok Choi, Birne, Petersilie, Sellerie, Shiitake, Spinat, Weizenkleie, Thymian, Fenchel, Anis, Koriander, Algen, schwarzer Tee, Vitamin B, C und D.

Freuen Sie sich darauf, dass Sie bei Verwendung der Rezepte aus diesem Buch viele Antioxidantien und gesunde Nährstoffe zu sich nehmen. Es gibt bereits tausende Jahre Erfahrung in Bezug auf die heilsame Wirkung von Gemüse, Obst, Kräutern und Gewürzen. Probieren Sie es einfach aus.

Paracelsus

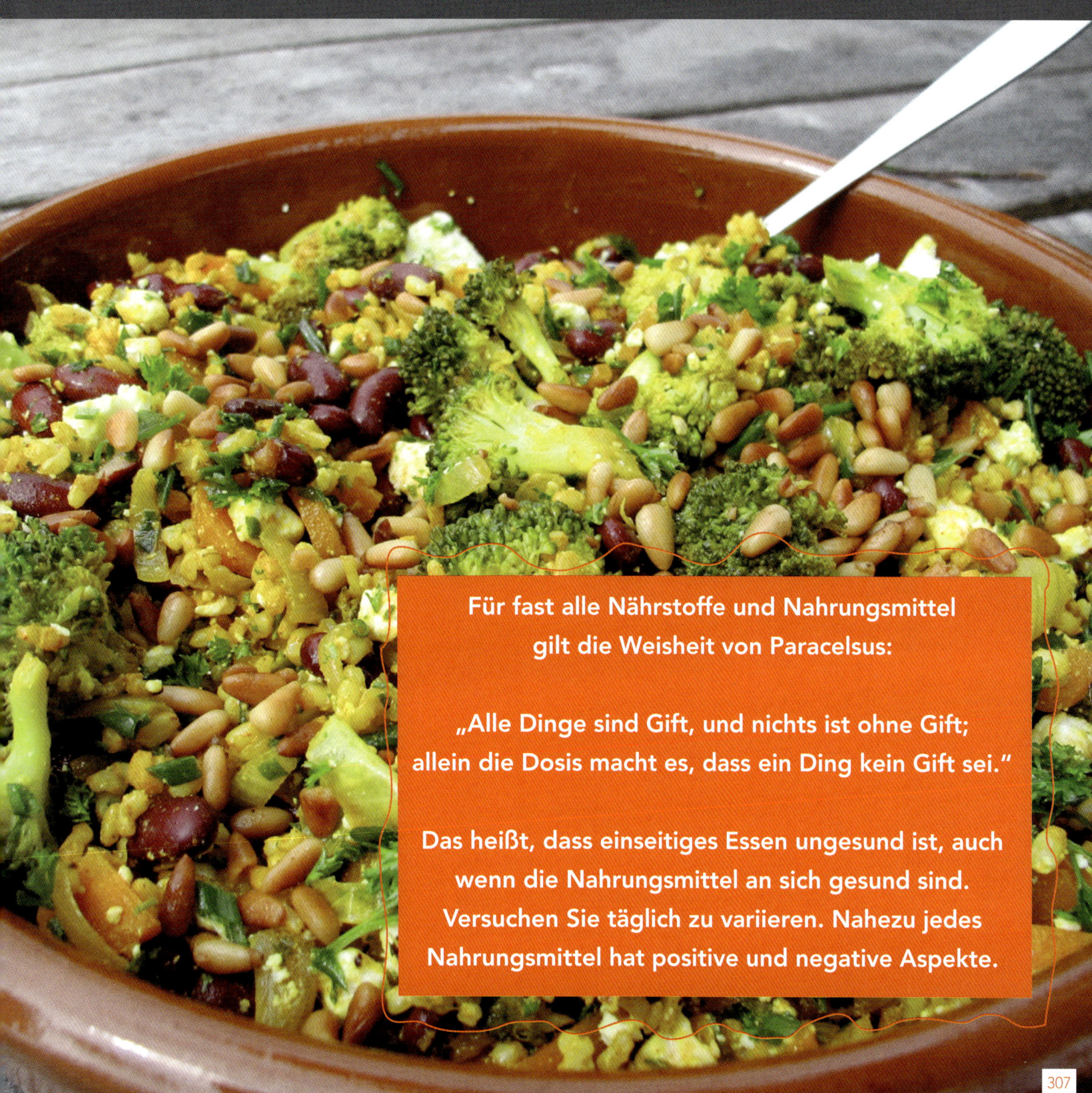

Für fast alle Nährstoffe und Nahrungsmittel gilt die Weisheit von Paracelsus:

„Alle Dinge sind Gift, und nichts ist ohne Gift; allein die Dosis macht es, dass ein Ding kein Gift sei."

Das heißt, dass einseitiges Essen ungesund ist, auch wenn die Nahrungsmittel an sich gesund sind. Versuchen Sie täglich zu variieren. Nahezu jedes Nahrungsmittel hat positive und negative Aspekte.

Rezepte (geordnet nach Tageszeit)

REZEPTE FÜR DAS FRÜHSTÜCK

Mandel- oder Haselnussbrot	22
Buchweizenterrine	24
Hafermüsli	25
Mehrkornbrot	27
Frühstücks- oder Mittagsomelett	29
Quinoa-, Hirse-, oder Reisbrei	30
Süsses Roggenbrot	31
Smoothie aus roter Bete und Karotten	33
Teffbrot	35
Ballaststoffreiches Frühstück	37

REZEPTE FÜR AUFSTRICHE UND BROTBELAG

Aprikosenmus mit leichter Zitronennote	39
Avocado Variationen	40
Bärlauchpesto	42
Eiersalat	44
Kichererbsenmus (Humus)	45
Walnusstapenade	47
Selbstgemachter Lachssalat	48

REZEPTE FÜR DAS MITTAGESSEN - SALATE ALS HAUPTMAHLZEIT

Artischockensalat	50
Spargel-Bärlauch-Salat	51
Cum Laude Kiwi-Avacado-Salat	52
Kartoffelsalat mit Bockshornklee	54
Fenchel-Kartoffelsalat mit Lachs	55
Quinoa-Antioxidanssalat	56
Bunter Salat	58
Mediterraner Avocadosalat	59
Regenbogensalat	60
Naturreissalat mit Zitronengras	61
Schneller grüner Salat	62
Schneller Naturreissalat	63
Spinatsalat mit Ziegenkäse und Datteln	65
Superschneller Salat	66
Vegetarischer Thunfischsalat	67
Vegetarische Eiweissbombe	68
Fünffarbiger Spinatsalat	70
Nahrhafter Salat	71
Waldorfsalat	72
Möhrensalat mit Walnüssen	74

REZEPTE FÜR DAS MITTAGESSEN - SUPPEN UND MEHR

Kartoffelomelett	77
Suppe mit hohem Antioxidanswert	78
Buchweizen-Brennnessel-Eierkuchen	80
Chinesische Tomatensuppe	82
Cremige Erbsensuppe	84
Glücklich machendes Bohnen-Omelett	86
Herzwärmende grüne Suppe	88
Eierkuchen aus Hafermehl	90
Herrliche provenzalische Fischsuppe	92
Kichererbsensuppe	94
Kürbissuppe mit Sellerie	96
Selleriesuppe	98
Würzige Kürbissuppe	100
Pikante Kürbis-Tomatensuppe	102
Lauchsuppe	104
Reinigende Tomatensuppe	106
Vitalisierende Brennnesselsuppe	
Vitamin-C-reicher, kalter Kartoffelsalat	108
	110

REZEPTE FÜR VORSPEISEN

Estragonsalat mit Weintrauben	113
Gratinierte Auberginenscheiben	114
Köstliche einfache Vorspeise	115
Mozzarella-Vorspeise	116
Gegrillter Fenchel	117

REZEPTE FÜR DAS ABENDESSEN

Aubergine mit Ziegenkäse	119
Bunte Hülsenfrüchte	120
Chinesisches Quorn-Hack mit Naturreis	121
Erbsensuppe mit Lachs	123
Exotisches Tilapiafilet	124
Gefüllte Paprika	126
Herrliche Paprikasauce	128
Holländischer Eintopf	130
Indonesischer Schmortopf	131
Indonesisches Gericht mit weissem Fisch	133
Huhn in Wein	134
Spinat im Wok	136
Farbenfroher Kapuzinererbsenteller	138
Kokossauce	140
Endivien-Steckrüben-Eintopf mit Lachs	142
Würzige weisse Bohnen in Tomatensauce	144
Mediterraner herzhafter Kuchen	146
Mediterrane Spaghetti	148
Moussaka	150
Nicht zu toppen - Eierkuchen	152
Pizzolet	154
Kürbiscurry und Kürbissauce	156
Provenzalisches Huhn mit sonnengetrockneten Tomaten	158
Rindereintopf	160
Spaghetti Bolognese	162
Grüne Bohnen mit Pesto	164
Schälerbsenpüree mit Quorn	166
Sellerieeintopf mit roher Endivie	168
Veganer Tuna in Orangensauce	170
Dicke-Bohnen-Gericht	172
Lachs mit Pesto und Anchovis	176
Lachs, wie es sich das Herz wünscht	178
Süsser Sauerkrauteintopf	180
Gemüse mit Erdnusssauce	182

REZEPTE FÜR KUCHEN UND GEBÄCK

Antioxidanskuchen	
Antioxidative Praline	185
Apfel-Möhren-Kuchen	186
Bananen-Zitronenkuchen	187
Waldfruchtkuchen	188
Schokoladentorte	190
Gesunde Apfeltorte aus Dinkelmehl	192
Mandelgebäck mit gesunden Fettsäuren	194
Kokos-Aprikosen-Torte	196
Kokosgebäck	198
Müsliriegel	200
Sportriegel	202
Nusskuchen	203
Beruhigendes Haferflockengebäck	204
Englisches Teegebäck	206
Orange mit dunkler Schokolade	208
Spekulatiuskuchen oder -plätzchen	209
	210

REZEPTE FÜR DAS DESSERT

Aprikoseneis	
Eine Alternative zu Marzipangebäck	212
Waldfruchtmischung	214
Pflaumensoufflé	216
Ananas mit Schokolade	217
Feigeneis	218
	220

REZEPTE FÜR HERZHAFTE SNACKS

Köstliche Häppchen und Dips	222
Lachstapas	227
Erfrischungsgetränk - Gut für die Knochen	229
Pikant marinierte Möhrenstreifen	230
Gesunder Eiersalat	231
Marokkanischer Gurkensalat mit Anis	232
Tapas in Blätterteig	233

10 Gründe keinen Fisch zu essen 174

Rezepte (alphabetisch geordnet)

Ananas mit Schokolade	218
Antioxidanskuchen	185
Antioxidative Praline	186
Apfel-Möhren-Kuchen	187
Aprikoseneis	212
Aprikosenmus mit leichter Zitronennote	39
Artischockensalat	50
Aubergine mit Ziegenkäse	119
Avocado Variationen	40
Ballaststoffreiches Frühstück	37
Bananen-Zitronenkuchen	188
Bärlauchpesto	42
Beruhigendes Haferflockengebäck	206
Buchweizen-Brennnessel-Eierkuchen	80
Buchweizenterrine	24
Bunte Hülsenfrüchte	120
Bunter Salat	58
Chinesische Tomatensuppe	82
Chinesisches Quorn-Hack mit Naturreis	121
Cremige Erbsensuppe	84
Cum Laude Kiwi-Avacado-Salat	52
Dicke-Bohnen-Gericht	172
Eierkuchen aus Hafermehl	90
Eiersalat	44
Eine Alternative zu Marzipangebäck	214
Endivien-Steckrüben-Eintopf mit Lachs	142
Englisches Teegebäck	208
Erbsensuppe mit Lachs	123
Erfrischungsgetränk - Gut für die Knochen	229
Estragonsalat mit Weintrauben	113
Exotisches Tilapiafilet	124
Farbenfroher Kapuzinererbsenteller	138
Feigeneis	220
Fenchel-Kartoffelsalat mit Lachs	55
Frühstücks- oder Mittagsomelett	29
Fünffarbiger Spinatsalat	70
Gefüllte Paprika	126
Gegrillter Fenchel	117
Gemüse mit Erdnusssauce	182
Gesunde Apfeltorte aus Dinkelmehl	194
Gesunder Eiersalat	231
Glücklich machendes Bohnen-Omelett	86
Gratinierte Auberginenscheiben	114
Grüne Bohnen mit Pesto	164
Hafermüsli	25
Herrliche Paprikasauce	128
Herrliche provenzalische Fischsuppe	92
Herzwärmende grüne Suppe	88
Holländischer Eintopf	130
Huhn in Wein	134
Indonesischer Schmortopf	131
Indonesisches Gericht mit weissem Fisch	133
Kartoffelomelett	77
Kartoffelsalat mit Bockshornklee	54
Kichererbsenmus (Humus)	45
Kichererbsensuppe	94
Kokos-Aprikosen-Torte	198
Kokosgebäck	200
Kokossauce	140
Köstliche einfache Vorspeise	115
Köstliche Häppchen und Dips	222
Kürbiscurry und Kurbissauce	156
Kürbissuppe mit Sellerie	96
Lachs mit Pesto und Anchovis	176
Lachs, wie es sich das Herz wünscht	178
Lachstapas	227
Lauchsuppe	104
Mandel- oder Haselnussbrot	22
Mandelgebäck mit gesunden Fettsäuren	196
Marokkanischer Gurkensalat mit Anis	232
Mediterrane Spaghetti	148
Mediterraner Avocadosalat	59
Mediterraner herzhafter Kuchen	146
Mehrkornbrot	27
Möhrensalat mit Walnüssen	74
Moussaka	150
Mozzarella-Vorspeise	116
Müsliriegel	202
Nahrhafter Salat	71
Naturreissalat mit Zitronengras	61
Nicht zu toppen - Eierkuchen	152
Nusskuchen	204
Orange mit dunkler Schokolade	209
Pflaumensoufflé	217
Pikant marinierte Möhrenstreifen	230
Pikante Kürbis-Tomatensuppe	102
Pizzolet	154
Provenzalisches Huhn mit sonnen getrockneten Tomaten	158
Quinoa-, Hirse-, oder Reisbrei	30
Quinoa-Antioxidanssalat	56
Regenbogensalat	60
Reinigende Tomatensuppe	106
Rindereintopf	160
Schälerbsenpüree mit Quorn	166
Schneller grüner Salat	62
Schneller Naturreissalat	63
Schokoladentorte	192
Selbstgemachter Lachssalat	48
Sellerieeintopf mit roher Endivie	168
Selleriesuppe	98
Smoothie aus roter Bete und Karotten	33
Spaghetti Bolognese	162
Spargel-Bärlauch-Salat	51
Spekulatiuskuchen oder -plätzchen	210
Spinat im Wok	136
Spinatsalat mit Ziegenkäse und Datteln	65
Sportriegel	203
Superschneller Salat	66
Suppe mit hohem Antioxidanswert	78
Süsser Sauerkrauteintopf	180
Süsses Roggenbrot	31
Tapas in Blätterteig	233
Teffbrot	35
Veganer Tuna in Orangensauce	170
Vegetarische Eiweissbombe	68
Vegetarischer Thunfischsalat	67
Vitalisierende Brennnesselsuppe	108
Vitamin-C-reicher, kalter Kartoffelsalat	110
Waldfruchtkuchen	190
Waldfruchtmischung	216
Waldorfsalat	72
Walnusstapenade	47
Würzige Kürbissuppe	100
Würzige weisse Bohnen in Tomatensauce	144
10 Gründe keinen Fisch zu essen	174

Nachwort

In diesem Buch stehen viele Informationen, wie man mit Hilfe der Ernährung einen Beitrag zur körperlichen und geistigen Gesundheit leisten kann. Gerne möchte ich noch etwas zum Thema gesunder Lebensraum hinzufügen.

Die Gesundheit wird nicht nur durch die Ernährung, sondern auch durch den Lebensraum beeinflusst. Und der Lebensraum wird wiederum stark durch die gekauften Lebensmittel bestimmt. Folgende abschließende Bemerkungen:

- Weidende Tiere führen ein besseres Leben als Tiere in Stallhaltung. Weniger Fleisch essen bedeutet weniger globale Erwärmung, weniger Rodung der Bäume, weniger Abbau der Ölreserven. Wenn alle Menschen nur Fleisch von weidenden Tieren verzehren würden, müssten jedoch alle ihren Fleischkonsum einschränken. Das käme der Welt und der Gesundheit zugute.
- Nachhaltig gefangener Fisch trägt zu einem gesünderen Ökosystem des Meeres bei. Außerdem wird dadurch der Beifang von Fischen verringert.
- Gemüse, das Zeit zum Wachsen hatte, und nicht mit Dünger und Pflanzenschutzmitteln behandelt wurde, trägt zu gesunden Böden, gesundem Grundwasser und schlussendlich zu gesünderer Nahrung bei. Die Qualität und der Nährwert der Nahrungsmittel werden größtenteils vom Boden und dem Grundwasser bestimmt.
- Nachhaltiges Essen bedeutet, möglichst regionale Produkte zur jeweils entsprechenden Jahreszeit zu essen. Dadurch werden nicht nur Transportkilometer reduziert, sondern es wird auch abwechslungsreicher gegessen. Dies ist eine essentielle Voraussetzung für die Gesundheit.
- Die biologisch-dynamische Landwirtschaft geht noch verantwortungsbewusster mit der Erde und den Tieren um als der ökologische Landbau. Behalten Sie dies im Hinterkopf, wenn Sie sich für ein Produkt entscheiden müssen.

Wenn man sich für nachhaltige Nahrungsmittel entscheidet, entscheidet man sich für eine nachhaltige Welt und für eine nachhaltige Gesundheit. Diese Nahrungsmittel sind preisintensiver, aber was ist kostbarer als eine gesunde Welt auf der gesunde Menschen leben, die allen Lebewesen Achtung entgegenbringen.

Rineke Dijkinga
November 2011

„Erst wenn der letzte Baum gerodet,
der letzte Fluss vergiftet,
der letzte Fisch gefangen ist,
werdet ihr merken,
dass man Geld nicht essen kann."

WEISHEIT DER CREE-INDIANER

Nachwort

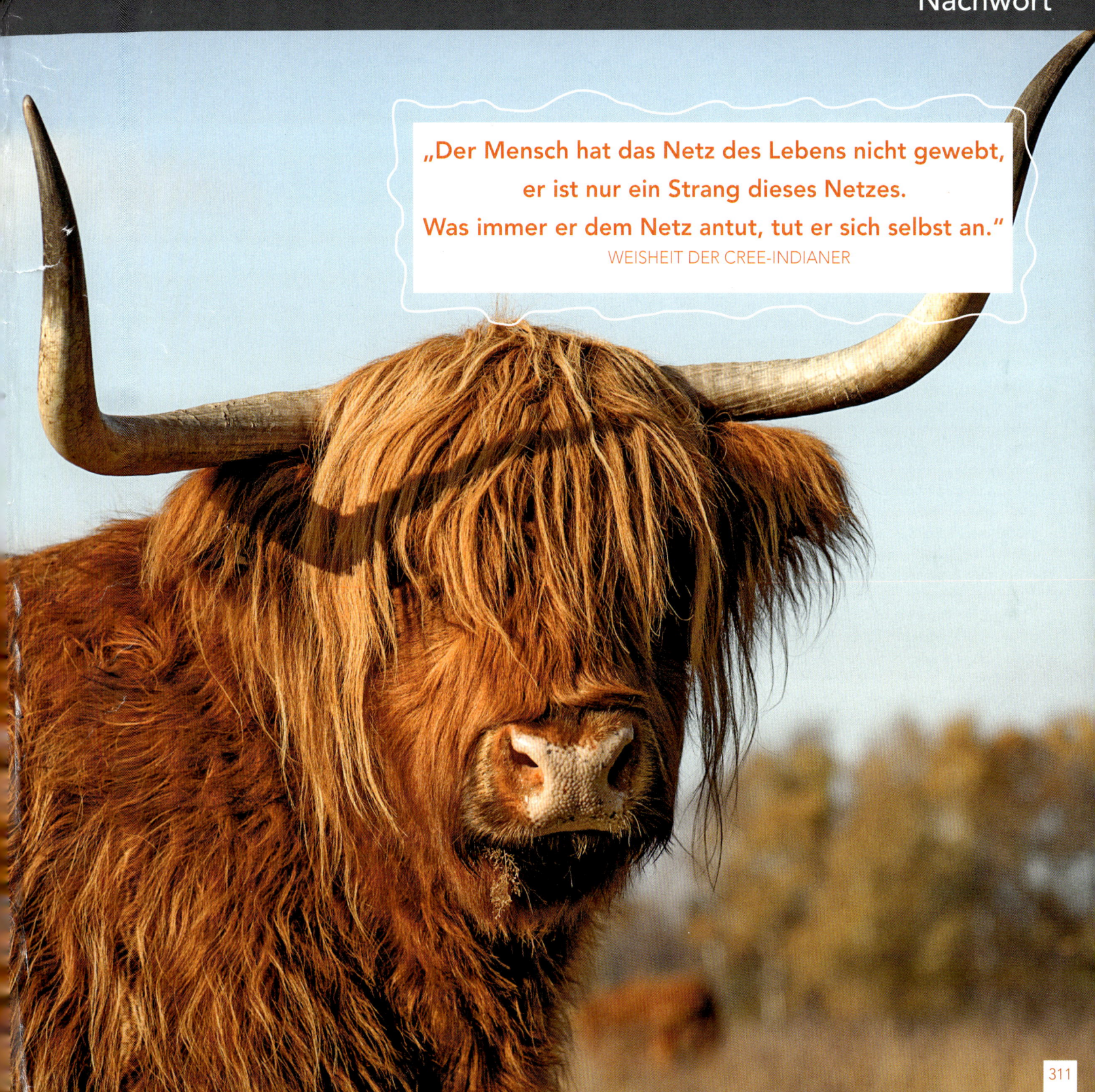

„Der Mensch hat das Netz des Lebens nicht gewebt,
er ist nur ein Strang dieses Netzes.
Was immer er dem Netz antut, tut er sich selbst an."
WEISHEIT DER CREE-INDIANER

Literaturverzeichnis

(ORAC) of Selected Foods 2007, Nutrient Data Laboratory, Beltsville Human Nutrition Research Center (BHNRC), Agricultural Research Service (ARS), U.S. Department of Agriculture (USDA)
De Evocircadian Code, Teil 1, Leo van der Zijde, 2010, ISBN 978-90-816046-1-1
De huilende zee, Dos Winkel, 2010, ISBN 978-90-389200-3-0
De natuurlijke gezondheidswijzer, Henny de Lint, 2001, ISBN 903-25-082-37
De sluipende moordenaar, André de Vries, 2010, ISBN 978-90-484104-9-1
Eet smakelijk, over de zin en onzin van gezonde voeding, Udo Pollmer, Andrea Fock, Ulrike Gonder, Karin Haug, 1996, ISBN 903-89-044-01
Eten tegen kanker, Dr. Richard Beliveau / Dr. Denis Gingras, 2009, ISBN 978-90-215818-5-9
Feiten over vetten, Mary G. Enig, 2003, ISBN 908-06-706-18
Gezond & Vitaal oud worden, Dr. Henk de Valk, 2009, ISBN 978-90-389192-5-6
Groot handboek geneeskrachtige planten, Dr. Geert Verhelst, 2010, ISBN 978-90-807784-6-7
Hap Slik Weg, Brian Wansink, 2006, ISBN 978-90-430145-7-1
Het Energie Herstelplan, Marijke de Waal-Malefijt en Tanja Visser, 2008, ISBN 978-90-637876-9-1
Het fit met voeding kookboek, Gert Schuitemaker en Jac van Dongen, 2010, ISBN 978-90-759792-9-9
Het Gouden Boekje voor het Hart, Dr. Gert E. Schuitemaker, 2005, ISBN 907-61-610-62
Het gouden vergeten groenteboek, Marianna Buser, 2004, ISBN 978-90-542632-5-8
Het Mediterrane Dieet, Dr. Fedon A. Lindberg, ISBN 902-74-818-06
Koken voor een goed gevoel, Nathalie Savona, 2004, ISBN 905-92-020-23
Nieuw licht op vitamine D, Dr. Gert Schuitemaker, 2008, ISBN 978-90-761611-0-5
Nutricijnen, Reinhard Verlinden, 2011, ISBN 978-90-022396-5-6
Ons Voedsel, Frans M. de Jong, 2008, ISBN 978-90-595624-8-6
Otholinea 'darmtherapeut', Marijke de Waal–Malefijt/ Ralf Abels, Jahrgang 2009
Over eten & koken, Harold McGee, 2004, ISBN 904-68-006-79
'Ons eten gemeten', RIVM rapport, 2004
Slim op het juiste gewicht, Cora de Fluiter, 2009, ISBN 978-90-389191-8-8
Suikers en Zoetstoffen, Dr. Geert Verhelst, ISBN 908-07-784-19
Van Nature magazine, alle Jahrgänge
Voeding, verouderen en dementie, Abram Hoffer en Morton Walker, 1990, ISBN 902-66-193-08
Voedingspiramide, Louise Witteman/Mirjam Bakker-van Dam2010, ISBN 978-90-902549-2-0
Voedingsinterventie bij kanker, Engelbert Valstar, 2002, ISBN 905-86-019-27
Vrije radicalen & Antioxidanten, Ruud Nieuwenhuis, 2005, ISBN 908-00-926-81
Wat zit er in uw eten?, Corinne Gouget, 2006, ISBN 978-90-777882-8-8
Weet wat je eet, Gifmeter 2009 / www.weetwatjeeet.nl
Wonderfoods, Nathalie Savona, 2006 ISBN 978-90-439093-2-7
www. Scdiet.nl
www.circadian.nl
www.edf.org
www.foodwatch.nl
www.glycemicindex.com
www.natuurdietisten.nl
www.npninfo.nl
www.ortho.nl
www.skal.nl
Zink en onze stofwisseling, Johan Sprietsma, 1986, ISBN 902-02-067-61